上海卫生健康政策研究年度报告（2020）

ANNUAL REPORT OF SHANGHAI HEALTH POLICY RESEARCH (2020)

上海市卫生健康委员会

上海市医药卫生发展基金会　组编

上海市卫生和健康发展研究中心
（上海市医学科学技术情报研究所）

U0363308

科学出版社

北京

内 容 简 介

本书是《上海卫生健康政策研究年度报告》(简称"绿皮书")系列的第九辑,该绿皮书由上海市卫生健康委员会、上海市医药卫生发展基金会、上海市卫生和健康发展研究中心(上海市医学科学技术情报研究所)联合组织编写,自2012年起每年出版一辑,定位于打造上海卫生健康政策信息发布的"制高点"、医改成效评价的"权威版"和卫生健康政策导向的"风向标"。结合上海市卫生健康委员会2020年度工作重点和卫生健康政策研究成果,本年度绿皮书共设置了战略与规划、疫情防控、公共卫生、综合医改、医疗服务与监管、基层卫生与老龄健康、医学科技创新与人才发展、中医药发展、人口与家庭发展、筹资与保障、行业党建11章,以及《2020年度上海市卫生健康统计公报》《2020年度国家主要卫生健康政策文件一览表》和《2020年度上海市主要卫生健康政策文件一览表》3个附录,是2020年度上海卫生健康政策研究成果和重要数据文献的集中展示。

本书可为上海市及其他地区从事卫生健康管理与改革相关工作的各级领导同志提供有价值的参考信息,能够帮助基层卫生健康管理人员理解、把握卫生健康政策及其走势,也可作为卫生健康政策研究人员的参阅读物。

图书在版编目(CIP)数据

上海卫生健康政策研究年度报告. 2020 / 上海市卫生健康委员会等组编. —北京:科学出版社,2021.4
ISBN 978 - 7 - 03 - 068093 - 8

Ⅰ. ①上… Ⅱ. ①上… Ⅲ. ①卫生工作-方针政策-研究报告-上海-2020 Ⅳ. ①R-012

中国版本图书馆 CIP 数据核字(2021)第 027089 号

责任编辑:闵 捷 / 责任校对:谭宏宇
责任印制:黄晓鸣 / 封面设计:殷 靓

科 学 出 版 社 出版
北京东黄城根北街 16 号
邮政编码:100717
http://www.sciencep.com

南京展望文化发展有限公司排版
苏州市越洋印刷有限公司印刷
科学出版社发行 各地新华书店经销

*

2021年4月第 一 版 开本:787×1092 1/16
2021年4月第一次印刷 印张:40 3/4
字数:989 000

定价:300.00 元
(如有印装质量问题,我社负责调换)

编委会名单

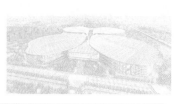

顾　　问：邬惊雷　章　雄　夏科家　赵丹丹　宁　光　李宣海
　　　　　彭　靖

主　　任：胡善联

委　　员：（按姓氏笔画排序）

丁汉升	王　彤	王　玲	王　俊	王　娟	王　惟
王庆华	艾晓金	卢　伟	田文华	付　晨	朱　畅
刘　华	刘洪国	许　速	许铁峰	孙　瑾	李　斌
杨　超	吴　宏	吴文辉	吴向泳	吴立明	吴苏贵
何梦乔	应晓华	冷熙亮	沈　洁	张　文	张　帆
张　勘	张　超	张　斌	陆韬宏	陈　文	陈群民
罗　力	金春林	周海旺	俞　卫	施强华	倪卫杰
徐崇勇	高　红	高解春	郭永瑾	黄　丽	黄　钢
黄玉捷	梅灿华	梁　鸿	葛燕萍	谢　桦	樊　华

编辑工作组

组　　长：金春林

副组长：丁汉升　黄玉捷

组　　员：（按姓氏笔画排序）

王　瑾	甘银艳	许明飞	严　靖	李林青	吴延梅
张　苹	张伊人	张昀羿	陈贤胜	陈晓敏	周　娜
柯　林	信虹云	袁玉芹	殷从全	姬雪萍	韩春敏
楚玉玲	廖　丹	操　仪			

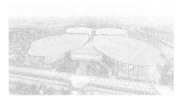

序

　　律回春晖渐，万象始更新。在中国共产党即将迎来百年华诞之际，我们收获了新一辑《上海卫生健康政策研究年度报告》（简称"绿皮书"）。

　　绿皮书自出版以来，始终坚持把握上海卫生健康政策信息发布的"制高点"、医改成效评价的"权威版"和卫生健康政策导向的"风向标"的定位，紧扣国家和城市发展战略，结合上海卫生健康发展特色，以实践立场、学术视角集中展示上海卫生健康政策研究成果，为政策制定提供了重要决策依据，为优化行业管理发挥了重要作用。

　　2020年是极不平凡的一年。上海卫生健康政策研究紧紧围绕工作实际，聚焦疫情防控、公共卫生体系建设、"十四五"规划、新城发展、长江三角洲区域一体化发展、行业治理等重点领域开展研究，对医疗付费"一件事"、老龄健康服务、中医药传承创新等热点问题进行了深度思考，广泛荟萃了临床研究体系建设、医疗旅游、医疗人工智能产业发展等前沿课题的探索成果。

　　蓝图已绘就，奋进正当时。"十四五"时期上海将探索建立以人民健康为中心的整合型、智慧化、高品质卫生健康服务体系，向着具有全球影响力的健康科技创新中心和全球健康城市典范坚实迈进，建设成为全球公共卫生体系最健全的城市之一。站在"两个一百年"的历史交汇点，希望广大卫生健康政策研究人员立足新发展阶段，贯彻新发展理念，服务新发展格局，秉持人民至上、生命至上的理念，切实加强理论与实际相结合，充分借鉴国内外卫生健康先进发展经验，为上海卫生健康事业发展提供智力支持。

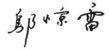

2021 年 1 月

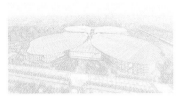

主编寄语

　　2020年是不平凡的一年,新型冠状病毒肆虐全球,迄今已感染1.1亿多患者,死亡250余万例。2020年也是我国"十三五"规划收官之年,上海"五个中心"建设实现重大目标,国际经济、金融、贸易、航运中心基本建成,具有全球影响力的科技创新中心形成基本框架。在深入践行"人民城市人民建,人民城市为人民"的理念指引下,上海将迎来"十四五"规划。目前,上海正在贯彻"三新三高",即立足新发展阶段、贯彻新发展理念、服务新发展格局;推动高质量发展、创造高品质生活、实现高效能治理,进一步提高城市治理能力。

　　2020年9月,《上海卫生健康政策研究年度报告(2020)》(简称"2020年度绿皮书")编写工作正式启动。经过稿件征集、讨论筛选、版块调整,以及编委会会议的充分讨论,最终形成的2020年度绿皮书共包含11章,收集正文文章98篇及附录3篇。读者如能通读全书,就会有一种亲身经历、共同见证上海2020年医药卫生体制改革的感受,希望大家能对2020年度绿皮书提出宝贵的意见和建议。

　　本寄语将对2020年度绿皮书做一个重点的摘要,以飨读者。

　　2019年8月,上海市启动卫生健康改革和发展"十四五"规划编制工作,市政府指示要明确卫生健康、医保、市级医院发展三规合一。深化健康上海建设,加快改革创新,推进卫生健康高质量发展,打造以人民健康为中心的整合型、智慧化、高质量健康服务体系。坚持四项基本原则,即坚持人民至上、健康至上;坚持系统治理、共建共享;坚持战略导向、服务发展;坚持追求卓越、改革创新,为上海未来五年卫生健康工作指明了方向、确定了目标、形成了行动方案,是一部具有宏观性、前瞻性、科学性的改革发展纲领性文件。

　　要充分发挥上海作为长三角一体化发展的龙头带动作用,加快形成长三角一体化发展格局,首先要发挥长三角生态绿色一体化发展示范区卫生健康一体化建设的引领作用,在卫生资源规划、异地就医费用直接结算、公共卫生、中医药人才培养、健康标准制定等方面联动起来。紧扣"一体化"

和"高质量"两个关键,强化制度创新、深化区域合作。将上海嘉定、青浦、松江、奉贤、南汇"五个新城"的建设加速发力,打造城乡融合发展的格局。

在当前国内各地面临外有新型冠状病毒肺炎输入病例、内有疫情散发和集聚发病的情况下,如何坚持外防输入,内防反弹,巩固抗疫斗争的战略成果尤为重要。上海市在精准防控方面有很多经验值得总结:如主动发现、快速处置、精准有序对密切接触者闭环管理;既制定常态化防控措施,又抓应急准备和个人防护,以最快速度阻断病毒传播,科学、精准、精细、人性化的防控;推行发热哨点门诊、群防群治、集中隔离、应急医疗物资准备等综合防控措施。

综合医疗改革是复杂的,既有供给侧改革,又有需求侧改革。医疗、医保、医药三方都应联动,如建立整合型的市级医疗联合体和区级健康共同体、高值医用耗材带量采购、医疗保险支付方式改革、基于大数据的病种分值、医院成本核算、医学人工智能应用、全生命周期服务的康复疗养和安宁疗护、临床研究中心建设、人才队伍和能力培养、行业监管、综合评价等。加强医疗卫生机构的党建工作是保证公立医院公益性和疫情防控快速反应、及时处置的组织保证。

2020年6月习近平总书记提出了《构建起强大的公共卫生体系,为维护人民健康提供有力保障》的号召,明确从八个方面改革公共卫生和疾病预防控制体系的构架。新时期的上海市疾病预防控制体系将以"健康中国2030"战略和上海市"公共卫生建设20条"为抓手,从功能定位、投入保障、核心能力、运行机制和人才队伍方面布局构建现代化疾病控制体系。

纵观2020年,上海持续增进民生福祉,居民健康水平持续提升,人民健康期望寿命已达到83.67岁,医疗保障体系得到进一步完善,以家庭医生为基础,区域性医疗中心为支撑的分级诊疗体系已经初步建成。2019年上海市卫生总费用为2532.7亿元,占上海人均国内生产总值(GDP)的6.64%,人均卫生总费用为10430.53元。其特点是社会卫生支出包括医疗保险支出占到56.84%,而个人现金卫生支出稳定在21%左右。但基层医疗卫生机构和公共卫生机构的费用只分别占到13.33%和2.80%,显然还需要进一步地加强投入,以适应实现亚洲医学中心城市和公共卫生安全城市的需要。同时,上海在药品和高值耗材带量采购中发挥全国引领作用,积极推行国家CHS-DRGs支付制度改革,在基于大数据的病种分值付费（DIP）研究方面做出了创新性的贡献，为我国建立多元复合式医保支付方式改革提供了重要的技术支撑。

值此牛年伊始，让我们大家共同努力，为建党百年再创辉煌。

复旦大学公共卫生学院教授

2021 年 2 月

目录

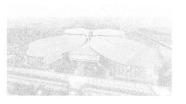

序

主编寄语

第二章　疫情防控

第六章　基层卫生与老龄健康 ————————

第七章 医学科技创新与人才发展 ————————

第十章　筹资与保障

第十一章　行业党建

附　录

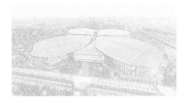

第一章

战略与规划

卫生健康事业的发展与城市功能定位乃至国家战略都密切相关，本章对影响上海乃至长三角区域卫生健康事业改革与发展的重要议题进行了回应。如2020年，是"十三五"规划收官之年，也是谋划"十四五"规划的关键之年，"十四五"期间上海卫生健康事业的发展方向和目标是怎样的、发展重点在哪里；2019年8月，上海市率先发布了我国第一个省级中长期健康行动方案——《健康上海行动（2019—2030年）》，方案实施以来，成效如何、存在哪些方面的不足、还需要在哪些方面进行改进；上海在构建"主城区—新城—新市镇—乡村"城乡体系中，五大新城医疗资源是怎样的、未来资源配置的思路如何等。同时，为落实长三角区域一体化发展这一重要国家战略，助推长三角卫生健康一体化发展，上海在打造长三角中医药一体化高质量发展、卫生健康标准一体化、公共卫生标准一体化、中医药人才发展一体化、异地就医费用直接结算方面进行了哪些有益的探索和尝试，长三角生态绿色一体化发展示范区卫生健康的发展思路和作为长三角区域核心的环淀山湖区域康复疗养产业的发展思路是怎样的，如何构建并实现规划的约束机制等。对上述问题，本章文章从宏观层面给出了系统的展示和解读。

上海市卫生健康"十四五"改革和发展方向研究

邬惊雷　赵丹丹　徐崇勇　蒋小华　杨　雪

叶迎风　许明飞　韩春敏　徐一鸣　严晓南

【导读】　通过前期调研和广泛听取各方面意见,文章深入分析了"十四五"期间上海市卫生健康发展的主要形势,提出"人民至上、健康至上、系统治理、共建共享、战略导向、服务发展、对标一流、改革创新"的卫生健康发展理念,并结合改革发展基础和形势,提出"十四五"时期卫生健康发展目标和主要任务。

一、"十四五"时期上海市卫生健康面临的形势

"十四五"时期是我国全面建成小康社会、实现第一个百年奋斗目标之后,乘势而上开启全面建设社会主义现代化国家新征程、向第二个百年奋斗目标进军的第一个五年,也是上海市在新的起点上全面深化"五个中心"建设、加快建设具有世界影响力的社会主义现代化国际大都市的关键五年。上海市卫生健康事业改革和发展要立足新发展阶段、贯彻新发展理念、服务新发展格局,牢牢把握"四个放在"的战略基点,科学研判发展的时与势、危与机,推进卫生健康高质量发展,为人民群众高品质生活奠定健康基础。相比"十三五"时期,"十四五"时期上海市卫生健康面临的新情况、新问题既有延续性,又有其阶段特征,主要面临以下的形势。

(一)卫生健康日益成为服务国家战略、提升城市竞争力的重要支撑

卫生健康事业发展始终同国家和城市整体战略紧密衔接。"全面建设社会主义现代化强国""健康中国""三大任务一大平台""一带一路"倡议等国家战略,迫切要求加快卫生健康制度创新,推动资源要素跨区域流动,实行开放式创新和国际化发展,提升参与全球健康治理能力。长三角一体化战略有利于推动卫生健康区域协同发展,为长三角卫生健康高质量发展提供重要支撑。上海建设"五个中心"和具有世界影响力的社会主义国际化大都市的奋斗目标,也要求打造相匹配的卫生健康服务和保障体系,服务"四大品牌"战略,加快健康产业发展,助推经济社会高质量发展。

第一作者:邬惊雷,男,上海市卫生健康委员会主任。

作者单位:上海市卫生健康委员会(邬惊雷、赵丹丹、徐崇勇、蒋小华、杨雪、叶迎风、许明飞、韩春敏、徐一鸣、严晓南)。

（二）公共卫生安全风险对城市治理能力形成重大挑战

新型冠状病毒肺炎（以下简称"新冠肺炎"）疫情防控转入常态化，但外防输入、内防反弹压力依然巨大。城市治理面临多种传染病威胁并存、多种健康影响因素交织的复杂挑战。2019年，上海市常住人口总数为2 428.14万，中心城区人口密度高达2.38万人/平方千米。上海市作为国际化大都市，人口规模大、密集度高、国内外流动性强的特征，大大增加了突发公共卫生事件的风险。因此，迫切需要加快城市治理体系和治理能力现代化建设，提升公共卫生安全防控能力，确保人民群众生命安全和身体健康。

（三）经济社会发展和人口结构变化将深刻影响卫生健康服务供需格局

2019年，上海市人均国内生产总值达15.73万元人民币，人民群众对高品质健康服务需求大幅增长，供需不匹配矛盾日益凸显。区域一体化联动加快，上海市成为规模最大的跨省就医流入地，统筹服务全国人民与保障本地居民就医之间的难度加大。2019年，上海市户籍60岁及以上老年人口占比35.2%，循环系统疾病死亡率365.64/10万，肿瘤死亡率268.03/10万，老龄化程度进一步加深，癌症、心脑血管病及失能、失智等日益成为家庭和社会的沉重负担，倒逼健康服务和保障政策调整。

（四）科技革命和产业变革推动卫生健康服务和保障体系深刻转型

现代医学与生物、信息、材料、工程等前沿技术交叉融合愈发明显，合成生物学、微生物组、脑科学、干细胞等前沿医学技术研发提速，新药物、新疗法、新材料和新器械创新迸发。5G、人工智能、大数据、物联网等信息技术深刻改变卫生健康服务和管理模式，迫切要求卫生健康顺应城市数字化转型发展战略，加快行业治理变革，推动新技术、新模式、新业态发展，更好地服务和保障人民群众身体健康。

（五）卫生健康领域主要矛盾的新变化对改革发展提出新诉求

优质资源总量不足，区域配置不均衡，新城、郊区人口导入区等医疗卫生资源配置不足问题日益凸显，基本健康服务碎片化问题突出，缺少医防融合和上下联动。重大疫情和突发公共卫生事件应对能力不足，区域性医疗中心能级有待提升，基层服务品质仍需加强，中医药发展创新不足、传承不够，多元化健康服务体系有待培育。高水平临床研究不足，医学科技创新策源力亟待提升，尚不能支撑上海生物医药产业向产业链中高端转型升级。公立医疗机构服务供给与功能定位不够一致，保障公益性的机制有待健全，看病难、看病贵问题仍比较突出。严峻复杂的经济形势和不断增长的医疗费用对医保基金收支平衡等带来压力，迫切需要深化"三医联动"，加强全行业管理，促进卫生健康高质量发展。

二、"十四五"时期上海市卫生健康改革发展总体要求

（一）指导思想

以习近平新时代中国特色社会主义思想为指导，深入贯彻党的十九大、十九届二中、三中、四

中、五中全会和习近平总书记考察上海重要讲话和在浦东开发开放 30 周年庆祝大会上的重要讲话精神,深入践行"人民城市人民建,人民城市为人民"重要理念,认真落实国家总体安全观和新时期卫生健康发展方针,主动服务国家战略和城市发展,深化健康上海建设,加快改革创新,推进卫生健康高质量发展,打造整合型、智慧化、高品质健康服务体系,建设覆盖全民、城乡统筹、权责清晰、保障适度、可持续的多层次医疗保障体系,服务人民群众高品质生活,在推进长三角卫生健康一体化发展中发挥龙头带动作用,在打造健康上海品牌中提升城市能级和核心竞争力,为加快建设"五个中心"和具有世界影响力的社会主义现代化国际大都市做出新的更大贡献。

(二)基本原则

"十四五"时期,上海卫生健康改革发展要站在全市的角度,突出服务国家战略,服务城市发展,坚持四方面理念:一是坚持人民至上、健康至上。推动以治病为中心向以人民健康为中心转变,以基层为重点,以改革创新为动力,预防为主,中西医并重,推进卫生健康高质量发展,进一步改善健康公平,尽最大努力维护人民群众生命健康。二是坚持系统治理、共建共享。秉持"城市是生命体、有机体"的理念,把卫生健康作为城市治理的重要内容,将健康融入所有政策,积极参与国内外合作和全球健康治理,加快形成大卫生、大健康治理格局和全社会促进健康的强大合力。三是坚持战略导向、服务发展。更加注重服务国家战略和城市发展,主动顺应科技和产业变革大趋势,积极应对人口结构变化挑战,推动健康服务和保障体系转型发展,提升医学科技创新策源力,持续增强城市能级和核心竞争力。四是坚持对标一流、改革创新。聚焦人民群众健康需求,对标国际最高标准、最好水平,深化医疗、医保、医药联动,推进供给侧改革,优化营商环境,激发卫生健康发展活力,建设整合型、智慧化、高品质健康服务体系。

(三)发展目标

结合改革发展基础和形势分析,"十四五"时期本市卫生健康改革发展的总体目标是:一是建设成为全球公共卫生体系最健全的城市之一;二是打造具有全球影响力的健康科技创新中心和全球健康城市典范;三是建设与经济社会发展水平相适应、与城市功能定位相匹配、以人民健康为中心的整合型、智慧化、高品质健康服务体系。

具体目标是:一是居民健康水平持续提升。市民健康素养水平逐步提高,重大慢性病过早死亡率逐步降低,常见恶性肿瘤诊断时早期比例逐步提高。市民主要健康指标保持发达国家水平,人均健康期望寿命超过 71 岁。二是健康服务体系更加完善。基本建成现代化疾病预防控制体系,重大疫情和突发公共卫生事件应对能力达到国际一流水准。区域性医疗中心服务水平明显提升,初步建成适宜、综合、连续的社区健康服务体系。三是医疗服务品牌更加响亮。培育若干医学协同创新集群和研究型医院,医学科技创新能力显著增强,打造一批世界知名、全国领先的医学学科,重大疑难疾病诊治能力逐步提升。四是健康服务业规模和质量显著提升。形成内涵丰富、布局合理、结构优化的健康服务业体系,健康服务业成为城市的重要支柱产业。五是卫生健康智慧化程度不断提升。初步形成与健康服务智慧化相配套的制度体系,成为智慧化健康服务高地。六是医疗保障体系进一步完善。建成以基本医疗保险为主体,医疗救助为托底,补充医疗保险、商业健康保险、慈善捐赠、医疗互助共同发展的多层次医疗保障体系,形成更有效率、更加公平、更可持续的发展模式。七是全行业治理水平明显提高。行业管理法治化、标准化、智慧化水平进一步提升,基本建成覆盖全行业、全要素、全流程的智能化监管体系。

三、"十四五"时期上海市卫生健康改革发展重点

"十四五"时期,本市要围绕服务国家战略和城市功能定位,服务人民群众高品质生活,建设整合型、智慧化、高品质服务体系,建设公平、成熟、定型、统一的医疗保障制度,突出五个关键词:一是保安全,加快完善公共卫生应急管理体系,提高重大突发公共卫生事件应急处置能力;二是优结构,优化资源布局和结构,增加郊区医疗资源,强化传染病救治资源配置;三是促整合,解决当前卫生健康服务体系碎片化问题;四是智慧化,抓住5G、人工智能、大数据等信息技术迅猛发展的契机,把智慧化贯穿于"十四五"时期卫生健康服务体系改革发展各领域;五是高品质,在保基本的前提下,加快高品质健康服务发展。重点要聚焦五方面,推进卫生健康高质量发展。

(一) 突出公共卫生治理,建设全球公共卫生最安全城市

一是推进公共卫生服务体系现代化建设,提高公共卫生服务和居民健康管理水平。坚持预防为主,完善公共卫生发展体制机制,加强硬件设施和学科人才建设,建设国内领先、国际一流的公共卫生服务体系。推进疾病预防控制体系现代化,打造权威的健康教育与科普体系,发展精准化健康管理服务,加强职业健康管理与服务,加快精神卫生服务能力建设,优化妇幼健康服务,深化爱国卫生运动,提高家庭发展能力。二是健全公共卫生应急管理体系,提高重大突发公共卫生事件应急处置能力。把保障公共卫生安全作为城市治理的重要内容,坚持预防为主、平战结合、科技赋能、系统治理,加快打造与城市功能定位相匹配的公共卫生应急管理体系。完善应急指挥体系,强化监测预警与快速响应,强化应急医疗救治,完善公共卫生应急社会治理,强化应急物资保障,完善应急医疗救治费用保障机制。

(二) 突出服务人民高品质生活,建设整合型、智慧化、高品质健康服务体系

一是发展整合型、智慧化、国际化医疗服务,建设与城市功能定位相匹配的高品质医疗服务体系。坚持公益性和强基层,推进医疗服务供给侧改革,推动基本医疗与非基本医疗相互补充、互相促进,不断提高医疗服务品质,服务"五个中心"和社会主义国际大都市建设。进一步明确医疗机构功能定位,推动优质资源扩容和均衡布局,加快新城医疗卫生资源布局,做实分级诊疗制度,推进服务智慧化,发展国际化医疗服务,提高医疗服务质量。二是实施健康老龄化战略,增进老年人健康福祉。坚持需求导向、综合施策,构建便捷可及、综合连续、更高品质的老年健康服务体系,满足多层次服务需求,实现健康老龄化和积极老龄化。增加老年医疗卫生资源,加强老年健康管理服务,优化长期照护服务供给,深化医养结合,加强安宁疗护服务。三是推进传承创新,打造中医药发展高地。坚持中西医并重、协同发展,以促进海派中医流派繁荣发展为抓手,推动中医药传承精华、守正创新。优化中医药服务网络,促进海派中医传承发展,提升中医药服务水平,推动中医药文化传播,推进中医药服务智慧化、标准化、国际化。

（三）突出服务国家战略和城市发展，使卫生健康成为服务国家战略、提升城市竞争力的重要支撑

一是坚持"数智"驱动、融合发展，打造上海医学科技创新路线图。整合全球医学科技创新要素，深化医学与生物技术、信息技术、工程技术、人工智能等的融合创新，提升医学科技创新策源力，向具有全球影响力的健康科技创新中心迈进。促进医学与相关学科深度融合，加强公共卫生科技攻关能力建设，发展数字化、高水平临床研究，打通医学科技成果转化链条，构建跨国医学远程交流合作平台。二是服务国家和区域发展战略，全力推进长三角卫生健康协同发展。完善长三角卫生健康一体化平台建设，深化长三角公共卫生合作，推进长三角医疗服务协同，推进专科联盟建设，完善血液应急联动保障机制，深化长三角区域医保一体化发展。加快临港新片区卫生健康发展，服务国家对口帮扶战略。三是推动健康服务业高质量发展，为经济转型升级注入新动能。按照"五个中心"和社会主义国际大都市的功能定位，不断优化营商环境，建设内涵丰富、布局合理、结构优化的健康服务业。推进"5＋X"健康服务业集聚区发展，培育健康服务业新业态，优化健康服务业营商环境。

（四）突出行业管理变革，推动卫生健康行业治理现代化

一是深化医药卫生体制机制改革，推动发展方式模式转变。聚焦看病难、看病贵等群众看病就医问题，坚持"制度＋科技"，利用大数据等技术推动公立医疗卫生机构治理改革，采取靶向改革举措，切实增进人民群众的获得感。推动卫生健康服务整合协同，推进公立医院外部治理机制改革，优化公立医院内部运营管理机制，推进医保、医疗、医药联动改革和政策协同。二是坚持以人民健康为中心，健全多层次医疗保障制度体系。加快完善与中国特色医保制度相适应，与上海超大城市实际相符合，以基本医疗保险为主体，医疗救助为托底，补充医疗保险、商业健康保险、慈善捐赠、医疗互助共同发展的成熟定型的多层次医疗保障制度体系。完善公平适度的待遇保障机制，健全稳健可持续的筹资运行机制，建立管用高效的支付机制，健全严密有力的基金监管机制，优化医疗保障公共管理服务，加快发展商业健康保险。三是全面加强人才建设，为卫生健康高质量发展提供智力支撑。以新理念、新定位、新内涵和新医科为导向，推进医学教育创新发展，提高医学人才培养质量，优化人才发展环境，加快形成更高水平、更有特色的医学人才培养和发展体系。加快医学教育创新发展，加快各类紧缺人才培养，加快创新人才培养和引进，优化人才考核、评价和激励政策。四是推进全行业管理法治化、标准化、智能化，逐步实现卫生健康治理体系和治理能力现代化。顺应医学科技创新加速和产业变革孕育兴起的趋势，加快行业管理变革，促进卫生健康新技术、新模式和新业态发展。加强立法、标准化工作，加强行业综合监管制度建设，深化"放管服"改革，加强精神文明和政风行风建设。

健康上海行动实施进展、
成效和问题建议

张 浩　王 彤　崔元起　乐之春　姜综敏　武晓宇

【导读】　2019 年是健康中国行动的启航之年,被世界卫生组织(World Health Organization, WHO)誉为健康城市样板的上海市率先响应,2019 年 8 月 28 日出台我国第一个省级中长期健康行动方案——《健康上海行动(2019—2030 年)》。

　　健康上海行动实施以来成效显著,健康生活方式日益普及,健康服务能力稳步提高,健康保障体系更加完善,健康环境持续改善,健康产业进一步发展,居民主要健康指标持续保持世界发达国家和地区领先水平,为上海打造全球健康城市典范奠定扎实基础。在推进过程中,仍存在相关问题,需要深入思考并探索解决问题的策略。

一、具体做法

(一)加强机制建设

　　健康上海行动是需要各区、各部门和全社会共同参与的系统工程。上海市健康促进委员会(以下简称"市健康促进委")充分整合 16 个区政府、40 个市健康促进委员会成员单位、三级医疗机构以及协学会等社会组织的资源,形成"1＋16＋40＋X"组织架构和建设格局。各区结合区域发展定位和特色,因地制宜研究制定具体行动方案,目前全市 16 个区均已制定健康行动方案,并明确推进行动实施的议事协调机构,完善相关的技术支撑体系。全市 50 多个市委、市政府工作部门分别制定了健康上海行动实施举措,将健康上海行动与部门工作深度融合。

　　成立健康上海行动专家咨询委员会,由来自公共卫生、临床医疗、体育健身、生态环保等领域的 28 名权威专家组成,为健康上海行动实施提供智力和技术支撑。组建 18 个专项行动组,负责组织实施各个专项行动,定期召开专项工作组会议。同时,建立监测评价机制,完善考核机制和问责制度,把健康上海行动执行情况纳入各级党委和政府考核内容。由市健康促进委办公室对各区、各部门、各专项行动组的推进情况进行监测考核。

第一作者:张浩,男,上海市卫生健康委员会副主任。
作者单位:上海市卫生健康委员会(张浩、王彤、崔元起、乐之春、姜综敏、武晓宇)。

（二）实施项目化推进

1. 首批 40 个健康上海行动重点项目

《健康上海行动（2019—2030 年）》（沪健促委〔2019〕4 号）出台伊始，市健康促进委对接群众健康需求，聚焦重点人群和主要健康问题，启动实施首批 40 个健康上海行动重点项目，推动健康上海行动落实落地。目前，首批 40 个项目进展顺利，成效明显。例如，在国内率先开展健康影响评估制度研究，借鉴国际经验，结合上海市实际，完成《上海市健康影响评估管理办法》《上海市健康影响评估指南》《上海市健康影响因素和健康效应及其代表性指标列表》等技术文件，并对在建地铁项目试点开展评估。向全市 800 多万户居民家庭发放居家健康知识读本，针对市民普遍关心的居家健康问题，围绕营造健康、安全的居家环境，进行全面的梳理和科学解读，提升全民健康素养。推出全国首个省级健康地图——"健康上海全景电子地图"，目前已纳入 15 大类、50 余小类、2 万余条健康相关机构和设施的数据信息，涵盖医疗护理、公共卫生、体育健身、市容绿化等领域。推进市民健身场所建设，举办上海城市业余联赛。人均体育场地面积增加到约 2.37 平方米，330 万余人次市民参加城市业余联赛。"十月怀胎·爸爸戒烟"活动以孕妇怀孕期作为切入口，倡导、指导家庭中男性成员戒烟，目前已在长宁区、金山区等区开展。实施生活饮用水"扫码知卫生"项目，在黄浦区、徐汇区、长宁区、普陀区、嘉定区、金山区等 6 个区实行，居民通过扫描二维码，可以查看住宅小区二次供水储水设施清洗消毒、水质检测及卫生监督等信息，实现"看得见"的生活饮用水卫生。推进区域医疗中心建设，完成第一批 22 家区域性医疗中心认定，其中 9 家医疗机构通过三级乙等医院评审，提升医疗服务能级，完善分级诊疗制度和医疗服务体系。开展社区智慧健康驿站建设，全市已累计建成标准化智慧健康驿站 195 家，提供健康自检自测、国民体质测试和健康自评等服务，满足居民就近获得健康服务需求。牵头成立"长三角院前急救联盟"，由江苏省、安徽省、浙江省、上海市（"三省一市"）25 家急救中心参加，统一区域内急救质控标准与服务规范，建立急救资源信息共享平台，积极推进长三角院前急救体系一体化发展。

2. 首批 40 个区域化特色项目

为更好激发各区推进健康上海行动的积极性、创造性，使健康上海行动更贴近市民需求，市健康促进委办公室组织 16 个区推出了首批 40 个健康上海行动区域化特色项目。40 个项目均体现区域化特色，从不同侧面满足市民的卫生健康需求，具有较强的显示度和影响力，总体上有 5 个特点。一是覆盖面广，围绕全人群、全生命周期，保障市民健康。例如，黄浦区、杨浦区、松江区等区关注楼宇、生产型企业、园区等不同类型企业职工健康；虹口区、普陀区等区关注老年人和残疾人的健康问题；闵行区关注学生健康等相关项目。二是多方联动，整合多部门资源，力求项目贴近市民健康需求。例如，徐汇区健康汇客厅、静安区健康街区、杨浦区健康创智农园和社区健康师、青浦区环城水系健康步道和健康主题公园建设等项目，都是不同部门从不同侧面让市民在家门口享受到各类健康服务。三是富有新意，以新理念、新技术、新手段为市民打造高品质健康生活。例如，浦东新区可视化助力行业监管精准化；宝山区"指尖医生"全媒体系列健康科普等项目，运用大数据、"互联网＋"和新媒体等相关技术，创新性地为市民提供卫生健康服务。四是机制创新，探索创新体制机制，形成可推广、可复制的健康服务模式。例如，长宁区建立医校协作机制，推进学校"健康校长"建设；嘉定区创新家庭医生服务模式，构建整合型健康服务体系等。五是特色品牌,注重特色和品牌建设,提升健康产业和健康文化发展水平。例如,奉贤区促进"东方美谷"健康服务业发展项目;金山区农耕运动和崇明区休闲体育大会等项目。

(三)开展疫情防控

新冠肺炎疫情防控期间,充分发挥群防群控机制作用,大力开展爱国卫生运动,广泛开展健康科普,助力打赢疫情防控的人民战争。

1. 爱国卫生运动

从全面加强居住区、单位、集贸市场和农村村宅的环境卫生整治,到针对薄弱环节有针对性地开展问题整改,到根据气候特点适时启动春季、夏秋季、秋冬季病媒生物预防控制工作,切实推动了疫情防控期间的爱国卫生环境整治、预防性消毒和病媒防控工作有序开展。还联合住建、生态环境、交通、绿化市容等部门,在全市790多家农贸市场、1 800多家物业管理企业、4 000多个建筑工地、6 800多个公厕、1.3万个居住小区、24.5万家沿街商户部署落实环境卫生清洁等工作,累计清除卫生死角约20万处,清理垃圾10万余吨。

2. 科普宣传

广泛开展健康科普,通过全行业动员、全社会覆盖、全人群关注、全过程推进、全媒体传播的"五全"手势,筑牢2 400万市民的疫情"防火墙"。在市疫情防控新闻发布会开设健康科普环节,邀请权威专家推出26期健康提示。上海市卫生健康委员会(以下简称"市卫生健康委")官方微信牵头110多家医疗卫生机构,组成新媒体矩阵,38家市级医院推出1 200多个科普栏目。向2 400万市民推送健康科普短信,开发"新冠肺炎疫情防控科普宣传工具包"。健康科普信息累计浏览量达数十亿人次。发放海报、折页等宣传资料近400万份。编著《上海战"疫"硬核科普》等科普书籍100余种。联合上海电视台在全市开展"百万市民防疫知识和健康素养大赛"。

3. 行为倡导

为将"防疫经验"转化为上海市2 400万市民的健康生活方式和行为习惯,坚持"三步走"模式。一是专家倡议、公众响应。市健康促进委联合上海市精神文明建设办公室(以下简称"市文明办")在全国率先向市民发出使用公筷公勺的倡议,120多名市政协委员联名提案,积极推进公筷公勺使用,全市16个区2.5万余家餐厅表示要推广使用公筷公勺,抽样调查表明92%的市民赞成使用公筷公勺。二是形成社会共识,出台《上海市民健康公约》。市健康促进委组织起草全国首个省级市民健康公约并广泛征求意见。5月11日向全社会正式发布后,社会反响热烈,广大市民纷纷表示"健康上海人人共建,健康行为从我做起"。三是完善标准和立法。研制出台《餐饮服务单位公筷公勺服务规范》地方标准,《上海市民健康公约》中相关内容(勤洗手、使用公筷公勺分餐、保持社交距离等)纳入11月1日正式实施的《上海市公共卫生应急管理条例》。

(四)加强宣传引导

在健康中国行动推进委员会办公室(以下简称"推进委员会办公室")的支持下,与市委组织部、市委党校联合举办全国首个省级层面"健康融入万策"领导干部专题研讨班。推进委员会办公室组织中央媒体,对健康上海建设情况进行首站巡回报道。开展新时代健康上海建设典型案例征集,60 个示范案例、80 个优秀案例脱颖而出,典型案例已汇编成书并在上海书展首发。一年多来,在中央和上海市主要新闻媒体刊发健康上海相关报道 1 500 余篇次。

二、工作成效

健康上海行动实施一年多来,健康生活方式日益普及,健康服务能力稳步提高,健康保障体系更加完善,健康环境持续改善,健康产业进一步发展,居民主要健康指标持续保持世界发达国家和地区领先水平。统计数据显示,上海市户籍居民人均期望寿命已达 83.66 岁,上海地区婴儿死亡率为 3.06‰,上海地区孕产妇死亡率 3.51/10 万;经常参加体育锻炼人口比例提高到 42.8%;市民健康素养水平"12 年连升",达到 32.31%;成人吸烟率"6 年连降",下降为 19.7%;空气质量指数(air quality index,AQI)优良率为 84.7%,城镇污水处理率达到 96.5%,市民健康获得感和满意度进一步增强。健康上海行动起好步、开好局,为上海市打造全球健康城市典范奠定扎实基础。

三、存在问题

《健康上海行动(2019—2030 年)》(沪健促委〔2019〕4 号)是健康上海建设的任务书、时间表和路线图,推进健康上海行动、建设健康上海,是一项长期任务,目前在推进健康上海行动过程中,存在以下问题。

(一)跨部门合作推进机制还需强化

健康是上海市建设社会主义国际化大都市和全球卓越城市的基石。推进健康上海行动,需要各方群策群力、需要全社会共同努力,使健康更好融入万策、惠及万众。健康上海行动牵涉市委、市政府 50 余个部门,虽然依托市健康促进委已经在协力推进相关工作,但与落实健康中国战略和健康融入所有政策的高度和要求相比,还远远不够。目前健康上海建设融入各部门的规划和相关工作的力度和深度还有待加强。

(二)爱国卫生运动机构和人员队伍仍存在短板

在此次疫情防控和健康上海行动实施过程中,爱国卫生运动发挥了重要作用。但与其承担的工作和职能相比,机构和队伍建设存在短板。目前,各区爱国卫生运动(健康促进)委员会办公室(以下简称"爱卫办")力量比较薄弱,2 个区未设置在区卫生健康委。区爱国卫生(健康促进)的技术支撑机构不够健全,难以有效发挥作用。

(三)动员全社会参与健康上海行动的力度尚需加强

健康上海行动是围绕健康问题开展的跨部门、跨领域、多方联动的社会治理创新实践。健康上海,需要人人参与、人人行动。目前市健康促进委办公室已经全面加强健康上海行动宣传,提高全社会对健康上海建设的认识,但与动员全社会广泛参与健康上海行动还存在一定的差距。尤其是要进一步宣传建设健康上海的重大意义和目标任务,鼓励个人和家庭积极参与,让"大健康"理念深入人心,让全体市民行动起来,凝聚全社会力量全面提升健康上海建设能级。

四、思考建议

为延续健康上海行动的良好势头,贯彻落实全市公共卫生大会精神,深入推进健康上海建设,下一步重点做好以下工作。

(一)将健康上海行动与"十四五"规划紧密衔接

今年是"十三五"收官之年,也是谋划"十四五"发展的重要一年。建议各区、各部门在制定"十四五"时期规划时,把健康上海行动作为重要内容,从完善体制机制、落实保障体系和推进项目建设方面,明确"十四五"期间推进健康上海行动的具体任务,推动健康上海建设能级持续提升。

(二)进一步动员社会各方参与

凝聚各部门和全社会的力量,形成健康促进的共识和合力。进一步鼓励、动员社会各界和广大市民积极参与健康上海行动,落实单位、家庭和个人的健康责任。在疫情防控常态化形势下,要继续大力开展爱国卫生运动,宣传实施《市民健康公约》,倡导健康生活方式,为每一位市民穿上一件无形的"防护服"。同时,加大健康上海行动财政支持力度,建议设立健康上海行动有经费资助的行动计划或项目,以切实落实市政府意见提出的"各级政府要调整优化财政支出结构,落实好卫生健康投入政策,加大政府投入力度,强化支持引导"的要求。

(三)加强爱国卫生和健康促进机构和队伍建设

完善各级爱卫办机构和功能,强化构建市、区、街镇和居村委四级爱国卫生工作网络。特别是要加强区级爱国卫生机构和队伍建设,做实区爱卫办,建设区爱国卫生和健康促进中心或者强化其功能,构建区政府牵头、区卫生健康委承担爱卫办职责、区爱国卫生(健康促进)中心负责技术支撑和具体事务的工作格局。加强街镇、村居委爱国卫生专、兼职队伍能力建设,夯实爱国卫生网底功能。

(四)进一步加强监测考核评估

按照市政府要求,全市要建立监测评价机制,完善考核机制和问责制度,把健康上海行动执行情况纳入全市各部委办局和各区党委和政府的考核内容。每年度要对各区、各部门、各专项行动组的推进情况进行监测评估,通过监测评估,总结相关经验,强化各级政府和有关部门责任,健全健康上海建设工作机制,完善支撑体系。通过强化监测考核评估,推动把健康融入所有政策,形成政府主导、社会参与、个人尽责的健康上海"共建共享"格局。

新城医疗资源规划配置思路研究

赵丹丹　徐崇勇　许明飞　严晓南　杨　雪　韩春敏　黄智俊

【导读】　新城是上海市构建"主城区—新城—新市镇—乡村"城乡体系的重要部分组成。经过近年来的发展,新城已基本完成形态开发,正处于产业集聚、人口导入、功能强化的建设新阶段。文章梳理了新城医疗资源现状、分析了资源配置的主要问题、提出了新城医疗资源规划配置思路和建议,旨在进一步优化新城医疗资源布局,服务新城人民高品质生活,支撑郊区新城高质量发展。

一、新城医疗资源基本情况

五大新城分别为临港新片区、松江新城、嘉定新城、青浦新城、奉贤新城,规划总面积为805.01平方公里,占所在区总面积(3 678.68平方公里)的21.9%;现有人口规模约271.2万人,占所在区现有人口总数(约1 155万人)的23.5%,并仍在持续增加。郊区新城已成为全市重要的人口导入区,除临港新片区因规划建设较晚,人口导入尚处于起步阶段,松江、嘉定、青浦、奉贤新城现有人口密度(分别为5 325人/平方千米、5 333人/平方千米、6 800人/平方千米、5 970人/平方千米)超过所在区平均水平和上海市平均水平(3 830人/平方千米)。

(一)医疗机构情况

各新城已基本形成"三级医院—二级医院—社区卫生服务中心"的服务体系并逐步成为郊区医疗服务的中心(表1)。

表1　上海五大新城及所在区医疗机构情况(包括在建医疗机构)

区域名称	综合医院数(家)	专科医院数(家)	三级医院数(家)	二级医院数(家)	社区卫生服务中心数(家)	民营医院数(家)
临港新片区	1	0	1	0	8	1
浦东新区	13	16	11	17	69	46
松江新城	5	5	2	4	6	4
松江区	6	11	2	7	21	8

第一作者:赵丹丹,男,上海市卫生健康委员会副主任。
作者单位:上海市卫生健康委员会(赵丹丹、徐崇勇、许明飞、严晓南、杨雪、韩春敏),上海华夏经济发展研究院(黄智俊)。

区域名称	综合医院数（家）	专科医院数（家）	三级医院数（家）	二级医院数（家）	社区卫生服务中心数（家）	民营医院数（家）
嘉定新城	6	3	2（1家在建）	3	6	3
嘉定区	16	7	3（1家在建）	6	22	15
青浦新城	1	1	1	1	3	7
青浦区	2	2	1	3	11	12
奉贤新城	1	3	2（1家在建）	2	4	2
奉贤区	2	4	2（1家在建）	4	23	9

三级医疗机构布局方面，松江、青浦、奉贤三区的三级医院全部坐落在新城。临港新片区有上海市第六人民医院（以下简称"六院"）东院；松江新城有上海市第一人民医院（以下简称"一院"）南院、松江区中心医院；嘉定新城有上海交通大学医学院附属瑞金医院（以下简称"瑞金医院"）北院；青浦新城有复旦大学附属中山医院（以下简称"中山医院"）青浦分院；奉贤新城有奉贤区中心医院。但是，奉贤、青浦新城缺少三甲综合医院。

二级医疗机构布局方面，松江、嘉定、奉贤新城的二级医院数占所在区二级医院总数的50%以上，分别有4家、3家、2家二级医院。临港新片区缺乏二级医院和中医院。

基层医疗卫生机构布局方面，各新城均已按照人口规模设置相应的社区卫生服务机构。

公共卫生机构布局方面，新城普遍缺少专业公共卫生机构，资源配置均比较薄弱。

此外，五大新城共有17家民营医院，占5个区总数的18.9%。

（二）千人口床位情况

临港新片区，松江、嘉定、青浦、奉贤新城千人口医疗机构床位数均高于所在区平均水平，分别为6.56张（主要是护理床位）、3.5张、6.46张、5.55张、5.32张。千人口治疗性床位数方面，新城均低于全市平均水平（4.27张），其中临港新片区和松江新城治疗床位仅为1.81张和2.47张。千人口老年护理床位数方面，青浦新城和临港新片区千人口老年护理床位相对丰富，分别为3.07张和4.75张。松江新城相对不足，仅为0.96张（表2）。

表2　上海五大新城及所在区千人口床位情况

区域范围	千人口医疗机构床位数（张）	千人口治疗性床位数（张）	千人口老年护理床位数（张）
全市	6.37	4.27	1.33
临港新片区	6.56（主要是护理床位）	1.81	4.75
浦东新区	3.95	2.77	1.18
松江新城	3.50	2.47	0.96
松江区	3.37	2.53	0.84
嘉定新城	6.46	3.96	2.50
嘉定区	4.21	3.00	1.41

区　域　范　围	千人口医疗机构 床位数(张)	千人口治疗性 床位数(张)	千人口老年护理 床位数(张)
青浦新城	5.55	3.13	3.07
青浦区	3.64	2.71	1.30
奉贤新城	5.32	3.97	1.32
奉贤区	4.58	2.50	2.13

(三)人力资源情况

松江、嘉定、青浦、奉贤新城每千人口医疗卫生人员数均比所在区高;临港新片区,松江、青浦、奉贤新城每千人口医疗卫生人员数均比全市低。千人口执业(助理)医师数和千人口注册护士数最高的是嘉定新城(分别为 3.82 人、4.48 人),超过全市平均水平(分别为 3.20 人、4.00 人);奉贤新城千人口执业(助理)医师数达到全市平均水平,其他新城均低于全市平均水平。每千人口全科医师数仅嘉定新城(0.59 人)高于全市平均水平(0.41 人),青浦新城(0.21 人)、松江新城(0.25 人)显著低于全市平均水平。从职称结构看,青浦、奉贤新城高于全市平均水平,松江、嘉定新城高于所在区、低于全市平均水平,临港新片区明显低于所在区(表3)。

表3　上海五大新城及所在区医疗卫生人员情况

区域范围	千人口执业 (助理)医师数 (人)	千人口 注册护士数 (人)	千人口 全科医生数 (人)	副高及以上 职称医师占比 (%)	中级职称 (主治医师)占比 (%)	初级职称 (医师/住院医师) 占比(%)
全市	3.20	4.00	0.41	24.11	44.16	31.73
临港新片区	1.93	2.51	0.41	8.70	27.18	64.16
浦东新区	2.34	2.69	0.41	22.50	52.50	25.00
松江新城	1.83	2.51	0.25	18.59	50.74	30.67
松江区	1.82	2.15	0.27	13.63	48.86	37.50
嘉定新城	3.82	4.48	0.59	19.23	55.42	25.35
嘉定区	2.36	2.63	0.43	17.76	69.58	12.66
青浦新城	1.85	2.22	0.21	25.68	57.39	16.92
青浦区	1.57	1.64	0.28	15.31	46.23	38.45
奉贤新城	3.20	3.61	0.38	28.36	47.64	24.00
奉贤区	2.55	2.10	0.39	20.66	45.99	33.35

二、新城医疗资源配置的主要问题

(一)医疗资源总量与人口导入进程不相匹配

近年来,随着新城建设步伐加快、区域内地铁等交通设施的不断完善,新城人口持续快速导入。从人口规划看,五大新城上一轮规划(至2020年)与新一轮规划(至2035年)相比,规划人口普遍增加(增量最大的是奉贤新城,规划人口从45万提高至75万,增加67％)。从人口现状看,松江新城人口导入较快,现有人口已超过新一轮规划人口;临港新片区人口导入速度较慢,与上一轮规划人口差距较大,人口增长空间还很大。部分新城的医疗资源配套相对滞后于人口导入,如果不加快新城医疗卫生资源配置,医疗卫生将成为制约新城未来发展的短板。临港新片区以及松江新城、青浦新城的千人口医疗机构床位数、千人口执业(助理)医师数、千人口注册护士数等明显低于全市平均水平,尤其是临港新片区千人口治疗性床位数差距显著(表4)。

表4 上海五大新城两轮规划对比

上一轮规划(2004年或2006~2020年)				新一轮规划(2017~2035年)				现有人口(万)
新城名称	所涉主要行政区域	规划面积(平方千米)	规划人口(万)	新城名称	区域范围	规划面积(平方千米)	规划人口(万)	
临港新城	申港街道、芦潮港镇、书院镇、泥城镇、万祥镇	311.6	83	临港新片区(先行启动区)	北至大治河,西至G1503高速公路—瓦洪公路—两港大道接中港,东、南至规划海岸线围合区域(原临港地区),343平方公里;浦东机场南侧区域,24.7平方公里;小洋山岛区域,18.3平方公里	386	88万	33.11
松江新城	方松街道、岳阳街道、中山街道、永丰街道	60.8(主城区)	60	松江新城	方松街道、中山街道、永丰街道、岳阳街道、广富林街道、松江工业区、车墩镇与石湖荡镇申嘉湖高速公路以北地区	158	75	84.14
嘉定新城	嘉定镇街道、新成路街道、马陆镇、菊园新区	122(主城区)	52.5	嘉定新城	嘉定镇街道、新成路街道、菊园新区、嘉定新城(马陆镇)和嘉定工业区(南区)	122	70	65.07
青浦新城	夏阳街道旁、盈浦街道、香花桥街道、朱家角镇	53.8	50	青浦新城	涉及夏阳、盈浦、香花桥三个街道,朱家角镇三分荡以东地区和赵巷镇、重固镇老通波塘以西地区	71.1	60	48.35
奉贤新城	以南桥镇为主,以及奉贤工业综合开发区、奉贤现代农业园区	84	45	奉贤新城	北至大叶公路,东至浦星公路,南至上海绕城高速,西至南竹港和沪杭公路	67.9	75	40.54

(二)医疗资源结构与健康服务需求结构不相匹配

新城居民对产科、中医、口腔、眼科及康复护理等专科医疗资源需求日益凸显,但是相关专科医疗资源总体比较缺乏。新城部分人口导入区的社区卫生服务资源不足,社区卫生服务中心服务人口超过全市标准,硬件设施、人员配备已不能满足居民的基本医疗和公共卫生需求。新城社会办医质量参差不齐,高水平社会办医稀缺,不能满足多层次、多样化健康服务需求。

(三)医疗资源能级与新城功能定位不相匹配

新城的医疗资源能级还不能很好地支撑其功能定位,与中心城区医疗服务能力和水平仍有较大差距。比如,临港新片区定位为开放创新的全球枢纽、智慧生态的未来之城、产城融合的活力新城、宜业宜居的魅力都市,但目前其公共医疗服务配套明显不足,特别是高能级的医疗服务资源与中心城区尚有明显差距,成为制约新片区产业发展和人口导入的重要短板。

三、优化新城医疗资源配置的建议

(一)把握新城医疗卫生资源配置基本方向

把新城作为综合性节点城市,根据新城功能定位、人口规划和新城人民的健康需求,适度超前配置基本医疗卫生资源,明确各级各类医疗卫生机构的数量、规模与结构,建成与新城经济和社会发展水平相适应、与居民健康需求相配套的整合型、智慧化、高品质医疗卫生服务体系,为新城发展提供重要支撑,助力新城成为上海未来发展战略空间和重要增长极。

(二)明确新城医疗卫生资源配置标准

要结合上海市医疗卫生机构设置标准[1,2]和新城实际情况,对机构、床位、人员等提出配置标准,特别是要顺应新城建设与人口集聚进程,科学研判新城人口总量和结构变化,统筹基本医疗与多元化需求,前瞻谋划新城医疗资源布局。

(三)推进市级医疗资源向新城倾斜

考虑到部分新城的功能定位有调整的可能性,未来人口导入进程与发展进度的不确定性,在医疗资源配置时要为未来留有适度空间。"十四五"时期可考虑推进一批基本建设项目在新城落地,推进优质医疗资源向新城扩容下沉。

(四)落实区级扫盲点、补短板、促均衡的主体责任

支持新城做优做强一批区域性医疗中心,深化内涵与能力建设,支持新城内有条件的医疗卫生机构成为医学院校的教学基地或教学医院。完善基层医疗服务网络,加强新城精神卫生、康复和护理等短缺资源配置。实施新一轮社区卫生服务中心标准化建设,在新建和改建居民区实行卫生服务设施与居民住宅同步规划、同步建设。

(五)推进新城医疗健康产业发展

重点是在新城中布局一批优质医疗资源,并结合当地生物医药产业发展,促进健康事业与产业联动。比如,临港新片区可考虑引入优质社会办医资源,发展国际医疗服务集聚区;嘉定新城加快上海(马陆)国际健康产业园和上海(嘉定工业区)生命健康产业园建设;松江新城可利用G60科创走廊建设,即包括上海市、嘉兴市、杭州市、金华市、苏州市、湖州市、宣城市、芜湖市、合肥市9个城市,聚焦长江三角区域一体化发展,积极引进和培育健康科创企业。

(六)加快新城医疗政策制度创新

在临港新片区,可利用中国(上海)自由贸易试验区(以下简称"上海自贸区")的开放政策争

取类似于海南省博鳌镇的国外上市新药率先使用政策和大型医疗设备实行单独审批管理政策，促进优质医疗资源向临港新片区集聚，推动国际医疗服务集聚区建设。可考虑支持新城建设一批智慧医院，开展互联网医疗和远程诊疗，并完善相应的执业、收费以及医保结算等配套政策。

（七）加强新城医疗人才队伍建设

重点落实好医疗人才和紧缺人才定向、订单式培养制度，强化医疗人才培养与使用的有效衔接，鼓励有需求的机构或新城与医学院校建立订单培养的合作模式，加强相关医学院校对全科医生、护士、康复治疗师等紧缺人才的委托培养。同时，动态调整新城医疗机构人员编制，根据新城人口增量，适当增加人员编制数，满足医疗人才需求。

参 考 文 献

［1］国务院办公厅.关于印发《全国医疗卫生服务体系规划纲要（2015—2020年）》的通知（国办发〔2015〕14号），2015.

［2］上海市卫生健康委员会.上海市医疗机构设置"十三五"规划（沪卫计医〔2017〕017号），2017.

长三角中医药一体化高质量发展战略思考

胡鸿毅　苏钢强　徐红梅　苏锦英　舒　静

赵海磊　查建林　张　安　荆丽梅

【导读】 2019 年 12 月,中共中央、国务院印发《长江三角洲区域一体化发展规划纲要》(以下简称《规划纲要》),明确到 2025 年,长三角一体化发展取得实质性进展,并提出打造健康长三角的重点任务。为贯彻落实《规划纲要》,建立长三角中医药一体化发展机制,上海市、江苏省、浙江省、安徽省四地《规划纲要》实施方案中均明确共建中医药传承创新一体化发展平台的任务,探索一体化发展的协同机制和路径模式。

长江三角洲区域(以下简称"长三角")中医药一体化高质量发展,是实施长三角一体化发展这一国家重要战略、打造健康长三角的重要组成部分,有利于创新中医药现代发展方式,形成长三角中医药一体化高质量发展格局,提升综合实力和服务水平,使一体化发展成果更多更公平惠及全体人民,引领全国中医药高质量发展。本文梳理了上海市、江苏省、浙江省、安徽省(以下简称"沪苏浙皖")长三角中医药一体化发展的现状基础及方向要求,提出长三角中医药一体化高质量发展策略。

一、背景

长三角地区经济社会发展全国领先,为中医药一体化高质量发展提供了良好的环境,但同时也面临新的机遇和挑战。

(一)发展基础

一是中医药服务网络相对完善,区域内已建立起覆盖城乡的中医医疗服务体系。二是优质中医资源相对集聚,区域内拥有多个国家区域中医专科诊疗中心、国家中医重点专科、教育部和国家中医药管理局重点学科、全国中医学术流派传承工作室,中医人才资源丰富。三是科技创新优势明显,拥有上海张江、合肥综合性国家科学中心、若干生物医药产业园区,以及中药标准化、

第一作者:胡鸿毅,男,上海市卫生健康委员会副主任、上海市中医药管理局副局长。

作者单位:上海市卫生健康委员会(胡鸿毅、苏锦英),上海中医药大学(苏钢强、徐红梅、舒静、赵海磊、查建林、张安、荆丽梅)。

制药工艺等国家工程实验室和工程中心。四是健康产业蓬勃发展,中医养生保健服务、健康养老服务发展迅速,健康旅游形成新业态,中药产业竞争力不断增强。五是开放创新基础良好,沪苏浙皖四地积极推进对外交流合作,中医药国际贸易发展迅速,中医药国际化支撑体系不断完善。

(二)机遇挑战

1. 重要机遇

在全球健康治理的大背景下推进健康中国建设,为长三角中医药一体化高质量发展提供了良好的外部环境和政策环境。现代最新技术应用于维护全生命周期的健康服务为长三角中医药一体化高质量发展带来新的机遇。

2. 主要挑战

一方面长三角面临中医药存在的普遍问题:中医药健康服务的供给与人民群众多层次、多样化的需求还有差距;从疾病向以预防为主的服务模式转变不够;人才队伍的结构、规模和能力与健康中国建设的要求还不相适应。另一方面,长三角也面临区域内发展不平衡不充分的问题:跨区域共建、共享、共保、共治机制尚不健全;中医药科技成果向产业转化的机制不完善;中医药治理体系和治理能力与国家战略发展要求、推动中医药高质量发展要求之间存在差距;中医药发展整体性的融合度还需要进一步加强。

二、长三角中医药一体化高质量发展总体思路

(一)基本原则

1. 坚持服务大局

着眼国家战略定位,始终把长三角中医药一体化发展放在长三角一体化发展的总体部署中,落实党中央国务院关于传承创新发展中医药的要求。

2. 坚持高质量发展

坚持提高中医药发展的综合实力,推动长三角中医药健康服务高水平供给。

3. 坚持重点突破

聚焦重点领域,推动资源共享,推进医、教、研、产深度融合,提高治理能力和水平。

4. 坚持合作共赢

沪苏浙皖四地各扬所长,形成分工合理、优势互补、各具特色、成果共享的协同发展新格局。

(二)发展目标

1. 到 2025 年,一体化发展取得实质性进展

中医药服务标准体系基本建立;重点业务信息互联互通;工作机制有效联动,在重点专科联盟、科技创新共同体、学科人才队伍联合、政策研究协同等方面基本形成一体化发展格局。

2. 到 2025 年,高质量发展取得阶段性成果

建成融预防、治疗和康复于一体的中医药服务体系;扩容优质医疗健康资源;中药一二三产业深度融合,形成若干有较强影响力的健康产业集群和品牌;加强人才队伍及激励机制建设;提

升自主创新转化及区域协同创新水平。

通过合作共建,建立国家中医药综合改革示范区,打造中医药健康产业增长极、防治康服务一体化示范区、守正创新样板区、现代化治理引领区、新时代改革开放新高地。到2035年,使长三角中医药一体化发展成果更多、更公平地惠及全体人民。

三、长三角中医药一体化高质量发展策略

(一)完善中医药服务体系

巩固中医药服务网络,补齐短板,到2025年,率先建成以国家中医医学中心为龙头,中医医疗机构和其他医疗机构中医科室为骨干,基层医疗卫生机构为基础,融预防保健、疾病治疗和康复于一体的整合型中医药服务体系。

1. 做强龙头机构

支持上海中医药大学附属医院、江苏省中医院、浙江省中医院、安徽省中医院等创建国家中医医学中心、区域中医医疗中心,建设引领国内、具有全球影响力的集医教研、防治康于一体的中医药机构,成为全国高水平临床诊疗中心、科研创新平台、临床和管理人才培养基地。

2. 做大骨干机构

推进27个城市中医医疗机构建设,实现综合医院、妇幼保健院、传染病医院中医科室全覆盖。将中医药工作纳入综合医院考核核心评价指标。

3. 做实基层网络

实现基层医疗机构中医馆全覆盖,提升基层中医药服务能级。以中医医联体、专病专科联盟为载体,促进基层医疗机构能力提升。

4. 提高防控救治能力

推动中医药第一时间参与公共卫生事件应急制度化建设,加强中医医院突发、新发公共卫生事件防控救治硬件建设,提高中西医结合救治和防控水平。加强中医院传染病(感染)科和传染病医院中医科室建设,建立中医医疗机构与传染病医院、疾病预防控制机构协作机制。开展中医防治疫病研究。

(二)优质中医药服务供给

到2025年,扩容中医药优质资源,建立符合维护全生命周期健康的服务模式,形成若干个中医药服务优质品牌。

1. 扩容优质医疗资源

采取合作办院、设立分院、组建医联体等形式,扩大优质医疗资源覆盖范围。打造长三角中医优势专科集群。推进高水平医院与基层医院建立责任、利益、服务和管理共同体。加强中医康复临床基地建设,支持与相关医疗机构和基层医疗卫生机构开展合作,推广应用中医特色康复适宜技术。

2. 提升基层服务质量

强化中医药特色技术基层推广应用。实现每个家庭医生团队都有能提供中医药服务的医师或乡村医生。推动名中医工作室在长三角区域设立基层工作站,建设基层名中医工作室,培养基

层中医骨干。建设中医馆健康信息平台,运用辅助决策、远程医疗和教育、临床业务监管等功能提升基层人员能力。

3. 发挥专科联盟辐射作用

以国家中医药管理局区域中医(专科)诊疗中心为重点,组建肿瘤、心脑血管疾病、肝病、糖尿病、脉管病、呼吸系统疾病、消化系统疾病、肾脏疾病、骨科、妇科、儿科、皮肤病等重点专科联盟,建设中医医联体,带动区域内医疗健康服务水平提升。

4. 推进中西医结合工作常态化

聚焦糖尿病、肾脏疾病、肝纤维化、慢性充血性心力衰竭、胃癌、甲状腺功能亢进症、再生障碍性贫血、儿童急性白血病、系统性红斑狼疮、骨关节退行性病变、脊髓型颈椎病、重度抑郁症等重大疑难疾病开展中西医协同攻关,建立以中西医骨干成员为主的协作诊疗团队。加强综合医院、专科医院中医药工作;加强中西医结合医院内涵建设,制定中西医结合治疗具有相对优势病种诊疗指南。培养高层次中西医结合人才。

5. 推动服务模式创新

应用互联网、物联网、区块链技术,完善"互联网+"中医药服务模式。建设中医互联网医院。探索多专业一体化诊疗服务模式。探索医疗机构与健康管理机构协同的健康管理模式。开展中医经典病房建设,强化临床中医辨证思维,提高中医急危重症救治水平。建设中医非药物疗法示范中心,强化集成创新,推广应用适宜技术。

(三)共建高素质人才队伍

到2025年,长三角建成中医药人才政策先行区、教育改革试验区、传承型师资培训基地、高水平学科交叉人才交流合作基地,成为全国中医药优秀人才集聚的高地。

1. 造就高水平人才队伍

突出培养优秀临床人才、创新型科技人才,重点培养岐黄学者、学科交叉领军人才,加快培养医药融通、医工结合、医疗信息等复合型人才,大力培养具有中医特色的全科医学、康复和护理、服务贸易等应用型人才,建设中医疫病防治人才队伍。

2. 共享教育资源

建立中医药师资共享平台,实现优质师资的互访互聘。开展中医药教育教学改革试点,共建专业课程标准,共编特色教材。加大实习基地开放水平,探索实行教育学分互通互认。建立继续教育课程资源及流派传承工作共享机制,打造具有行业示范性的优质教育培训项目和管理模式。探索建立长三角地区健康产业实用技术技能人才培训网络。

3. 共建人才汇聚平台

促进中医药高校"双一流"学科建设和特色发展,全面提升人才培养、科学研究、社会服务、文化传承创新和国际交流合作的综合实力。建立院士工作站、国医大师研修院、全国名中医传承工作室、中医药重点研究室等,促进优秀人才交流。建立国家级中医药"优才学院"、传承型中医药师资发展中心,加强高层次人才培养及人才能力提升。

4. 优化人才成长途径

坚持人才培养与优秀创新团队建设相结合。探索中医药传承模式改革,完善师承体系。建立国家级优势学科联盟,促进交流。建立医教协同、产教融合机制,培养"双师队伍"。实施"长三角中医药菁英"计划,造就领军人才。建设重点研究室,开展重大科技攻关、成果转化,培育创新团队。

5. 完善人才评价激励

健全中医药人才评价及岗位考核、评价等标准体系,完善激励机制和岗位薪酬制度。允许高校按照国家有关规定自主开展人才引进和职称评定。设立中医药传承人才、中医药医术确有专长人才"特设岗位"。

(四)构建区域创新共同体

到 2025 年,建成一批活跃度高、效能强的中医药科技创新平台,培养一批高素质的科技领军人才和团队。

1. 提升理论创新能力

建设中医理论创新基地、中医药文化研究中心,加强传统中医药资源整理和流派挖掘,进行中医理论科学内涵的现代诠释和实践创新。

2. 提高多学科融合创新水平

依托国家中医临床研究基地、国家级工程研究中心、技术创新中心和重点实验室,探索建立多中心大协作综合性科研平台。加强多学科技术与中医药的深度交叉融合,重点开展技术成果转化、人工智能应用及服务模式、中药质量标准及溯源、中药复方及创新药物等集成创新和应用。

3. 加大信息发布共享力度

建设中医临床研究基地和中医药循证中心,实现临床科研信息合理共享,争取在心脑血管疾病、恶性肿瘤、糖尿病、肝病、骨关节退行性病、风湿病、血液病等重大疾病防治方面取得突破。建设长三角中医药数据研究中心、国家中医临床医学研究中心。筛选并发布 15 个中医治疗优势病种和 30 项适宜技术、30 个疗效独特的中药品种。

4. 加强科技成果转化能力建设

建立中医药成果转化平台,培育科技中介服务机构。推动中医药与移动互联网、健康大数据、智慧健康服务、5G 等新技术融合,创新个人电子健康档案,推广应用便于操作使用、适于家庭或个人的健康检测、监测产品以及自我保健、功能康复等产品。

5. 建立区域科技创新平台

沪苏浙皖四地共同制定长三角中医药协同创新计划,设立中医药重点项目。成立长三角中医药科技创新专家委员会。建立长三角中医药产学研合作联盟、长三角区域中医药创新研究院,构建区域中医药创新共同体。支持设立长三角中医药产业创新发展基金,扩大投融资渠道。

(五)健康产业跨界融合

到 2025 年,健康产业对经济贡献大幅增长,中医药健康服务模式与经济社会发展更相适应,技术手段不断创新,产品种类更加丰富,发展环境优化完善。

1. 推动医养结合

建立一批具有中医药特色的医养结合服务示范基地。完善医疗机构与养老机构合作机制,鼓励中医医疗机构选派中医师到养老机构提供健康服务。促进中医药防治慢性病与居家、社区、机构养老紧密结合,加强老年人常见病适宜技术培训和应用。加强医养结合服务的规范化管理,研究包含中医药内容的长期照护项目及相应的服务标准、质量评价标准。

2. 推动医体融合

建立重点人群中医运动处方库和精准化防治指导方案,研究推动医体结合项目纳入日常诊疗活动。利用城镇社区 15 分钟健身圈和科学健身指导服务站点,推广传统运动。办好长三角中医药传统运动会。

3. 发展养生保健服务

制定行业服务标准和规范。鼓励社会力量举办中医养生保健机构。鼓励中医医疗机构、中医医师为中医养生保健机构提供保健咨询和调理等技术支持。

4. 发展中医药文化产业

建设中医药文化宣传教育基地。加强长三角地区中医药文化与产学研一体联动,发展数字出版、移动多媒体、动漫等新兴文化业态,培育知名品牌和企业。采取多种形式促进中医药文化传播。

5. 打造健康旅游圈

发展中医药健康旅游、生态旅游、文化旅游。创建一批中医药健康旅游示范区和示范基地。推动长三角中医药博物馆联动共享。打造大运河文化带、环太湖生态文化旅游圈、千岛湖 - 黄山生态旅游合作区、皖北中医药文化黄金旅游圈等中医药健康旅游目的地。

6. 打造中药知名品牌

扩大中药传统老字号的影响力。提高现代中药在质量、标准、设计、研发和管理等方面的核心竞争力,培育一批知名品牌。加快传统药材规范化种植基地建设,构建中药全链条质量追溯体系,探索建立中药饮片优质优价机制,利用互联网、物联网发展中药流通新业态、新模式,保障流通质量。

(六)形成对外开放新优势

到 2025 年,建成若干高质量的中医药海外发展载体、高水平中医药国际标准创新平台,完善中医药海外发展支撑体系,实现长三角中医药领域更大范围、更高水平、更深层次的大开放、大交流、大融合。

1. 协同打造中医药海外发展支撑体系

共建中医药海外中心。建立长三角中医药"走出去"综合服务中心,开展传统医学政策法规、人员资质、产品注册、市场准入、质量监管等方面的智库研究。参与中药国际标准相关规则制订。建立中医药传统知识保护制度。构建中医药海外发展多元化投融资模式。探索境外商业保险覆盖中医药诊疗服务。

2. 建设中医药国际教育与科研高地

提升中医药高校国际化办学水平。提升国际合作办学和科研合作能级。建立面向国际开放的中医药重点研究室,构建产学研结合跨境协同创新、转化应用平台。

3. 构建现代中医药服务贸易体系

建立中医药贸易促进体系和国际营销体系。发挥中医药服务出口基地的效应,发展中医药服务贸易。提升长三角中医药机构跨境服务能力。依托中药交易平台,推动中医药产品出口。利用中国国际进口博览会(以下简称"进博会")和上海自贸区等平台,推动企业外向型发展。鼓励外商投资中医药领域,促进全球传统医学产业集聚。

四、保障措施

(一)完善组织体系

共同成立长三角中医药工作协调小组,负责协调规划实施。协调小组办公室设在上海市中医药管理局,承担日常工作。建立定期协调的机制,商议重点工作和年度安排,解决问题。沪苏浙皖四地中医药管理部门作为推进工作的实施主体,协调推动项目设立,保障重点任务落实。

(二)建立协同机制

联合建立中医医院绩效考核、人才激励评价、互联网医院等方面标准统一的协调机制。建立中医药服务项目、优化价格结构(定价)、按病种付费、中药饮片优质优价、中药可溯源等中医药发展改革的热点和难点问题政策研究协同机制。加快实现中医药政务、医疗质量、教育质量、临床科研、专科专病、重点中药品种溯源等重点业务信息共享,提升中医药治理能力和水平。建立多渠道资金投入机制,通过中央对地方转移支付、地方财政投入、社会资本、发展基金等支持长三角中医药高质量发展。

(三)共建标准和评价体系

共同研究制定长三角高质量发展指标体系;完善中医药服务标准、服务机构标准、各类中医药人才标准;研制中医药技术标准、疗效评价标准,逐步建立长三角中医药标准体系和评价体系,推动标准应用,提高长三角中医药标准化水平。

(四)做好实施和评估

联合编制长三角中医药一体化高质量发展实施的制度清单、任务清单、项目清单,做好规划实施的跟踪分析、督促检查、综合协调和经验总结推广。规划实施进展按时向国家中医药管理局报告。实施中积极发挥学术团体和社会组织作用,建立公众参与机制,营造全社会共同推动长三角中医药一体化高质量发展的良好氛围。

长三角生态绿色一体化发展示范区
卫生健康发展思路研究

徐崇勇　蒋小华　许明飞　康　琦　严晓南　黄智俊

【导读】　长三角生态绿色一体化发展示范区是实施长三角一体化的试验田、先手棋,长三角生态绿色一体化发展示范区卫生健康一体化将成为健康长三角的样板间、新典范。文章梳理了上海市青浦区、江苏省苏州市吴江区、浙江省嘉兴市嘉善县的卫生健康发展现状,分析了长三角生态绿色一体化发展示范区卫生健康一体化发展面临的主要挑战,按照事业产业联动发展的思路,有针对性地提出了长三角生态绿色一体化发展示范区医疗资源统筹布局、基本公共服务、制度、标准一体化的建议。

一、示范区卫生健康发展现状

长三角生态绿色一体化发展示范区(本文以下简称"示范区")包括上海市青浦区(以下简称"青浦")、江苏省苏州市吴江区(以下简称"吴江")、浙江省嘉兴市嘉善县(以下简称"嘉善")三地,面积约 2 300 平方千米,常住人口 310 万(其中户籍人口 173 万),共有医疗机构 954 家,卫生技术人员 16 634 人,开放床位总数为 12 698 张*。三地地缘相近、人缘相亲、文化相融、经济相连,文化、区位、生态、交通优势叠加,在卫生健康特别是重大疾病防控等方面的合作源远流长。

(一)卫生投入绩效良好

青浦、吴江和嘉善三地区(县)、镇两级卫生领域财政支出分别为 11.74 亿元、11.93 亿元及 4.82 亿元,占地方财政支出的比例分别为 3.52%、6.18% 及 6.41%,按照常住人口统计,人均财政支出分别为 971 元、911 元及 821 元。三地相对较高的卫生投入取得了积极成效,青浦、吴江、嘉善三地户籍居民平均期望寿命分别为 84.22 岁、83.38 岁及 83.30 岁(其中 60 岁及以上老年人口比例分别为 31.45%、28.20% 及 28.65%),三地户籍人口孕产妇死亡率均为 0/10 万;婴儿死亡率分别为 1.30‰(户籍)、2.71‰(本地)及 1.43‰(户籍),三大健康指标均达到发达国家和地区水平。

第一作者:徐崇勇,男,上海市卫生健康委员会规划发展处(研究室)处长。
作者单位:上海市卫生健康委员会(徐崇勇、蒋小华、许明飞、严晓南),上海市卫生和健康发展研究中心(上海市医学科学技术情报研究所)(康琦),上海华夏经济发展研究院(黄智俊)。
＊　此处现状数据均截至 2018 年年底。

（二）医疗服务能级不高

青浦、吴江、嘉善三地高水平医疗资源比较短缺,属于所属省(直辖市)医疗卫生资源的"洼地",与三地人均国内生产总值(gross domestic product,GDP)水平不相匹配。三地共有三级乙等医院 4 家、二级综合医院 4 家、二级甲等中医医院 3 家、二级甲等专科医院 1 家,没有三级甲等医院,缺少高水平专科服务。三地千人口执业(助理)医师数、千人口注册护士数和千人口床位数均低于所在省(直辖市)的平均水平(表1)。

表 1　2018 年示范区及所在省(直辖市)医疗卫生资源配置情况

区　域	千人口执业(助理)医师数(人)	千人口注册护士数(人)	千人口床位数(张)	人均 GDP(万元)
青浦区	1.74	1.80	3.28	8.28
上海市	2.82	3.478	5.57	13.50
吴江区	2.24	2.50	4.79	14.69
苏州市	2.84	3.25	6.27	17.41
嘉善县	2.20	2.20	4.63	9.93
江苏省	2.90	3.23	6.10	11.53
嘉兴市	2.41	2.96	5.61	10.39
浙江省	3.30	3.46	5.77	9.90

（三）医疗卫生发展不均衡

三地医疗卫生资源配置水平相差较大,总体上吴江优于青浦、青浦优于嘉善。

1. 医疗机构数量

吴江有 425 家医疗机构,其中三级乙等综合医院 2 家、二级甲等中医医院 1 家、二级乙等综合医院 2 家、专科防治所 2 家、体检中心 1 家。青浦有 376 家医疗机构,其中三级乙等综合医院 1 家、二级甲等中医医院 1 家、二级乙等综合医院 1 家、精神卫生中心 1 家。嘉善有 184 家医疗机构,其中三级乙等综合医院 1 家、二级甲等中医(综合)医院 1 家、二级乙等综合医院 1 家、二级甲等专科医院 1 家。

2. 卫生技术人员数量

三地共有卫生技术人员 16 006 人。吴江有 7 829 人,青浦有 5 540 人,嘉善有 2 637 人。千人口执业(助理)医师数吴江为 2.24 人,嘉善为 2.2 人,青浦为 1.74 人;千人口注册护士数吴江为 2.5 人,嘉善为 2.2 人,青浦为 1.80 人。

3. 床位数和就诊人次

吴江开放床位 6 267 张,青浦 3 993 张,嘉善 2 022 张。千人口床位数吴江为 4.79 张,青浦为 3.28 张,嘉善为 4.63 张。门急诊人次方面,吴江的年门急诊人次最高,为 792.34 万;其次是青浦,为 603.84 万;嘉善年门急诊人次最低,为 416.56 万。青浦、吴江、嘉善的年人均门急诊人次分别为 5 次、6 次、7 次。

（四）健康服务业发展潜力大

青浦、吴江和嘉善分别紧邻淀山湖、汾湖、太湖,拥有古镇群落、体训基地等资源,为淀山湖周边发展健康旅游、运动休闲、食疗养生、文化康养等健康服务业奠定了良好的基础。

二、示范区卫生健康一体化发展面临的主要挑战

（一）提高医疗资源配置水平的强烈愿望与医疗服务实际需求之间存在矛盾

《长江三角洲区域一体化发展规划纲要》[1]（以下简称《规划纲要》）对"打造健康长三角"有所论述,但对示范区卫生健康的发展定位暂不清晰,给示范区医疗资源配置规划带来了困难。当地政府、医疗行业和人民群众希望借示范区建设的契机,加快高质量医疗资源配置,实现医疗卫生事业跨越式发展。但即便考虑到三地产业发展可能带来的人口导入和医疗服务需求的增量,大幅增加三地优质医疗配置也是不符合现实情况的,容易造成医疗资源的浪费。因此,需要创新示范区卫生健康发展思路,找到兼顾医疗资源配置效率与三地诉求的发展新路径。

（二）制度一体化的长期性与示范区建设的迫切性之间存在矛盾

国家在卫生健康发展的诸多方面有统一的政策和标准,但三地经过长期的改革探索,已在医疗、医保、公共卫生等医疗卫生制度方面形成了许多差异,与此相配套的政策,如财政补助、服务价格、药品目录、信息化、人才培养等都不尽相同。一些医疗卫生制度其至已经通过立法的形式确定固化,推进三地制度的一体化势必涉及省(直辖市)层面的法律法规调整、涉及对示范区权力的下放等制度安排问题,这增加了实现一体化的难度。示范区肩负引领长三角一体化发展重任,需要尽快为长三角卫生健康一体化开山、探路、搭桥,因此留给示范区形成可推广、可复制的卫生健康制度一体化经验的时间不允许太长,这就需要创新制度一体化工作思路,扎实推进一体化进程。

（三）卫生健康工作显效慢的特点与示范区建设急需提高显示度的要求之间存在矛盾

三地卫生健康发展一体化工作包括推进卫生健康硬件设施建设,推进制度、政策、标准等统一,实行不受行政区划和户籍身份限制的公共卫生服务,这些工作牵涉三地多方利益诉求,也涉及对公共服务供给能力的挑战,并且需要财政支出跨区域结转等保障机制支撑。工作非常繁杂,较难在短期内增强人民群众的获得感,体现示范区建设的显示度。

三、示范区卫生健康一体化发展思路与对策

（一）总体思路

1. 坚持"生态绿色"的发展要求

按照《规划纲要》的部署和要求,紧扣"一体化"和"高质量"两个发展关键,率先探索卫生健康区

域一体化的创新模式,努力实现更高质量发展、创造更高品质生活。

2. 立足于为今后长三角卫生健康一体化发展提供模板

以示范区点上的突破,形成长三角面上可复制、可推广的经验,引领带动长三角卫生健康一体化发展,着力让示范区成为贯彻卫生健康发展新理念的样板间、一体化体制机制的试验田,成为引领长三角卫生健康一体化的重要引擎、区域协同发展的全国样板。

3. 坚持需求导向、问题导向、效果导向

充分反映青浦、吴江和嘉善三地发展诉求,通过远近结合、先易后难的推进方式,把长远发展目标和近期工作目标结合起来,从人民群众有需求、合作有基础的项目先行推进,充分发挥三地的优势和特色,实现优势互补,着力缩小区域之间卫生健康发展差距,切实增强人民健康福祉。

4. 服务经济社会发展大局

坚持健康产业和健康产业双轮驱动,以健康经济引领生态经济,走出一条生态经济发展的新路子,加快把三地的生态优势转化为经济社会发展优势。

5. 坚持政府主导、社会参与

充分调动社会力量和市场主体参与示范区卫生健康发展,形成多层次、多样化、生动活泼的一体化发展格局。

(二)对策建议

1. 从示范区整体发展的格局、事业产业联动发展的思路,推进医疗资源统筹布局

坚持健康产业和健康事业双轮驱动发展,以健康经济引领生态经济,推进医疗、体育休闲与旅游的融合发展,努力建设国际健康旅游产业集聚区,着力填补示范区内医疗资源的发展和配置短板。

坚持沪苏浙合理分工、各扬所长、优势互补、协同发展,重点推进"一园、一带"建设。"一园",即在青浦青西地区(朱家角、金泽镇)打造医学创新创业园区,作为支撑示范区卫生健康事业发展的核心平台。园区内布局设置青西医疗中心(综合医院)、长三角(上海)互联网医院、若干个特色专科医院群、前沿医学中心、儿童罕见病研究中心、重点临床实验室、卫生人才联合培训中心等,打造"医、教、研、产"为一体的综合医学中心,并发挥大健康产业孵化功能,与生物医药等产业实现联动发展。特色专科医院群主要由运动康复医院、肿瘤治疗与康复医院、呼吸病治疗与康复医院等特色专科医院组成,主要服务国际健康旅游发展。依托长三角(上海)互联网医院,运用信息化手段和人工智能等技术,大力发展以互联网医疗和远程问诊诊疗等为主的网上健康服务平台,服务长三角、辐射全国。同时,在园区内引进重点医学专科院校,建设医学教育培训中心,联合开展住院医师规范化培养师资、卫生监督员、基层药师等专业人才。"一带",即依托医学创新创业园区和环淀山湖区域旅游景点、运动基地、文创园区、主题庄园、生态民宿、特色小镇等空间载体,推进淀山湖区域青吴嘉国际健康旅游集聚带建设,形成三地健康旅游、康体疗养产业串联发展、聚焦发展的空间布局,形成世界级健康旅游产业集群。青浦可谋划建设健康基金小镇,为健康服务业发展提供投融资支持。

2. 坚持一体化制度清单化的模式,明确示范区卫生健康制度创新方向

长三角一体化发展,核心在于体制机制,重在制度创新,要逐步推进政策和标准的衔接。在

推进示范区卫生健康制度一体化过程中,要立足于为今后长三角卫生健康一体化提供可复制、可推广的经验,同时充分考虑三地实际,处理好一体化与个性化、特色化的关系,在坚持顶层设计的基础上,坚持先易后难的思路分步推进。建议从行业准入、监督执法、药事服务、公共卫生、基层卫生、伦理审查、人才培养、信息共享等方面形成示范区一体化的制度清单(表2),从公共卫生、医疗服务、社区卫生、监督执法等方面形成标准清单(表3),为一体化工作提供具体的操作方向。

表 2   示范区内建议推进一体化的制度清单

领　域	制　度　名　称	一体化工作方向
行业准入	社会办医设置审批制度	1. 统一社会办医准入标准 2. 统一设置审批流程
	公共卫生行政审批许可制度	1. 三地信息系统对接联通 2. 联合制定审批操作手册 3. 统一开展审批人员培训 4. 建立一体化的审批诚信系统
	医疗技术临床应用制度	统一医疗技术临床应用管理目录
监督执法	执业医师不良执业行为记分管理制度	1. 实行执业医师不良执业行为记分互认 2. 记分信息互相推送
	行政处罚数据共享机制	将行政处罚数据纳入全国信用信息共享平台,实现三地数据共享
	打击无证行医的联合执法工作机制	1. 建立巡查线索信息共享平台 2. 建立联合执法机制和执法结果共享机制
药事服务	处方审核制度	建立处方审核中心
	抗菌药物临床使用管理及耐药菌防控制度	建立同质化的抗菌药物临床使用管理及耐药菌防控制度
公共卫生	急救医疗服务制度	1. 建立院前急救区域协同机制 2. 推进急救医疗服务信息互联互通 3. 建立航空、水上急救合作机制 4. 建立重特大突发公共事件应急联动机制
	重大传染病联防联控制度	巩固深化长三角重大传染病联防联控机制
	免疫预防制度	1. 预防接种信息互联互通 2. 同质化标准化的预防接种服务
	严重精神障碍患者管理制度	1. 建立精神疾病防治合作机制 2. 建立严重精神病患者信息互通机制
	慢性病防治制度	1. 建立慢性病综合防控合作机制 2. 推进健康管理的区域联动 3. 推进区域慢性病基本公共服务均等化
	孕产妇健康管理制度	建立孕产妇健康管理、分娩、婴儿出生缺陷综合防治等妇幼健康服务信息互联互通机制,建立高危孕产妇管理、危重孕产妇救治、孕产妇死亡病例评审协同机制
	儿童保健制度	为0～6岁儿童建立儿童保健手册,开展新生儿访视和儿童系统保健服务,建立儿童医疗保健信息共享机制
	食品安全制度	1. 建立食品安全事故流行病学调查和卫生处理的协作沟通机制 2. 建立食品安全风险监测信息互通机制

领 域	制 度 名 称	一体化工作方向
基层卫生	家庭病床服务制度	1. 建立统一的家庭病床服务规范 2. 统一家庭病床服务提供主体 3. 建立统一的家庭病床服务质控体系
伦理审查	医学研究伦理审查规范	建立涉及人的生物医学研究伦理审查协同机制。建立协调机制,创新开展涉及人的生物医学研究伦理审查管理
人才培养	首席监督员联合培养机制	1. 建设监督员联合培训基地 2. 统一培训课程、教材、师资和培养质量标准
	住院医师规范化培训师资联合培养机制	建立长三角住院医师规范化培训师资培训中心,培养同质化的住院医师规范化培训师资
	临床药师联合培养机制	建立同质化的临床药师联合培养工作机制
信息共享	信息互联互通机制	1. 开展公共卫生数据共享联动试点,实现数据实时共享、互通交换 2. 开展医疗信息互联互通试点,探索"跨域医疗卫生服务一体化"新模式 3. 建立居民电子健康档案交换机制,推进示范区内居民电子健康档案、电子病历的互联互通

表 3　示范区内建议推进一体化的标准清单

领 域	标 准 名 称	一体化工作方向
公共卫生	公共卫生监督技术服务质量控制标准	1. 统一公共卫生监督领域有关卫生学评价标准 2. 统一公共卫生监督领域有关卫生检测标准 3. 建立示范区公共卫生监督技术服务质量控制体系
医疗服务	新生儿救护专用车配置标准	按照统一标准,配置新生儿救护专用车辆
	医疗服务均质化	建设专科联盟,以医疗信息互联互通互认为基础,实现疾病诊断标准、治疗方案、质量控制、数据归集和疗效分析"五个统一"
	医疗服务质量控制标准	1. 通过人才培养、疾病诊断、临床路径等标准的衔接,推进医疗质量控制一体化,促进检查检验结果互认 2. 每年选择若干病种,统一质控标准
社区卫生	社区卫生服务中心建设标准	按照国家建设标准和能力标准,建立示范区内社区卫生服务中心(机构)设置标准
监督执法	行政处罚裁量基准	逐步统一示范区内卫生健康领域行政处罚裁量基准

　　3. 加强政策协同,确定一批重大基本公共服务项目先行先试实行不受行政区划和户籍身份限制的公共服务政策

　　按照《规划纲要》要求,要在示范区加强政策协同,实行不受行政区划和户籍身份限制的公共服务政策。从国家基本公共卫生服务项目和三地的基本公共卫生服务项目清单中,选择条件成熟、适合近期先行先试的服务项目,形成现阶段示范区内可先行先试的重大公共服务项目清单(表 4),包括预防接种服务,推进示范区居民电子健康档案、电子病历的互联互通,新生儿先天性心脏病筛查,结核病防治,120 急救服务等。要建立重大公共卫生服务项目财政支出跨区域结转机制,切实保障清单中的项目先行先试实行不受行政区划和户籍身份限制的公共服务政策。

表 4　示范区内建议先行先试的重大公共服务项目清单

项 目 名 称	工 作 方 向
预防接种服务	提供同质化的免疫规划疫苗接种服务和管理
推进示范区居民电子健康档案、电子病历的互联互通	推进示范区居民电子健康档案、电子病历的互联互通
新生儿先天性心脏病筛查	统一开展新生儿先天性心脏病筛查工作,使用统一的新生儿先天性心脏病筛查工作管理方案和技术方案,逐步达到技术标准、人员培训、质量控制同质化
结核病防治	建立结核病疫情相互通报制度,统一结核病患者社区管理规范,示范区结核病定点医疗机构为辖区常住人口提供治疗服务,探索建立同质化的肺结核病减免治疗政策
120 急救服务	统一 120 急救服务,建立长三角急救联盟,建立区域急救协同机制:在示范区范围内,主要是解决交界地区的急救协同;在长三角范围内,主要是通过建立省际间急救的信息平台,提高省际急救的资源利用效率

参 考 文 献

[1] 中共中央,国务院.长江三角洲区域一体化发展规划纲要,2019.

长三角异地就医门诊费用
直接结算实践和探索

吕大伟　许　宏　曹俊山

【导读】 长三角区域一体化国家战略是中央交给上海三项新的重点任务之一。作为长三角一体化民生领域的一项重大制度创新，上海在苏浙皖三省积极支持下，率先开展了异地门诊费用直接结算的区域试点，通过明确服务对象范围待遇政策、构建区域互联互通信息平台、完善异地结算政策经办流程，健全一体化长效工作机制等，先行先试，稳妥推进，最终实现长三角41城医保"一卡通"，为深化长三角一体化发展及推进全国更大范围的异地就医门诊费用直接结算提供了有益经验。

2018年11月，习近平总书记在首届进博会开幕式上宣布长三角一体化上升为国家战略，是中央交给上海三项新的重大任务之一。上海市委、市政府认真贯彻落实习近平总书记首届进博会开幕式上的主旨演讲和考察上海时重要讲话精神，自觉把上海放在中央对上海的战略定位上，放在经济全球化大背景下，放在全国发展大格局中，放在国家对长三角发展的总体部署中谋发展。开展长三角地区异地就医门诊费用直接结算工作（以下简称"长三角门诊结算"）的探索，是积极落实长三角区域一体化发展国家战略、实现长三角更高质量一体化发展的重要实践。上海市在国家医保局、人力资源社会保障部大力指导下，在苏浙皖三省积极支持配合下，以钉钉子精神积极推动长三角门诊结算合作项目落地落实，努力使长三角人民群众增强获得感，全力服务长三角更高质量一体化发展整体战略。

一、实施背景

（一）长三角对异地就医门诊费用直接结算有现实需求

异地就医是我国医保制度发展完善过程中出现的阶段性社会现象，李克强总理连续多年《政府工作报告》中都对这一问题提出明确要求。异地就医需求的产生与人口老龄化、城市化流动发展以及属地化的医保筹资管理等具有十分密切的关系。长三角作为我国开放程度最高、创新能力

第一作者：吕大伟，男，主治医师，一级主任科员。

作者单位：上海市医疗保障局（吕大伟、许宏、曹俊山）。

本文已发表于《中国卫生资源》2021年第24卷第1期。

最强、经济活力最大的区域之一,尤其是地域相近、人文相亲,已成为密不可分的世界级重要都市圈。随着交通网络的不断便利和群众生活水平的不断提高,长三角城市间的人员异地长期居住及短期交流越来越频繁,一体化趋势越来越明显。随之,上海与三省之间双向的医疗需求呈显著增加趋势。一方面,上海作为全国医疗高地,门急诊服务总量保持高水平,2018年全市医疗机构门急诊总量2.6亿人次(已高出北京的2.48亿人次)、出院总量447.33万人次,其中外地患者占比分别为14.17%、29.25%。医疗卫生是上海服务品牌亮点,上海三级医院收治外就医患者最多,居患者异地就医流入地首位,在全国范围异地就医流入总人数中占比19.93%。异地来沪就医人员中超过一半来自苏浙皖。另一方面,长三角作为上海居民和苏浙皖三省之间最重要的旅游客源地,以及越来越多三省一市居民选择在长三角各城市之间工作、生活,对长三角门急诊结算有着现实的需求。

2017年7月,按照国家统一部署,上海市积极推动跨省异地就医住院费用直接结算工作的顺利实施,全国绝大部分省份均已在上海市实现异地就医住院费用直接结算。截至2020年9月底,外省市备案到上海市人员共305.7万人,实现住院费用直接结算115.4万人次,涉及医疗总费用共计297.3亿元。其中:三省在上海市的备案人数为全部备案人数的69.6%,住院费用直接结算占全部结算人次的61.1%,医疗总费用占全部医疗总费用的62.2%。上海市备案到外省市共有8.7万人,实现住院费用直接结算6.2万人次,涉及医疗总费用10.4亿元。其中,在三省的备案人数占全部备案人数的77.0%,住院费用直接结算占全部结算人次的88.7%,涉及医疗总费用占全部医疗总费用的85.6%。

(二)长三角群众对异地就医门诊费用直接结算的呼声强烈

2017年全面启动的异地就医住院费用直接结算攻坚战取得突破性的进展后,给患者带来很大程度的方便。但仅限于异地就医住院患者,不能完全满足实际需要。门诊作为患者就诊的首道关口,量大且频繁,在上海,几乎所有住院均需经过门诊,而急诊也属于有现实需要的特殊需求。但当时异地就医门诊费用直接结算等问题尚未解决。长三角参保人员希望"医保卡能直接门诊拉卡结算"的呼声日益强烈。2018年上海两会中,多名委员在"关于在长三角地区实行交通、医保一卡通,促进长三角城市率先联动发展的建议"联名提案中提出,目前医保卡的异地使用始终不如人意,公共服务效率极低。随着社会经济的发展,人口流动较多,异地就医越来越多,尤其一些老年人,来上海市或其他城市居住的,或叶落归根回上海市或其他城市过晚年的,常需使用医保卡,但医保不通用,给他们带来极大的不便,建议长三角地区医保卡使用实现互联互通,全区域通用。在上海牵头开展的大调研中,三省一市均反映,相较于住院,长三角广大人民群众对于门诊就医刷卡的需求更大、期待更高、呼声更强烈。

(三)长三角实施异地就医门诊费用直接结算具有较好基础

长久以来,三省一市医保部门为缓解长三角群众异地就医费用报销办理过程往返奔波、垫付费用困难、报销周期长等问题,不断探索异地就医费用直接结算管理模式的实践创新,主要有以下几种模式。

1. 经办机构异地委托代理模式

医保经办机构之间异地委托代理模式,是指参保地医保经办机构委托就医地经办机构代为办理异地就医人员医疗费用报销。从 2008 年起,上海市先后通过与 16 个城市(其中 12 个属于长三角区域城市)签订合作协议,以专线联网、单机操作等结算方式,开展异地就医委托报销服务,部分缓解了异地就医报销矛盾,成为探索解决异地就医报销问题的一种方式。2019 年,上海市与协作城市的经办机构为对方异地安置人员报销医疗费 6.1 万人次,涉及医保费用 1.7 亿元。其中,协作城市为上海参保人员代办报销 1.6 万人次,涉及医保费用 0.45 亿元;上海为协作城市参保人员代办报销 4.5 万人次,涉及医保费用 1.25 亿元。

2. "点对点"异地联网结算模式

"点对点"异地联网结算模式是指参保地医保经办机构与统筹区外的医疗机构签订服务协议并联网进行结算的模式。2017 年 10 月,浙江省平湖市与上海市金山区签订"点对点"医保结算协议,复旦大学附属金山医院(以下简称"金山医院")成为上海市第一家与平湖市实现门诊、住院医疗费"点对点"结算的综合医院。2018 年 12 月,浙江省海盐县又与金山医院签订了"点对点"医保结算协议。截至 2020 年 9 月底,平湖、海盐至金山医院门诊和住院点对点结算 3.8 万人次,涉及医疗费用 4 174.5 万元(其中,门诊费用结算 3.6 万人次,涉及医疗费用 1 112.4 万元;住院费用结算 0.2 万人次,涉及医疗费用 3 062.1 万元)。

3. 信息交换平台模式

信息交换平台模式是指搭建专门的信息枢纽平台,各地只需要和这个平台对接,就能满足参保人员异地就医费用直接结算的需要。在这种模式下,异地就医人员的信息流和资金流,通过各地医保经办机构、医疗机构与枢纽平台对接,实现资金结算、数据交换、行为监管等功能。2017 年以来,国家在推进跨省异地就医住院费用直接结算过程中,探索建立了国家级异地就医费用结算平台,在全国范围统一业务流程和技术标准,依托业务专网,联通部、省、市、县 4 级经办机构和上万家医疗机构,实现了"人员流、信息流、业务流、资金流"的全程联通、线上流转。2018 年起,为配合长三角门诊结算,上海参照国家异地就医费用直接结算信息标准,牵头开发了长三角门诊结算平台。信息交换平台模式在国家异地就医住院费用直接结算及长三角地区省内异地就医费用直接结算得到广泛应用。

经过长期的交流学习和借鉴,三省一市医保部门的政策制度协同更加规范深入,经办事务对接更加频繁密切,对参保人员的服务管理更加协调融合,也为异地就医门诊费用直接结算在长三角地区的率先突破奠定了良好基础。

二、主要做法

三省一市加强协作,用短短 3 个月把设想变为现实。2018 年 9 月,三省一市签订《长三角地区跨省异地就医门诊费用直接结算合作协议》,正式启动了长三角门诊结算试点工作。2019 年,三省一市医保部门发扬钉钉子精神,全力以赴、全面提速,不断扩大试点区域和医疗机构覆盖范围。试点总体可划分为三个阶段:第一批试点探索阶段(2018 年 9 月~2019 年 4 月 18 日推进会前)优先考虑管理基础较好、医保门诊报销模式相对接近的"1+8"市级统筹区("1"即上海,"8"即江苏南通、盐城、徐州,浙江省本级、嘉兴、宁波,安徽滁州、马鞍山)开展首批试点,实现平稳起步;第二批集中扩围阶段(2019 年 4 月 18 日~6 月 12 日推进会前),江苏、浙江两省所有市级统筹区全覆盖纳入,安徽省具备条件的 4 个市级统筹区联网,上海主要医疗机构全部纳入;第三批提质增效阶段(2019 年 6 月 12 日～9 月 25 日总结会前),安徽省剩余市级统筹区实现全覆盖,上海设有门诊的公立医疗机构全部纳入,实现了一年时间全覆盖目标。在此基础上,2020 年 8 月,苏浙皖三省之间实现互通,长三角三省一市之间互联互通全部实现。在推进过程中抓好"三个度"。

一是覆盖度。在 2019 年 4 月 18 日推进会上,上海提出在年内实现三省市级统筹区和上海主要医疗机构联网全覆盖的工作目标。目前,异地就医门诊费用结算已覆盖长三角全部 41 个城市,联网医疗机构达到 6 700 余家。长三角居民都可以带着医保卡实现住院和门诊费用直接结算、实时报销,为人民群众看病就医真正提供了方便。

二是便捷度。与住院费用直接结算相比,异地就医门诊费用直接结算数量大、频次高,要求结算响应速度快,还要确保异地结算时医保基金安全可控。上海牵头开发了长三角门诊费用结算平台,采用"就医地目录、参保地政策"的异地支付模式,与各城市几千家医院信息系统兼容,所有上传数据有了共同标准。通过三省一市坚持推进互联互通,让信息"多跑路"、群众少跑腿,给患者带来了更多便利。

三是共享度。从现实意义讲,解决了长三角异地安置退休、异地长期居住、常驻异地工作、异地转诊四类重点人员的现实需要和后顾之忧,释放出一体化发展带来的"民生红利"。从长远看,依托试点,促进长三角人才、要素自由流动,释放出高质量发展的新动能,汇聚起区域发展整体竞争力。同时,通过异地就医费用直接结算便利化,长三角正逐步建立有序的分级诊疗体系,就医流向更有序,医疗服务体系更为规范,推动了医改不断深化。有媒体评价称,通过长三角门诊费用结算,从烧"一壶水"开始,逐渐让"一池水"沸腾起来。

在推进试点过程中,还存在一些需要完善的地方,包括:医疗机构范围还有待进一步扩大,费用清算环节有待进一步简化;各地医保目录和待遇等有待进一步协同,医疗费用不合理增长的防控还有待进一步加强等,这些都有待通过深化试点逐步完善。

三、初步成效

长三角门诊结算开展以来,在各方配合支持下,相关工作有序推进,各方反映积极,运行情况总体良好,直接结算量稳步上升。截至 2020 年 9 月底,长三角门诊结算总量已达 197.6 万人次,涉及医疗总费用 4.9 亿元。其中,三省在上海市实现门诊费用直接结算 147.2 万人次,涉及医疗总费用 4.0 亿元。同时,上海市在苏浙皖三省实现门诊费用直接结算 50.4 万人次,涉及医疗总费用 0.9 亿元。实现了上海市委、市政府提出"更好地让上海的优质医疗服务资源服务长三角、服务长江流域、服务全国"的要求,方便生活在长三角周边城市的上海居民就近看病配药。这项工作得到国家和三省一市领导的充分肯定,给长三角人民群众带来了实实在在的获得感。

(一)建立了三省一市协商协调机制,搭建了长三角医保管理沟通交流平台

通过三省一市定期的沟通交流,形成了专项领导小组牵头决策,医保局领导负责协调,行政、经办等具体工作组负责推进的协商协调机制,为三省一市进一步深化医保领域的合作发展奠定了扎实基础。

（二）实现了医保结算"一卡通"，增强了长三角人民群众的获得感

长三角门诊结算使长三角异地就医更加便捷，满足了三省一市参保人员共享区域优质医疗资源的需求，也为区域内有周边地区异地居住、养老等需要的参保人员提供了就近享有看病配药的便利，进一步增强了长三角人民群众对长三角一体化发展的获得感。

（三）制定了异地就医门诊费用直接结算的工作机制和流程，为国家探索推进积累经验

长三角门诊结算作为全国率先开展的区域试点，在建立协调机制、建设信息平台、协调结算规范、确定定点医院等方面，为国家及兄弟省份开展异地就医门诊费用直接结算工作积累了宝贵经验，为其他地区开展这项工作提供了模式和借鉴。李克强总理在今年《政府工作报告》中明确指示要加快推进"门诊费用跨省直接结算试点"。国家医保局《关于推进门诊费用跨省直接结算试点工作的通知》也将长三角门诊结算纳入了国家试点范围。

四、思考和建议

2020 年 8 月 20 日，习近平总书记在合肥主持召开扎实推进长三角一体化发展座谈会并发表重要讲话。习近平总书记明确强调："促进基本公共服务便利共享。要多谋民生之利、多解民生之忧，要推进实施统一的基本医疗保险政策，有计划逐步实现药品目录、诊疗项目、医疗服务设施目录的统一。"习近平总书记的重要讲话精神为三省一市医保部门深入推进长三角医保一体化建设提供了行动指南和根本遵循。上海应切实把思想和行动统一到习近平总书记重要讲话精神上来，在国家医保局和三省一市省（直辖市）委、省（直辖市）政府坚强领导下，全面对标党中央战略部署要求，深刻认识长三角区域在国家经济社会发展中的地位和作用，紧扣"高质量"和"一体化"两个关键，与苏浙皖兄弟省份一道，继续做好长三角门诊结算，并以此为突破口，以"项目化带动一体化"，以更加强烈的责任感、使命感和紧迫感，全面推进长三角一体化发展重点任务落地落实。

下一步，建议认真贯彻落实习近平总书记重要讲话精神，服从国家深化医保制度改革和三省一市经济社会发展大局，既妥善处理好国家、省（直辖市）、地（市）三级医保管理权责关系，又充分考虑三省一市经济社会发展水平和医保制度现实差异。

一是坚持以统为主。在国家医保局统一制度框架下推进长三角医保一体化建设，围绕国家医保局待遇清单、结算清单、服务清单及目录管理、信息标准化等政策要求，力争在长三角率先实现，为全国提供可复制经验。

二是坚持统分结合。充分考虑各省不同统筹区之间现实差异，分步抓好推进，确保改革真正落地；同时充分考虑各地实际，适度保留符合各地实际的政策和措施。

三是坚持注重实效。切实坚持以人民为中心，以老百姓"需求度高、体验感强、获得感大"的重点项目为突破，让长三角群众拥有实实在在的获得感。

长三角一体化作为国家战略，其重要意义日益凸显。上海应继续深刻领会党中央的战略意

图,深入推进长三角医保领域协作融合的各项工作,与苏浙皖兄弟省份一道,以加大力度推进长三角医保一体化建设为依托,认真贯彻落实新发展理念,为把长三角建设成为全国发展的强劲活跃增长极、高质量发展样板区、率先基本实现现代化引领区、区域一体化发展示范区和新时代改革开放新高地,不断做出新的更大贡献。

长三角卫生健康标准一体化实施路径研究

董晨杰　顾丹萍　沈孟娇　田　源　陆其峰

杨顺露　顾巧云　郑丽丽　何　梅　谭申生

【导读】 长三角一体化发展上升为国家战略,卫生健康作为政府公共服务重要领域,在推进长三角一体化进程中占据重要地位,卫生健康标准一体化为推动长三角地区卫生健康高速发展提供了行业治理的技术支撑和重要保障。文章通过总结国内外卫生健康标准体系建设的经验与启示,梳理长三角地区卫生健康标准化建设情况,调查分析长三角卫生健康标准一体化可行性和面临的关键问题和挑战,归纳推进标准一体化发展的影响因素和实施条件,从体制机制、制度建设、支持体系建设等方面为长三角卫生健康标准一体化建设提出政策建议,提供决策参考。

2018 年,长三角一体化发展上升为国家战略[1],中共中央、国务院印发的《长江三角洲区域一体化发展规划纲要》要求建立基本公共服务标准体系,全面实施基本公共服务标准化管理[2]。《"健康中国 2030"规划纲要》提出健全健康标准体系,促进健康标准化的要求[3]。卫生健康作为政府公共服务重要领域,在长三角推进更高质量一体化的进程中起到了重要作用[4,5],随着长三角卫生健康的不断深入合作与交流[6],卫生健康标准一体化为推动长三角地区卫生健康高速发展提供了行业治理的基础和保障,为此开展长三角卫生健康标准一体化研究具有重要意义。

一、国际发达国家的经验启示

(一)标准化发展经验

欧盟是最早进行标准化的经济体[7],在国际标准化舞台上具有绝对优势[8],其基于各成员国政府统一认识的基础上,以指令立法形式制定基本标准,标准化组织制定协调标准,从而建立统

基金项目:上海市卫生健康委员会卫生健康政策研究课题"长三角卫生健康标准一体化实施路径研究"(课题编号:2020HP03)。

第一作者:董晨杰,男,主治医师。

共同第一作者:顾丹萍,女,主治医师。

通讯作者:谭申生,男,上海市医疗质量控制管理事务中心主任。

作者单位:上海市嘉定区卫生事务管理中心(董晨杰、杨顺露、何梅),上海市医疗质量控制管理事务中心(顾丹萍、沈孟娇、陆其峰、顾巧云、郑丽丽、谭申生),上海市嘉定区南翔医院(田源)。

一的标准体系、形成统一的管理,并为各国间标准差异提供了缓冲空间[7,9]。

美国标准体制是国际上最具代表性的标准体制之一,其建立了以民间标准化机构为主体、分散灵活、自下而上的自愿性标准体系,政府在标准制定过程中起到的作用较少,主要由美国国家标准、学(协)会标准和联盟标准相关制(修)订组织构成[10,11]。

日本文化与中国文化比较相似,其标准化管理体制为"政府主导型"[12],通过加强标准化顶层设计,健全标准化机制,积极参与国际标准话语权竞争。

(二)卫生健康标准化特点

英国是典型的国家卫生服务模式,通过制定医疗卫生服务标准、建立公立医院绩效考评机制等措施规范医疗卫生服务行为,提高服务效率和质量[13,14]。美国医疗卫生服务标准体系大致分为公权力运行标准、医疗卫生服务业务标准、监督控制和质量管理标准[15]。英国、美国等发达国家在国家层面建立专门机构负责标准制定,在标准内容上强调实用性、可操作性、公平性和公开性,在标准的使用上,多为认证方式。

纵观国际发达地区标准化建设和卫生健康领域标准的特点,可以发现标准化、制度化和法律化是实现卫生健康标准一体化的基本前提和保障。

二、我国卫生健康标准发展及管理现状

国家卫生标准委员会秘书处设在国家卫生健康委员会(以下简称"国家卫生健康委")法制司,中国疾病预防控制中心(以下简称"国家疾控中心")标准处、国家卫生健康委医疗管理服务指导中心和统计信息中心作为协调机构负责组织卫生标准立项评审、审查卫生标准报批材料等标准管理的具体工作,各业务司局会同各专业委员会负责相关领域卫生标准的制(修)订工作[16]。

我国的卫生健康标准化建设经过几十年的发展,卫生健康标准体系进一步健全,逐渐建立了符合行业特点的工作体制机制,制定了一批影响深远、作用显著的卫生健康标准[17,18],获得了相关从业人员的认可[19],但是目前的卫生健康标准化建设仍然存在一些问题[17,18,20-23]。

(1)从时代的发展来看,目前的卫生健康标准尚不能满足医药卫生体制改革的需求,不能满足保障医疗安全、提高医疗质量的要求,无法满足卫生健康法制建设的需要。

(2)从体系建设和体制机制建设来看,主要存在对卫生健康标准的认识不统一,组织体系不健全,缺乏国家层面统一部署以及系统规范的管理制度,部委之间、部门、学/协会之间职责交叉,行业协会未充分发挥作用,标准制定管理缺乏独立性,管理环节缺乏有效控制,标准实施缺乏有效手段且有效监督机制不全等问题。

(3)从标准的制(修)订过程和内容来看,主要存在标准制(修)订经验少、程序复杂、工作滞后、周期过长、标准老化,制(修)订工作透明度有待提高,公众参与度不够,标准定位不清晰,标准间以及标准与其他文件间存在交叉重复甚至矛盾等问题。

(4)从标准化支持体系建设来看,主要存在标准化治理体系相关研究较少,科研基础较差,缺乏专门的机构和人才,标准制(修)订经费缺乏,信息化建设不足等问题。

三、长三角卫生健康标准发展及管理现状

长三角三省一市卫生健康委员会法规处或政策法规处具体负责卫生健康标准化建设,长三角三省一市执行现有国家卫生健康标准,在国家卫生健康标准未涉及的领域,根据自身情况制定相应的地方标准。

(一)各级政府提出长三角卫生健康一体化建设相关要求

汇总各级政府在不同层面提出的长三角卫生健康一体化建设的相关内容,涉及长三角卫生健康一体化的领域或项目共有79项,国家、长三角地区、上海市三个层面重点聚焦领域或项目均涉及医政医管、疾病预防控制、科研教育(表1)。

表1 长三角卫生健康一体化建设涉及领域或项目

涉及领域或项目	发 文 级 别			合计(项)	占比(%)
	国家(项)	长三角地区*(项)	上海市(项)		
医政医管	7	15	3	25	31.65
疾病预防控制	1	6	5	12	15.19
妇幼健康	0	0	8	8	10.13
人力资源	1	5	0	6	7.59
中医中药	0	1	4	5	6.33
卫生监督	0	4	1	5	6.33
药政管理	0	2	2	4	5.06
卫生应急	0	2	2	4	5.06
科研教育	1	1	2	4	5.06
卫生信息	1	2	0	3	3.80
基层卫生	0	2	1	3	3.80
合　计	11	40	28	79	100

*长三角三省一市共同提出或签约或内容有重合交叉但文号不同的文件中涉及的领域或项目。

(二)长三角医疗相关地方标准现状

检索全国标准信息公共服务平台2010～2020年长三角地区现行医疗相关卫生健康地方标准共计50项,从涉及类别来看,三省一市地方标准关注领域不同,差异性较大,未见共同相似的地方标准,上海市以医疗质量、医疗防护为主;江苏、浙江两省以医疗保障为主;安徽省以医疗质量为主(表2)。

表2 长三角医疗相关地方医疗标准

三省一市	医疗质量(项)	医疗防护(项)	医疗服务(项)	医疗保障(项)	绩效考核(项)	合计(项)	标准占比(%)
上海市	6	7	2	1	1	17	34.00
江苏省	1	4	1	5	0	11	22.00

三省一市	医疗质量(项)	医疗防护(项)	医疗服务(项)	医疗保障(项)	绩效考核(项)	合计(项)	标准占比(%)
浙江省	6	1	2	8	0	17	34.00
安徽省	3	0	0	2	0	5	10.00
总　计	16	12	5	16	1	50	100.00

（三）长三角医疗相关规范文件

2010～2020 年,长三角三省一市卫生行政部门共制定医疗相关规范 244 项(表 3)。其中相似的规范性文件共 15 项,占总文件数的 24.59%,主要内容涉及住院医师规范化培训、医联体、医院等级评审、危重孕产妇救治、精神卫生、出生医学证明、医疗质量管理、乡村医疗建设、预防接种异常反应补偿、医务人员不良执业行为记分管理、社区服务中心管理、医疗纠纷处置、互联网医院、预约转诊、大型医用设备配置管理。

表 3　长三角医疗相关规范文件

三省一市	医政医管(项)	疾病预防控制(项)	妇幼健康(项)	卫生监督(项)	药政管理(项)	基层卫生(项)	中医中药(项)	其他(项)	总计(项)
上海市	50	14	15	15	11	10	9	6	130
江苏省	21	5	3	2	1	2	4	2	40
浙江省	18	4	4	3	2	3	1	1	36
安徽省	17	9	4	0	4	2	0	2	38
合　计	106	32	26	20	18	17	14	11	244

四、长三角卫生健康标准一体化必要性及可行性调查

为探索长三角卫生健康标准一体化实施过程中体制机制建设,明确长三角卫生健康标准一体化建设中优先合作的领域或项目,了解建设过程中的瓶颈困难及讨论具体实施路径,由上海市医疗质量控制管理事务中心牵头,三省一市医疗质量控制管理事务中心联合开展了"长三角卫生健康标准一体化建设调查"。

（一）基本情况

调查采用网络问卷的方式,收到有效问卷共计 10 007 份,其中上海市 1 143 份,江苏省 2 672 份,浙江省 3 121 份,安徽省 3 071 份,其中专业技术人员 9 860 人,其中初级及以下职称 2 391 人,中级职称 3 064 人,高级职称 4 405 人。

（二）长三角卫生健康标准一体化必要性

调查显示,认为无必要的 511 份,占比 5.11%。主要原因:各地区的标准建设基础不一;长

三角地域宽广,经济及卫生事业发展不均衡;国家已经发布有关国家标准及行业标准;各省市现行的标准(规范)已经成熟运作。

调查显示,认为有必要的9 496份,占比94.89%。主要原因:有利于长三角地区人民群众享受同质化医疗服务,促进健康;有利于提高医疗质量、保障医疗安全,降低医疗成本,便利群众就医;有利于长三角地区的经济及卫生事业发展;有利于"健康中国"建设,发挥长三角地区的示范作用;符合当前长三角地区建设的国家战略。

(三)可优先实施领域和项目

可优先实施的领域主要为:信息化管理、医药卫生体制改革、疾病预防控制、卫生应急处置、规划与发展。

可优先实施的项目主要为:重特大突发公共事件应急联动、居民电子健康档案和电子病历互通、制定一体化的医疗质量控制标准和指标、常见病和多发病制定一体化的诊疗标准和规范、急救医疗服务信息互联互通、开展一体化的传染病监测防控、制定一体化的医疗技术操作规范、制定标准一体化的建设规划等。

(四)长三角卫生健康标准一体化实施的瓶颈与困难

长三角卫生健康标准一体化实施的瓶颈与困难主要有:长三角卫生健康标准一体化缺乏专门的统筹和管理部门;推进长三角一体化过程中,可能与国家层面的政策及法律法规不一致;长三角一体化的标准(规范)与三省一市现行的标准(规范)不一致;一体化与当地个性化、特色化可能发生冲突;地区差异客观存在,三省一市在制定执行标准(规范)时存在差异;推进长三角一体化过程中,人员及经费解决存在困难等。

五、长三角卫生健康标准一体化建设的思考

(一)制定发展规划和计划方案

加强顶层设计,成立区域卫生健康标准化工作组织,由三省一市卫生健康委员会派员组成或长三角区域合作办公室(以下简称"长三办")增加职责,专人负责,向上对国家、横向对长三办、对内对三省一市卫生健康委员会,明晰工作思路,建立工作制度;广泛开展区域标准化交流合作,制定发展规划和计划方案,成立专业联盟,将各类标准相互关联成科学有机的整体,打造具有区域特色的卫生健康标准。

(二)确定重点领域和重点项目

各级政府明确的项目首先立项,三省一市签约或达成共识的重点领域和重点项目优先立项,上海市预研制的项目选择立项,质控标准试点立项;建立领衔工作机制,由三省一市优势项目牵头制定标准;经相关各方充分论证后提交卫生健康标准制定管理部门,形成区域标准,以点带面,逐步建立统一的标准。

（三）构建多部门协调协商机制,成立长三角标准一体化专家委员会,提高卫生健康标准制（修）订力度,加强执行监管,完善标准（化）体系

建立多部门协调机制和联席会议制度,成立长三角卫生健康标准一体化专家委员会,协调解决标准制定和执行中出现的问题;在卫生健康部门内部,进行多部门协作,明确分工;提高卫生健康标准制（修）订力度,做好标准的研究和论证,补齐短板、整合精简,不断完善卫生健康标准体系;将标准的制（修）订和实施的监管由归口机构执行,实现长三角地区卫生健康的标准化、同质化管理,保证标准体系的系统性、整体性和协调性。

（四）制定实施方案

卫生行政部门讨论标准的规划,召集相关专家起草标准制定方向;委托第三方学/协会、专门研究机构、卫生管理部门起草标准;明确牵头省（直辖市）,由基础较好的省（直辖市）进行牵头,不论是卫生行政部门还是学/协会,交给牵头单位进行专家认定,如果认定成功,报三省一市一体化机构;三省一市一体化机构讨论通过后,形成规范,三省一市统一发布,文号不论,内容一致;可进一步形成地方标准的规范,由三省一市提交标准管理行政部门,形成地标,如果需要申请国家标准的,由三省一市一体化机构报国家,最终形成规范、地方标准、国家标准。

（五）加强配套支撑保障体系建设

成立卫生健康标准研究机构,提升标准化科研实力;加强标准化人才的培养,建立标准化专业人才储备,吸引优秀的医疗专业人员从事医疗标准化工作;加强信息化建设,建立标准的数据库,互联互通,建立医疗卫生标准化信息平台,资源充分整合、有效利用与共享;通过各机构资源在平台的一体化认证,减少体系内障碍,为标准的制（修）订、执行、监管提供有力支撑;保障经费来源。

参 考 文 献

［1］新华社.潮起江海一年间——写在长三角一体化发展上升为国家战略一周年之际.http://www.gov.cn/xinwen/2019-11/03/content_5448123.htm[2019-11-03].

［2］中共中央,国务院.长江三角洲区域一体化发展规划纲要,2019.

［3］中共中央,国务院."健康中国2030"规划纲要,2016.

［4］王拓,黄红芳,仲崇山,等.共建共享,打造民生"幸福圈".http://xh.xhby.net/mp3/pc/c/201912/10/c721292.html[2019-12-10].

［5］夏胜为,胡旭,郑莉.共建共享　增进民生福祉.http://ah.anhuinews.com/system/2019/05/21/008145747.shtml[2019-05-21].

［6］李芬,顾淑玮,朱碧帆,等.提高卫生费用核算精度视角下上海市外来就医状况研究.中国卫生经济,2020(5):50-53.

［7］侯俊军,王耀中.标准化与区域经济一体化.山东社会科学.2007(4):65-68.

［8］王金玉.国外标准化发展战略.石油工业技术监督,2002(1):24-25.

［9］陶相辉,吴小清,隋月红.欧盟标准化对长三角区域一体化发展的启示.经济研究导刊,2019(34):59-60.

［10］刘辉,王益谊,付强.美国自愿性标准体系评析.中国标准化,2014(3):83-86.

［11］付强,张敬娟,王丽君.ANSI认可标准制定组织以及美国国家标准批准程序.标准科学,2014(7):81-84.

［12］刘三江,刘辉.中国标准化体制改革思路及路径.中国软科学,2015(7):6-17.

［13］陈天红.英国医疗卫生服务标准化建设及启示分析.探求,2019(5):108-118.

［14］陈天红.英国基本医疗卫生服务如何推进标准化.中国质量万里行,2016(3):60-61.

［15］李绥州.行业治理的技术支撑——美国医疗卫生服务标准化观察.中国质量万里行,2016(10):60-61.

［16］国家卫生健康委员会.国家卫生健康委关于印发卫生健康标准管理办法的通知［国卫法规发〔2019〕44号］,2019.

［17］李俊,王强,黄超,等.对我国医疗卫生标准工作的思考.中国卫生标准管理,2020,11(7):4-7.

［18］陈广刚,吕荷叶.我国医疗卫生标准的现状、问题及建议.中国卫生监督杂志,2014,21(6):534-538.

［19］王景慧,王强,黄超,等.中国医疗标准需求度、认可度及影响因素调查.中国卫生标准管理,2020,11(7):11-13.

［20］靳宗振,魏同洋,张苏雁.中国标准化治理体系的发展策略.科技导报,2020,38(5):50-56.

［21］梅宇欣,董丹,张硕,等.医疗服务标准化现状及相关问题的探讨.中国医疗管理科学,2014,4(4):44-46.

［22］马晓伟.关于卫生标准建设的若干意见.中国卫生质量管理,2003(1):46-49.

［23］吕兰婷,张子墨.我国医疗卫生标准管理的现状研究.中国卫生事业管理,2019,36(4):258-260.

长三角公共卫生标准一体化
现状及对策建议

陈秀芝　康　琦　金春林

【导读】 长三角区域一体化发展(以下简称"长三角一体化")是国家战略。卫生健康标准一体化是卫生健康服务同质化的前提,是推进长三角卫生健康一体化的重要抓手,是推动长三角卫生健康高质量发展的切入点。文章从长三角公共卫生标准入手,按照差异化程度对现行有效地方公共卫生标准进行分类,剖析长三角公共卫生标准一体化推进的难点和可能的突破点,并提出相关对策建议,为推进长三角卫生健康标准一体化提供决策参考。

区域卫生健康标准一体化的目的是通过制定和实施标准化的制度或规范,实现区域卫生健康服务的同质化供给、质量控制及监督管理,促进卫生健康服务利用和共享,提升区域居民卫生健康服务利用的公平性、可及性、获得感和满意度。卫生健康标准可分为医疗卫生标准和公共卫生标准。本研究针对长三角三省一市的省级公共卫生标准,包括地方法规、规章、规范性文件及地方工作文件。

一、研究背景

2019年,中共中央、国务院发布了《长江三角洲区域一体化发展规划纲要》[1](以下简称"《规划纲要》"),规划范围包括三省一市全域,要求紧扣"一体化""高质量",打造健康长三角。2020年,新冠肺炎疫情联防联控期间,三省一市建立了"7+5"项协同事项、工作机制[2],并在公共卫生领域达成六方面合作共识。公共卫生领域的合作为长三角卫生健康一体化奠定了基础,但是由于缺乏统一的标准和制度,三省一市难以在技术和业务层面开展深入协同合作,区域公共卫生服务同质化面临壁垒。

基金项目:上海市卫生健康委员会卫生健康政策课题"长三角卫生健康标准一体化实施路径研究"(课题编号:2020HP02)。
第一作者:陈秀芝,女,助理研究员。
通讯作者:金春林,男,研究员,上海市卫生和健康发展研究中心(上海市医学科学技术情报研究所)主任。
作者单位:上海市卫生和健康发展研究中心(上海市医学科学技术情报研究所)(陈秀芝、康琦、金春林)。

二、长三角公共卫生标准一体化的现状及实施难点

（一）长三角公共卫生标准构成及分类

1. 公共卫生标准构成

检索三省一市政府及卫生健康部门的官方网站、地方标准信息化平台及"北大法宝"法律法规数据库,收集现行有效公共卫生标准文本全文 144 份,时间为 1996～2020 年。从文本构成看,上海市的标准文本占 32.60%,江苏省占 29.20%,浙江省占 23.60%,安徽省占 14.60%。标准涉及传染病防控、寄生虫病、地方病、营养等 19 类内容。其中,传染病防控标准数量最多,占 20.13%;其次是职业健康标准,占 15.28%(图 1)。

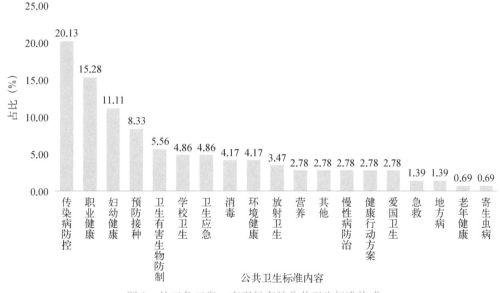

图 1　长三角三省一市现行有效公共卫生标准构成

2. 公共卫生标准分类

根据三省一市公共卫生标准的制定情况及对国家标准的执行情况,将现行有效文本划分为 3 类:三省一市均有的标准划为一致性较高的一类;1 个及以上省有此类标准,其他省执行国家标准或已制定标准但未公开的,划为差异较小的一类;仅有 1～2 个省制定出台了此类标准,国家无此类标准,其他省均无此类标准的,划为差异较大的一类。梳理发现,9 项公共卫生标准的一致性较高,包括疫苗流通和预防接种管理、预防接种异常反应补偿办法、产前诊断技术管理办法、托儿所/幼儿园卫生保健管理(办法)实施细则、爱国卫生条例/规定、突发公共卫生事件应急管理条例/办法、慢性病防治规划、职业健康检查机构管理办法和健康行动方案。33 项公共卫生标准的差异较小,涉及传染病防控、放射卫生、妇幼健康、环境健康、急救、消毒、学校卫生等 11 类。34 项公共卫生标准的差异较大,涉及传染病防控、放射卫生、环境健康、老年健康等 12 类。

(二）推进长三角公共卫生标准一体化的难点

1. 现有公共卫生标准存在多样性和差异性

公共卫生标准涵盖传染病防控、职业健康、妇幼健康等近 20 类，每一领域都可能需要制定管理、技术、人员、资金、信息等方面的标准。三省一市在公共卫生标准的制定、实施、质量控制、监督管理等方面存在差异。另外，针对同类公共卫生标准，三省一市的具体要求、实施对象、范围、补偿标准等也存在差异。这是推进公共卫生标准一体化的根本障碍。

2. 三省一市公共卫生服务的侧重点不同

现阶段，新冠肺炎疫情防控是三省一市的重点工作。由于经济社会发展水平、人口规模结构、公共卫生危险因素、地理环境等方面的差异，三省一市公共卫生服务的侧重点也有差异。如上海市为应对深度老龄化制定了《老年照护统一需求评估标准》；安徽省农村地区较多，制定了地方病防治的管理规范和实施细则；江苏省制造业发达、劳动力密集，针对职业人群出台了包括《江苏省职业病防治条例》《职业病报告管理办法（试行）》等在内的十多项职业健康标准；浙江省的妇幼健康标准和卫生有害生物防制标准相对健全。

3. 公共卫生标准一体化工作缺乏协同推进机制

公共卫生是一个专业性较强的领域，分类较细。公共卫生标准一体化涉及标准研究机构、制（修）订部门、执行机构和人员、质量控制部门、监督管理部门等多个主体。目前，长三角区域公共卫生标准的制定缺乏整体规划和计划安排，未制定公共卫生标准工作中长期规划和标准制（修）订年度计划。区域公共卫生标准化的研究、制（修）订、解释、宣贯、实施、复审和评估等缺乏组织协调和统筹推进机制，制约了公共卫生标准一体化进程。

4. 公共卫生标准一体化的效率值得重视

公共卫生标准一体化须综合考虑三省一市的基础和发展水平，不可搞"一刀切"，标准的制定要考虑经济欠发达地区。但是，对经济发达地区来说，"就低不就高"可能导致服务效率降低，人民群众的感受度可能不高。这就需要深入分析公共卫生标准实行一体化的可行性，并对标准一体化的效果进行预判。

三、长三角公共卫生标准一体化的突破点

区域一体化是一个漫长复杂的过程。公共卫生标准一体化应按照先易后难的原则，分阶段依次推进一致性较高的标准、差异较小的标准、差异较大的标准一体化。公共卫生标准一体化应侧重服务项目类别、程序、质量控制标准、监督过程等的同质化，允许三省一市公共卫生标准存在差异。各省（直辖市）可以根据本地实际和居民健康需求制定并执行差异化的公共卫生标准，允许三省一市差异化地执行同类标准的条款。根据长三角地区已有的合作基础，结合新冠肺炎疫情防控常态化的实际需要，综合考虑人民群众感受度、社会关注度和政府显示度。可从以下 4 个方面寻求突破。

（一）公共卫生行政审批许可制度

新冠肺炎疫情防控期间，长三角九城市 89 个"一网通办"专窗利用政务服务"网上办""掌上

办""异地办""加急办"等方式,线上帮助企业足不出户办成事。下一步,可率先在长三角示范区实现公共卫生行政审批信息系统对接联通,联合制定审批操作手册,统一开展审批人员培训,建立一体化的审批诚信系统,综合运用多种线上办理方式,开展卫生行政审批。

(二)急救地图信息接入标准

2019年,长三角地区开发了"长三角急救转运信息平台",建立了长三角院前急救联盟。下一步,可率先拟定长三角生态绿色一体化发展示范区(以下简称"示范区")范围内的急救服务清单,制定统一的120急救地图信息接入标准,并根据突发公共卫生事件及时补充、动态调整,为跨地区急救一体化提供支撑。

(三)重大传染病处置规范

在现有基础上,可依托公共卫生信息互联互通机制,巩固深化重大传染病联防联控,建立传染病疫情、聚集性疫情、突发公共卫生事件信息共享机制,联合研究制定统一的传染病处置规范。

(四)预防接种服务质量控制标准

三省一市预防接种的管理标准和规范一致性较高,可考虑加强预防接种信息互联互通,加快预防接种服务和管理标准的对接,共同研究制定预防接种服务质量控制标准,推进预防接种服务和管理的一体化。

四、推进长三角公共卫生标准一体化的对策建议

推进长三角公共卫生标准一体化,应尊重三省一市的差异和多样性,扬长补短,以目标和结果为导向,兼顾效率和公平。立足当前及未来社会关注度高和人民群众感受度强的领域,建立和完善区域公共卫生标准一体化的推进机制、组织管理、制度和标准体系,按照先易后难的实施路径,分阶段、分步骤推进,率先在示范区开展试点。

(一)建立健全公共卫生标准一体化协同推进机制

建议国家市场监督管理总局加强对长三角标准一体化工作的领导和指导,牵头成立区域标准化联合组织,负责区域统一标准的立项、发布、实施、评价和监督等。探索长三角公共卫生标准化工作合作机制,成立工作领导小组。强化三省一市标准化主管部门的合作机制以及卫生行业主管部门的合作机制,推动卫生行业主管部门强化标准实施。探索建立长三角公共卫生标准一体化协同框架[3,4],明确区域层面的公共卫生标准一体化发展原则及标准,确定目标人群的权利设定限制。依托长三角卫生健康省际协作平台,强化公共卫生标准一体化需求对接和工作统筹。加强三省一市公共卫生标准一体化合作,包括公共卫生标准互认、数据收集、服务信息传递、服务质量和安全标准等。

(二)加强区域卫生健康标准化组织管理

建议三省一市卫生健康委共同组建区域卫生健康标准委员会,负责区域卫生健康标准政策、

规划、年度计划的制定等管理工作。区域卫生健康标准委员会下设卫生健康标准专业委员会,负责区域项目、人员、强制性标准实施评估等管理工作。三省一市卫生健康委负责公共卫生标准的实施工作。三省一市疾病预防控制中心、卫生健康信息中心作为标准协调管理机构,负责对区域卫生健康标准项目的承担单位进行评审、标准协调性审查、跨专业标准基础研究、重要标准的宣传培训、推荐性标准的评估、专业委员会的考核评估等综合性标准管理工作。

(三)制定区域卫生健康标准一体化管理和工作制度

建议制定实施长三角地区公共卫生标准一体化工作制度,明确相关会议、工作推进、信息宣传和交流等要求,实现区域协同标准统一研究、立项、发布和实施,推动标准一体化合作制度化、规范化和标准化。三省一市联合出台《长三角地区卫生健康标准管理办法》,卫生健康部门联合制定区域公共卫生标准工作中长期规划和标准制(修)订年度计划,公开向社会征集标准制(修)订建议,区域卫生健康标准委员会进行年度项目遴选,三省一市卫生健康委结合工作需求和遴选意见商讨共同确定标准制(修)订项目。

(四)构建区域协同公共卫生标准体系

建议国家市场监督管理总局在长三角地区试点区域协同公共卫生标准统一编号制度。在基本公共卫生服务领域,推进三省一市间标准互认和采信,实现区域内重点公共卫生标准目录、具体标准制定、标准实施监管等的协同。构建层次分明、结构合理的区域协同公共卫生标准体系。

(五)示范区先行探索公共卫生标准一体化

建议在示范区先行探索建立急救、预防接种、重大传染病联防联控、结核病防治、慢性病防治、孕产妇健康管理、职业健康检查机构管理、公共卫生监督技术服务质量控制等标准一体化的试点,完善公共卫生标准一体化管理制度,建立协调合作机制及三省一市交叉监督管理、质量控制机制,总结经验并进行推广。

参 考 文 献

[1] 中共中央,国务院.长江三角洲区域一体化发展规划纲要,2019.

[2] 长三角区域合作办公室.关于印发《关于研究建立应对长三角公共安全事件和应急管理工作机制的方案》的通知(长三角办〔2020〕20 号),2020.

[3] 张深深.突破区域医疗藩篱——探析欧盟跨国医疗保障一体化进程.天津社会保险,2017(4):2,70-71.

[4] 陶相辉,吴小清,隋月红.欧盟标准化对长三角区域一体化发展的启示.经济研究导刊,2019(34):59-60.

长三角中医药人才一体化
发展路径与展望

颜　彦　胡鸿毅　王庆华　王春艳　程艳梅

【导读】　长三角地区中医药资源丰富，服务体系完善，落实长三角一体化发展和中医药发展战略要求，需要探索建立长三角中医药人才一体化发展体制机制，通过构筑与长三角区域发展相适应的开放包容、协作流通、高质高效的中医药一体化人才发展"五维共同体"，加强中医药人才一体化发展的顶层设计与配套措施，破除机制体制藩篱，促进中医药各门类专业人才链条紧密集结，实现新时代互联网、高新科技力量与中医药传统产业力量的创新整合与辐射发展。

要推动长三角实现"一极三区一高地"战略定位，形成人才最活跃、创新策源能力最强的高精尖人才核心区，必须推进长三角人才一体化发展。长三角地区历史悠久、底蕴深厚、名医辈出，新安医学、孟河医派等医学传承源远流长。改革开放以来，随着经济的发展，长三角地区中医药资源日趋丰富，中医药服务体系逐渐完善，关键学科领域科技创新能力飞速发展，区域中医药产业初具规模[1]。同时，长三角地区人民群众对于中医药医疗服务发展的需求越来越旺盛，国家对于中医药科技创新发展的战略要求不断提高，中医药要融入长三角一体化发展的国家战略，需要中医药人才队伍的有力支撑。

一、长三角中医药人才一体化发展的主要定位

2003年，习近平总书记在浙江省第一次人才工作会议上强调"要抓住长三角地区正日益成为国内外人才集聚地的历史性机遇……积极推进区域内人才的自由流动"，为长三角人才一体化指明了方向、奠定了基础。近年来，长三角经济发展迅速，不断吸引各行各类优秀人才向三省一市聚集，初步形成各行业高层次人才的聚集地和成长地。当前，长三角地区构建了扎实、覆盖城乡的中医医疗服务体系，拥有丰富的中医药学科资源和人力资源，科技创新和产业化水平优势明显。

基金项目：上海市卫生健康委员会中医药科研项目"上海市中医药发展'十四五'规划编制研究"（项目编号：2020 GP001）。
第一作者：颜彦，女，讲师。
通讯作者：王庆华，男，上海市卫生健康委员会中医药传承发展处处长。
作者单位：上海中医药大学（颜彦、程艳梅），上海市卫生健康委员会（胡鸿毅、王庆华），上海市中医文献馆（王春艳）。

落实长三角一体化发展和中医药发展的国家战略要求,需要探索建立长三角中医药人才一体化发展体制机制,推进长三角中医药医疗、教育、科研、产业化等各类人才的培育、汇聚、协同发展,引领长三角区域成为全国中医药传承创新发展人才聚集的新高地。

长三角中医药人才一体化发展建设的重点在于"融"和"通"。促进中医药行业高质量发展,中医药人才一体化体现在要融合多样化和差异化的中医药人才,打通中医药产业、中医药科学研究合作的各门类专业人才链条,形成新时代互联网、高新科技力量与中医药传统产业力量的创新整合和辐射。

实现长三角中医药人才一体化发展快速有序推进的关键在于"破"和"立"。需要强化顶层设计,在长三角区域打破区域空间限制、体制机制藩篱,在人才流动、人才协作、人才评价等方面为中医药人才量体裁衣,建立统一标准,不断创新提出切实解决人才一体化发展问题的举措方案,真正实现政策融通[2]。

二、长三角中医药人才一体化发展的主要方向

长三角中医药人才一体化发展作为长三角区域中医药事业发展的重要支撑和保障,需充分利用5G时代、人工智能、"区块链"技术和"数字经济"服务贸易新机遇,全力推进"互联网"中医药人才一体化建设,促进教育链、人才链与产业链、创新链的有机衔接,构筑与长三角区域发展相适应的开放包容、协作流通、高质高效的一体化人才发展"五维共同体"。

(一)打造具有顶级科技优势的长三角中医药高层次科研人才共同体

新一轮科技革命和产业革命的变革,城市群发展和竞争需要顶级中医药科技人才的高效配置。人才平台的能级,直接影响人才集聚的量级,要充分整合区域内优质中医药平台资源,通过上海全球科创中心、张江国家重点实验室等高能级平台和各地自贸区的凝聚辐射作用,以中医药重点发展领域为核心,集聚一批高层次中医药领军人才和世界一流科研人员,通过院士工作站、国医大师研修院、全国名中医传承工作室、中医药重点研究室多种形式的柔性引智,推动建立区域中医药科技资源共建共享服务机制,聚集顶尖人才合力突破"卡脖子"关键核心技术,深入挖掘中医药宝库,联合提升原创药物、重大疾病、医疗技术等中医药领域的原始创新发展。

(二)促成集聚联动的"互联网＋"中医药高层次医疗人才共同体

区域中医药人才一体化发展,重在实现长三角地区高层次中医药人才的高效流动。依托信息网络技术提升三省一市的高质量中医药人才资源流动辐射作用,带动长三角医疗水平的整体提升[3]。通过合作办院、设立分院、组建医联体、专科联盟等形式,推进长三角专科联盟建设,建立中医流派传承、医疗领域协作机制。畅通长三角中医药人才发展内外双循环,探索高层次中医药医疗卫生人才柔性流动,以常见病、多发病为切入点,以信息共享和5G网络连通为基础,完善互联网医疗人才流通机制,通过网络门诊、视频诊断、网络会诊等方式将医疗人才汇聚联动,逐步建立统一的医疗网络体系。

（三）培育具有国际一流教育水平的中医药优质师资人才共同体

区域中医药人才一体化发展，实现中医药人才的高效增值，离不开优质师资队伍建设。发挥"长三角医学院校联盟"等平台作用，鼓励医学类院校、研究所开展跨区域全面合作，推进校校、校企协同创新，联手打造具有国际影响力的一流中医药大学和学科，鼓励各区域优质中医药教育资源跨区域牵手，探索教育人才评价标准互认机制，打造中医学教育精品成果，探索构建全方位中医药科普教育体系，培育具有国际一流教育水平的中医药教学名师。

（四）孵化跨界融合的中医药产业高端复合型人才共同体

中医药健康产业的发展，需要大量高端复合型人才的高速增长。通过聚焦长三角优质中医药资源，共同打造生物医药、复方中药大品种研究、中草药种植等中医药产业集群，加快生物医药新型产业、中医药康养服务业、中医药文创等产业孵化、迭代和产业链升级。通过中医药产业的快速发展吸引汇聚人才，带动孵化医药融通、医工结合、医疗信息等各类人才投入中医药行业，支持中医药人才根据中医药产业需求跨界转型，鼓励高校开设产业化人才培养课程，加强产业人才培训，培养中医药产业与互联网融合发展的高端复合型、专业型人才。

（五）建立创新服务的中医药人才服务保障共同体

区域中医药人才一体化发展，依托于互联网、物联网和区块链技术支撑的中医药人才服务体系的高速发展。依托三省一市中医药高校、研究机构和学会、协会，完善"互联网＋中医药"人才一体化支撑体系，建立中医药人才发展服务保障共同体，通过解决关键小事，破解融合难题，探索区域中医药人才服务"一卡通"和人才服务保障凭证互通互认机制，适时建立省级层面的合作机制，形成中医药人才服务保障普惠式共享。

三、长三角中医药人才一体化的发展路径

探索中医药人才一体化发展路径，需要立足高质量、一体化，深化改革系统集成，打造传承精华、守正创新、能力卓越、跨界融合的中医药人才队伍，促进中医药传承与开放创新发展。

（一）聚焦重点领域学科建设，推动长三角地区中医药学科人才高质量发展

支持中医药大学、科研院所开展"双一流"学科建设，大力扶持和加强重点领域学科和基础学科的建设发展，带动特色学科、弱势学科、新兴学科的建设提升，促进重点学科的交叉融合和整体优化。通过引智育才、国际合作、学科交叉打造顶尖学术优势，建立中药生物技术、中药关键技术、中医药国际标准等顶尖优势创新团队，培养造就一批高水平中医临床人才和多学科交叉的中医药创新型领军人才。

（二）建立中医药师资共享平台，提升长三角中医药医疗人才培养质量

建立中医药师资共享平台，实现优质师资的互访互聘。推动师承教育与院校教育、毕业后教

育、终身教育的区域深度融合、师资共享、学分互认;推动不同层次、不同类型的师承教育、继续教育、非学历教育的培养模式改革。在中医药高层次师承教育培养模式基础上,逐步开设面向广大基层和中青年医师的线上线下相结合的师承教育培训项目和老中医药专家学术经验继承班,打造具有行业示范性的优质教育培训项目和管理模式。探索建立符合中医药自身特点的中医医师专科规范化培训模式;健全中医全科医师的专业培训体系,鼓励中医药院校设立中医全科医学系。

(三)发展面向国际国内的健康产业集群,建设中医药康养行业专业人才队伍

完善服务全生命周期的中医药学科专业体系建设,注重培养中医养生保健、康复、养老、健康管理等各类中医药健康服务专业人才。拓宽中医药健康服务技术技能人才岗位设置,健全适应中医药健康服务发展的职业技能培训体系,加快培养具有中医药知识和技能的健康服务从业人员。支持中药鉴别、中药饮片炮制、中药传统调剂、中医临床药师等中药特色技术人才的培养。加快中医药国际化人才培养,建立以市场需求为导向的中医药贸易促进体系和国际营销体系,发展国际中医药教育、科研、贸易。

(四)注重顶层设计,确立中医药人才一体化的组织保障

中医药要融入长三角一体化发展,要建成中医药人才政策先行区、教育改革试验区,成为全国中医药优秀人才集聚的高地,亟须加强组织领导。通过完善三省一市联席会议机制,探索更高效、高质、高标准的协调决策机制,出台专项的中医药人才支持政策,协同推进中医药人才高地建设。进一步规范政府在人才工作中的行为,夯实制度基础,做好规划衔接,共同推动区域内中医药产业人才资格互认等事项,保障中医药人才在区域间的自由流动、自由选择、优化配置和一体共享。

参 考 文 献

[1] 张晓溪,孙玉莹,周保松,等.我国长三角地区卫生发展效率研究.卫生经济研究,2020,37(1):18-21.

[2] 吴亚菲.产业集群与城市群发展的协同效应研究.上海:上海社会科学院,2017.

[3] 车莲鸿.上海市医院规模和布局建设现状分析与评价研究.上海:复旦大学,2012.

环淀山湖区域康复疗养产业
发展思路研究

康　琦　徐崇勇　许明飞　严晓南　黄智俊

【导读】　随着长三角一体化国家战略的实施,环淀山湖区域从沪、苏、嘉三地边缘变成了长三角生态绿色一体化发展示范区的核心,区位优势和战略使命凸显。该区域生态环境优越、旅游资源丰富,是长三角的水乡客厅。在该区域发展康复疗养产业的价值意义重大,但目前在产业定位、医疗能级、配套资源、协同机制等方面都存在着诸多挑战。文章提出在环淀山湖区域应发展以健康旅游和专业康复为主导、联动养老照护和医学研发的"2＋2"产业体系,并打造"一圈层引领、多极联动、六带延伸、网点支撑"的康养产业集聚区。

淀山湖位于上海市和江苏省苏州市的交界处,随着长三角生态绿色一体化发展示范区(本文以下简称"示范区"),环淀山湖区域主要指示范区及其协调区,包括上海市青浦区、江苏省苏州市吴江区和浙江省嘉兴市嘉善县全部区域,以及江苏省苏州市昆山区和浙江省嘉兴市秀洲区部分区域。环淀山湖区域位于上海市、苏州市和嘉兴市的中心区域,区位优势凸显、生态环境优越、旅游资源丰富,具有发展康复疗养(以下简称"康养")产业的优势基础。康养产业属于生态经济、绿色经济范畴,有较大发展前景[1],其土地需求不大,但经济效益较高,尤其是高端、专业康养。在淀山湖区域发展康养产业符合区域发展定位,还能联动餐饮、体育、娱乐、文化等产业发展,有助于乡村振兴。更为重要的是康养产业的发展有利于健康城市建设和区域综合能级提升,能为招商引资,尤其是高能级科创项目等提供支撑。本文旨在分析环淀山湖区域发展康养产业的优势和挑战,并提出产业发展的初步思路,从而为相关部门规划提供参考。

一、环淀山湖区域发展康养产业的基础现状

(一)优势和机遇

环淀山湖区域发展康养产业有许多优势:一是生态环境优越、水资源充沛;二是文旅体资源

基金项目:2020年上海市卫生健康委员会卫生健康政策研究课题"环淀山湖区域国际康复疗养集聚带建设思路研究"(课题编号:2020HP01)。
第一作者:康琦,男,助理研究员。
作者单位:上海市卫生和健康发展研究中心(上海市医学科学技术情报研究所)(康琦),上海市卫生健康委员会(徐崇勇、许明飞、严晓南),上海华夏经济发展研究院(黄智俊)。

丰富,包括诸多古镇水乡、旅游景点等;三是区位优势明显,背靠大上海,既有休闲养生需求,又有医疗康复需求;四是长三角一体化战略支持,作为示范区发展的两核之一,有巨大的发展潜力和空间,这也是国内其他康养服务地区没有的基础优势,而且相关重要规划已明确提出:"大力发展健康产业""建设一批国际知名的健康医疗服务、养生养老基地""发展生态体育康养等文旅休闲服务"等[2-4]。此外,新冠肺炎疫情也促使人们重视健康、养生、保健,在境外疫情短期无法缓解的情况下,康养旅游也将转向境内。

(二)困难与挑战

1. 生态自然资源单一、文旅体资源能级不高

环淀山湖区域以水资源为主调,缺乏山地、森林、温泉等其他优质自然资源,缺乏重量级文旅体设施或活动。与日内瓦湖畔的世界知名美容圣地、医疗养生之都——瑞士蒙特勒小镇等世界级湖区康养圣地有很大差距。

2. 缺乏优质医疗资源支撑和突破性政策支持

目前环淀山湖区域医疗资源总体较为薄弱,尤其是和康养服务紧密相关的康复、护理、健康体检、健康管理等。虽然一些高能级医院正在加快引进,但建设发展仍需时日。此外,缺乏诸如使用境外上市、境内未上市药械等突破性政策支持。

3. 对康养产业理解不清、定位不高

调研发现,相关部门普遍存在对康养的认识误区,多数决策者仍停留在养老范畴,而且对专业康复及相关研发的经济效益缺乏认识。示范区对土地开发强度有很大限制,对单位建设用地产出又有较高要求,因此各地未来规划对康养产业的定位也不高。

此外,环淀山湖区域比示范区"三级八方"还多了苏州昆山,整合协同合作难度更大。康养产业发展涉及经济、卫生、文旅、体育、农业、土地等多部门,需要政府和市场共同参与。示范区的地价、房价和租金等增长较快,大大增加了引进相关项目和人才的成本。在区域医疗卫生能级相对较低、康复疗养事业发展远远不足的情况下,还需要平衡康养事业和产业的发展。

二、环淀山湖区域发展康养产业的主要思路

(一)发展内容

建议以建设世界级健康旅游目的地和国际康复疗养集聚区为发展目标,主要发展以健康旅游和专业康复为2大主导产业、以养老照护和医学研发为2大联动产业的"2+2"产业体系。

1. 健康旅游

基于生态和区位优势,承接、开发上海这一巨大的康养服务需求市场,重点发展中短期健康旅游服务。一是不提供专业医疗服务,主要以休闲、旅游、体验、食疗、体育等为主的健康旅游。这类健康旅游周期较短,多为当天游,也会有一些短期休养。这类服务可以充分利用区域内现有各类文旅农体等设施,进行适度改造或升级;可以充分挖掘、开发农庄等资源,充分融入休闲、娱乐、采摘、养殖、农作、体验、餐饮、民宿等元素,打造水乡、田园式的康养小镇,提供"农家康养乐"健康旅游特色服务。二是提供专业医疗服务的健康旅游,主要是健康体检和管理、中医药、体育

运动处方等。这类服务接受者主要通过接受健康检查和相关健康干预,结合环境体验等,更为直接地改善身心健康。

2. 专业康复

专业康复主要承接在上海医院进行治疗、手术后需要专门康复的患者。优先鼓励引进高水平、国际化的康复医院。支持区域内现有、在建、规划的医院发展康复专科。加强与华山医院、江苏省人民医院等国内顶尖康复医学团队合作。加强与市区医院合作,引导患者在区域内接受康复服务。加强与区域内各体育训练基地联动,支持运动康复、运动医学发展。打造专业康复服务集聚区。

3. 养老照护

区域老龄化程度仍在加深,为区域内发展养老产业提供了市场。应该加快引进优质医疗资源,大力发展健康体检和管理、康复医院等,并与文化、娱乐、农作、体验、食疗、中医药、体育、教育等元素充分融合,打造多元丰富的养老生活场景,提供短、中、长期多种选择。

4. 医学研发

科技创新是示范区主要发展方向。随着智慧城市建设,华为研发中心等重大项目加快入驻,可以推动工程、信息与医学深度融合,打造医工结合、智慧医疗产学研高地,加大开发与康复、运动、养老等相关的智能设备或健康管理方案。在高能级医疗机构和医学研发机构规划建设的同时,还应支持引进医学相关科创企业和平台。

(二)基本原则

1. 坚持联动发展、协同发展

坚持产业和事业联动发展,既要发展康养产业,又要兼顾养老等事业发展。推进和大健康产业、区域内其他主要产业联动发展,和周边区域、长三角地区相关产业联动发展。加强区域内协同合作,加强相关部门协同合作,加强政府与市场协同。

2. 坚持叠加融合、多元发展

在已有以及规划的生态旅游、绿色农业、体育休闲、文化创意等产业及项目中推进"康养+""+康养"。允许各区在整体规划框架下,根据资源禀赋多元发展,打造整体协调但各具特色的发展态势,形成龙头机构、特色服务与小微机构、多元服务互相映衬的发展格局。

3. 坚持循序渐进、集聚辐射

按项目所需资源程度、协调力度、建设周期等分阶段推进。鼓励自下而上探索,发挥各地积极性。坚持点面结合、多点成面,打造若干标志性、示范性项目,建设康养特色小镇、产业集聚区(带),打造产城融合新范式,形成康养产业发展高地后向长三角、全国辐射。

4. 坚持绿色发展、改革创新

严格执行生态环境保护制度,不搞大拆大建,不搞超标准、脱离实际需要的建设项目。用改革创新的思路和办法破除制约康养产业发展的瓶颈难题,深化康养产业供给侧结构性改革,推进理论、制度、管理、技术创新,释放和激发康养产业改革动力和创新活力。

(三)空间布局

打造"一圈层引领、多极联动、六带延伸、网点支撑"的环淀山湖区域康养产业集聚区。"一圈层引领"即环淀山湖圈层,又分为核心区、辐射区和联动区。"多级联动"指规划建设的若干康养服务及研发高地。"六带延伸"指以淀山湖为起点,分别向上海主城区等六个方向,发展特色康养旅游线路,形成康养产业集聚带。"网点支撑"指依托现有和新建的各类文旅体载体,全面融入康养、中医药等要素,打造点状网络布局承载基地。

三、环淀山湖区域发展康养产业的建议

(一)明确康养产业发展重要地位

提升各方对康养产业的认知,明晰其政治、经济和社会价值。将康养产业纳入区域重要发展产业范畴,制定康养产业或健康产业规划,将相关康养项目纳入区域重大项目建设范畴。

(二)搭建康养产业发展协调机制

建立多地多部门的产业规划发展协调机制,明确牵头机构,充分发挥示范区执行委员会的组织协调机制作用,纳入各地发展改革、经济、卫生健康、文旅体、规划、农业、科技、市场监管、环境保护等部门。

(三)持续做大做强文旅体等产业

持续做大做强文旅体产业,引进高水平赛事,举办有影响力的活动,加强建设对标国际、融入康养的特色文旅体基础设施。支持商业健康保险发展,促进康养产业发展。

(四)支持引进专业康复医疗机构

大力支持引进国际化、高水平、特色化的康复医疗机构、健康体检和管理机构等,优化审评审批。加强上海市公立医院和区域内康复医院合作,建设专科"治疗-康复"医联体。

(五)给予土地资金人才政策支持

对重大康养项目预留土地,鼓励使用存量物业资产转型发展康养产业相关业态。允许现有农村对外提供康养旅游、民宿体验等服务。依托示范区投资基金组建康养产业发展基金,鼓励银行等提供创新金融业务,引导扶持一批康养产业业态、项目、技术和产品。

(六)加强产品设计运营宣传推广

积极学习国内外经验,加强各类康养服务产品设计,扶持专业旅行社或运营管理公司发展,加强社会宣传、精准推广,发展康养相关信息、中介等服务。

(七)加强区域建设和产业发展

全面提升区域基础设施、公共服务设施建设和能级,加快推进上海地铁向嘉善、吴江延伸。加快区域产业发展,强化服务企业店小二精神,不断优化营商环境。

（八）加强监测管理和评估总结

建立对康养服务跨区域、多部门联合的监管机制，探索智慧监管。强化社会共治与行业自律管理，支持第三方开展信用评价。加强产业跟踪监测和评估总结。

参 考 文 献

［1］程臻宇.区域康养产业内涵、形成要素及发展模式.山东社会科学,2018(12)：141－145.

［2］中共中央,国务院.长江三角洲区域一体化发展规划纲要,2019.

［3］国家发展和改革委员会.长三角生态绿色一体化发展示范区总体方案(发改地区〔2019〕1634号),2019.

［4］长三角生态绿色一体化发展示范区执行委员会.长三角生态绿色一体化发展示范区产业发展指导目录(2020年版)(示范区执委会发〔2020〕8号),2020.

医疗资源规划约束机制及实现路径研究

徐　源　朱　武　沈　明　吴如娉　陈珉惺

【导读】　规划工作是一项科学性很强的工作,是为实现社会经济发展目标任务而设计的未来整体的、长期的发展行动方案,是一项比较全面长远的谋划和安排[1]。长期以来,受管理体制等因素的影响,加之推进力度不够,规划实施缺少抓手和保障,规划"重编制、轻实施、缺乏监测评估"等问题普遍存在,规划的刚性约束力普遍不足。规划约束机制是保障规划顺利实施、促进绩效问责和及时、动态调整的重要依据,也是规划全生命周期中不可或缺的环节[2]。

规划约束是在规划实施过程中或实施结束后,对规划目标、执行过程、效益和作用等进行系统、客观分析和总结评价,由此确定规划的预期目标是否达到、规划是否合理有效,通过分析总结并形成反馈,为后续规划实施的方向、重点和保障措施等进行改进。即一是在规划实施过程中,动态监督规划执行情况,及时发现偏差并进行修正和调整;二是在规划执行结束后,对规划执行结果进行评估,总结规划实施效果,为新一轮的规划编制提供依据;三是在监督和评估的基础上形成准确及时的反馈,切实对规划的改进发挥作用。"三分规划,七分实施",规划这一完整体系不仅包括规划一个部分,同时包括监督、评估与反馈,他们相互联系、相互影响,密不可分。

一、当前我国医疗资源规划约束机制建设的困境

(一)医疗资源配置屡屡突破规划的现实环境

从政府规划角度来看,规划执行阶段的约束性和操作性不足,许多卫生规划方案缺乏推动实施的配套政策,缺乏对执行情况的管理和对实施的监督与评价,更缺乏规划未能落实和执行的问责机制。从医疗机构角度来看,体制机制创新不够,公立医院改革有待深化,公立与公益的关系没有厘清,未能从根本上扭转不合理的医疗行为。多元化办医格局尚未形成,虽然政府出台了相关优惠政策,但社会资本举办的医疗机构总量较低、规模较小,服务量和利用率不足,无法对公立

基金项目:上海市卫生健康委员会卫生健康政策研究课题"建立医疗资源的规划约束机制研究"(课题编号:2020HP25);深圳市龙岗区卫生健康局深圳市龙岗区"十四五"卫生健康事业发展研究。
第一作者:徐源,女,研究实习员。
通讯作者:陈珉惺,女,助理研究员,上海市卫生和健康发展研究中心(上海市医学科学技术情报研究所)医学科技情报研究部副主任。
作者单位:上海市卫生和健康发展研究中心(上海市医学科学技术情报研究所)(徐源、陈珉惺),深圳市龙岗区卫生健康局(朱武、沈明、吴如娉)。

医疗机构进行有效的补充。不同层级医疗机构的职能定位不够清晰,相互之间存在无序竞争问题;缺乏有效的分级诊疗内部运行机制,医院实施分级诊疗动力不足。

(二)卫生规划缺乏有效的评价和反馈机制

卫生规划约束缺乏严格的制度规范。2020年6月《国家卫生健康委关于印发规划管理办法(试行)的通知》(国卫规划发〔2020〕8号)的公布,明确了卫生健康规划评估的规范,在此之前,卫生健康规划的评估参照《国务院关于加强国民经济和社会发展规划编制工作的若干意见》(国发〔2005〕33号)等开展。相比于城市总体规划的评估工作作为规划修改的必要条件之一,卫生健康规划约束的权威性较弱,且缺乏相应的实施办法作为依据。

内容方法不完善,卫生规划约束未达到理想效果。简单对标结果与目标,对实施机制的关注不足,无法回答偏差产生的根本原因,反馈和修正的借鉴意义有限,对规划调整的指导性不强。评估缺乏各利益相关方多元价值的关注,规划评价部门同时又是规划编制部门,这样的自我评价易受主观因素影响,缺乏客观性[3];规划评估工作往往缺乏公众参与和对公众满意度的关注。缺乏动态监督和有效反馈,规划评估工作往往流于形式。当前规划评估侧重实施后的评价,缺乏实施过程中对规划执行情况的动态监督,也缺乏基于监督和评估的有效反馈,评估结果多作为报告存在,也尚未具有法律强制效力,对规划调整的约束性和指导力不足[4]。

二、建立医疗资源规划约束机制的实现路径

(一)推进医疗资源规划约束的常态化、规范化和制度化

制度建设是规划有效实施的基本保障。遵循有用性、可行性、准确性、协同性、发展性和以证据为基础的设计原则,在国家卫生健康委规划管理办法的指导下,基于政策循环理论和公共政策执行循环模型,对照医疗卫生资源约束重点,结合"预评估+年度监测评估+中期评估+总结评估"的发展规划评估体系,根据地方卫生行政部门需要,有针对性地构建以人群健康为中心,基于规划目标和结果导向的,"监测—评估—反馈"全流程、"短期—中期—长期"分阶段、"年度—中期—总结"有重点的医疗资源规划约束机制。

建立医疗资源规划约束机制,使规划约束成为一项常态化、规范化和制度化的工作,切实发挥约束效能,促进医疗资源规划工作形成良好循环,需要明确短、中、长期不同阶段规划约束工作的周期、实施主体、目的、重点内容和成果等关键要素,具体如表1所示。

表1 医疗资源规划约束机制建立的关键要素

阶段	周期	实施主体	目 的	重点内容	成 果
短期	1年	规划部门	规划项目建设的动态调整	重点项目实施进展	敦促配合规划实施
中期	2~3年	规划部门、专门的规划约束办公室	规划实施策略与行动的定期调整	常规滚动评估:问题导向的重点目标和强制性内容 专题评估:机构、人员、设备等核心内容+实施机制	发现并解决规划实施问题
长期	5年	独立的第三方	改善规划	规划实施及效果的全部内容	反思和效果检验;修订或体现在下一轮规划中

（二）建立立体化的规划约束框架

纵向建立从编制到实施的全过程约束。对于规划的约束，从纵向来看，应覆盖从规划编制到实施的全过程，其中规划编制约束可以分为内容和程序两个维度，规划实施约束包括过程和效果两部分。编制内容的约束重点，一是是否符合规划背景及现实情况；二是目标设置是否合理，表达是否逻辑可靠；三是实施方案是否完整可行，是否与上下位规划及专项规划充分衔接等。编制程序的约束重点包括是否符合法律规范，是否调动各方资源、反映各方意见等。实施效果的约束重点，包括目标达成度，实施效能效果和公众满意度及长远的社会影响。

横向建立基于目标导向的分条块约束。目标导向的"分条块"约束基于目标评估与过程检测相结合的原则，有助于厘清特定规划目标与策略、行动计划和实施保障的关联机制，深化对于规划行动计划和实施保障机制的分析。根据机构、人力、物力、财力、技术、信息等各类医疗卫生资源配置的关键管控点，针对逐个政策目标有针对性地找到偏差及原因并提出调整建议。

（三）建立多元化的动态反馈机制

充分发挥协助规划决策，完善与优化规划方案编制，监测规划执行状况、动态调整规划、跟踪规划效果、保障规划实施和协调社会各方利益的职能[5]，强化监督和评估结果的影响力和约束力，避免监督和评估流于形式。

建立多元化的反馈渠道，为规划编制部门提供规划修改或编制的依据，为管理部门提供最新的规划执行情况和管理建议，为规划执行部门提供及时的规划执行状况和下一步工作建议，为规划审批部门提供审批的判断依据，反馈给公众以保证公众知情权和参与度。

形成分时段、有重点的结果形成机制，充分考虑时间周期和内容层次，监督和评估结果呈现形式包括简要归纳结果的上报文件、全面呈现结果的总报告、针对不同反馈对象和渠道的分项报告、重点专题深入分析的专题报告等。中长期成果反馈全面系统，短期成果反馈动态实时，抓住核心目标和关键问题，提出及时有效的调整建议。建立先进的信息汇总和公开机制以及利益挂钩、约谈机制等奖惩措施，实现反馈结果的充分有效利用。

三、医疗资源规划约束机制的保障措施

（一）树立约束评估的理念，完善意识保障

地方政府和规划编制部门转变思想，认识到卫生规划评估的重要性，强化规划执行的领导力。有效利用规划约束机制，作为解决实际问题的工具，进而成为一项长期而有效的工作。如英国政府通过评估形成了规划政策的责任机制，有效促进了这些规划政策的贯彻和实施，规划约束也成为各级政府部门对规划的审视和监控，确保规划按照既定的目标运行的手段。

（二）制定相关法规和指南，健全政策保障

完善规划约束相关法律法规、技术规范和实施规则，制定详细的规划评估技术指导，一方面，明确了卫生健康规划评估的法律地位，保证其权威性和约束力。如法国卫生部规定16种医疗活

动需要纳入区域卫生规划并通过授权方式来实施执行,区域卫生规划一旦确定下来,非因特殊或紧急情况,任何组织和个人不能违反,一旦有违反区域卫生规划要求的医院,则要给予相应处罚,重者将取消其财政补助的资格。另一方面,规范规划约束工作,提高规划约束的科学性。

（三）明确实施和管理部门,确立组织保障

卫生规划约束的实施主体主要包括省级卫生行政部门、地方卫生行政部门、地方政府、学术团体或其他相关部门。不同的评估主体由于其立场和工作内容的不同,根据评估工作的不同阶段和不同需要,发挥不同的作用。同时通过约束形成规划政策的责任机制,有效促进政策的贯彻和实施;给予专职的人员必要的配备和财政经费支持,培育专业能力,提供经费保障。

参 考 文 献

[1] 杨永恒,陈升.现代治理视角下的发展规划:理论、实践和前瞻.北京:清华大学出版社,2019: 3-8.

[2] 李善同,龚璞.规划评估:实践与前瞻.中国行政管理,2019,35(8):14-16.

[3] 李王鸣,沈颖溢.关于提高城乡规划实施评价有效性与可操作性的探讨.规划师,2010,26(3): 19-24.

[4] 欧阳鹏,陈姗姗,李世庆.对完善城市总体规划评估工作的思考与建议.理想空间,2012,54(10): 23-29.

[5] 宋彦,陈燕萍.城市规划评估指引.北京:中国建筑工业出版社,2012:42-48.

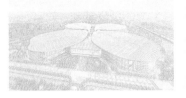

第二章

自新冠肺炎疫情发生以来，我国采取了全面、严格、彻底的防控措施。上海积极响应中央号召，高度重视疫情防控工作。作为超大城市，上海的常住人口和流动人口数量庞大，对疫情防控是重大的挑战。本章文章从不同方面介绍了新型冠状病毒肺炎疫情期间，上海市的防控策略、管理方法及疫情引发的后续研究与思考。《上海市应对新型冠状病毒肺炎疫情综合防控策略》高屋建瓴地探讨了上海市疫情的综合防控策略；《新型冠状病毒肺炎疫情下应急医疗物资储备体系的挑战与思考》则借鉴发达国家的相关经验，指出了我国目前应急医疗物资供应的问题并提出相关的建议；《疫情防控新闻宣传的实践与思考》主要基于公众对疫情的关注，介绍了疫情期间新闻宣传的工作实践，并对常态化疫情防控中新闻宣传工作进行了展望；《上海市社区卫生服务机构在新冠疫情防控中的作用与思考》介绍了社区卫生服务机构在疫情防控中的工作，体现了基层医疗卫生机构在其中不可或缺的作用；《上海市社区卫生服务中心发热哨点诊室建设研究与思考》则着重介绍了社区卫生服务中心在疫情防控中的发热哨点诊室建设这项任务，并提出了今后改进的方向；《突发传染性疾病防治临床研究伦理审查特殊规范研究》聚焦规范重大突发传染性疾病防治临床研究的伦理审查及管控，构建了包含 3 个一级指标、22 个二级指标和 40 个三级指标的重大突发传染性疾病防治临床研究的伦理审查特殊规范要求框架；《上海市基层新型冠状病毒肺炎病例密切接触者集中隔离医学观察思考》以上海市嘉定区为例，介绍了基层对密切接触者实施集中隔离医学观察的概况以及影响集中隔离医学观察效果的相关因素；《上海市公立医院疫情防控补助和支出状况分析》则从卫生经济学角度，分析了某段时间上海市 158 所公立医院疫情防控补助收入与支出相关数据，提出防控补助相关的建议；《上海控制新型冠状病毒肺炎传播的"全社会"动员方式思考》介绍了上海对不同组织、对市区和郊区等针对各自特点采取的防控方式。收录的论文既有从宏观的政策角度，也有从微观的管理方式方面进行介绍；有从实践的经验出发，也有从国际上的管理方式引发思考，更有进行进一步的研究以完善相关管理制度；有对综合防控策略的介绍、对疫情舆情的思考、对全市各层面防控的方式的探讨，也有体现基层医疗机构的工作和其在疫情防控中发挥的"守门人"作用，它们全面体现了上海有效联动、精准防控的特点，展现了在全市的疫情防控中，全社会各司其职、团结一心的社会风貌。

疫情防控

上海市应对新型冠状病毒肺炎
疫情综合防控策略

黄晓燕　　陆韬宏　　戴　阳　　付　晨

吴寰宇　　吴春峰　　陆殷昊　　孙晓冬

【导读】　面对新冠肺炎疫情,上海市坚决贯彻中央部署要求,采取了最严格、最全面、最积极的防控措施,在短时间内有效遏制疫情蔓延势头。疫情防控中,准确把握疫情形势变化,因时因势调整防控策略和措施,在严防境外疫情输入、有效处置本土疫情、统筹推动疫情防控和经济社会发展方面实施了行之有效的防控举措,构建起超大型城市科学精准防控的工作模式。

　　上海作为我国最大的经济中心城市和主要口岸城市,人口总量大、集聚度高、流动性强,国际交往密切,客货进出频繁。面对突如其来的新冠肺炎疫情,上海市坚持人民至上、生命至上,按照科学防治、精准施策的总要求,迅速打响疫情防控的人民战争、总体战、阻击战,落实早发现、早诊断、早报告、早隔离、早治疗的关键措施,有力、有序、有效统筹推进疫情防控和经济社会发展。本文回顾上海市应对新冠肺炎疫情实践,分析防控策略和关键措施,为大型城市开展疫情防控提供参考。

一、疫情概况

(一)本土疫情

　　2020年1月20日,上海市确诊首例本地新冠肺炎病例,全年累计报告本土确诊病例349例,治愈出院342例、死亡7例(图1)。

(二)境外输入疫情

　　2020年3月5日上海市报告首例境外输入性新冠肺炎确诊病例,全年累计报告境外输入性确诊病例1 145例,无死亡病例(图1)。病例来自90个国家,主要来自英国175例(15.0%)、俄罗斯156例(13.4%)、美国140例(12.0%)、菲律宾94例(8.1%)、阿联酋71例(6.1%)(图2)。

基金项目:上海市软科学研究重点项目"上海科技创新应急能力体系建设研究——以上海市重大突发事件应急科研需求与攻关为重点"(项目编号:20692101900)。

第一作者:黄晓燕,女,助理研究员。

通讯作者:孙晓冬,男,主任医师,上海市疾病预防控制中心副主任。

作者单位:上海市疾病预防控制中心(黄晓燕、付晨、吴寰宇、吴春峰、陆殷昊、孙晓冬),上海市卫生健康委员会(陆韬宏、戴阳)。

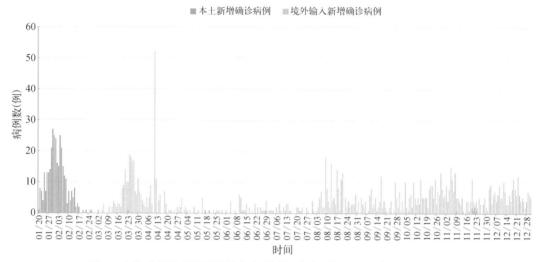

图 1　上海市新增确诊新冠肺炎病例时间分布（截至 2020 年 12 月 31 日）

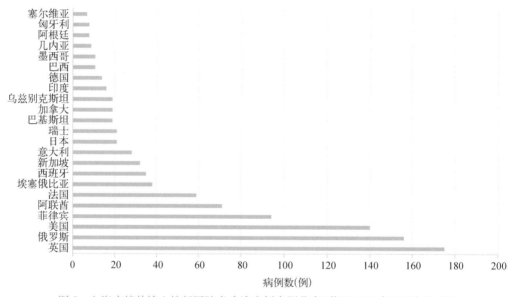

图 2　上海市境外输入性新冠肺炎确诊病例来源分布（截至 2020 年 12 月 31 日）

二、防控策略和工作成效

回顾防控历程，上海市主要经历了四个阶段。

（一）第一阶段：加强准备，及时发现

1. 防控策略

2019 年底武汉出现不明原因肺炎病例，至 2020 年 1 月 20 日，上海全市落实预案、队伍、检测准备，强化不明原因肺炎病例监测，及时排查发现病例。

2. 防控效果

2020 年 1 月 15 日,上海市同仁医院接诊一名武汉来沪患者,经排查后被隔离收治,5 天后经国家卫健委复核确诊为上海市首例新冠肺炎病例。

(二)第二阶段:外防输入,内防扩散

1. 防控策略

2020 年 1 月 20 日至 3 月初,聚焦道口防输入、社区防扩散,启动重大突发公共卫生事件一级响应机制,全民动员、联防联控、群防群控,集中力量抓病例筛查与救治。

2. 防控效果

2020 年 2 月 9 日起,每日新增本土病例数下降至个位数,3 月 2 日起本地每日新增病例连续清零,在一个月内基本阻断本土传播,有效遏制疫情蔓延势头,保障城市复工复产复市、有序恢复城市生产生活秩序。

(三)第三阶段:外防输入,内防反弹

1. 防控策略

2020 年 3 月初到 4 月底,防控境外疫情输入风险,建立入境人员落地排查、分流转运、属地管控"三个闭环"。防止本土疫情反弹风险,根据疫情实际情况和发展态势,实施分区、分级、分类差异化防控。加快复工复产,统筹推进疫情防控和经济社会发展。

2. 防控效果

及时发现处置境外输入病例和外省市输入零星散发病例,实现入境人员管理"全闭环"、病例"零死亡"、社区"无传播",全市重大突发公共卫生事件应急响应级别由一级响应调整为二级响应。

(四)第四阶段:常态化防控与应急处置相结合

1. 防控策略

2020 年 4 月底之后,坚持常态化疫情防控和局部应急处置相结合,实行科学精准防控,严防疫情境外输入、外省市输入、冷链环节输入。紧盯"入城口、落脚点、流动中、就业岗、学校门、监测哨"关键点[1],坚持人物同防、多病共防、多点触发预警,及时发现、快速处置、精准管控本土疫情。

2. 防控效果

疫情防控向稳向好态势持续巩固,全市重大突发公共卫生事件应急响应级别由二级响应调整为三级响应。2020 年全年累计报告处置占全国 27% 的境外输入病例,未出现境外输入病例引起的本地传播。科学精准高效控制本土零星散发疫情,未出现本土疫情爆发和扩散,把疫情风险和影响控制在最小范围。

三、具体举措

(一)加强监测,及早发现报告疫情

1. 医防协同,加强病例排查发现

武汉市发现不明原因肺炎病例后,全市所有的医疗机构强化预检分诊,对发热或有可疑流行

病学史的病例转诊至设有发热门诊的医院,由医疗和疾控专业人员协同开展流行病学调查、临床检查、实验室检测和鉴别诊断。

2. 织密网底,完善监测哨点布局

随着疫情蔓延发展,强化就诊病例筛查,扩大全市发热监测哨点布局,构筑起由 300 余家医院发热门诊和社区发热哨点诊室组成的监测网络[2]。建立社区发热哨点诊室对接指定医院的转诊机制,对于需要转诊的患者采取专用车辆进行转运,确保管理闭环运行。

3. 明确范围,落实重点人群筛查

尽可能发现潜在感染者,在"应检尽检、愿检尽检"的基础上扩大检测范围,开展高风险岗位人员筛查。对工作中接触病例、境外人员、进口冷链物品等可能存在新型冠状病毒暴露风险的人群,进行分级分类、全覆盖定期检测。通过预防性主动筛查,提高早发现效率,及时发现疫情苗头、消除风险隐患。

4. 点面结合,多渠道联合监测预警

按照点与面结合、常规监测与强化监测结合、传染病监测与其他部门监测结合,市、区卫生健康委及疾控部门与网信、教育、公安、民政、海关、市场监管等部门联动,确定符合各行业特点的监测预警方案,开展病例、口岸、社区、学校、药品销售等人群监测,强化农贸市场、医院和冷链食品等场所环境监测,及时互通监测信息、预警异常情况。

(二) 精密布局,构筑城市多重防线

1. 守国门,筑牢口岸防线

集中力量防境外疫情输入,所有入境航班至浦东机场运营,所有入境人员实施卫生检疫、核酸检测和隔离管理。卫健部门选派疾控、急救、检测等队伍进驻口岸,与海关、边检等部门共同开展入境旅客排查、检测、分流和转运等工作。空港海港货运区强化防疫管理,推行区域人员管控、"非接触"作业、定期检测等防控措施。

2. 守城门,严格道口管控

一级响应期间,启动机场、火车站及所有进沪公路、水路、道口的查控防疫模式。入沪道口收缩前移至 9 个省界检查站[3],并配备民警、交通执法人员、卫生检疫人员和服务志愿者。实施"逢车必检",对所有人员进行测温和信息登记,疫情重点地区来沪人员交由社区进行健康观察,发热人员转送发热门诊排查。

3. 守家门,强化属地管控

社区以网格化运行为基础,实施精细化防疫管理,把防控措施落实到户到人,由居村委对辖区开展全覆盖人员排摸、信息登记、健康管理。一级响应期间,所有居住小区(村)和住宅小区实施封闭式管理,在小区(村)出入口设置检查点,发现发热等异常情况移送诊疗。疫情防控常态化后,继续落实社区人员排查,对国内疫情中高风险地区来沪返沪人员,实行为期 14 天的集中或居家健康观察。

(三) 聚焦重点,抓好重点场所和关键环节管理

1. 加强人物同防,严防疫情通过货物传输风险

把好冷链食品"口岸入境、运输物流、批发交易、市场销售"四个关口,聚焦"人、车、货、场"四

个维度实施检测和全覆盖消毒,创设"海关查验点、港区提货点、市内第一存放点、中转查验库"中转查验闭环管理模式[4]。对全市大型批发市场、农贸市场、大型超市和电商等的冷链食品及相关环境开展连续、动态检测监测。

2. 加强隔离点管理,严防疫情续发传播风险

综合地理位置、房间设置等,各区选择合适场所设置集中医学隔离观察点,对隔离对象开展每日健康监测。隔离点参照发热门诊"三区两通道"要求进行布局,并配备社区管理、安保、保洁和医疗卫生等人员,规范开展清洁消毒和废弃物处置。对符合居家隔离条件的人员,由社区、公安等部门管理,落实人防技防措施,提供必要生活服务保障。

3. 加强公共场所管理,严防交叉感染风险

规范公共场所管理,加强医院、学校、监狱、养老院、农贸市场、公共交通等重点场所防疫管理,严防交叉感染风险。聚焦出入管理、环境卫生、个人防护、限流限距关键环节,进入公共场所需测温和查验健康码,员工、商客等落实个人防护、保持社交距离,实施分流、限流等措施防止人员聚集,加强场所换气通风,对公共用品和设施进行消毒。

(四)快速反应,科学开展调查处置

1. 精准防控,细致开展流行病学调查

应急处置以流行病学调查为核心,坚持"溯源"和"防扩散"并举,查清病例活动轨迹和接触人员、物品,精准确定筛查范围,精准划定风险区域。结合卫生学调查、基因检测等多种方法,锁定感染来源和传播链。运用大数据技术,开展病例接触人员追踪,对密切接触者、密接的密接应管尽管,对一般接触者和筛查对象应检尽检,确保应管对象不遗漏,努力阻断疫情传播。

2. 集中力量,全力开展医疗救治

按照集中患者、集中专家、集中资源、集中救治的"四集中"的原则[5],确定成人和儿童病例定点收治医院。调动全市多学科医疗专家团队、护理团队至定点医院共同参与救治。强化发热门诊医疗救治能力,对就诊病情较重者开展多学科联合诊治。所有医疗机构实行最严格防护措施,防止院内交叉感染,实现医务人员"零感染"。

3. 提升能级,加强核酸检测力度

提高日常检测能力,将全市核酸检测采样点扩增至125家,日最大检测能力达72万份[6],满足"应检尽检,愿检尽检"需求。建设核酸检测机动力量,分类组建国家级、市级、区级机动检测队伍,应对集聚性疫情大规模筛查。提升疾控机构核酸检测"一锤定音"能力,复核入境检测、常规检测、人群筛查中检测异常情况,开展新型冠状病毒基因测序监测和毒株分离。

4. 分类指导,强化消毒和防护技能

针对不同场所、不同场景制定专门方案,指导重点单位、重点场所开展消毒和人员防护。采取科学、安全、有效的消毒措施,合理使用消毒剂;对病例涉及场所、公共场所环境物体表面和各类垃圾废弃物强化消毒。开展消毒效果评价,对收治病例医院开展感染风险评估,形成现场评估报告。

（五）专业支持，推动经济社会发展

1. 多措并举，服务复工复产复学

根据疫情发展和行业特点，推动分批、有序、错峰复工复产。规范指引到位，颁布各类行业、各类企业防疫标准指引，统筹推动防控关口前移和全面复工复产复学。监督检查到位，要求企业建立单位防控机制，落实防控物资、应急预案、内部管理和宣传教育措施。服务指导到位，组织疾控、社区卫生等专业机构，深入企业、学校等指导人员、场所、废弃物管理和异常情况报告处置。

2. 精益求精，保障重要活动举办

组建第三届进博会疫情防控体系，按照防控总体方案、应急处置预案、防控技术指引等要求，聚焦"人、物、馆"三个重点，紧盯"入城口、居住地、流动中、展馆门、活动点、监测哨"六个关键，实施"全程闭环管理、全链条可追溯、全量核酸检测、全部查验准入、全面环境消毒"五项措施，严密构筑"国境、城市、区域和展区"四道疫情防线[7]，保障进口博览会成功圆满举办。

四、工作模式

（一）加强组织保障，落实疫情防控四方责任

1. 加强领导，构建统一指挥体系

成立市疫情防控工作领导小组，下设综合协调、医疗救治、疾控、物资保障、口岸交通、地区、环境整治、新闻宣传、监督指导、学校、物品防疫等工作组，专门设置公共卫生和医疗救治市级专家组。各组明确职责、分工协作、集中办公，及时联动处置解决涉疫议题，形成防控疫情的有效合力。

2. 压实责任，织密防控组织网络

落实属地政府责任，统筹辖区内疫情防控，督促各项措施落实。落实行业主管部门责任，加强对行业内、领域内疫情防控的指导监管。落实街镇属地责任，加强社区网格化管理，确保防控措施落实到位。落实单位主体责任，健全单元防控管理，确保疫情防控全覆盖、不遗漏。

3. 广泛动员，打造群防群控格局

开展爱国卫生运动，在农贸市场、居住小区、建筑工地、沿街商户等开展环境卫生清洁。加强健康科普宣传，通过全行业动员、全社会覆盖、全人群关注、全过程推进、全媒体传播，引导市民做好个人防护、支持防疫措施。倡导健康行为，将防疫经验转化为市民健康生活方式和行为习惯。

（二）加强制度保障，坚持常态化防控不放松

1. 强化疫情防控工作法律保障

推动落实最严格的防控措施，市人大常委会紧急颁布《关于全力做好当前新型冠状病毒感染肺炎疫情防控工作的决定》(上海市人民代表大会常务委员会公告第 30 号)[8]，授权政府采取临时性应急管理措施。强化疫情防控常态化管理，对 12 件地方性法规进行修改，出台了《上海市公共卫生应急管理条例》，将行之有效的防控措施上升为地方性法规和长效机制。

2. 完善公共卫生制度体系

确定《关于完善重大疫情防控体制机制、健全公共卫生应急管理体系的若干意见》，制定疾控

体系现代化、公卫体系三年行动计划、应急物资保障、人才队伍建设、科技攻关等配套文件[9]。不断健全疫情防控制度体系,根据防控变化制定 6 版符合上海实际的防控方案,印发 250 余份防控政策文件,制定 200 余项行业防控指引。

(三) 加强队伍保障,保障应急响应有序有力

1. 动态研判评估,发挥专家队伍作用

市级专家组全程参与核心决策、风险防范、医疗救治、科研攻关、社会领导的管理工作。建立疫情定期会商制度,对各项防控措施进行科学评估,动态调整防控策略。专家组指导形成的疫情研判和工作建议 130 余份,指导聚集性疫情应急处置,保障防控措施精准有效。

2. 坚持底线思维,做好应急队伍准备

构建总人数超过 3 100 人的三级梯队流行病学调查队伍,满足不同规模疫情的防控需求。组建 30 支核酸检测机动队伍,快速提升区域检测能力[10]。按照平战转换的要求,组织定点医院、市级和区级后备医院做好医院整体腾空、转换和救治队伍准备。

(四) 加强信息物资保障,为疫情防控提供支撑

1. 信息技术支持,助力防控精准施策

构建疫情防控信息平台,建立"来沪人员健康动态观察系统"。结合政务服务"一网通办"、城市运行"一网统管",建立公共卫生健康大数据资源平台,为应急状态下的流行病学调查、疫情监测分析、防控救治等提供技术支撑,同时为市民提供确诊病例涉及区域及场所查询、网上问诊、发热门诊医疗机构查询等服务。

2. 物品供应保障,努力满足防控需要

应急响应状态下,建立"集中管理、统一调拨"的物资保障体系,优先满足医疗救治和一线防控需求[11]。抓住进口、生产、供应等重点环节,全力保障抗疫物资供应。常态化防控中,立足超大城市的实际情况,完善储备布局,提升储备能力,保障医疗设备、医用物资、防护用品、检测试剂等储备一个月的满负荷需求。

参 考 文 献

[1] 上海市新型冠状病毒肺炎疫情防控工作领导小组办公室. 关于印发《关于做好当前我市新冠肺炎疫情常态化防控工作的意见》的通知(沪肺炎防控办〔2020〕156 号),2020.

[2] 唐闻佳,李晨琰. 信心、科学、严格、精细! 上海加强 117 家发热门诊、200 家社区发热哨点建设,筑牢"监测哨". http://www.whb.cn/zhuzhan/yiliao/20201014/374849.html[2020 - 10 - 14].

[3] 上海市卫生健康委员会. 市政府新闻发布会问答实录(2020 年 2 月 10 日). http://wsjkw.sh.gov.cn/xwfbh/20200211/9071e3003df241459347bfc376136996.html[2020 - 02 - 11].

[4] 上海市新型冠状病毒肺炎疫情防控工作领导小组办公室. 本市贯彻落实《国务院联防联控机制关于进一步防范新冠肺炎疫情通过进口冷链食品输入风险的指导意见》任务清单(沪肺炎防控办〔2020〕286 号),2020.

［5］栾晓娜.疫情防控新闻发布会|上海患者医疗救治落实"四集中"原则.https://www.thepaper.cn/newsDetail_forward_5914620［2020 - 02 - 11］.

［6］上海市卫生健康委员会.中风险地区清零、确诊病例溯源、机场货运防控……今天的发布会直击热点. https://wsjkw.sh.gov.cn/xwfb/20201207/3752b53b76ec409aa1d137c69dcd13b8.html［2020 - 12 - 07］.

［7］杨静,林馥榆.上海卫健委主任邬惊雷：进博会防疫主要聚焦人、物、馆三个方面.http://news.eastday.com/eastday/13news/auto/news/society/20201109/u7ai9588162.html［2020 - 11 - 09］.

［8］上海市人民代表大会常务委员会.上海市人民代表大会常务委员会关于全力做好当前新型冠状病毒感染肺炎疫情防控工作的决定关决定(上海市人民代表大会常务委员会公告第30号).http://www.spcsc.sh.cn/n1939/n1944/n1946/n2029/u1ai205288.html［2020 - 02 - 07］.

［9］上海市人民政府.中共上海市委、上海市人民政府关于完善重大疫情防控体制机制健全公共卫生应急管理体系的若干意见.http://www.shio.gov.cn/sh/xwb/n790/n792/n1114/n1121/u1ai24273.html［2020 - 04 - 08］.

［10］上海市新型冠状病毒肺炎疫情防控工作领导小组办公室.关于印发《上海市秋冬季新冠肺炎疫情防控工作方案》的通知(沪肺炎防控办〔2020〕208号),2020.

［11］市卫生健康委员会.李强检查疫情防控物资供应保障工作,要求挖掘潜力开足马力,优先保障医疗救治和基层一线需求.http://wsjkw.sh.gov.cn/xwfb/20200204/fb3b8e029bba49f29a7eb37bc87c2b14.html［2020 - 02 - 04］.

新型冠状病毒肺炎疫情下应急医疗物资储备体系的挑战与思考

吴文辉　王　旭　何江江

【导读】　2020 年,新冠肺炎疫情席卷全球,中国政府采取了一系列快速、全面、有效的防控措施,率先控制了国内疫情,实现了经济稳步复苏,取得了抗疫斗争的阶段性胜利。而在新冠肺炎疫情初期,应急医疗物资供给严重不足,口罩、医用防护服等个人防护物资极度短缺,成为影响疫情防控的重要因素。完善的应急物资储备制度是突发公共卫生事件应急处置的主要保障。文章基于疫情防控及典型国家应急医疗物资储备的经验,提出进一步完善应急医疗物资储备相关制度的政策建议。

2020 年,新冠肺炎疫情席卷全球。我国采取了最全面、最严格、最彻底的防控措施,率先控制了国内疫情,实现了经济稳步复苏,取得了抗疫斗争的阶段性胜利。相比 2003 年的严重急性呼吸综合征(severe acute respiratory syndrome, SARS)防控,此次我国在抗击新冠肺炎的过程中,病毒检测能力不断提升,信息披露更加公开透明[1]。应急医疗物资的充足储备与有序配置是应对突发公共卫生事件的关键,对减少人员伤亡、提高救治成功率具有重要意义[2]。新冠肺炎疫情初期,应急医疗物资供应短缺,医用防护服、N 95 口罩等个人防护物资非常紧缺[3]。应急医疗物资短缺成为我国抗击疫情的突出问题,反映出我国应急医疗物资储备制度在储备、调拨、配发、使用等环节仍存在诸多问题。

一、我国应急医疗物资储备和供应体系

20 世纪 70 年代[4],国家拨款 2 亿元在全国修建了 13 个药品储备库,但并无医药储备的法律文件规定[5]。为了保证灾情、疫情及突发事故发生后能够及时、有效地供应药品和医疗器械,1997 年国务院印发了《国务院关于改革和加强医药储备管理工作的通知》(国发〔1997〕23 号),要求建立中央与地方两级医药储备制度,实行动态储备、有偿调用,明确中央医药储备主要负责储

基金项目:上海市卫生和健康发展研究中心(上海市医学科学技术情报研究所)立项课题"完善应急医疗物资储备体系的对策研究"(课题编号:2020006E)。
第一作者:吴文辉,男,上海市卫生健康委员会药政管理处处长。
通讯作者:何江江,男,副研究员,上海市卫生和健康发展研究中心(上海市医学科学技术情报研究所)卫生政策研究部主任。
作者单位:上海市卫生健康委员会(吴文辉),上海市卫生和健康发展研究中心(上海市医学科学技术情报研究所)(王旭、何江江)。

备重大灾情、疫情及重大突发事故和战略储备所需的特种、专项药品及医疗器械,地方主要负责储备地区性或一般灾情、疫情及突发事故和地方常见病、多发病防治所需的药品和医疗器械。需要紧急动用国家储备的药品和医疗器械时,原则上由地方储备负责供应,中央储备补充供应。同时,根据灾情、疫情及突发事故的级别以及涉及的区域,确定了医药储备的使用顺序。同年,财政部印发了《国家医药储备资金财务管理办法》[6],明确在没有发生特大灾情、疫情等突发事件时,国家拨付的医药储备资金应有 70％及以上的资金以实物形态储存在储备企业。1999 年,国家经济贸易委员会发布了《国家经贸委办公厅关于印发〈国家医药储备管理办法〉的通知》(国经贸医药〔1999〕544 号),进一步明确了相关机构在我国医药储备中的权责分工。

2003 年 SARS 疫情暴发后,我国先后出台了《突发公共卫生事件应急条例》《国家突发公共卫生事件应急预案》《卫生应急队伍装备参考目录(试行)》等文件,明确规定“设区的市级以上人民政府和突发事件易发、多发地区的县级人民政府应当建立应急救援物资、生活必需品和应急处置装备的储备制度”[7]。2004 年,国家发展改革委员会组织编制了《国家医药储备应急预案》,建立了医药储备应急管理的基本制度和运行机制,加强应急管理基础工作。2007 年,原卫生部发布了《全国卫生部门卫生应急管理工作规范(试行)》,明确卫生行政部门应根据突发公共卫生事件应急预案的要求、本地区突发公共卫生事件的特点和应急处置的实际需要,制定国家、省(自治区、直辖市)、地(市)、县四级物资储备目录,规定了储备类别、储备形式、储备管理、调度使用等内容,提出医疗卫生单位要本着“自用自储”的原则制定日常应急物资储备计划。

二、应急医疗物资储备体系建设的国际经验

(一)美国

1999 年,美国实施国家药品储备(National Pharmaceutical Stockpile, NPS)计划[8,9],购买药品和疫苗进行储备。2003 年,NPS 计划变更为国家战略储备(Strategic National Stockpile, SNS)计划。2018 年起,美国卫生和公众服务部下属的准备和响应助理部长办公室负责管理、维护和投送 SNS 计划物资,各州和地方政府须制定接受、储存、调配和发放 SNS 计划物资的计划。SNS计划通过由联邦政府分期、分批地采购和储备大量医疗物资,建立和维护可快速部署并调配物资到突发事件现场的、全国性的医疗物资存储库。SNS 计划下设信息与规划处、管理与业务处、运营物流处、科技处、战略物流处。运营物流处负责全国各地药品、器械、疫苗的存货保管,采购急需储备药品与器械,充分保证应急医药器械品种,保证各级防疫机构得到补充供给。战略物流处负责协调公共卫生体系、联邦机关和私营企业间的关系,促进应急响应信息分享,优化应急医药器械分配方案,组织储备计划[10]。

SNS 计划主要有 3 类储备形式:第一类是 12 小时速达应急包(12-hour push packages),即突发事件发生后 12 小时内即可运送到筹措储备点,每个应急包包含足够数十万人维持数天治疗和预防的药品及医疗用品;第二类是由特定供应商或 SNS 计划维护的管理库存,包括有针对性的急需物资(vendor managed inventory, VMI),其通过签订合约的形式储存于供应商处,经批准后可在 24～36 小时内送达;第三类是由政府储存的管理库存(stockpile managed inventory, SMI),其由 SNS 计划直接管理和储备,包含实物储备和订单储备 2 种形式。此外,美国还考虑了

其他形式的应急储备物资,如化学包、家庭医疗包等,并成立了由公共卫生专家、物流公司和应急响应专家组成的储备服务先遣组(stockpile service advance group,SSAG)和技术咨询响应单元(technical advisory response unit,TARU),负责协调、协助各地政府接受、发放、储存和回收应急医疗物资[11]。同时,美国卫生和公众服务部会定期审查国际突发公共卫生事件的威胁和风险,增加 SNS 计划的药品和医疗用品储备。

(二)澳大利亚

2002 年,澳大利亚政府正式建立国家医疗储备(National Medical Stockpile,NMS),以防范突发公共卫生事件[12]。澳大利亚联邦卫生与老龄化部卫生防护办公室的卫生应急管理部门负责 NMS 的计划和管理,包括国家库存管理、与州和地区规划制定库存部署协议。卫生应急管理部门负责开展有效的风险评估,协调国家卫生相关部门应对(自然原因或恐怖活动引起的)突发公共卫生事件,协调卫生部门响应政府应急管理活动。

NMS 主要由疫苗、解毒剂、高度专业化的药物和防护装备(如口罩)组成,以免受化学、生物、辐射、核防御或重大传染病的影响[13],补充州和领地卫生当局的药品和防护设备,确保医疗用品不会因突发公共卫生事件而短缺。NMS 被存放在全澳各地,根据卫生部的管理合同,库存存放在由物流公司运营的设施中,在必要情况下将被快速分配到有需要的地方。库存的确切位置和内容都是保密的。所有司法管辖区都拥有独立于 NMS 的药品库存,预先储备了药品和个人防护设备,以快速应对化学、生物、辐射性核灾难风险和流感大流行。NMS 库存包括 42 种产品和超过 1.1 亿个物品,以防范流感大流行的相关产品为主。

2004 年,澳大利亚联邦卫生与老龄化部与疫苗生产商签订了长期合同,快速开发和供应大流行疫苗、抗病毒剂和个人防护用品设备,以应对可能发生的疾病大流行。2009 年,为了应对甲型 H1N1 流感,NMS 购买了 2 100 万剂甲型 H1N1 流感疫苗,预计可覆盖 50% 的人口。

(三)加拿大

1952 年,加拿大内阁授权国家卫生和福利部储备基本卫生用品[14,15],国家医疗物资储备不断发展并逐渐形成国家紧急战略库存(National Emergency Strategic Stockpile,NESS),以应对新型疾病,自然灾害,化学、生物、放射或核防御等公共卫生风险。2004 年,加拿大成立公共卫生局[16],NESS 由新成立的公共卫生局负责管理和维护。

NESS 主要储备于公共卫生局租赁的 11 个战略仓库(渥太华的 2 个主要仓库,加拿大各地的 9 个仓库)及 1 300 个预先安置点中[17,18],预先安置点具体位置由每个省或地区确定。渥太华仓库储备了 NESS 中 66% 的应急物资,各省的其他联邦仓库储备了 12% 的物资,预先安置点中储存了 22% 的物资。仓库及预先安置点的精确位置均不公开。NESS 主要包含呼吸机、个人防护设备等医疗设备和用品,抗菌药物、抗病毒药等药品,床、发电机等社会服务用品,以及各种模块或工具包(如小型诊所和接待中心套件)。

一个省或地区发出请求后的 24 小时内,应急物资可快速部署到国内任何一个地方,应急物资的调配由省或地区卫生或社会服务部协调。SARS 暴发后,NESS 一直在增加应对传染病大流行的物资储备,甲型 H1N1 流感爆发后又进一步扩大了物资储备范围,包括抗病毒药、呼吸机、氧气供应设备、个人防护设备等[19]。

三、存在的问题与原因

虽然我国应急医疗物资储备制度不断完善，但实际工作中未得到落实，在此次抗击新冠肺炎疫情的过程中，县级及以上政府未有效落实"储备防治传染病的药品、医疗器械和其他物资"的规定[20]，部分物资"应储未储"问题突出。2010年，中国省级疾病预防控制中心突发公共卫生事件应急处置能力评估结果显示，各机构应急医疗物资储备齐全率仅为37.5%，达标机构比例仅占4.8%，突发应急医疗物资储备品种不足、数量不够[21]。

原因可能在于我国应急医疗物资储备模式较单一，社会和市场力量动员不足，各医疗卫生机构未能履行应急医疗物资储备；突发应急医疗物资储备管理系统尚未建立，缺乏对应急医疗储备物资的统筹协调、及时储备和快速配送机制；突发事件风险与应急能力不断变化，应急医疗物资物品种类不断更新，而应急医疗物资储备目录未及时调整与更新，标准适用性差[22]。

四、完善应急医疗物资储备体系的建议

完善突发公共卫生事件应急体系是防控新发传染病的重要保障，而应急物资储备是突发公共卫生事件应急处置过程中不可或缺的要素[23]。基于新冠肺炎疫情防控的经验与教训，未来在健全公共卫生应急管理体系的过程中，我国应进一步完善应急医疗物资储备体系。

（一）因地制宜完善应急医疗物资储备机制

建立和完善国家、区域（京津冀、长三角、粤港澳等）、省（自治区、直辖市）、地（市）、县等多层级的医疗物资储备体系。依据储备医疗物资的种类、需求及有效期等完善储备形式[24]，加强生产供货商和流通领域供货商管控物资储备，探索技术储备、协议储备、实物储备、资金储备、生产能力储备、社会化储备等多元化储备模式。建立应急医疗物资动态更新和监督考核制度，确保应急医疗物资质量。在交通便利、辐射范围广的地区建设国家级（地区级）应急医疗物资储备库，引入现代物流管理，实现应急医疗物资的快捷调运。

（二）科学制定应急医疗物资储备目录和标准

突发事件有特定的应急医疗物资需求，应了解国际、国内形势变化，掌握突发公共卫生事件实际发生的规律特点等，研制应急医疗储备物资清单和标准，适时更新与动态调整物资储备品种和规模，提高实物储备利用效率。结合医疗物资的用途、保质期限、保障区域、人口数量等合理核定和细化符合各地区特点的医疗物资储备目录。

（三）完善应急医疗物资统一调度制度

推动成立应急医疗物资后勤保障协同管理机构，借助5G等信息化技术搭建智能化应急物资管理平台，及时协调解决防控工作中的紧急问题。以法律的形式完善应急物资的统筹管理、储

备、快速调配、使用、应急生产和紧急征调等制度，明确各部门和个人的职责，确保制度的有效落实。与军方、交通物流公司建立协同机制，发生紧急情况时借助其强大的运输能力在最短时间内将应急医疗物资安全运到事发现场。

（四）加强应急医疗物资供应保障的国际合作

重大传染病疫情往往波及全球，持续时间长，危害较大。为应对全球化的突发公共卫生事件，应推动建立共同应对重特大突发事件的国际（跨地区）合作机制，完善全球应急医疗物资采购调配体系，优先保证医务人员个人防护装备的供应。

参 考 文 献

［1］ World Health Organization. WHO Director-General's statement on IHR Emergency Committee on Novel Coronavirus（2019 - nCoV）. https://www. who. int/dg/speeches/detail/who-director-general-s-statement-on-ihr-emergency-committee-on-novel-coronavirus-（2019-ncov）［2020 - 10 - 09］.

［2］ 王丽芝. 以大型医院为中心的应急医疗物资储备与配置体系分析. 卫生软科学，2010，24（5）：402 - 403.

［3］ 国家卫生健康委员会. 2020 年 2 月 4 日新闻发布会文字实录. http://www. nhc. gov. cn/wjw/xwdt/202002/35990d56cfcb43f4a70d7f9703b113c0. shtml［2020 - 10 - 09］.

［4］ 王子军. 建立突发公共卫生事件应急处理物资储备机制的探讨. 中国公共卫生管理，2004（6）：502 - 503.

［5］ 徐娟，余鸣人. 我国医药应急物资储备政策溯源. 中国卫生，2020，417（5）：28 - 29.

［6］ 财政部. 国家医药储备资金财务管理办法（财工字〔1997〕448 号），1997.

［7］ 中华人民共和国国务院. 突发公共卫生事件应急条例（中华人民共和国国务院令第 376 号），2003.

［8］ U. S. Department of Health & Human Services. Strategic National Stockpile（SNS）. https://chemm. nlm. nih. gov/sns. htm［2020 - 10 - 09］.

［9］ Esbitt D. The Strategic National Stockpile：roles and responsibilities of health care professionals for receiving the stockpile assets. Disaster Manag Response, 2003，1(3)：68 - 70.

［10］ U. S. Department of Health & Human Services. About the Strategic National Stockpile. https://www. phe. gov/about/sns/Pages/about. aspx［2020 - 10 - 09］.

［11］ U. S. Department of Health & Human Services. Stockpile Products. https://www. phe. gov/about/sns/Pages/products. aspx［2020 - 10 - 09］.

［12］ Australian National Audit Office（ANAO）. Management of the National Medical Stockpile. https://www. anao. gov. au/sites/default/files/AuditReport_2013 - 2014_53. pdf［2020 - 10 - 09］.

［13］ Australian National Audit Office（ANAO）. Australia's Preparedness for a Human Influenza Pandemic. https://www. anao. gov. au/sites/default/files/ANAO_Report_2007 - 2008_06. pdf［2020 - 10 - 09］.

[14] Government of Canada. National Emergency Strategic Stockpile. https：//www. canada. ca/en/public-health/services/emergency-preparedness-response/national-emergency-strategic-stockpile. html[2020 - 10 - 09].

[15] Hacon WS. The employment of emergency medical units of the National Medical Stockpile. Can Med Assoc J，1967,96(96)：185 - 191.

[16] Government of Canada. Canadian Pandemic Influenza Preparedness：Planning Guidance for the Health Sector. https：//www. canada. ca/en/public-health/services/flu-influenza/canadian-pandemic-influenza-preparedness-planning-guidance-health-sector. html[2020 - 10 - 09].

[17] Government of Canada. Section 2：Evaluation of the National Emergency Stockpile System (NESS) — Background. https：//www. canada. ca/en/public-health/corporate/mandate/about-agency/office-evaluation/evaluation-reports/evaluation-national-emergency-stockpile-system/background-context. html♯background-1[2020 - 10 - 09].

[18] Government of Canada. Appendix A：Evaluation of the National Emergency Stockpile System (NESS) — Life-cycle management. https：//www. canada. ca/en/public-health/corporate/mandate/about-agency/office-evaluation/evaluation-reports/evaluation-national-emergency-stockpile-system/appendix-a. html[2020 - 10 - 09].

[19] Government of Canada. Appendix B：Evaluation of the National Emergency Stockpile System (NESS) — Technical annex. https：//www. canada. ca/en/public-health/corporate/mandate/about-agency/office-evaluation/evaluation-reports/evaluation-national-emergency-stockpile-system/appendix-b. html[2020 - 10 - 09].

[20] 陈磊. 医疗物资储备制度亟待落地. 法治周末,2020 - 02 - 06(04).

[21] 吴丹,胡东达,孙梅,等. 我国CDC突发公共卫生事件应急处置能力与现状分析. 中国卫生政策研究,2014,7(7)：30 - 37.

[22] 孙梅,吴丹,施建华,等. 我国突发公共卫生事件应急处置政策变迁：2003—2013年. 中国卫生政策研究,2014,7(7)：24 - 29.

[23] 姜晓超,高向群,李文毅. 突发公共卫生事件应急物资储备联动模式探讨. 江苏卫生保健,2013,15(3)：36 - 37.

[24] 王丽芝. 广州市突发公共卫生事件应急医疗物资储备机制探讨. 中国卫生事业管理,2010,27(3)：177,182.

疫情防控新闻宣传的实践与思考

艾晓金　潘明华　俞　军　龚纾碧

【导读】 新冠肺炎疫情不仅是对疾病预防控制体系的一次考验,也是对卫生健康系统新闻宣传工作的一次重大考验。疫情防控中的新闻宣传工作既扮演着重要的角色,也面临着极大的挑战,文章总结了新冠肺炎疫情期间新闻宣传的主要工作实践,并对常态化疫情防控中新闻宣传工作进行了展望。

　　新冠肺炎疫情是对国家和地方疾病防控体系和应急保障系统的一次全面考验,是对治理体系和治理能力的全面检测,也是对卫生健康系统新闻宣传工作的一次全面大考。疫情防控新闻宣传作为重大突发公共卫生事件一级响应中的重要一环,在疫情信息发布、防控政策解读、回应社会关切、健康科普、弘扬抗疫精神等方面作用空前凸显,但也面临着前所未有的极大挑战。

一、新冠肺炎疫情期间的主要工作实践和探索

(一)疫情信息发布和政策解读

　　新闻宣传工作在中共上海市委宣传部、上海市人民政府新闻办公室的指导下开展,需要积极与有关部门和各工作组沟通,做好信息发布和政策解读。一是及时通报疫情信息。每日发布疫情病例信息、轨迹信息、出院患者信息,多层次、高密度发布上海市疫情防控的权威信息。二是做好疫情防控新闻发布。截至 2020 年 12 月 9 日,上海市卫生健康系统 5 位委领导参加 82 场发布会,40 位专家参加 76 场发布会,介绍上海市疫情防控工作的进展,并回答记者提问;参加国务院联防联控机制发布会 3 次。三是加强重大政策宣讲解读。配合市卫生健康委重点工作,开展了公共卫生 20 条、促进中医药传承创新发展实施意见贯彻落实、医疗收费一件事、智慧医疗、公卫应急条例等重大政策出台前的宣传报道和政策解读。

(二)新闻宣传和新媒体建设

　　一是主动设置议题,发挥大众媒体优势,积极开展正面宣传。组织媒体现场集中采访 40 余

第一作者:艾晓金,男,上海市卫生健康委员会新闻宣传处处长。
作者单位:上海市卫生健康委员会(艾晓金、潘明华、俞军、龚纾碧)。

次,涉及公共卫生、医疗救治、疾控流调、发热门诊、隔离点防控、智慧医疗、健康科普等方面,刊发5 000 多篇次宣传报道,提高公众知晓度和参与度。自 2020 年 1 月 29 日起,策划推出了张文宏系列专访,点击率超过 5 亿次,逐渐成为大众喜爱的"网红"。开展"高质量发展健康行——区域性医疗中心系列采访",组织媒体赴上海市静安区、闵行区、松江区、浦东新区人民医院进行公立医院改革、区域医疗中心建设等集中采访。

二是在疫情期间配合重要卫生日、卫生活动周的时间节点,开展系列宣传活动。精心策划、周密安排、认真组织世界家庭医生日、世界家庭日、爱眼日、食品安全周、老年健康宣传周、国际护士节(5 月 12 日)、中国医师节(8 月 19 日)等相关主题活动 10 余次,让宣传工作贯穿全年,营造良好的宣传声势和浓厚舆论氛围。

三是"健康上海 12320"新媒体影响力不断增强。发挥新媒体优势,及时发布科学、权威、准确的健康科普信息与卫生相关政务新闻信息,截至目前,共制作推送微信 1 200 余条、微博1 700 余条。作为疫情信息的首发平台,做好疫情防控期间微信微博推送,共推送疫情相关微信微博 1 400 余条,总阅读量超 9 200 万次。"健康上海 12320"在全市政务类公众号排名中,2020 年 1~3 月,影响力排名前三;2020 年 1~8 月,传播力排名前三。微信粉丝量达 32 万,增加28%;微博粉丝量达 62 万,增加 107%。

四是积极开展第三届进博会相关宣传工作。协调媒体做好迎进博 30 天、20 天宣传,组织中央电视台、上海电视台、上海广播电台、《解放日报》和凤凰卫视、香港特别行政区《文汇报》等媒体采访进博会医疗保障、展馆核酸检测等疫情防控的宣传。参与进博会新闻发布会,邬惊雷主任就进博会疫情防控和秋冬季常见传染病防控回答央视记者提问。

(三)舆情应对和网络引导

一是加强疫情期间舆情监测、分析、研判工作。2020 年 2 月中旬起,参与中共上海市委宣传部疫情新闻研判和舆情应对工作例会 130 余次,汇报沟通卫生健康每日疫情舆情信息,及时开展舆情处置和引导工作。二是及时处置社会关注舆情。共收到中共上海市委网络安全和信息化委员会办公室舆情通报 300 余条,市卫生健康委监测平台共监测到 181 条新冠肺炎疫情预警信息。在接到舆情通报的第一时间,协调相关处室、医疗卫生机构或区卫生健康委进行核查。三是积极做好回应和引导工作。根据核查结果和舆情影响力,通过召开新闻通气会、滚动多次回应、发动网络志愿军等开展引导工作。四是准备回应口径。针对舆情关注的重点问题,共计准备各类问题口径 80 余条。五是及时回应各类谣言和不实信息传播。重点做好网络谣言的分类、整理,第一时间回应,在全网发布重要辟谣信息十余次,最大限度压缩谣言滋生空间,避免引起社会恐慌。

(四)弘扬抗疫精神

一是做好"五个一"主题宣传活动。成功举办"弘扬抗疫精神,护佑人民健康——上海市慰问医务工作者主题活动",主题活动录播节目在东方卫视播出。同时,组织全市医务工作者收听收看节目,并号召全系统医务人员学习李强书记讲话精神。完成《人间世》抗击疫情特别节目,并在东方卫视、纪实人文频道播出。成功举行上海抗击新冠肺炎疫情先进事迹报告会首场报告会,在全系统广泛发动医务工作者收看报告会。顺利出版《战疫纪事》(上、下两册),上册主要收集汇编媒体对上海卫生健康系统抗疫工作的报道,下册主要收集汇编上海援鄂医疗队队员的日记、随笔、感悟、工作记录等。

二是开展上海市抗疫医务人员代表座谈会相关工作。组织策划、推进落实座谈会相关工作,推荐座谈会出席对象 16 名并组织座谈会发言稿,最终选定 8 名医务人员,参加 2020 年 6 月 11 日李强书记召开的上海市抗疫医务人员代表座谈会。会后,在全系统组织开展深入学习宣传李强书记在座谈会上讲话精神的活动,进一步扩大座谈会影响力,把学习先进、致敬英雄的氛围营造得更浓。

三是配合中共上海市委宣传部做好"我们众志成城"上海防控新冠肺炎疫情主题展览。全面发动各办医主体、相关医疗机构和有关单位推荐照片、视频、实物等,经认真筛选、精心修改,甄选照片近 300 张,设施设备 10 余件,组稿近 20 篇,卫生健康系统推荐内容占全部展览内容的三分之一。开展后,发动系统各单位认真组织动员参观,切实将参观主题展览作为开展"四史"教育、加强形势宣传的重要抓手。

(五)积极选树抗疫先进典型

通过媒体宣传报道,树立抗疫英雄人物和标杆人物,选树张文宏、郑军华、钟鸣、陈尔真等抗疫先进人物,在全社会形成了尊医重卫的良好氛围。联合上海市精神文明建设委员会办公室开展"上海好医生、上海好护士"寻找推选活动。在国际护士节之际,推出 20 位"上海好护士",其中 5 位好护士作为代表参加"5·12 优秀护士代表座谈会";在第三个中国医师节之际,推出 20 位"上海好医生",其中 2 位好医生入选"中国好人榜",联合《解放日报》、上海市文明网等开展专题宣传。在重要地标、地铁公交等重要站点、商圈商场等重要户外电子屏等公益广告阵地开展亮灯、海报宣传。推荐 44 名医务工作者拍摄"致敬!最美守护者"公益形象展示海报。推荐上海市卫生健康系统 4 人入选 2 月至 7 月"中国好人榜"。推荐"中国好医生、中国好护士",今年共推选 10 名医生、2 名护士。做好中国共产党中央委员会宣传部"最美抗疫人物"推荐、宣传工作,复旦大学附属华山医院马昕、张文宏,上海交通大学医学院附属瑞金医院王晓宁作为"最美抗疫人物"推荐对象。推荐上海支援雷神山医院医疗队获"时代楷模"。中国医师节期间,开展 2020 年"最美医生"丁文祥的宣传。

二、工作体会和思考

此次疫情防控的新闻宣传工作,深入贯彻落实习总书记关于疫情防控工作的重要讲话精神和中央决策部署,按照《关于进一步规范上海突发事件及社会敏感事件信息发布和舆论引导工作的实施方案》(沪委办〔2019〕55 号)要求,突出主体、把握主导、坚持主流、增强主动、持续发力,科学高效地做好疫情防控新闻宣传和舆论引导,为最终打赢疫情防控阻击战提供强有力的舆论支持。

一是坚持新冠肺炎疫情新闻宣传工作的政治性。遵循党中央坚定信心、同舟共济、科学防治、精准施策的疫情防控总要求,深入学习宣传贯彻习近平总书记重要讲话和重要指示、批示精神,大力宣传党中央决策部署,营造万众一心阻击疫情的舆论氛围,凝聚起众志成城、共克时艰的强大正能量。舆论导向正确,就能凝聚人心、汇聚力量。

二是坚持新冠肺炎疫情新闻宣传工作的时、度、效。2016年2月,习近平总书记在党的新闻舆论工作座谈会上指出,做好党的新闻舆论工作,必须遵循新闻传播规律。因此,要把握好新闻宣传的时效、节奏,以及力度、分寸和效果问题,必须深刻把握当前舆论环境、媒体格局、传播方式的变化,遵循新闻传播规律,切实增强宣传工作针对性,实现传播效果最大化。

三是坚持新冠肺炎疫情新闻宣传工作的专业性与传播性的统一。涉及医疗卫生领域的新闻工作,涵盖诸多复杂的专业知识,只有把具有新闻价值的艰涩专业知识转化为受众能够理解的新闻表达,从受众角度解释专业性问题,新闻的传播力、影响力才能够强。

三、常态化疫情防控中新闻宣传工作的展望

全媒体时代,面对人民群众日益增长的健康需求,卫生健康新闻宣传工作也面临着诸多挑战与矛盾,如主流媒体的权威性与自媒体传播的便捷性之间的矛盾,社会宣传大众科普与卫生宣传权威专业性之间的矛盾,宣传工作与实体工作之间的矛盾,等等。

下阶段,上海卫生健康系统新闻宣传工作将以习近平新时代中国特色社会主义思想为指导,落实中央、上海市委市政府对宣传工作的指示要求,牢固树立"人民城市人民建、人民城市为人民"的思想意识。

一要把握宣传重点,新闻宣传要及时准确、健康科普要通俗可及,典型宣传要彰显精神。二要注重统筹规划,将宣传工作贯穿疫情防控全过程、各方面。加强对舆论宣传领域重大问题的分析研判和重点任务的协调推进,主动服务宣传大局,根据自身职能定位有针对性地策划和开展宣传工作。既要充分发挥专家的权威性和影响力,又要进一步加强能力培训和规范管理,为他们做好宣传工作赋能,不断壮大卫生健康宣传队伍力量。三要高度重视舆情工作。按照"谁主管谁负责"的原则,加强本部门本领域舆情监测、研判和处置,并推动工作常态化、制度化、规范化。进一步提高舆情敏感性,及时发现苗头性、倾向性问题,确保发现在早、控制在先、处置在小。真正做到需要权威声音时不"缺位",关键时刻不"失语"。

上海市社区卫生服务机构在
新冠疫情防控中的作用与思考

杨　超　张天晔　钟　姮　王　冬

吴晓霞　李水静　万和平　陶　雷

【导读】　自新冠肺炎发生以来,上海市社区卫生服务中心作为新冠肺炎疫情防控的前沿阵地,努力承担居民健康的"守门人"、健康筛查的"哨点"、社区疫情处置的"主力军",以及企业复工复产的"把关者",一方面夯实社区疫情防控网底,另一方面守护居民基本健康服务,为疫情防控与维护人民群众健康发挥了重要作用。文章回顾了上海市社区卫生服务中心在疫情防控各条战线上所开展的工作,分析了上海市社区卫生服务中心参与疫情防控的特点、优势与作用,并提出了进一步提升社区应对突发传染病事件能力的方向与建议。

自新冠肺炎发生以来,上海不断打造疫情防控管理闭环,从医疗救治闭环,健康观察闭环,到流行病学处置闭环,再到社区管控闭环,确保环环相扣、无缝衔接。全市社区卫生服务中心成为防控新冠肺炎的前沿阵地,努力承担居民健康的"守门人"、健康筛查的"哨点"、社区疫情处置的"主力军"、企业复工复产的"把关者",认真履行"入城口""落脚点""流动中""就业岗""学校门""监测哨"六大关键岗位职责,形成严密无缝的"责任闭环、管控闭环、工作闭环",统筹做好疫情防控与常规诊疗服务,守护全体市民健康。

一、社区卫生服务机构在疫情防控中的作用

（一）在社区防控中发挥的作用

1. 做好哨兵,全面构建社区发热筛查体系

全市 117 家发热门诊,设置在社区的共 34 家(其中 27 家全天对外开放)。在此基础上,在全市社区卫生服务中心创新建设超过 200 家发热哨点诊室,提供发热筛查、甄别、转诊等服务,发挥基层哨点作用。上海社区发热哨点诊室工作得到各方高度认可,国家卫生健康委、中国社区卫生协会向全国推广上海经验,并委托上海牵头研制全国基层卫生机构发热哨点诊室设置标准。

第一作者:杨超,男,上海市卫生健康委员会基层卫生健康处处长。
作者单位:上海市卫生健康委员会(杨超、张天晔、钟姮、王冬、吴晓霞、李水静),上海市健康促进中心(万和平、陶雷)。

2. 守好阵地,做好人员排查和隔离观察

自 2020 年 1 月 25 日起,上海市抓住社区防控关键点,全面实施重点地区来沪人员排查,由社区卫生服务中心对重点地区人员实施居家或集中隔离健康观察,每天进行测温、询问和观察健康状况。盯牢风险点,对医学观察期间出现发热等异常症状者,按程序及时上报,并协助实施人员转运和救治。截至 2020 年 12 月 10 日,全市 246 家社区卫生服务中心在居民小区,协同居村委干部、社区民警,入户对重点人员逐一排查,对超过 35 万重点地区来沪人员实施了居家隔离健康观察,加强对隔离人员健康关怀和心理疏导,体现了"上海温度";在全市 170 余个集中隔离点,24 小时驻守对累计 45 万余名集中隔离人员体温检测、健康巡查,有效保障了隔离点规范运行。

3. 把好道口,实施入沪人员健康筛查

全市社区医务人员 24 小时轮流值守进入上海的各个交通道口,做到"逢人必查、逢车必检",实施健康状况登记,确保不放过一个可疑人员。累计派出社区医务人员近 3 万人次 24 小时参与道口排查,累计为 1 000 万余入沪人员进行了体温测量,筑起城市安全第一道防线,做到守土有责,守土尽责。

4. 有序恢复,指导复工复产复学

自 2020 年 2 月 10 日上海市逐步复产复工以来,全市社区卫生服务中心抽调医务人员,对各区申请复工的企业进行上门审核、指导和培训,严把复工关。对复工通过的企业,安排防疫人员定期到企业巡查,检查企业消毒、测温、员工进出的台账记录,加大对企业的日常防护措施的指导。学校开学以来,社区又抽调医务人员指导学校开展疫情防控和健康宣教,确保一方平安。

(二)在健康守门中发挥的作用

1. 全面开诊不间断,提供基本医疗服务

自 2020 年 1 月 31 日起,上海市 246 家社区卫生服务中心全面开诊,各社区卫生服务中心合理调配医务人员,挖掘内部潜能,压缩非紧急服务需求,优先满足居民最需要的基本医疗健康服务,提供门诊、住院、预防接种等常规健康服务,确保基本医疗健康服务不间断。疫情防控期间,全市社区卫生服务中心的门诊量达到全市医疗机构业务量七成。

2. 强化签约不松懈,做实家医签约服务

家庭医生团队主动关心签约居民,运用手机 APP、微信、电话、短信等多种途径,了解签约居民健康状况与需求,指导签约居民做好健康自我管理与个人防护,提供健康宣教和心理疏导服务,对签约居民提出的健康咨询予以第一时间解答,尽可能让居民便捷获得基本健康服务。对前来就诊的签约居民,按规定落实长处方、延伸处方等政策,对于诊断明确、病情稳定、需要长期服用治疗性用药的门诊慢性病患者,可最多一次开具三个月用量的药物,减少不必要的就诊频次。截至 2020 年 12 月 10 日,全市签约居民超过 800 万人,失能老人签约率达到近九成,年内签约居民社区卫生服务中心就诊率近六成。在上海市十大服务行业满意度第三方测评中,上海市社区卫生服务满意度连续四年名列第一。

3. 优化流程更便捷,畅通服务供给渠道

各社区卫生服务中心进一步优化服务流程,对全科门诊、预防接种等采取预约方式,既减少同一时段人群聚集,又最大限度满足居民就诊、接种需求。利用"上海健康云"APP 等互联网载

体,开展在线签约、健康自评、在线咨询等服务,积极探索通过"互联网＋"手段,丰富服务供给,拓展服务覆盖,便捷居民获得有针对性的服务渠道。

4. 针对需求保重点,继续落实居家服务

家庭医生团队继续深入社区,走进家中,为有需求的居民提供居家健康服务。包括对老年人、残疾人等行动不便人群,继续做好家庭病床、上门巡诊、居家安宁疗护等服务,确保服务连续、不间断。在服务老年人的过程中,在老年人就医不便的情况下,尤其是在疫情防控期间养老机构实施封闭管理的条件下,上海市各社区卫生服务中心克服困难,继续做好居家、社区和签约养老机构内住养老人的健康服务,通过上门巡诊、互联网远程等多种手段,优化服务内容,实施健康管理,建设老龄健康服务网络,满足住养老人的健康服务需求。

二、讨论与思考

(一)社区卫生服务机构在疫情防控中的特点与优势

上海社区卫生服务机构在本次疫情防控中发挥了重要而不可替代的作用,牢牢夯实了疫情防控与健康服务网底,主要得益于三方面的特点与优势。

1. 得益于扎实的社区卫生服务平台功能

上海是全国最早发展社区卫生服务的地区之一,在上海市委市政府的高度重视下,上海市社区卫生服务得到持续发展,全市已建成 246 家社区卫生服务中心,75 家社区卫生服务分中心,745 家服务站与 1 179 家村卫生室,并通过 6 600 余个家庭医生团队、7 万余张家庭病床、224 家智慧健康驿站、进驻养老机构等多种形式,将社区卫生服务延伸至居住社区、功能社区与居民家庭,不断健全服务网络。各社区卫生服务中心全面落实 6 大类 141 项基本服务项目,近年来,全市各社区卫生服务中心通过推行延时服务、双休日门诊、拓展家庭病床服务、全面推行安宁疗护试点、实施社区互联网诊疗服务等多项举措,不断拓展与优化服务供给。社区卫生服务中心已经成为本市医疗健康服务体系中扎实的网底,成为居民获得"家门口"健康服务重要的平台。

2. 得益于与社区公共服务平台的深度融合

上海全力打造社区卫生服务中心平台功能,始终注重将社区卫生服务功能融合嵌入社区公共服务平台中,将社区卫生服务作为社区治理的重要组成,这种深度融合的机制,在本次社区疫情防控中发挥了积极作用:一是加强社区工作人员专业培训与指导。社区卫生服务中心开展对居村委干部、业委会、物业公司、社区党员和志愿者、居民骨干等卫生健康和疫情防控的岗前、岗中培训,提升社区疫情防控能力。二是协同基层干部共同开展疫情防控知识的健康宣教。家庭医生会同居委干部、物业和社区志愿者,对社区、楼栋、家庭开展防病知识的宣传、普及、指导群众开展有效防范。三是充分利用社区公共服务平台。通过社区的公共平台传播健康教育讯息,在社区文化活动中心、老年活动中心、社区托养机构等社区公共服务场所内开展针对性健康指导,在社区学校开展卫生健康和疫情防控讲座,全面提升居民科学素养和健康素养。

3. 得益于大数据贯通与信息化应用

通过打造"一网通办"与"一网统管",本市已初步实现各类信息数据的整合与贯通。在日常服务中,通过居民电子健康档案,将居民诊疗信息、检验报告、检查报告、健康管理信息等进行紧

密整合,实现居民健康信息在全市各类医疗机构、公共卫生机构间的贯通,通过"上海健康云"APP 等载体,实现对居民的开放与应用。在本次疫情防控中,通过大数据采集重点人员入沪、隔离观察、密切接触者、确诊患者等一系列信息,实现管理闭环,提高管理效率。

(二)社区卫生服务机构疫情防控能力持续提升的思考与展望

未来,要赋予社区卫生服务机构更强的实力和能力应对超大城市公共卫生安全治理。

1. 推进功能提升与建设优化

根据《上海市社区卫生服务机构功能与建设指导标准》,以各区政府为主体,制订辖区内社区卫生服务机构补点布局、升级发展规划,循序渐进推进实施,力争用 3～5 年时间,实现一批社区卫生服务机构的功能提升与建设优化,到 2030 年,基本实现全市各社区卫生服务机构均达到文件中基本功能标准,赋予机构更强大的实力实现全生命周期健康管理功能定位和社区卫生服务中心平台功能。

2. 加强发热预警排查

加强发热诊疗服务体系中发热哨点诊室建设。市卫生健康委将继续对发热哨点诊室开展全覆盖跟踪、分析与督导,按照强化疫情防控工作要求,结合超大城市综合管理实际,进一步均衡上海发热诊疗服务体系的区域资源配置,支撑区域性医疗中心对社区卫生服务的发展,夯实社区卫生服务的网底功能,增强社区卫生服务能力。

3. 强化信息数据整合应用

加强"一网通办""一网统管"医疗卫生服务平台为民和便民服务,实现医疗卫生资源统筹调度。市卫生健康委将规范与完善基于电子病历的电子健康档案建立、使用与动态管理。在"一网通办""一网统管"平台中,有大量的医疗卫生服务项目,如医疗机构查询、社区卫生服务中心查询、家庭医生签约服务、出生医学证明、生育保险、预防接种等,建议这些数据通过与市大数据中心的对接和汇聚,实现全市重大信息统一发布、多级组织协同联动、发展趋势智能预判等集中、统一、智慧、高效的公共卫生应急指挥信息系统。

上海市社区卫生服务中心发热
哨点诊室建设研究与思考

张剑敏　杨　超　张天晔　王伟刚

【导读】　为进一步提高社区卫生服务中心对呼吸道等传染病的甄别能力,构建本市公共卫生应急管理体系。上海市卫生健康委制定社区发热哨点诊室设置与运行标准,在社区卫生服务中心按照"五个统一"的要求全覆盖设置发热哨点诊室。目前共建设 224 个社区发热哨点诊室,接诊发热患者中由诊室自行诊治的发热患者近 6 成,其余均通过闭环管理转诊至上级医疗机构发热门诊,社区发热哨点诊室已初步发挥基层传染病防控网底作用。但通过对诊室设置和运行情况的调查分析,发现在诊室资源利用和使用效率、社区卫生服务机构功能建设方面还需要进一步加强。从社区卫生服务机构功能的长远发展来看,需要以新一轮社区卫生服务机构标准化建设为契机,进一步提升社区发热哨点诊室硬件配置、资源利用、人员培训和运行监督等方面的建设,切实扎牢社区基本医疗和公共卫生应急管理体系网底。

一、引言

2020 年 1 月新冠肺炎疫情暴发,上海市启动重大公共卫生事件一级响应,全市 117 家(其中设置在社区卫生服务中心 34 家)发热门诊投入接诊发热患者,疫情排查、流调、治疗、隔离观察等防控工作。在面对数量庞大、任务艰巨的疫情一线防控工作时,现有的发热门诊资源显得捉襟见肘,同时存在发热门诊布局不均衡、部分地区配置发热门诊较少的情况。为了切实做好疫情的"早发现、早报告、早隔离、早诊断、早治疗",不遗漏一名可疑的发热患者,上海市亟需在全市层面快速构建起能覆盖所有社区,且具备规范筛查条件的疫情防控网底。

随着国内疫情的稳定,防控进入常态化,大多数伴有发热症状的常见病、多发病患者集中到发热门诊诊治,既不利于提高发热门诊诊治效率,也给居民日常就医带来不便。而社区卫生服务中心承担本市居民常见病、多发病等基本医疗诊治和健康管理的网底作用也未得到充分发挥。因此,借助全市 246 家社区卫生服务中心在空间布局和资源分配上的优势来强化公共卫生应急

第一作者:张剑敏,男,上海市杨浦区长白社区卫生服务中心副主任。
通讯作者:杨超,男,上海市卫生健康委员会基层卫生健康处处长。
作者单位:上海市杨浦区长白社区卫生服务中心(张剑敏),上海市卫生健康委员会基层卫生处(杨超、张天晔),上海市闵行区古美街道社区卫生服务中心(王伟刚)。

管理体系,共同织密、织牢疫情防控网底,不仅有利于疫情防控,也有利于夯实基层诊疗服务。

二、建设过程

(一)标准制定

3月15日,上海市卫生健康委印发了《关于加强本市发热门诊设置管理工作的通知》(沪卫医〔2020〕17号)[1],遵循"平战结合""条件管理"原则,要求在尚无条件设置发热门诊的社区卫生服务中心全覆盖设置发热哨点诊室,对发热患者开展排查、转诊疑似病例至上级医院,形成"点面结合"的社区卫生服务中心发热诊疗工作布局,并与市级、区级综合性医院发热门诊形成发热诊疗服务网络。同时,为了进一步规范社区卫生服务中心发热哨点诊室的设置和运行,4月3日上海市卫生健康委又相继印发《上海市社区卫生服务中心发热哨点诊室工作流程(试行)》(沪卫基层便函〔2020〕12号)[2]和《上海市社区卫生服务中心发热哨点诊室设置运行工作指引(试行)》[3,4],要求发热哨点诊室整体建设按照"五个统一"推进。

1. 统一房屋要求

发热哨点至少配备1间诊室,诊室应设置在社区卫生服务中心内相对独立的区域,通风良好。诊室空调或同分系统应独立设置。诊室出入口与普通门(急)诊分设,避免发热患者与其他患者交叉。社区卫生服务中心可根据实际条件设置独立或临时隔离留观(室)区域。有条件的社区可独立独栋设置,或增加候诊区、治疗室、卫生间、药房、检验室及"三区二通道"等功能用房。

2. 统一设施设备

诊室内选用设施设备应易于消毒,具备一定的抗腐蚀能力。诊室应配备诊疗台(医患间距离≥1米)、诊疗椅、电脑(医生工作站)、打印机、电话等办公设备,听诊器、血压计、体温计、一次性压舌板、二级防护用具等诊疗检查设备,以及医疗废弃物桶、紫外线灯、消毒喷雾设备、快速手消毒设施等,并可根据实际增设宣传栏、诊间支付系统、心电图机、非接触洗手设备、干手设备、应急抢救药品和设备、摄像监控系统、对讲系统、移动式X线机。

3. 统一标志标识

使用全市统一的标识(logo)作为诊室的标志,标志由红蓝两个环交叉构成,红色环代表发热人员和警觉、警示,蓝色环代表第一时间锁定发热人员,两者环环相扣,代表发热哨点从筛查、甄别、治疗、转诊的整个流程环环相扣、协同合作。各社区卫生服务中心在中心出入口等显著位置设置发热哨点诊室的指引标识,引导发热患者抵达发热哨点诊室就诊。

4. 统一队伍建设

一是各社区卫生服务中心均组建由"医务人员+行政人员+联合团队"的"1+1+1"工作小组,其中医生均为临床经验丰富且经过传染病诊疗培训的高年资医师,行政人员负责协调对接,联合团队主要由传染病及呼吸科专家组成,负责咨询和指导;二是哨点医护人员配置方面至少实现1:1配置,有条件的哨点可实现1:2配置,并采取轮岗制方式合理安排医务人员参与哨点工作;三是做好岗前培训,对全院医务人员,尤其是哨点医护人员开展传染病主题的培训,确保医疗服务质量。

5. 统一服务管理

一是各区卫生健康委、各社区发热哨点诊室均按照要求成立工作小组,制订相关工作制度和流程,明确分工职责;二是结合实际制定诊室接诊开放时间,全市所有哨点诊室均提供工作日接诊服务,有条件可提供双休日服务或 24 小时服务;三是哨点诊室接诊采取"平战结合"的方式,根据日常期间和传染病流行期间不同时期进行功能转换,主要是为所在辖区的居民提供疫情甄别、隔离筛查、健康管理等服务,承担发热患者登记、分诊、治疗、隔离与转诊等任务。

(二) 建设情况

自 3 月底建设至今半年多的时间里,全市发热哨点诊室从第一批 182 家增加到 224 家,实现了在短时间内哨点网络和哨点功能市域内的全覆盖。其中,210 家哨点设置在社区卫生服务中心,14 家设置在分中心。

各社区卫生服务中心克服建设周期短、原先无相关规划、既有场地面积不足等困难,科学布局,挖掘空间,在现有场地内想尽各种办法落实发热哨点诊室功能。尤其是中心城区的社区卫生服务中心,甚至使用帐篷、集装箱等可移动设施进行建设。目前,224 家发热哨点诊室均能够达到建设基本标准,平均哨点诊室面积 $12.1\pm6.1\ m^2$、候诊区面积 $6.2\pm7.9\ m^2$、隔离留观室面积 $4.4\pm5.8\ m^2$。

此外,在达到基本配置标准的基础上,各哨点诊室因地制宜提升建设与配置水平,其中配备治疗室占 16.52%、三区两通道占 19.2%。

(三) 运行情况

截至 10 月,全市 224 家社区发热哨点诊室共计接诊发热患者 22 425 人次。其中,有明确发热原因患者 14 482 人次(占接诊发热患者 64.6%),由哨点诊室直接完成诊疗 13 148 人次,转至社区卫生服务中心内科、全科或其他专科诊室 1 334 人次;疑似或需进一步诊治的发热患者 7943 人次(占 35.4%),均通过专车闭环转诊至上级医院发热门诊进一步诊治。

整体来看,各发热哨点诊室在预检、接诊、登记、隔离、转运等方面均建立起统一、规范的运作流程和管理机制。社区卫生服务中心设置发热哨点诊室切实进一步织牢了本市疫情防控网底,同时也强化了社区卫生服务中心诊治常见病、多发病等基本医疗网底的作用。

三、存在问题

(一) 哨点诊室运作效率有待逐步提高

目前全市发热哨点诊室医务人员出勤排班以常驻为主,据统计,哨点诊室日均门诊量为 0.7 人次,与日常全科医生日门诊量 32.3 人次相比,哨点诊室的实际利用效率并不高。因此,在疫情常态化防控的当下,如何兼顾社区医务人员日常工作和疫情防控,做到人力资源合理利用和哨点诊室的高效运作是下一步需要思考的问题。

(二) 社区卫生机构功能提升有待加强

目前发热哨点诊室前期建设中存在面积相对较小、功能不全等情况,一定程度限制了哨点发挥作用,也给规范运作、闭环管理带来一定的影响。同时,社区哨点诊室在传染病发现、甄别和诊治能力上的不足也考验着发热哨点作为公共卫生应急体系网底的作用[5]。因此从社区卫生服务机构长远发展角度思考,如何利用新一轮社区标准化建设来规划好、提升好机构功能则尤为重要。

四、政策建议

针对现状和问题,为了进一步推进社区发热哨点诊室的规范设置和运行,切实织密、织牢社区防控网底,建议从以下几个方面做进一步建设。

一是结合国家社区发热诊室相关标准,以及新一轮上海社区卫生服务机构功能与建设指导标准,通过循序渐进的方式,不断提升与规范社区发热哨点诊室建设,将发热哨点诊室的设置要求纳入整体建筑的设计规划,逐步完成发热哨点诊室面积与功能的相匹配。

二是结合区域医疗资源和人力成本,建立诊室运作动态调整机制,根据疫情防控要求,对哨点诊室医务人员的出勤安排、诊室开放时间等做动态调整,确保诊室功能落实的基础上,提高效率。

三是加强医务人员培训,尤其是全科医师的传染病诊疗能力的培训。结合区域医疗中心建设和全科医生诊疗能力提升项目,以区为单位制定培训计划,定期组织开展传染病诊疗能力培训,尤其是传染病的甄别。

四是建立定期督导机制,在市、区、社区三个层面建立起针对发热哨点诊室规范运作的监督机制,市、区卫生健康行政部门采取不定期抽查的方式,社区卫生服务中心行政科室采取定期检查的方式,不断规范诊室运作各个环节。

──────────────── 参 考 文 献 ────────────────

[1] 上海市卫生健康委员会.关于加强本市发热门诊设置管理工作的通知(沪卫医〔2020〕17号),2020.

[2] 上海市卫生健康委员会.上海市社区卫生服务中心发热哨点诊室工作流程(试行)(沪卫基层便函〔2020〕12号),2020.

[3] 上海市卫生健康委员会.上海市社区卫生服务中心发热哨点诊室设置运行工作指引(试行).http://www.doc88.com/p-91373134014118.html[2021-01-02].

[4] 上海市卫生健康委员会.关于进一步做好医疗机构常态化疫情防控工作的通知(沪卫医〔2020〕55号),2020.

[5] 任依,刘艳丽,马力.基层医疗卫生机构设置发热哨点诊室的建议与思考.中国全科医学,2021,21(44):4212-4214.

突发传染性疾病防治临床研究
伦理审查特殊规范研究

唐　燕　奚益群　杨红荣　陈海萍　周　萍

【导读】　通过加快医学及临床研究攻关,大力推进病毒溯源、药物筛选、重症救治、疫苗研发等是积极应对重大突发传染性疾病防控的重要举措之一。国际指南及我国法规要求,医学临床研究开展应首先获得伦理委员会审查批准,应对重大突发传染性疾病暴发而在特定、紧急的情况下加快开展的临床研究,必然带来与医学研究相关伦理规范及管理要求之间的冲突。文章对我国新冠肺炎相关临床研究及伦理审查开展情况进行了阶段性回顾分析,描述性分析了应公共卫生紧急情况的需求而加快开展医学临床研究的注册及其伦理审查状态,提出了建立重大突发传染性疾病防治临床研究伦理审查特殊规范要求的必要性。聚焦规范重大突发传染性疾病防治临床研究的伦理审查及管控,从政府层面可采取措施、伦理委员会管理的特别要求、伦理审查特别关键要素等三个方面提出了包含 22 个二级指标、40 个三级指标的重大突发传染性疾病防治临床研究的伦理审查特殊规范要求的建议。

一、建立重大突发传染性疾病防治临床研究伦理审查特殊规范的必要性

(一)我国关于重大突发传染性疾病防治临床研究伦理审查及管控的特殊伦理规范尚不完备

WHO 于 2016 年发布了《传染病暴发伦理问题管理指南》[1],国际医学科学组织委员会(Council for International Organizations of Medical Sciences,CIOMS)与 WHO 联合制定了《涉及人的健康相关研究国际伦理准则》(2016 年版)[2],英国纳菲尔德生命伦理委员会于 2020 年 1 月28 日发布了《全球卫生突发事件相关研究的伦理问题》[3],均从伦理角度,对疫情防控期间的公共政策和社会治理提出了许多有益的原则和建议,但对一些细节操作问题缺乏明确指导。

我国 2016 年发布的《涉及人的生物医学研究伦理审查办法》(以下简称《审查办法》)和 2020年发布的《药物临床试验质量管理规范》均未提及突发传染性疾病期间的临床研究伦理审查。周

基金项目:上海交通大学"科技创新专项资金"资助"新型冠状病毒防治专项"软课题(课题编号:2020RK54)。
第一作者:唐燕,女,副研究员,上海市儿童医院伦理委员会秘书。
通讯作者:奚益群,女,研究员,上海市儿童医院副院长、上海市医学会医学研究伦理专科分会前任主任委员。
作者单位:上海市儿童医院(唐燕、奚益群、陈海萍),上海交通大学医学院(杨红荣),复旦大学公共卫生学院(周萍)。

吉银等于 2020 年 4 月发布的《突发传染病临床研究伦理审查专家共识》，基于本次新冠肺炎疫情，明确了突发传染性疾病临床研究伦理审查的范围和要点。

（二）我国亟须建立重大突发传染性疾病防治临床研究的伦理审查特殊规范要求

截至 2020 年 4 月 20 日，clinicaltrials. gov 和中国临床试验注册中心登记显示有 649 项有关新型冠状病毒的临床研究进行了登记注册。相关检索数据提示需进一步从临床研究管理、伦理委员会管理和伦理审查管理等方面提出明确的特殊规范要求。

1. 需进一步明确重大突发传染性疾病防治临床研究的全过程管理要求

以新冠肺炎患者为受试者的研究，很可能面临受试者人数不足的情况。在国家公共卫生体系采取有效措施控制疾病传播、国家医疗卫生系统全力救治下，疾病传播可能很快得到有效控制、患者人数可能快速下降，实际患者人数与临床研究所需统计人数的要求之间就可能存在差距。在注册的 649 项研究中，有 35 项暂停或中断（高于中国临床试验注册中心统计的 2019 年全年共 14 项研究暂停或中断的记录），其中 34 项因为病例不足。需进一步完善研究结果的可靠性。

2. 需进一步对临时性医疗救治点或尚未备案的医疗机构参与重大突发传染性疾病防治临床研究做出明确规定

为应对此次的新冠肺炎疫情，我国在武汉新建了方舱医院、火神山医院、雷神山医院等临时性医疗救治点，有 32 项临床研究的实施地点涉及上述救治点，且其中 12 项的干预措施为药物治疗。我国《药物临床试验机构管理规定》对临床研究机构的准入要求是："具有二级甲等以上资质，设有承担药物临床试验组织管理的专门部门、具有负责药物临床试验伦理审查的伦理委员会、制定药物临床试验管理制度和标准操作程序等研究质量控制的要求"。

3. 需进一步完善重大突发传染性疾病防治临床研究的伦理审查机制

在注册的 649 项研究中有 100 项未上传伦理审查批件，其中 39 项研究已经启动。可能研究已经通过伦理审查，尚未获取伦理审查批件或已获取伦理审查批件尚未及时上传，也可能是研究尚未通过伦理审查。

4. 需进一步完善符合重大突发传染性疾病防治临床研究的特殊伦理审查要点

当面对严重威胁生命的突发传染病的重症病期时，患者可能愿意承担使用临床试验之内或之外的未经证实的研究药物或新技术带来的较高风险，尤其是重型、危重型患者。在注册的 337 项干预性研究中，有重型患者作为受试者参与的研究有 208 项，有危重型患者作为受试者参与的研究有 96 项。

5. 需进一步明确多中心临床研究协作审查的实现策略

在公共卫生紧急情况下，提高多中心临床研究伦理审查效率，需要实现协作审查。而多中心临床研究的协作审查机制需要在通常情况下预先建立，并制定相应的操作程序，确保多中心临床研究在符合伦理规范的前提下高效开展。因此，需要建立多中心研究协作审查的实现策略、操作程序，推动多中心研究伦理审查结果互认工作的落地。

二、建立重大突发传染性疾病防治临床研究的伦理审查特殊规范要求的建议

针对重大突发传染性疾病防治临床研究伦理审查及管控的特殊要求,基于现状分析,课题组通过关键知情人访谈、专家咨询,并在全国范围内邀请29位专家经过两轮德尔菲法论证,最终从政府层面可采取措施、伦理委员会管理的特别要求、伦理审查特别关键要素等三个方面确立了包含22个二级指标、40个三级指标的重大突发传染性疾病防治临床研究的伦理审查特殊规范要求建议,表1列出了特殊规范要求的总体框架。

表1 重大突发传染性疾病防治临床研究的伦理审查特殊规范要求框架

一级指标	二级指标		三级指标	
1. 政府层面可采取措施	1.1	修订法规	1.1.1	修订临床研究管理及伦理审查制度法规,建立重大突发传染性疾病防治临床研究的伦理审查及管理的特殊法规或原则规定
	1.2	建立关于重大突发传染性疾病防治临床研究伦理审查及管理的工作指南或特殊规范	1.2.1	制定重大突发传染性疾病防治临床研究的管理及伦理审查特殊规范要求
			1.2.2	建立临床研究项目的协调机制
			1.2.3	建立重大突发传染性疾病防治临床研究信息上报制度,建设相关信息的整合与共享平台
2. 伦理委员会管理的特别要求	2.1	提高伦理委员会审查能力	2.1.1	及时开展重大突发传染性疾病最新信息和知识的学习,提高审查能力
	2.2	制定伦理审查SOP	2.2.1	制定重大突发传染性疾病防治临床研究的伦理审查操作程序(SOP)
	2.3	加快审查机制的建立	2.3.1	鉴于疫情的紧急需要,建立加快审查机制
	2.4	伦理审查模式	2.4.1	可针对突发传染病相关临床研究开展专项伦理审查
			2.4.2	可针对多中心研究建立基于信赖协议的单一伦理审查模式
	2.5	独立顾问	2.5.1	强化独立顾问参与度,解决伦理委员会在科学性审查方面的局限性
	2.6	远程会议审查	2.6.1	为应对疫情,可采取远程会议审查的方式,并制定远程会议审查标准操作程序
	2.7	跟踪审查	2.7.1	对批准的重大突发传染性疾病防治临床研究项目应加强跟踪审查
			2.7.2	加强现场访视,在进行风险评估后确定是否实施替代性安全访视方法
			2.7.3	重大突发传染性疾病防治临床研究的结果应在符合相关法规要求下及时公开发布或发表
	2.8	支持拓展性临床试验	2.8.1	在重大突发传染性疾病期间,支持按照相关规范开展拓展性临床研究
	2.9	临床研究项目注册与备案	2.9.1	伦理委员会应关注研究项目的注册与备案情况

一级指标	二级指标	三级指标
2. 伦理委员会管理的特别要求	2.10 突发传染病事件期间,其他在研临床研究的伦理管理	2.10.1 申办者应及时对准备开展或正在开展的非突发传染性疾病相关的其他在研临床研究进行评估,尽可能保证试验数据的质量,将疫情对临床试验完整性的影响降至最低
		2.10.2 通常不建议启动新的研究中心加入研究
		2.10.3 应如常接受其他临床研究项目研究进展报告、重要安全性事件、重大违背方案报告等,以及受理影响受试者安全的修正案审查申请,及时完成伦理审查并出具审查意见和决定
		2.10.4 申办者和临床研究者预期因疫情而发生紧急的方案变更或知情同意变更时,尽早与伦理委员会沟通
3. 伦理审查特别关键要素	3.1 临床研究开展先决条件	3.1.1 确保研究的开展不会导致本机构和(或)其他机构诊断和救治相关的重要资源挤兑
	3.2 临床研究资质要求	3.2.1 重大突发传染性疾病防治临床研究原则上应当在县级以上地方卫生行政部门确定的传染性疾病救治医疗机构中进行,其中,药物临床试验应在药物临床试验(备案)机构内开展,或符合传染性疾病疫情期间政府主管部门发布药物临床试验机构管理特定规范要求的机构
	3.3 科学合理的研究方案	3.3.1 前期研究基础:是否充分,是否提供了可证实有效性的研究数据、既往临床治疗经验和支持文献资料等
		3.3.2 研究设计与方法:必须坚持科学性原则
		3.3.3 纳入、排除和退出标准:纳入或排除弱势群体应有充分的理由,应考虑在病情进展迅速、骤然变化时的退出标准
		3.3.4 样本量:要满足统计学要求,同时结合疫情发展趋势以及公共卫生干预管理措施,确保拟开展的临床研究可招募足够数量的受试者
		3.3.5 评价指标及评价标准:应根据研究实际情况确定主要评价指标,准确描述疗效指标的评价标准
	3.4 数据与安全监查委员会	3.4.1 建立数据与安全监查委员会,定期对临床研究的进展、安全性数据和重要的有效性终点进行评估
	3.5 风险与受益的合理权衡	3.5.1 建立完善的临床研究期间药物警戒体系或安全性事件报告制度
		3.5.2 鉴于重大突发传染性疾病的伦理敏感性,对其潜在受益和风险的评估应该特别关注
	3.6 坚持生命伦理的基本价值	3.6.1 应关注当前和(或)未来社会公共利益的可能影响
	3.7 弱势群体	3.7.1 处于突发传染病事件中的潜在受试者是严格意义上的"弱势人群",应该给予特别的伦理关注
	3.8 确保充分知情同意	3.8.1 保证研究充分的进行知情同意
		3.8.2 关注因疫情无法知情同意的情况
	3.9 保护受试者个人隐私	3.9.1 按照最小必要原则并遵守相关规定,符合国家及主管部门相关规定而需要进行传报及管理的,应依规范规定执行
		3.9.2 在信息采集、储存和传输、使用和删除等方面严格遵守国家及主管部门相关规定和非必须不公开原则
		3.9.3 关注未经受试者授权可将信息报告给法定第三方的情况

一级指标	二级指标	三级指标	
3. 伦理审查特别关键要素	3.10　生物样本的合理储存	3.10.1	生物样本的收集、储存、使用目的、保存时间和未来的用途等,应告知样本捐献者(或其代理人),获得其知情同意和授权
		3.10.2	疫情期间收集的生物样本,特别是生物样本库,研究方案或生物样本库管理者应按照国家相关法规和行业标准对生物样本的储存有严格的隐私保护机制和生物安全性保护措施
		3.10.3	样本的转移和共享应符合国家及主管部门相关规定,并符合传染性疾病安全标准要求

1. 政府层面可采取措施

"建立重大突发传染性疾病防治临床研究的伦理审查特殊规范要求"(以下简称"特殊规范要求")建议政府相关主管部门:应针对突发传染性疾病事件期间临床研究的管理及伦理审查修订法规;应建立相关伦理管理及审查特殊规范、临床研究项目的协调机制、重大突发传染性疾病事件的临床研究信息上报制度等工作指南或特别规范,形成针对突发传染性疾病事件期间临床研究伦理审查及管理的政策建议,促进规范的完善和出台。

2. 伦理审查关注要点

针对疫情期间,大量临床研究涌现可能导致宝贵科研和医疗资源浪费,甚至引发临床研究与治疗冲突的现象,"特殊规范要求"对临床研究开展的先决条件、建立临床研究项目协调机制等问题提出了规范建议。"特殊规范要求"同时强调不能因为临床研究解决问题的紧迫性而牺牲科学性,突发传染性疾病期间,研究设计同样必须坚持科学性原则。因此,对临床研究项目的研究设计与方法、样本量等问题也提出了相关规范建议。

针对创新性强而风险较高的临床研究项目,"特殊规范要求"也对"风险与受益的合理权衡"做了更明晰的规范建议。且鉴于突发传染性疾病事件的伦理敏感性,也指出需对潜在受益和风险的评估应该特别关注。而针对突发传染性疾病期间,临床研究知情同意困境的问题,提出"应充分考虑受试者和适应证的特殊性,考虑患者亲自签署知情同意书的可行性,必要时采用替代性的知情同意手段,如电子方式等"。

3. 伦理委员会管理

针对突发传染性疾病期间,临床研究伦理审查能力限制、项目审查时限性要求、审查方式局限性等问题,"特殊规范要求"均提出了相关的规范建议。对已批准实施的研究项目,"特殊规范要求"亦对跟踪审查的内容、研究结果的披露等问题提出了规范建议。

三、小结

新冠肺炎疫情给国际社会带来了恐慌与焦虑,也给临床研究的伦理审查工作带来了巨大的挑战,新的伦理审查规范应运而生。但"特殊规范要求"实施过程中难免会遇到各种难题与困境,这不仅要求伦理委员会积极提高自身伦理审查能力,也离不开政府、科研机构、研究人员、社会媒体等多方的全力配合与支持,携手推进临床研究的规范开展,以期早日战胜疫情。

参 考 文 献

［1］世界卫生组织.传染病暴发伦理问题管理指南.世界中医药学会联合会伦理审查委员会译.北京:中国中医药出版社,2020.

［2］陈化,葛行路,丛亚丽.涉及人的健康相关研究国际伦理准则.医学与哲学,2019,40(18):75-81.

［3］Bioethics Nco. Research in global health emergencies. https://www.nuffieldbioethics.org/publications/research-in-global-health-emergencies[2020-03-17].

上海市基层新型冠状病毒肺炎病例密切接触者集中隔离医学观察思考

董晨杰　田　源　许文忠　何江江　陈　多　朱　杰　陆　萍

【导读】　新冠肺炎疫情被世界卫生组织评估已具备全球大流行特征,事实证明中国有力的防控措施是有效的。疫情防控措施的关键环节是追踪与管理新冠肺炎病例密切接触者,文章以上海市嘉定区为例,介绍基层对密切接触者实施集中隔离医学观察的概况以及影响集中隔离医学观察效果的相关因素,为其他国家和地区密切接触者的集中隔离医学观察提供借鉴和参考。

新冠肺炎疫情被 WHO 评估已具备全球大流行特征[1],截至北京时间 2020 年 10 月 18 日 16 时 30 分,全球累计新冠肺炎确诊病例达 40 000 081 例,累计死亡病例达 1 115 154 例[2]。WHO 针对这次疫情提出了 8 个基本应对措施,其中密切接触者的识别、跟踪和隔离这些重要环节被多次提及[3-5]。2020 年 1 月 20 日,中国将新冠肺炎纳入《中华人民共和国传染病防治法》规定的乙类传染病,采取甲类传染病的预防、控制措施;并按照《中华人民共和国国境卫生检疫法》规定的检疫传染病管理[6],采取"四早"(早发现、早报告、早诊断、早隔离)、"四集中"(集中患者、集中专家、集中资源、集中救治)等措施,中国有力的防控措施为其他国家提供了机会之窗[7],中国的方法被事实证明是有效的[8-11]。中国对新冠肺炎病例密切接触者的追踪与管理也分别出现在 WHO 的防控建议[12,13]和中国的防控方案中[14]。

本文以上海市嘉定区某社区集中隔离医学观察点为例,从一线执行人员的视角,介绍上海市基层对新冠肺炎病例密切接触者实施集中隔离医学观察的概况以及影响集中隔离医学观察效果的相关因素*。

一、集中隔离医学观察概况

新冠肺炎疫情出现以来,WHO 和中国发布了多项防控指南和应对措施来遏制病毒的传播,

基金项目:2020 年上海市嘉定区卫生健康委员会卫生健康政策研究课题"嘉定区重大传染病基层防控应对策略研究"(课题编号:2020JDHP12)。
第一作者:董晨杰,男,主治医师。
共同第一作者:田源,男,主治医师,上海市嘉定区南翔医院副院长。
通讯作者:何江江,男,副研究员,上海市卫生和健康发展研究中心(上海市医学科学技术情报研究所)卫生政策研究部主任。
作者单位:上海市嘉定区卫生事务管理中心(董晨杰),上海市嘉定区南翔医院(田源),上海市嘉定区卫生健康委员会(许文忠),上海市卫生和健康发展研究中心(上海市医学科学技术情报研究所)(何江江、陈多),上海市嘉定区马陆镇社区卫生服务中心(朱杰、陆萍)。
本文已发表于《卫生政策研究进展》2020 年第 13 卷第 6 期。
*　本研究所用政府文件的截止时间为 2020 年 4 月。

中国各省(直辖市、自治区)也分别启动重大突发公共卫生事件一级响应[15]。新冠肺炎病例密切接触者的追踪与管理是防控措施的重要环节,WHO发布了集中隔离医学观察的指导性文件[16],中国也发布了一系列的相关文件[14,17,18],上海市在上述文件的基础上发布了符合区域特点的相关防控文件[19-22],文件中对于密切接触者的追踪和管理、集中隔离医学观察点的选址、人员设置和工作职责、消毒和防护等内容进行了指导(表1)。

表1 中国新冠肺炎病例密切接触者集中隔离医学观察相关文件

发文时间	发文机构	文件名称
2020.02.29	国家卫生健康委员会	《关于进一步规范和加强新冠肺炎流行期间消毒工作的通知》(联防联控机制综发〔2020〕89号)[17]
2020.03.04	国家卫生健康委员会	《关于印发新型冠状病毒肺炎诊疗方案(试行第七版)的通知》(国卫办医函〔2020〕184号)[18]
2020.03.07	国家卫生健康委员会	《国家卫生健康委办公厅关于印发新型冠状病毒肺炎防控方案(第六版)的通知》(国卫办医函〔2020〕204号)[14]
2020.01.28	上海市卫生健康委员会	《关于上海市防控新型冠状病毒感染的肺炎疫情全面实施来沪人员健康筛查和重点人员隔离观察(留验)工作的通知》(沪肺炎防控办〔2020〕22号)[19]
2020.02.07	上海市人民代表大会	《上海市人民代表大会常务委员会关于全力做好当前新型冠状病毒感染肺炎疫情防控工作的决定》(上海市人民代表大会常务委员会公告第30号)[20]
2020.02.11	上海市人民政府	《上海市人民政府关于进一步严格落实各项疫情防控措施的通告》(沪府发〔2020〕2号)[21]
2020.03.13	上海市卫生健康委员会	《关于印发〈上海市新型冠状病毒肺炎防控方案(第五版)〉的通知》(沪卫疾控〔2020〕005号)[22]

(一)服务部门、人员和工作职责

上海市集中隔离医学观察对象的分类和采取的隔离措施符合WHO的指南要求[16],服务内容主要为管理协调、医疗卫生和后勤保障,所涉及的部门、人员和工作职责见表2。

表2 新冠肺炎病例密切接触者集中隔离医学观察点服务部门、人员和工作职责

工作分类	涉及部门	人员组成(代码)	工作职责
管理协调	政府部门	社区/街道管理人员(A)	全面组织管理和协调各部门派出人员,进行工作分工;物资统筹安排;处理各类突发事件
	卫生管理部门	卫生行政管理人员(B)	协助A组织管理和协调卫生系统内部人员,统筹安排医疗资源
		卫生监督执法人员(C)	卫生监督和执法;隔离区域分区评估;污物、污水处理评估
医疗卫生	医疗部门	社区卫生服务中心管理人员(D)	集中隔离医学观察点的管理和统筹协调,餐食和物资具体安排、站点工作人员分工;观察对象、物资储备的相关信息传递
		全科医师(E)	观察对象的接待引导;为观察对象进行医学评估和常规诊疗;工作人员和观察对象的防控培训;污染区消毒
		心理医生(F)	为观察对象提供心理评估、心理咨询和诊疗
		公共卫生医师(G)	为观察对象进行感染风险评估和流行病学调查;污染区消毒

工作分类	涉及部门	人员组成(代码)	工 作 职 责
医疗卫生	医疗部门	护士(H)	为观察对象提供常规护理,对工作人员和观察对象进行防控培训;配置消毒物品并指导消毒人员做好公共区域及半污染区的消毒隔离;医疗废物处置及指导工作
		药剂师(I)	为观察对象提供用药指导
		CDC专业技术人员(J)	观察对象的信息收集、分析和传递;对集中隔离医学观察点进行防控指导
后勤保障	消防部门	消防员(K)	消防评估、督查和消防急救
	公安部门	警察(L)	安全评估和保障
	安保部门	安保员(M)	安全保卫;维持集中隔离医学观察点的秩序;生活用品、餐食等物资的传递
	外事部门	外事翻译(N)	翻译沟通和协调;外籍人士的信息传递
	环卫清洁	清洁人员(O)	环境清洁、房间清洁、垃圾集中处置
		消毒人员(P)	公共区域及半污染区消毒、车辆消毒
		环卫工人(Q)	垃圾清运、医疗废物清运
	社会组织	志愿者(R)	观察对象的信息登记、沟通联络;观察对象的需求登记、上报和反馈
	酒店	酒店服务人员(S)	酒店运营、物资保障

(二)工作流程

集中隔离医学观察点的具体工作按照14天常规隔离时间要求,将各个时间节点分为前期准备、观察初期(第1日)、观察中期(第2~13日上午)、观察后期(第13日下午)和解除集中隔离医学观察(第14日),工作人员每次与观察对象接触前后均根据相关文件要求进行个人防护和常规消毒,从特定通道出入集中隔离医学观察区域(表3)。

表3 新冠肺炎病例密切接触者集中隔离医学观察点工作流程

时间	工作内容	具 体 措 施	执行者
前期	选址	选取符合要求的酒店作为集中隔离医学观察点	A、B
	评估	污物、污水处理评估和隔离区域分区评估	C
		消防评估	K
		安全评估	L
	培训	全体工作人员岗前培训	D、E、F、H
第1日	信息接收	观察对象信息接收、确认	D
	食宿安排	为观察对象安排房间、预订餐食	D
	工作分配	将接收观察对象的工作进行分配	D
	观察对象接待	与转送医务人员对接、确认信息	E
		告知密切接触者集中隔离医学观察相关情况	E

时间	工作内容	具 体 措 施	执行者
第1日	观察对象接待	签署《上海市新型冠状病毒肺炎病例密切接触者医学观察告知单》《上海市嘉定区集中隔离观察承诺书》	E
		发放《温馨告知及心理热线》《集中隔离医学观察人员个人防护和消毒须知》	E
	评估	感染风险初评:流行病学史询问	E
		疾病评估:临床症状及既往史询问	E
		观察对象心理评估	F
	入住引导	带领观察对象从特定通道进入房间,介绍房间内物品、设施、设备的使用等	E
		告知如何进行体温测量,培训观察对象个人消毒防护	E
	信息记录	记录观察对象相关信息、填写《健康状况信息登记表》	E
	感染风险再评估	电话沟通,确认并补充流行病学史	G
	常规沟通	电话沟通,了解观察对象生活情况,需求反馈给D	R
	体温测量	每日两次测量体温	E
	垃圾处理	无症状观察对象的生活垃圾,经消毒后,作为一般生活垃圾处理;有症状观察对象的生活垃圾,按感染性医疗废物处置	O,Q,G,H
	环境消毒	经过培训的消毒人员进行环境消毒	P
第2～13日上午	常规沟通	电话沟通,了解观察对象生活情况,需求反馈给D	R
	评估及观察	观察对象感染风险和既往疾病风险进行评估和处置,每日查房并测量体温	E
	疾病诊疗	对存在感染风险和疾病风险的观察对象进行诊疗,无法处理的情况予以转诊(见集中隔离医学观察对象转诊流程)	E
	心理咨询	对存在不良情绪的观察对象进行心理咨询	F
第13日下午	解除前初评	询问观察对象病史并测量体温	E
	告知	发放《解除隔离温馨告知》	E
	信息记录	填写《上海市新型冠状病毒肺炎疫情防控病例密切接触者隔离医学观察解除告知单》	E
第14日	解除前再评	询问观察对象病史并测量体温	E
	解除集中隔离医学观察	无异常者,发放《上海市新型冠状病毒肺炎疫情防控病例密切接触者隔离医学观察解除告知单》和口罩1个	E
	离开引导	带领观察对象从特定通道离开	E
	终末消毒	对房间进行终末消毒	E
	信息记录	在《解除医学观察登记本》上记录相关信息	E

（三）转诊与急救流程

当观察对象出现身体不适等情况时,由集中隔离医学观察点的全科医生进行诊疗,如观察对象需转诊,开具《集中隔离医学观察点就诊证明单》,由社区/街道安排专人专车进行转诊,如不能排除新冠肺炎疑似病例诊断或其他特殊情况,由集中隔离医学观察点的社区卫生服务中心管理人员联系区域急救中心和就近的医疗机构发热门诊,安排车辆和人员随区域急救人员一同前往发热门诊,陪同人员做好一级防护,运送车辆进行消毒,如排除疑似病例,由社区/街道安排专人专车接回,如是确诊病例则由接诊医院转诊至上海市公共卫生中心进一步诊疗(图1)。

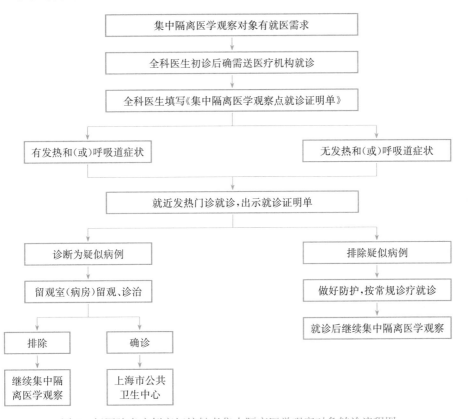

图1　新冠肺炎病例密切接触者集中隔离医学观察对象转诊流程图

二、影响集中隔离医学观察效果的相关因素

关于基层新冠肺炎病例密切接触者集中隔离医学观察效果的影响因素,本文从一线执行人员的视角进行了6个方面的思考与整理。

(一)政府的主导能力和动员能力

中国的政治制度优势使中国政府在本次疫情防控中采取了一系列强有力的措施,政府、全社会的动员方式非常高效[23],选择符合要求的酒店建立集中隔离医学观察点,以政府为主导的网格化管理团队对资源进行统一调配[24,25]。

(二)多部门协作能力

疫情的防控工作是全社会的整体行动,不仅仅是卫生部门的工作,需要政府各部门统一应对,连贯一致[26]。隔离点工作人员由政府管理人员、卫生管理人员、医务人员、消防员、警察、安保人员、外事人员、环卫清洁人员、志愿者、酒店服务人员等组成,多部门的协作能力决定了疫情防控环节的连贯性。

(三)卫生应急队伍的建设和经费、物资的保障

在突发公共卫生事件时,一支经验丰富、训练有素的队伍能够沉着冷静地应对,发挥巨大的作用,卫生应急队伍的组建和不断地培训、演练将提高应急队伍的能力;充足的经费和物资能够保障集中隔离医学观察的良好运行,保障医务人员有序地开展工作。

(四)有效的信息传递

便捷有效的信息传递和信息集成,有利于多部门协作,提升效率,促进有效合理的分配人力和物资,保障疫情防控的高效。真实有效的新闻能够避免谣言的传递,减少假新闻带来的风险[26]。

(五)观察对象的心理因素

影响观察对象既有躯体的健康程度也有心理因素。需求多样性和满足情况会对个体产生影响,不仅影响其在集中隔离观察期间的疾病风险,同样对其产生心理影响,在集中隔离医学观察初期,应尽早对观察对象进行心理评估,及时采取有效干预,保证集中隔离医学观察的顺利进行。

(六)重点人群的关注

在集中隔离医学观察期间,我们应对儿童、老人、孕产妇、慢性基础疾病患者、特殊疾病患者等重点人群进行关注,该类人群免疫力相对较低,需要特别注意防护,应尽早对该类人员进行感染风险和疾病风险评估,及时采取有效干预,保证集中隔离医学观察的顺利进行。

国家疾病预防控制中心新冠肺炎疫情分布情况表明[27],中国大部分地区疫情发展在 2 月中旬呈现下降趋势。目前,中国的疫情防控取得阶段性成效,境内疾病传播基本阻断,防控形势持续向好[28],但也要注意二次疫情复发的可能,需要关注可能存在的治愈后病毒转阳患者、假阴性患者、无症状病毒携带者和新患者[29]。境外疫情大流行呈加速趋势,输入型新冠肺炎病例管控压力持续加大,需要进一步严格入境人员管理[30],特别是对于上海这样的国际性大都市。对于已流入的境外人员进行集中医学观察时应注意不同的国家文化和价值观,以免产生不必要的冲突或影响隔离医学观察效果。从长远来看,我们还需要继续关注隔离观察人员的创伤后应激障碍(posttraumatic stress disorder, PTSD)发生情况,我们已为减轻疫情所致的群众心理伤害,积极预防、减缓和尽量控制疫情的心理社会影响,开通了心理援助热线,下发了心理援助、心理疏导和心理危机干预等相关的指导文件[31-35],及时识别高危人群,避免极端事件的发生。

参 考 文 献

[1] World Health Organization. WHO Director-General's opening remarks at the media briefing on

COVID‐19‐11 March 2020. https：//www. who. int/dg/speeches/detail/who-director-general-s-opening-remarks-at-the-media-briefing-on-covid-19-11-march-2020［2020‐03‐11］.

［2］ World Health Organization. Weekly epidemiological update-20 October 2020. https：//www. who. int/publications/m/item/weekly-epidemiological-update-20-october-2020［2020‐10‐20］.

［3］ World Health Organization. WHO Director-General's opening remarks at the media briefing on COVID‐19‐9 March 2020. https：//www. who. int/dg/speeches/detail/who-director-general-s-opening-remarks-at-the-media-briefing-on-covid-19-9-march-2020［2020‐03‐09］.

［4］ World Health Organization. WHO Director-General's opening remarks at the media briefing on COVID‐19-25 March 2020. https：//www. who. int/dg/speeches/detail/who-director-general-s-opening-remarks-at-the-media-briefing-on-covid-19-25-march-2020［2020‐03‐25］.

［5］ World Health Organization. WHO Director-General's opening remarks at the media briefing on COVID‐19‐27 March 2020. https：//www. who. int/dg/speeches/detail/who-director-general-s-opening-remarks-at-the-media-briefing-on-covid-19-27-march-2020［2020‐03‐27］.

［6］ 中华人民共和国国家卫生健康委员会. 中华人民共和国国家卫生健康委员会公告. 2020 年第 1 号. http：//www. nhc. gov. cn/xcs/zhengcwj/202001/44a3b8245e8049d2837a4f27529cd386. shtml［2020‐01‐20］.

［7］ World Health Organization. WHO-AUDIO Executive Board EB146 Coronavirus Briefing. https：//www. who. int/docs/default-source/coronaviruse/transcripts/who-audio-executive-board-eb146-coronavirus-briefing-script-04feb2020-final. pdf? sfvrsn＝70a66dfc_2［2020‐02‐04］.

［8］ 疾病预防控制局.《中国‐世界卫生组织新型冠状病毒肺炎(COVID‐19)联合考察报告》发布. http：//www. nhc. gov. cn/jkj/s3578/202002/87fd92510d094e4b9bad597608f5cc2c. shtml? wYNOrhhjiR4y＝1582949699287［2020‐02‐29］.

［9］ 国际合作司. 中国——世界卫生组织新型冠状病毒肺炎联合专家考察组新闻发布会文字实录. http：//www. nhc. gov. cn/gjhzs/s3578/202002/1fa99f55972740f681d47cde0d1b2522. shtml［2020‐02‐24］.

［10］ World Health Organization. WHO Director-General's opening remarks at the media briefing on COVID‐19‐28 February 2020. https：//www. who. int/dg/speeches/detail/who-director-general-s-opening-remarks-at-the-media-briefing-on-covid-19-28-february-2020［2020‐02‐28］.

［11］ World Health Organization. WHO Director-General's opening remarks at the media briefing on COVID‐19‐20 March 2020. https：//www. who. int/dg/speeches/detail/who-director-general-s-opening-remarks-at-the-media-briefing-on-covid-19-20-march-2020［2020‐03‐20］.

［12］ World Health Organization. WHO Director-General's opening remarks at the media briefing on COVID‐19‐6 March 2020. https：//www. who. int/dg/speeches/detail/who-director-general-s-opening-remarks-at-the-media-briefing-on-covid-19-6-march-2020［2020‐03‐06］.

［13］ World Health Organization. WHO Director-General's opening remarks at the mission briefing on COVID‐19‐26 February 2020. https：//www. who. int/dg/speeches/detail/who-director-general-s-opening-remarks-at-the-mission-briefing-on-covid-19-26-february-2020［2020‐02‐26］.

［14］ 国家卫生健康办公厅. 国家卫生健康委办公厅关于印发新型冠状病毒肺炎防控方案(第六版)的通知(国卫办疾控函〔2020〕204 号),2020.

[15] 环球网. 最新！22个省市地区启动重大突发公共卫生事件一级响应. https://china. huanqiu. com/article/9CaKrnKp3Vd[2020 - 01 - 25].

[16] World Health Organization. Considerations for quarantine of individuals in the context of containment for coronavirus disease (COVID - 19). https://www. who. int/publications-detail/considerations-for-quarantine-of-individuals-in-the-context-of-containment-for-coronavirus-disease-(covid-19)[2020 - 03 - 19].

[17] 国务院应对新型冠状病毒肺炎疫情联防联控机制综合组. 关于进一步规范和加强新冠肺炎流行期间消毒工作的通知(联防联控机制综发〔2020〕89号),2020.

[18] 国家卫生健康委办公厅,国家中医药管理局办公室. 关于印发新型冠状病毒肺炎诊疗方案(试行第七版)的通知(国卫办医函〔2020〕184号),2020.

[19] 上海市人民政府. 上海市人民政府关于进一步严格落实各项疫情防控措施的通告(沪府发〔2020〕2号),2020.

[20] 国务院应对新型冠状病毒肺炎疫情联防联控机制综合组. 关于进一步规范和加强新冠肺炎流行期间消毒工作的通知(联防联控机制综发〔2020〕89号),2020.

[21] 国家卫生健康委办公厅,国家中医药管理局办公室. 关于印发新型冠状病毒肺炎诊疗方案(试行第七版)的通知(国卫办医函〔2020〕184号),2020.

[22] 上海市卫生健康委员会. 关于印发《上海市新型冠状病毒肺炎防控方案(第五版)》的通知(沪卫疾控〔2020〕005号),2020.

[23] 人民网. 中国特色社会主义制度有着无可比拟的优势. http://world. people. com. cn/n1/2020/0315/c1002 - 31632120. html[2020 - 03 - 15].

[24] 国家卫生健康委办公厅. 国家卫生健康委办公厅关于加强基层医疗卫生机构新型冠状病毒感染的肺炎疫情防控工作的通知(国卫办基层函〔2020〕72号),2020.

[25] 中华医学会呼吸病学分会,中华医学会全科医学分会,中国医师协会呼吸医师分会,等. 新型冠状病毒感染基层防控指导意见(第一版). 中华全科医师杂志,2020,19(3):175 - 192. DOI:10. 3760/cma. j. issn. 1671 - 7368. 2020. 03. 002.

[26] World Health Organization. Munich Security Conference. https://www. who. int/dg/speeches/detail/munich-security-conference[2020 - 02 - 15].

[27] 中国疾病预防控制中心. 新型冠状病毒肺炎疫情分布. http://2019ncov. chinacdc. cn/2019 - nCoV/[2021 - 01 - 21].

[28] 央视网. 国家卫健委：中国疫情防控取得阶段性重要成果. http://news. cctv. com/2020/03/13/ARTIYYzn3IrVYHkGsZRBRtwa200313. shtml[2020 - 03 - 13].

[29] 澎湃新闻网. 双重警钟：钟南山建议保持现有防控,张文宏强调防控措施要紧. https://www. thepaper. cn/newsDetail_forward_6732253[2020 - 03 - 28].

[30] 央广网. 李克强主持召开中央应对新冠肺炎疫情工作领导小组会议　要求严格落实防止境内疫情反弹各项措施　进一步做好境外疫情经陆路水路输入风险防控工作. http://china. cnr. cn/news/20200327/t20200327_525031811. shtml[2020 - 03 - 27].

[31] 国家卫生健康委疾控局. 关于印发新型冠状病毒感染的肺炎疫情紧急心理危机干预指导原则的通知(肺炎机制发〔2020〕8号),2020.

[32] 国家卫生健康委疾控局. 关于设立应对疫情心理援助热线的通知(肺炎机制发〔2020〕18

号),2020.

[33] 国家卫生健康委疾控局.关于印发新型冠状病毒肺炎疫情防控期间心理援助热线工作指南的通
知(肺炎机制发〔2020〕24号),2020.

[34] 国家卫生健康委办公厅,民政部办公厅.关于加强应对新冠肺炎疫情工作中心理援助与社会工作
服务的通知(国卫办疾控函〔2020〕194号),2020.

[35] 国家卫生健康委疾控局.关于印发新冠肺炎疫情心理疏导工作方案的通知(联防联控机制发
〔2020〕34号),2020.

上海市公立医院疫情防控
补助和支出状况分析

荆丽梅　李雪莹　赵　靓　王力男　楚天舒　董文彬　赵海磊

【导读】 文章根据国家卫生健康委新冠肺炎疫情期间公立医院经济运行情况调查数据,系统梳理上海市 158 所公立医院 2020 年 1~7 月疫情防控补助收入与支出相关数据,分析疫情防控补助和支出的总体状况和构成情况。分析发现:新冠肺炎疫情发生后,各级财政加大对公立医院的疫情防控补助,以专项补助为主,支出以院内防控支出为主;总体疫情补助保障较为及时,尤其是传染病医院和三级医院保障较为充足,但仍存在防控补助总体尚不足以弥补支出、人员经费补助相对滞后、区属二级医院和其他专科医院补助不足的问题。建议继续完善公立医院疫情防控专项补助机制,重点关注基层薄弱公立医院,总体提升各级各类公立医院的突发公共卫生事件应对能力。

一、研究背景

　　新冠肺炎疫情是中华人民共和国成立以来在我国发生的传播速度最快、感染范围最广、防控难度最大的一次重大突发公共卫生事件[1]。公立医院作为卫生应急医疗救治的主体力量,应当履行其尽早遏制疫情蔓延势头、维持社会稳定的卫生应急职责[2],也是应对重大疫情的重要保障[3]。为应对疫情对公立医院运营的冲击,中央财政部、国家卫生健康委先后发布《关于新型冠状病毒感染肺炎疫情防控有关经费保障政策的通知》(财社〔2020〕2 号)等,要求财政拨付资金确保医院正常运行,优先保障疫情防控经费需求。上海市财政局与上海市卫生健康委发布《关于新型冠状病毒感染肺炎疫情防控有关经费保障政策的通知》(沪财社〔2020〕6 号)要求对防疫工作者给予工作补助。面对突如其来的新冠肺炎疫情,上海市公立医院疫情防控收入和支出状况如何? 存在哪些主要问题? 本研究聚焦这两个方面展开分析,对公立医院疫情防控收支状况进行横向和纵向的比较研究,为完善公立医院疫情防控专项补偿机制,保障公立

基金项目:上海市财政专项资金资助项目(项目编号:20Y06003);上海市浦江人才计划资助项目(项目编号:2019PJC099);上海中医药大学研究生创新培养科研项目(项目编号:Y2021055);上海中医药大学科创项目(项目编号:2020SHUTCM120)。
第一作者:荆丽梅,女,副研究员。
通讯作者:王力男,女,助理研究员。
作者单位:上海中医药大学公共健康学院(荆丽梅、李雪莹、楚天舒、董文彬、赵海磊),上海市卫生健康委员会(赵靓),上海市卫生和健康发展研究中心(上海市医学科学技术情报研究所)(王力男)。

医院平稳运行提供相关政策建议。

二、公立医院疫情防控收支状况分析

（一）疫情防控补助状况

1. 总体补助状况

新冠肺炎疫情防控补助包含人员经费补助和疫情防控专项补助经费。2020 年 1～7 月上海市疫情防控补助总额 9.96 亿元，占各级财政拨款总额的 9.6%，占公立医院总收入的 1.27%；财政拨款和非同级财政拨款分别占 55.12% 和 44.88%；人员经费和疫情防控专项补助经费分别占 28.82% 和 71.29%。从各级各类机构分布来看，主要集中在开设发热门诊的公立医院（94.9%）、预算级次为区属的公立医院（73.46%）、三级医院（84.46%）、综合医院（57.24%）。具体见表 1。

表 1　2020 年 1～7 月上海市各级各类公立医院疫情防控补助构成比

分　类		疫情防控补助构成（%）	人员经费补助构成（%）	疫情防控专项补助经费构成（%）
开设发热门诊	是	94.90	91.10	96.44
	否	5.10	8.90	3.56
预算级次	国家委属	6.29	0.74	8.53
	市属	73.46	69.04	75.23
	区属	20.25	30.22	16.24
公立医院级别	三级	84.46	81.00	85.86
	二级	15.47	18.91	14.08
	一级及其他	0.07	0.09	0.06
机构类别	综合医院	57.24	84.38	46.26
	中医（综合）医院	4.75	3.05	5.43
	中西医结合医院	2.30	1.74	2.54
	传染病医院	27.96	2.20	38.37
	其他专科医院	7.75	8.63	7.40

从月度变化来看，2020 年 1～7 月平均每家公立医院每月的疫情防控补助总额为 45.04 万元，月度波动变化较明显，2 月最高、6 月最低，2～3 月疫情防控补助总额占 1～7 月拨款总额的 57.73%。总体月度变化见图 1。

2. 疫情防控人员经费补助状况

1～7 月疫情防控人员经费补助总额占各级财政拨款总额的 2.76%。从各级各类公立医院分布情况来看，主要集中在开设发热门诊的公立医院（91.1%）、预算级次为市属的公立医院（69.04%）、三级医院（81%）和综合医院（84.38%）。从月度变化来看，人员经费补助主要集中在 2 月、4 月、5 月，占 1～7 月总额的 56.22%；从人员经费补助占防控补助总额的构成来看，1～7 月

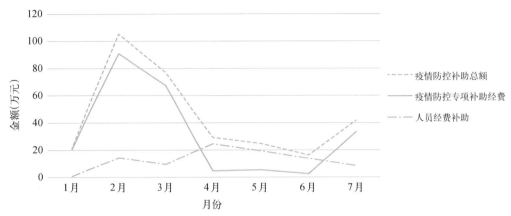

图 1　2020 年 1～7 月上海市平均每家公立医院每月疫情防控补助总体月度变化

平均人员经费补助占疫情防控补助总额的 28.82%,其中 6 月、4 月、5 月占比较高,分别为 84.78%、84.23%、78.4%。

3. 疫情防控专项补助经费

疫情防控专项补助经费占各级财政拨款总额的 6.84%。从各级各类公立医院分布情况来看,疫情防控专项补助经费主要集中在开设发热门诊的公立医院(96.44%)、预算级次为市属的公立医院(75.23%)、三级医院(85.86%)和综合医院(46.26%)。

从月度变化来看,专项经费主要集中在 2 月、3 月,占 1～7 月总额的 61.68%;从疫情防控专项补助经费占防控补助总额的构成来看,1～7 月平均疫情防控专项补助经费占疫情防控补助总额的 71.29%,其中 1 月、3 月、2 月占比较高,分别为 96.64%、87.63%、86.45%。

(二)疫情防控支出状况

1. 总体支出状况

2020 年 1～7 月新冠肺炎疫情防控支出合计 11.78 亿元,占公立医院总支出的 1.5%,院内疫情防控支出、派出援助医疗队支出和疫情防控人员经费支出分别占 19.85%、77.71% 和 2.44%。从各级各类公立医院分布情况来看,疫情防控支出主要集中在开设发热门诊的公立医院(90.64%)、预算级次为市属的公立医院(58.35%)、三级医院(73.56%)和综合医院(56.56%)。具体情况见表 2。

表 2　2020 年 1～7 月各级各类公立医院新冠肺炎疫情防控支出构成比

	分　类	新冠肺炎疫情防控支出(%)	疫情防控人员经费支出(%)	院内疫情防控支出(%)	派出援助医疗队支出(%)
开设发热门诊	是	90.64	92.86	89.78	90.88
	否	9.36	7.14	10.22	9.12
预算级次	国家委属	7.63	7.51	7.22	21.77
	市属	58.35	41.64	62.86	51.04
	区属	34.02	50.85	29.92	27.19

分　类		新冠肺炎疫情防控支出(%)	疫情防控人员经费支出(%)	院内疫情防控支出(%)	派出援助医疗队支出(%)
公立医院级别	三级	73.56	64.37	75.66	81.32
	二级	26.36	35.49	24.27	18.67
	一级及其他	0.08	0.14	0.07	0.01
机构类别	综合医院	56.56	78.08	50.74	67.41
	中医(综合)医院	5.09	6.88	4.35	14.35
	中西医结合医院	2.62	3.44	2.35	3.74
	传染病医院	23.54	4.61	29.11	0.31
	其他专科医院	12.19	6.99	13.45	14.19

从月度变化来看,2020 年 1~7 月平均每家公立医院每月的疫情防控支出为 106.69 万元,月度波动变化较明显,2 月最高,为 195.14 万元,1 月最低。总体月度变化见图 2。

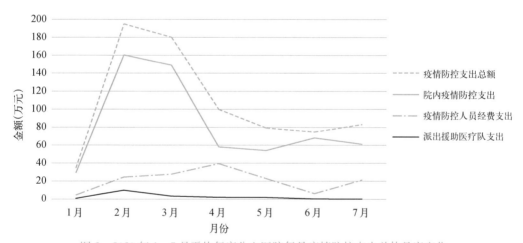

图 2　2020 年 1~7 月平均每家公立医院每月疫情防控支出总体月度变化

2. 疫情防控人员经费支出情况

1~7 月疫情防控人员经费支出总额 2.34 亿元,占疫情防控支出总额的 19.85%,主要集中在开设发热门诊的公立医院(92.86%)、预算级次为区属的公立医院(50.85%)、三级医院(64.37%)和综合医院(78.08%)。平均每家公立医院每月的疫情防控人员经费支出 21 万元,月度变化相对明显,主要集中在 2~4 月份,占 1~7 月总额的 62.45%,1 月和 6 月相对较低。从人员经费支出占防控支出总额的构成来看,1~7 月平均人员经费支出占疫情防控支出总额的 19.85%,其中 4 月份占比最高为 39.53%,6 月份占比最低为 8.51%。人员经费支出月度变化和构成见图 2 和图 3。

3. 院内疫情防控支出

院内疫情防控支出包含防护用品、消杀用品、医疗设备及器械、车辆、发热门诊、病区(房)改造及新建和其他相关支出,主要集中在开设发热门诊的公立医院(89.78%)、预算级次为市属的

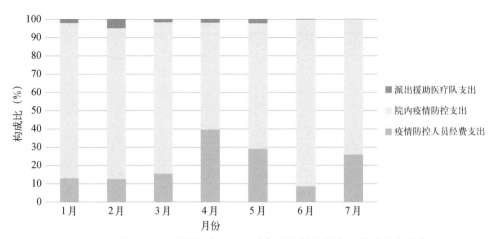

图3　2020年1～7月平均每家公立医院每月疫情防控支出构成月度变化

公立医院(62.89%)、三级医院(75.66%)和综合医院(50.74%)。1～7月平均每家机构每月院内疫情防控支出82.88万元,月度变化较明显,主要集中在2～3月,占1～7月总额的53.36%。平均院内疫情防控支出占疫情防控支出总额的77.71%,其中6月、1月、3月占比较高,分别为91.16%、84.69%、82.7%。

三、讨论

2003年"非典"疫情暴发,为应对疫情对公共健康和医院运营的冲击,中央加大了财政补偿力度,设立20亿元"非典"防治基金,用于一线医疗工作者人员经费补助、院内疫情防控经费以及防疫物质的采购等[4]。"非典"之后,国家高度重视我国的疾病预防控制系统的建设,突发公共卫生应急处理水平上升至新高度[5]。本次新冠肺炎疫情发生后,政府财政迅速安排了专项资金,政府也不断出台财政、税收、金融等各类政策[6]。

从上海市公立医院疫情防控补助和支出总体状况来看,2020年1～7月上海市公立医院疫情防控补助总体尚不足以弥补疫情防控相关支出,补助占支出的84.55%(9.96/11.78),另有1.82亿元(15.45%)的疫情防控支出需要依靠公立医院其他各项运行资金支持。

从疫情防控补助和支出的月度变化来看,疫情防控补助总体发放较为及时,疫情高峰的2～3月拨款占1～7月拨款总额的57.73%;具体分析来看仍存在财政拨款相对滞后的问题,2月疫情防控补助总额仅占疫情防控支出总额的53.87%,另有近一半的疫情防控支出需要医院自行填补。从防控补助的具体内容来看,疫情防控专项补助经费的发放最为及时,专项补助经费的高峰出现在2月;人员经费补助存在相对滞后问题,疫情高峰的2～3月人员经费补助明显低于4～5月,2～3月疫情防控人员经费补助仅占疫情防控人员经费支出的45%。

从各级各类公立医院的疫情防控补偿和支出状况分析来看,不同级别的公立医院中,三级医院疫情防控补助与支出基本达到平衡,疫情防控补助总额占疫情防控支出总额的97.14%,而二级医院补助仅占支出的49.66%,有近一半的疫情防控支出未得到保障。不同类别的公立医院中,传染病医院疫情防控补助与支出达到平衡,综合医院疫情防控补助总额占疫情防控支出总额的 85.62％,而其他专科医院补助仅占支出的 53.83％,有近一半的疫情防控支出未得到保障。

综上,疫情防控补助作为"事后投入",是降低地区易损性、提供应急资金保障的关键措施[7]。新冠肺炎疫情发生后,公立医院业务收入大幅减少[8],上海市各级财政部门加大对公立医院的疫情防控补助,总体保障较为及时,尤其是传染病医院和三级医院保障较为充足,但仍存在防控补助总体尚不足以弥补支出、人员经费补助相对滞后、区属二级医院和其他专科医院补助不足的问题。建议在疫情常态化防控背景下,进一步加大公立医院公共卫生领域投入力度[9,10],公立医院疫情防控补助应密切结合疫情进展具体情况,根据不同级别和类型公立医院的具体运行特点,重点关注区属二级医院和专科医院,有针对性地加大疫情防控支持力度,细化政府财政相应对策,建立并逐步完善对各类各级公立医院的动态补偿机制,以保证各级各类公立医院都能在疫情防控工作中承担其卫生应急责任,发挥应有作用[11],提升公立医院突发公共卫生事件应对能力,为疫情常态化防控打下坚实基础。

参 考 文 献

[1] 习近平.在统筹推进新冠肺炎疫情防控和经济社会发展工作部署会议上的讲话.http://cpc.people.com.cn/n1/2020/0223/c64094-31600380.html[2020-11-25].

[2] 国家卫生和计划生育委员会.解读《关于进一步加强公立医院卫生应急工作的通知》.http://www.gov.cn/zhengce/2015-09/24/content_2938194.htm[2020-12-12].

[3] 习近平.构建起强大的公共卫生体系为维护人民健康提供有力保障.http://www.gov.cn/xinwen/2020-09/15/content_5543609.htm[2020-11-25].

[4] 金人庆.关于 2003 年中央和地方预算执行情况及 2004 年中央和地方预算草案的报告——2004 年 3 月 6 日在第十届全国人民代表大会第二次会议上.中国财政,2004(4):4-8.

[5] 刘鹏程,徐鹏,孙梅,等.我国突发公共卫生事件应急处置关键问题确认.中国卫生政策研究,2014,7(7):38-43.

[6] 王涵,王轶君,王连庆,等.突发公共事件中的财政和宏观政策应对.金融市场研究,2020(2):24-36.

[7] 杨雪美.突发重大传染病疫情社会易损性评价及影响因素分析.中国卫生经济,2013,32(6):51-53.

[8] 陈小倩.从财务管理视角对新冠肺炎疫情期间公立医院实现经济运营精细化管理的思考——基于 A 医院的经验分享.当代会计,2020(13):125-126.

[9] 张虚怀.重大公共卫生事件对经济社会影响及政策建议.中国卫生经济,2020,39(9):15-17.

[10] 宋丽红,赵要军,李晨琪.新型冠状病毒肺炎疫情对河南省公立医院经济运营的影响及应对策略探讨.中国医院管理,2020,40(8):21-24.

[11] 杜雪平,于晓松.紧密型医联体和县域医共体新型冠状病毒肺炎疫情防控指导建议.中国全科医学,2020,23(8):889-892.

上海控制新型冠状病毒肺炎传播的"全社会"动员方式思考

崔宇杰　周　馨　曾　武　朱戈亮　沈　洁

【导读】　阻断可能的传播途径对于大城市新冠肺炎疫情的控制至关重要。作为中国的特大城市,上海从一开始就实施了"全社会"动员,新冠肺炎疫情至今处于控制之中。根据传播的阶段和位置,上海动员整个社会,包括各种组织和社区,来实施全面的传播控制措施。这些措施将为目前正在努力对抗疫情的其他大城市提供宝贵经验。

2019 年 12 月,湖北省武汉市报告了 2019 年新冠肺炎病例。自此,该疾病迅速传播到其他省份[1-2]。WHO 2020 年 3 月 11 日宣布该疾病为全球大流行。由于高人口密度和频繁的人口流动性,大城市通常是受灾最严重的地区。因此,控制大城市地区的传播对国家应对新冠肺炎大流行至关重要。已经有越来越多的国家报告了对这种疾病的反应[3-6]。然而,几乎没有大城市采取具体措施的专门报道。为了填补这一空白,文章以上海为例,详述了早期(2020 年 1 月 20 日至 6 月 15 日)有效应对新冠肺炎疫情的"全社会"方法。上海采取的措施将为目前正在努力对抗新冠肺炎的其他国家以及准备将疫情影响降至最低的大城市提供宝贵经验。

一、上海市新冠肺炎疫情早期的状况

上海由 16 个不同的地区组成,人口约 2 400 万。作为交通枢纽,上海疫情发生前每天平均接待成千上万的旅客[7]。

新冠肺炎的暴发恰逢农历新年,大规模人口流动给疾病控制带来了巨大挑战[8,9]。2020 年 1 月 20 日在上海报道的首例新冠肺炎病例是来自武汉的旅行者。图 1 显示了 2020 年 1 月 20 日至 6 月 15 日累计确认和现有的新冠肺炎病例。从第一例开始,累积确诊的病例数逐渐增加。2020 年 2 月 17 日开始,病例增幅趋于稳定。2020 年 2 月 18 日至 3 月 5 日期间,新增病例数降至 0 或

基金项目:上海交通大学新冠疫情防控研究专项"超大城市疫情防控中医务人员保险保障制度研究"(项目编号:2020RK62);上海交通大学中国医院发展研究院项目(项目编号:CHDI-2020-A-43);上海交通大学新进教师启动项目(项目编号:19X100040058)。
第一作者:崔宇杰,男,助理研究员。
通讯作者:沈洁,女,副教授、副主任医师,上海交通大学中国医院发展研究院执行院长。
作者单位:上海交通大学医学院(崔宇杰、周馨、朱戈亮、沈洁),上海交通大学中国医院发展研究院(崔宇杰、周馨、朱戈亮、沈洁),美国乔治城大学护理与健康学院国际卫生系(曾武),上海交通大学医学院附属仁济医院(沈洁)。

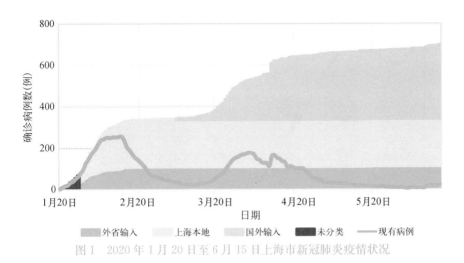

图 1　2020 年 1 月 20 日至 6 月 15 日上海市新冠肺炎疫情状况

1。但此后,累计确诊病例又开始增加并一直保持上升趋势。截至 2020 年 6 月 15 日,上海确诊病例 695 例,死亡 7 例[10]。

　　上海新冠疫情的发展可分为三个阶段:第一阶段,即 2020 年 1 月 20 日至 2020 年 2 月 8 日的疫情传播阶段。在该阶段,疾病正在传播,新病例数大幅增加。第二阶段,即 2020 年 2 月 9 日至 3 月 5 日的疫情平台阶段。在该阶段,总病例数稳定,新病例数最少。第三阶段,即 3 月 6 日上海首次报告境外输入性新冠肺炎病例起至现在的疫情波动阶段。到 2020 年 6 月 15 日,境外输入病例在累计确诊病例占比最高,占 50.9%,其次是本地病例,占 32.8%。

　　考虑到上海人口众多,并且是中国的交通枢纽,如果不采取有效的控制措施,根据建模预测,到 5 月底,上海市确诊病例将超过 157 000 例(图 2)。由于上海采取了综合措施,因此报告的 672 例(5 月 31 日)比预期病例要少得多。

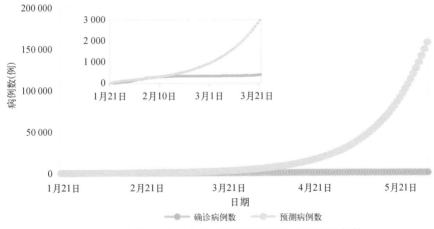

图 2　2019 年 1～5 月上海市新冠肺炎确诊及预测病例数

　　此外,上海的工业总产值于 2020 年 1 月开始下降,恰逢新冠肺炎暴发。到 2020 年 3 月,随着企业逐渐重新开放,工业产值开始增加。在 2019 年 11 月至 2020 年 5 月期间,工业产值的同比增长率呈"V"形曲线(图 3)。

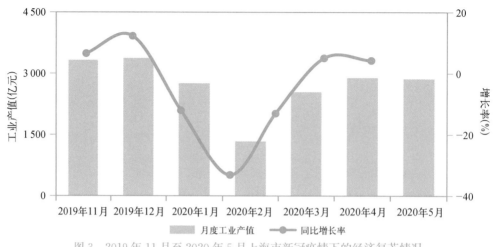

图 3　2019 年 11 月至 2020 年 5 月上海市新冠疫情下的经济复苏情况

二、应对新冠肺炎流行病的政策和措施

为了遏制新冠肺炎的流行,上海市政府及其 16 个区在疫情的不同阶段发布了一系列政策[11,12]。这些政策由不同行业的组织实施,包括社区、企业、医院、学校和大学等。

（一）全市政策措施

在全市范围内,制定的政策和有效的监督在抗击上海新冠肺炎疫情方面发挥了重要作用。这些政策和措施包括疾病控制、经济复苏以及城市运行(如食品供应)。表 1 总结了不同阶段政策和措施的变化。

表 1　2019 年 1 月 20 日以来上海市在疫情各阶段采取的政策和措施

上海市采取的政策和措施	
第一阶段: 1 月 20 日～2 月 9 日 疫情发展阶段	针对重大公共卫生突发事件启动一级(最高)响应措施 交通管制,公共场所关闭,文体活动取消 向公众宣教新冠肺炎防控知识 向居民提供生活必需品
第二阶段: 2 月 10 日～3 月 5 日 疫情平台阶段	针对不同类型组织的定制措施 对企业实体的减税和补贴 防止员工因疫情而失业
第三阶段: 3 月 6 日至今 疫情波动阶段	将应急级别从第一级调整为第二级 对机场,特别是国际航班的检疫进行封闭式管理 隔离来自海外疫情地区的疑似病例 面向所有国外旅行者的核酸检测 "联防联控"以追踪病例和做流行病学调查

传播阻断是政策的核心目标之一,上海在疫情发展的三个阶段都贯彻实施了一系列防控政策。疾病控制政策的重点是预防疾病的传播。在预防方面,为避免传播新冠肺炎的风险,实施了

交通管制,并关闭了公共设施;严格隔离新冠肺炎病例的密切接触者等。在治疗中,已确诊的患者被严格隔离并在指定医院接受治疗。

　　根据流行阶段不同,政策和措施的重点也有所不同。在第一阶段,政策和措施将疾病控制放在优先位置,同时确保向居民和医护人员提供足够的必需品。2020年1月24日,政府对公共卫生突发事件采取了一级响应措施。在第二阶段,除了疾病控制措施外,随着上海为复工复产做准备,政策和措施也转移到了经济复苏中工作场所的传播预防。3月5日,政府规定减少企业给职员养老保险和失业保险的缴费部分[13]。根据行业类别和疾病传播风险,按照不同的时间表恢复部分企业的业务。在第三阶段,随着境外输入性病例的增加,实施了对旅客测试、隔离疑似人员以及国际航班的管控政策。

（二）组织实施的政策措施

　　新冠肺炎的防控不仅是政府的事,也通过采用基于群众或社区的动员方式来防控。动员了社区和所有政府或非政府组织参与防控。针对学校、医院、文体场所、交通枢纽等公共机构采取了不同的措施,详见表2。

表2　2020年1月20日以来上海各类机构在各阶段采取的防控措施

机构类别	教育机构	医疗机构	文体场所	交通枢纽
第一阶段: 1月20日~2月9日疫情发展阶段	返校时间推迟;在线学术研讨会和论坛;校园招聘会取消	医院进行新冠疫情闭环管理;设独立发热诊所;暂停有感染风险的普通门诊、侵入性检查和手术;在线诊断和处方	上海迪士尼度假区、博物馆、美术馆、公园、度假酒店和其他景点暂时关闭;豫园元宵灯会取消;观光旅游取消	建立特别检疫区;建立健康检查点以进行症状问询和温度测量;机场、火车站和地铁站的候车厅消毒;严格记录客流;免费退票
第二阶段: 2月10日~3月5日疫情平台阶段	所有学生在家上在线课程;毕业生在线招聘会;建议雇主暂停实习;日常自我报告跟踪师生健康	恢复门诊择期手术;照常急诊和住院手术;医疗保险涵盖远程医疗;家庭医生提供个人咨询;不同机构间共享患者信息	逐步开放公共场所;为游客提供口罩、手套和消毒剂;要求访客预约	闭环管理中建立隔离区;执行健康检查并跟踪健康码状态;交通枢纽和社区共同登记客流;返程乘客的包机;控制交通枢纽乘客数量
第三阶段: 3月6日至今疫情波动阶段	为海外留学生提供心理援助;校园预防;风险地区返回的学生、教职工进行十四日健康观察	严格执行常态化防疫;照常提供医疗服务	有条件的室内旅游景点和景区室内部分逐步开放;其他一些地方(如电影院)保持关闭	海外游客抵达上海十四日隔离;边境管制的闭环管理;联合管理上海和其他省份中转航班;所有国际航班转移到浦东机场枢纽

　　针对企业也采取了不同措施。第一阶段,要求企业延长春节假期,但城市运营机构(水、煤气、通信和电力)和疫情防控业务供应商、日常必需品服务性企业除外。第二、三阶段,对企业采取的措施和扶持包括:办公室定期进行通风和消毒;税收政策支持;养老保险和失业保险单位缴费部分减半;对医疗供应商给予特殊补贴;减免企业水电费和租金;信贷优惠,贷款延期等。对员工采取的措施和扶持包括:包机复工;错峰上班和工作场所用餐;保护劳工权利;鼓励在线会议等。

　　这些实体采取的措施均与市政府的政策保持一致,在各个阶段都将疾病控制放在优先位置,同时平衡经济复苏并确保人群的基本需求。在第一阶段,除了维持城市运转所需的重要部门以外,所有活动都已停止。患者一旦确诊为新冠肺炎病例,将被转移到上海新冠肺炎定点收治医院进行治疗。在第二阶段,实施对学习和工作场所的监控和消毒。通过日常自我报告不断跟踪师生健康状况。在医院中,择期手术和住院服务部分重新开放,但急诊科一直保持开放状态。在第三阶段,特别注意识别和处理境外输入性病例。学校分步开学,一些文体场所也重新开放。交通枢纽仍实行病例跟踪和严格隔离。从2020年3月25日开始,为便于管控境外输入性病例,要求所有国际航班仅在浦东国际机场降落。

上海的市区和郊区,具有不同的城市功能和疫情传播状况。一般而言,市中心地区以商业为导向,工作人口和临时人口密度很高。从疾病控制的角度来看,关停企业是疫情早期的主要控制措施,而这些地方的卫生消毒、社会隔离和个人保护是第二和第三阶段的主要措施。针对市区的购物区、娱乐区和住宅区,采取了其他措施以确保为居民提供必需品和适当的社区管理。在居住社区占主导地位的郊区和工厂或建筑工地混合的郊区,防疫措施主要集中在社区管理。

三、结语

自第一例新冠肺炎病例报告以来,上海采取了迅速果断的行动,并从上至下调动了大量资源,以"全社会"的方式参与了新冠疫情的防控。在不同阶段、不同层面的区域和机构实施了各类相关的政策和措施,为有效控制疾病和为经济复苏铺平了道路。从2020年2月上旬到现在,上海经济逐渐全面恢复,所有企业都恢复营业[14],经济增长开始恢复(图3),而新确诊病例很少,5月1日至6月15日累计确诊43例[10]。

总之,防控新冠肺炎传播的"全社会"动员方式在上海是行之有效的。但是,将各种措施的效果区分开来是存在困难的,并且也很难将各项措施归因于特定结果。当人们面对威胁生命的疫情暴发同时又对其病原体知之甚少时,找到并直接实施具有充分证据的完美政策实在是一种奢望。因此,即使实施成本相对高昂,"全社会"的方法在疫情发展早期也为经济和社会的复苏及时铺平了道路,减轻其对经济增长和社会发展的负面影响。

参 考 文 献

［1］ Zhu N, Zhang D, Wang W, et al. A novel coronavirus from patients with pneumonia in China, 2019. N Engl J Med. , 2020, 382(8): 727 - 733.

［2］ World Health Organization. Novel coronavirus (2019 - nCoV) situation report - 22. https://www. who. int/docs/default-source/coronaviruse/situation-reports/20200211-sitrep-22-ncov. pdf? sfvrsn=fb6d49b1_2[2020 - 04 - 30].

［3］ Liu Y, Saltman R B. Policy lessons from early reactions to the COVID - 19 virus in China. Am J Public Health, 2020, 110(8): e1 - e4.

［4］ Zhou L, Wu Z, Li Z, et al. 100 Days of COVID - 19 prevention and control in China. Clin Infect Dis. ciaa725. https://doi. org/10. 1093/cid/ciaa725 [2020 - 06 - 05].

［5］ Trevisan M, Le L C, Le A V. The COVID - 19 pandemic: A view from vietnam. Am J Public

Health，2020，110(8)：e1－e2.

［6］ Abdool Karim S S. The South African response to the pandemic. N Engl J Med，2020，382(24)：e95.

［7］ Chen J，Qi T，Liu L，et al. Clinical progression of patients with COVID－19 in Shanghai，China. J Infect，2020，80(5)：e1－e6.

［8］ Chen S，Yang J，Yang W，et al. COVID－19 control in China during mass population movements at New Year. Lancet，2020,395(10226)：764－766.

［9］ Qiu Y，Chen X，Shi W. Impacts of social and economic factors on the transmission of Coronavirus Disease 2019 (COVID－19) in China. Journal of Population Economics，2020，33：1127－1172.

［10］ 上海市卫生健康委员会.上海市新冠肺炎疫情通报. http://wsjkw. sh. gov. cn/yqtb/index. html ［2020－04－30］.

［11］ 上海市政府. 上海市政府公告. http://www. shanghai. gov. cn/nw2/nw2314/nw2319/nw2404/ index. html［2020－04－25］.

［12］ Zhang Y，Sun Z，Latour J M，et al. Hospital response to the COVID－19 outbreak：The experience in Shanghai，China. J Adv Nurs，2020，76(7)：1483－1485.

［13］ 上海市人力资源和社会保障局,上海市财政局.【上海】关于本市实施阶段性减免企业社会保险费 的通知. http://www. chinatax. gov. cn/chinatax/n810219/n810744/c101584/c101587/c101591/ c101603/c5145883/content. html［2020－04－30］.

［14］ 上海市商务委员会. 上海市商务动态. http://sww. sh. gov. cn/swdt/20200410/64e5be928a 00462bb37126c49446ea13. html［2020－06－11］.

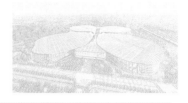

第三章

公共卫生

作为一座超大城市，上海的公共卫生建设事关民生福祉、经济发展、社会稳定、国家安全，是一项极其重要而紧迫的战略任务。2020 年，上海发布了"公共卫生建设 20 条"，目标是将上海建设成为全球公共卫生体系最健全的城市之一。本章收录的 5 篇文章聚焦上海的公共卫生体系和疾病预防控制体系建设的宏观架构和具体实践：《健康从母婴安全开始——适宜公众健康体系下的上海妇幼卫生》介绍了上海妇幼保健取得的举世瞩目的成就，总结了妇幼保健体系建设的上海经验；《上海市疾病预防控制体系现代化建设思路研究》剖析了上海市疾病预防控制体系建设的现状及存在的问题，提出了上海市疾病预防控制体系现代化建设的总体目标和具体策略；《上海市疾病预防控制体系建设进展与对策思考》梳理了新时期疾病预防控制体系建设的要求，基于当前体系建设的短板和挑战，为疾病预防控制体系未来的改革发展指明了方向；《食品安全企业标准备案制度的回顾与展望》回顾了食品安全企业标准管理的发展历程，分析了现行食品安全企业标准备案制度的特点与困局，指明了食品安全企业标准备案制度的未来走向；《公共卫生大数据充分利用和安全保障政策研究》聚焦公共卫生大数据共享和安全保护的关键问题，对标国际最高标准、最好水平，用科技赋能上海打造"最安全城市之一"。

健康从母婴安全开始

——适宜公众健康体系下的上海妇幼卫生

王磐石

【导读】　妇幼健康对人类健康具有重要意义。上海一贯重视妇幼健康,聚焦"提高出生人口素质,降低孕产妇死亡率、婴儿死亡率、出生缺陷发生率、出生人口性别比",并取得了令人瞩目的成绩——主要妇幼健康指标已达到国际先进水平。2018 年,上海女性人均期望寿命升至 86.08岁,全市孕产妇死亡率与婴儿死亡率分别降至 1.15/10 万与 3.52‰。上海妇女保健与儿童保健体系的适宜程度分别为 885.0 分和 937.1 分(满分 1 000.0 分),位居 10 个代表性全球城市首位。上海经验可归纳为"5 个持续":以政府为主导,持续改进妇幼保健体系;完善服务网络,持续建设"五网一通两优先";重视统筹协调,持续发挥优质医疗资源作用;强调可持续发展,持续优化妇幼资源投入;坚持规制建设,持续提升妇幼管理与服务能力。上海妇幼保健已探索出一条与自身发展相适宜的道路,今后若能明确相关各方职责,并确保责任落实到位,妇幼保健体系有望在 4~5年内建设成为全球城市典范。

一、引言

　　妇幼健康对人类健康具有重要意义,受到国家与国际社会的高度重视。2000 年,189 个国家共同签署了《联合国千年宣言》,宣言提出"降低儿童死亡率"和"改善孕产妇保健"等 8 项千年发展目标。我国在《中国妇女(儿童)发展纲要》中明确提出了提高妇女和儿童健康水平的要求。为发展妇幼保健事业,国家根据宪法制定和实施了《中华人民共和国母婴保健法》等相关法规。上海依据国家相关法律和法规等,制定和执行了《上海市母婴保健条例》等地方性法规和工作制度,以对标更高标准、最高水平来保障妇幼健康,提高出生人口素质。

　　20 世纪初,上海的婴儿死亡率、孕产妇死亡率分别为 8.6‰和 23.4/10 万,已处于国内领先水平,但与同期芬兰(3.7‰、5.0/10 万)、瑞士(4.8‰、7.0/10 万)、日本(3.6‰、10.0/10 万)、英国(5.8‰、11.0/10 万)等发达国家的水平相比仍有明显差距。

　　为了进一步改善妇幼健康水平,建设与上海城市定位一致的妇幼保健体系,上海坚持以政府

第一作者:王磐石,男,副主任医师,上海市卫生健康委员会巡视员。
作者单位:上海市卫生健康委员会、健康风险预警治理协同创新中心(王磐石)。

为主导,从服务网络、资源保障、规章制度等方面入手,着力提升妇幼供给侧服务。目前,上海主要妇幼健康指标已达到国际先进水平[1],取得的成就获得了国际社会的高度认可。

运用复旦大学卫生发展战略研究中心和健康风险预警治理协同创新中心构建的"适宜公共卫生体系"的评价理论与方法[2],对上海妇幼保健体系的发展状况进行系统评价(本文简称"评价")。结果显示:对标国际,上海妇幼保健体系的适宜程度在10个代表性全球城市中位列第一,已超越伦敦和纽约。经模拟预测,上海若能明确相关各方职责,并确保责任落实到位,妇幼保健体系有望在4~5年内建设成为全球城市的典范。

二、上海妇幼保健已取得令人瞩目的成就

(一)上海主要妇幼健康指标达到国际先进水平

2018年,上海人均期望寿命升至83.63岁,女性人均期望寿命达到86.08岁,处于国际先进水平。上海的孕产妇死亡率再创新低,已低至1.15/10万,与同期香港(1.8/10万)、东京(2.6/10万)、巴黎(6.8/10万)、伦敦(12.0/10万)、纽约(15.0/10万)等其他代表性全球城市相比处于领先地位。上海的婴儿死亡率逐步下降,2018年降至3.52‰,达到香港(1.5‰)、东京(2.0‰)、巴黎(3.2‰)、伦敦(3.7‰)、纽约(4.1‰)等代表性全球城市的平均水平。

(二)上海妇幼保健体系适宜程度达到国际领先水平

评价结果显示,上海妇女保健体系的适宜程度评分为885.0分(满分1 000.0分,下同)。对标国际,上海在10个代表性全球城市中排名第一,比排名第二的纽约(793.8分)高11.5%。上海儿童保健体系的适宜程度评分为937.1分,在10个代表性全球城市中也位列第一,略高于排名第二的伦敦(920.4分)。

(三)上海取得的成就获得国际社会高度认可

2014年,时任联合国秘书长的潘基文为上海市妇幼保健中心揭牌。当听闻上海孕产妇死亡率始终控制在极低水平时,他由衷赞叹:"非常了不起!"

三、妇幼保健体系的上海经验

回顾上海妇幼健康的发展历程,上海始终坚持"5个持续",从5个方面重点加强妇幼供给侧服务,逐步探索出了一条与自身发展相适宜的道路。

(一)以政府为主导,持续改进妇幼保健体系

始终强调发挥政府对妇幼健康治理的主导作用,一手抓安全,一手保供给,以政府为主导,持续改进上海妇幼健康。

1. 全面关注妇幼健康问题

在公认的18类应关注的妇幼健康问题中,上海市政府关注了17类,关注范围达94.4%,包

括婚前、孕前、产前、产时与产后等关键时期的妇女健康问题[3]，以及新生儿疾病筛查、母乳喂养、儿童免疫、儿童生长发育与心理健康等儿童健康问题[4]。关注范围比纽约大 21.4%，与伦敦持平。

2. 坚持政府主导妇幼保健工作

在政府主导下，上海开展了多个妇幼重点项目，加大了机构能力建设力度，持续提升服务能级和水平[5]。经评价，政府主导程度的评分为 836.6 分，较 2002 年提升了 141.3%。

(二)完善服务网络，持续建设"五网一通两优先"

上海搭建了临床与保健相结合的保健网、多学科协作的生命救治网、疾病预防与诊断后的干预网、常态化的专家会诊工作网、高效保障妇女健康的互联网，即"五网"，建立了"绿色通道"[6]，以"孕产妇优先、儿童优先"为原则，形成了"一通"和"两优先"的保障机制，最大限度保障了母婴生命安全，在全球范围率先建成"五网一通两优先"的服务体系[7]。经评价，上海妇女保健与儿童保健组织架构的健全程度评分均为 1 000.0 分，分别较 2002 年提升了 18.9% 与 25.5%，在 10 个代表性全球城市中排名第一。

(三)重视统筹协调，持续发挥优质医疗资源作用

针对会诊难、转诊不及时等问题，依托高水平医疗机构，上海成立了 5 家危重孕产妇会诊抢救中心和 6 家危重新生儿会诊抢救中心，形成了"覆盖全市、分片负责、及时响应、有效救治"的母婴安全网络[8]。各中心建成以来，已救治危重孕产妇 3 760 余人，成功率 98.0%，救治危重新生儿 3.37 万余人，成功率 91.0%。经评价，上海妇女保健与儿童保健组织体系的统筹协调程度逐渐改善[9]，在 10 个代表性全球城市中排名第二，评分分别为 613.4 分与 667.6 分，较 2002 年提升了约 300.0%。妇幼保健日常工作的协调程度仍需加强。

(四)强调可持续发展，持续优化妇幼资源投入

以"盘活存量、拓展增量、优化配置"为策略，上海逐步加大了对妇幼工作的投入。经评价，上海的妇幼投入增长稳定，适宜程度评分为 756.3 分，较 2002 年提升了 141.1%。但距离适宜标准仍有 24.4% 的差距，对医疗机构和保健机构的投入增长不均衡，在一定程度上制约了保健机构的服务开展。

依托高水平妇幼专家，上海成立了母婴安全、生殖健康等专家委员会与临床质量控制中心，并通过开展各级各类专业培训持续提升基层的服务规范程度与管理能力，保障了妇幼保健体系的可持续、高质量发展[10]。经评价，上海妇幼保健人员队伍的专业能力逐步提升，能力胜任的适宜程度评分为 677.6 分，较 2002 年提升了 84.8%，已超越纽约。

(五)坚持规制建设，持续提升妇幼管理与服务能力

1. 规划先行，重点加强规制建设

上海从顶层设计出发，连续发布了妇女、儿童发展五年规划，并针对性地发布了多个专项规划，引导妇幼保健体系持续改进，出台了一系列工作规范与管理办法，推动战略规划的落实。经

评价,上海妇幼保健的规制建设基本健全,已广泛覆盖战略目标、任务措施、服务标准、人员配置、信息监测、职责分工、监督控制等内容[11],完备程度评分为 1000.0 分,在 10 个代表性全球城市中排名第一,比纽约高 17.2%,与伦敦持平。

2. 强化责任,着力落实监管问责

上海妇幼保健体系逐步由粗放型管理模式向责任型管理模式转变。围绕"责任链",在市、区卫生健康行政部门、妇幼保健机构、助产医疗机构、社区卫生服务中心之间形成了规范有序的分级管理,并建立母婴安全的评审与问责机制,一旦发生孕产妇死亡,第一时间开展双盲调查评审,对发生可避免的孕产妇死亡的机构和区实行"一票否决、全市通报"。经评价,上海妇幼保健业务部门已基本做到"职责明确、监管可行、激励有效"。以妇女保健为例:业务部门职责明确程度为705.9 分[12],较 2002 年提升了 166.7%;激励与约束机制的适宜程度为 852.4 分,在 10 个代表性全球城市中排名第一,比纽约高 31.0%。

3. 模式创新,提升系统服务能力

2009 年,上海创新性地引入健康风险评估理念和方法[13],在国内率先开展了妊娠风险评估与管理。以绿色、黄色、橙色、红色、紫色区分风险等级,针对性地提供不同服务,真正做到了"重心下移、关口前移"[14]。坚持以提高出生人口质量、降低孕产妇和婴幼儿死亡率为目标。一方面,通过技术创新重点推动新生儿疾病筛查及儿童罕见病诊治工作的开展,提高了出生人口素质;另一方面,实施婚前、孕前、孕期、分娩期、产褥期的全程精细化管理,有效保障了孕产妇全周期的生命健康。

目前,上海孕产妇系统管理率已达到 96.1%,新生儿遗传代谢疾病、听力障碍、先天心脏病筛查率在 98% 及以上,高质量地完成了国家所提出的目标。评价结果显示,上海妇女保健与儿童保健服务的健全程度评分分别为 884.1 分和 921.9 分[15],在 10 个代表性全球城市中分列第三和第四,分别较 2002 年提升了 26.2% 和 15.2%。

四、巩固优势,突破难点,有望形成典范

上海妇幼健康指标已达到国际先进水平,妇幼保健体系建设保持国际领先,前一阶段的发展目标已实现。下一步,为了与"建成卓越的全球城市"[16]的城市发展目标相匹配,上海妇幼保健体系完全有能力在保持国际引领的基础上,向成为全球城市典范的目标继续迈进。

评价结果显示,与当前的适宜标准相比,上海妇幼保健体系仍有上升空间,"相关部门职责不明确或落实不到位"是关键问题。若以"巩固已有基础,明确各方职责"为抓手,借助《"健康中国2030"规划纲要》《"健康上海2030"规划纲要》解决好妇女、儿童等重点人群健康问题的契机,上海妇幼保健体系有望进一步突破建设难点。

在"明确各方职责"的基础上,建议进一步做好以下几方面工作:细化任务,推动健康优先战略与行动纲要的尽快落实,形成各方支持妇幼保健工作的政策氛围;社会引导,使相关各方积极参与到妇幼保健行动中来,推动人群健康素养改善;医防融合,加大对预防性妇幼保健服务的投入,推动临床与保健的有效结合;提升收入,体现妇幼保健工作价值,促进人才队伍稳定;加强监督管理,形成有制度保障的监督管理机制,推动各方有效落实职责,促进常规工作协调统一。

经模拟预测,若上述措施落实到位,上海妇幼保健体系有望在 4～5 年内达到适宜标准,实现"保持国际引领,形成全球典范"的发展目标。

参 考 文 献

[1] Qin M, Zhu R, Du L, et al. Analysis of maternal deaths in Shanghai from 1996 to 2015. Zhonghua Fu Chan Ke Za Zhi, 2017, 52(6): 386 - 391.

[2] 郝模,李程跃,于明珠,等. 新时代公共卫生体系的思考与研究. 上海预防医学,2017,29(12): 905 - 910.

[3] 刘苗苗,于芳,郑文贵,等. 京沪政府关注妇女保健问题范围比较. 中国农村卫生事业管理,2019, 39(2): 119 - 123.

[4] Holtz C. Global health care: issues and policies. Sudbury: Jones & Bartlett Publishers, 2013.

[5] 秦敏,朱丽萍,杜莉,等. 上海市二十年(1996—2015 年)母婴安全成效. 中国妇幼保健,2018(8): 1681 - 1684.

[6] 俞铮,何丽萍,左瑛,等. 上海市危重孕产妇抢救报告调查制度建立及实施效果. 中国妇幼保健, 2008(31): 4379 - 4381.

[7] 王磐石,朱丽萍,张炜,等. 上海市危重孕产妇抢救十年成果回顾. 上海预防医学,2019,42(6): 330 - 332.

[8] 朱丽萍,何丽萍,秦敏,等. 上海市危重孕产妇抢救网络建设及成效. 中国妇幼保健,2010,25(2): 150 - 152.

[9] 田壮,左姣,陈菲,等. 京沪应对妇女健康重大问题的协同机制分析. 中国农村卫生事业管理, 2019,39(1): 17 - 22.

[10] 朱丽萍,华嘉增. 上海市母婴安全实践与成效. 上海预防医学,2019,31(1): 50 - 52.

[11] 李力,李程跃,周庆誉,等. 京沪妇女保健管理与监控机制的全面性初探. 中国卫生事业管理, 2019,36(5): 387 - 389.

[12] 李力,李程跃,周庆誉,等. 京沪妇女保健管理与监控机制的健全程度. 中国卫生事业管理,2019, 36(6): 466 - 469.

[13] James D K, Steer P J, Weiner C P, et al. High-risk pregnancy: management options. Cambridge: Cambridge University Press, 2017.

[14] 秦敏,朱蓉,杜莉,等. 2010—2014 年上海市妊娠风险预警评估的回顾性分析. 中国妇幼保健, 2016,31(7): 1353 - 1356.

[15] 王旭,李程跃,左姣,等. 京沪妇女保健服务的健全程度. 中国卫生资源,2019,22(1): 16 - 19.

[16] 徐建."卓越的全球城市"愿景与浦东开发开放. 科学发展,2018(11): 43 - 50.

上海市疾病预防控制体系
现代化建设思路研究

徐崇勇　付　晨　许明飞　严晓南　蒋小华

吴春峰　杨　雪　韩春敏　徐一鸣

【导读】　推进疾控体系现代化建设,是习近平总书记在新冠肺炎疫情防控调研工作中提出的一项重大公共卫生建设任务。文章分析了上海市疾控体系建设的现状和发展中存在的问题,提出了上海市推进疾控体系现代化建设的总体目标,并从硬件、学科、人才、信息化、机制、法治等方面提出了政策建议。

2019 年以来的新冠肺炎疫情防控让人们深刻认识到,推进疾控体系现代化是国家治理体系和治理能力现代化建设的重要内容,是维护国家安全和人民群众生命健康安全的重要保障,是衡量一个国家和地区发达程度的重要标志。习近平总书记在调研指导新冠肺炎疫情防控工作时指出:要把全国疾控体系建设作为一项根本性建设来抓,加强各级防控人才、科研力量、立法等建设,推进疾控体系现代化。

一、上海市疾控体系建设的现状和问题

(一)硬件设施

上海市、区两级疾控中心人均用地面积较小。国家 2009 年出台的《疾病预防控制中心建设标准(建标 127 - 2009)》要求省级疾控中心人均用房面积 70 平方米,地市级疾控中心人均面积 65 平方米。目前,上海市疾控中心共有业务用房 32 195 平方米,人均用房面积 35.7 平方米,在全国省级疾控中心中排名垫底(人均用房面积:北京市 185.8 平方米,浙江省 185 平方米,江苏省 88.2 平方米,天津市 87.4 平方米)。全市 16 家区疾控中心中,仅长宁、虹口、普陀、青浦 4 家达到国家标准。业务用房紧张,严重制约了上海市疾控中心的业务开展和功能发挥,越来越难以满足超大城市日益增长的公共卫生安全需要。目前,中心毒理实验室、动物实验室、菌毒种保藏中心、生物样本库、国家传染病防控应急队等重要功能用房无法安排,在浦东、松江等地租赁场地暂时

第一作者:徐崇勇,男,上海市卫生健康委员会规划发展处(研究室)处长。

作者单位:上海市卫生健康委员会(徐崇勇、许明飞、严晓南、蒋小华、杨雪、韩春敏、徐一鸣),上海市疾病预防控制中心(付晨、吴春峰)。

过渡。同时,实验室面积狭小,仪器设备摆放密度高、能源负荷大,房屋设施老化等问题,还带来潜在的安全风险。

(二)学科建设

复旦大学、上海交通大学、上海中医药大学设有公共卫生学院。其中复旦大学公共卫生学科设置较为齐全,是国家首批公共卫生博士学位授权点,目前拥有 2 个国家重点学科、1 个国家级中心实验室和 2 个省部级重点实验室。2003 年抗击"非典"疫情后,上海市实施了四轮公共卫生体系建设三年行动计划,相继建设了上海市疾控中心传染病防治、慢性病流行病学、病原微生物学、食品与营养卫生学等重点学科。上海市疾控中心 15 名专业人员受聘担任复旦大学、上海交通大学研究生导师。2011 年以来,上海市疾控中心获国家科技进步奖、上海市科技进步奖 9 项,累计获得省部级以上科研项目 189 项,累计获得纵向科研经费 2.4 亿元。之后,公共卫生与预防医学学科整体水平下滑。2017 年公布的全国第四轮学科评估中,复旦大学和上海交通大学均未入选"公共卫生与预防医学"A⁺学科,分别仅为 A⁻ 和 B⁻,与一流学科尚有差距。近年来,江苏省、浙江省疾控中心的国家自然科学基金项目中标数、SCI 论文发表数、科研成果获奖数均为上海市疾控中心的两倍左右。目前,上海市疾控中心高端人才和后备人才严重不足,仅有 1 人入选上海市领军人才计划,1 人入选上海市医学领军人才计划,1 人入选上海市青年科技启明星计划、2 人入选扬帆计划、3 人入选新优青计划。

(三)人才队伍

上海市疾控中心(含上海市预防医学研究院)核定编制数 903 个,目前实际在编人员 617 名,其中专业技术人员占 92.7%。专业技术人员中,高级职称人员占 30.9%,中级职称人员占 37.4%;研究生学历占 41.6%,本科学历占 49.5%。16 家区疾控中心核定编制总数 2 557 个,实际在编人员 2 108 名,其中专业技术人员 93.4%。专业技术人员中,高级职称占 12.6%,中级职称占 47.2%;研究生学历占 19.4%,本科学历占 69.4%。目前,人才队伍建设主要存在四方面问题:一是编制使用效率不高。一方面疾控机构核定编制数未达到国家有关编制标准,另一方面市、区疾控机构空编较多,应进一步增强岗位吸引力,提高编制使用效率。二是核定中高级岗位比例偏低,职业发展受到一定限制。上海市疾控中心核定高级岗位比例为 25%～30%,低于全国平均水平(37%)以及北京市(45%)、江苏省(45%)、浙江省(45%)、安徽省(35%)。各区疾控中心核定中级岗位比例为 35%～45%,目前中级职称人员占比平均为 47.2%,8 个区已超过核定比例。三是职业风险高,劳动强度大,薪酬待遇偏低。上海市疾控中心核定人均薪酬水平远低于市级医疗机构,各区疾控中心人均薪酬水平也低于区级医疗机构、社区卫生服务中心和区急救中心。四是人才流失严重。近年来,上海市疾控中心人员数量负增长,从 2010 年的 728 人减少到 2019 年的 617 人,离职人员以中青年骨干为主,其中高级职称 22 人,研究生以上学历 66 人,国家自然科学基金项目负责人 4 人,上海市自然科学基金项目负责人 5 人。五是部分专业人员紧缺。检验检测、病媒生物控制、寄生虫、消毒感控、职业卫生、放射卫生、卫生信息化等专业人员数量不足,在应对重大疫情和突发公共卫生事件时往往捉襟见肘。

（四）信息化

上海市已建立了覆盖疾控全业务领域的信息标准体系和基于电子健康档案的市、区两级疾控信息平台。基于医院信息系统（hospital information system，HIS）的传染病疫情报告与管理信息系统已实现406家医疗机构接入。通过"五码联动"在全国率先实现疫苗全程可追溯管理。通过上海市"健康云"向公众提供接种信息查询、慢性病健康管理等"互联网＋"疾控服务。主要的问题有三个方面：一是信息化基础设施亟待更新，特别是上海市公共卫生应急指挥中心，网络通信基础建设严重滞后，难以满足重大疫情应急指挥的需要；二是基于信息化的医防融合深度不够，业务协同缺乏有效的信息化支撑；三是联防联控信息共享有待完善，公共卫生管理尚未融入城市运行"一网统管"，跨部门跨区域信息交换、整合机制有待健全，依托大数据、人工智能等技术开展公共卫生精细化管理的比例不高。

（五）体制机制建设

上海市政府建立了公共卫生工作联席会议制度，各成员单位之间加强联防联控，各区、街镇、居（村）委落实属地责任。各级医疗卫生机构实行"平战结合"的运行机制，平时做好疾病和突发公共卫生事件监测、应急能力储备、公共卫生和医疗服务。疾控机构、医疗机构、社区卫生服务机构各司其职，形成"三位一体、医防融合"的疾病预防控制工作模式。目前，联防联控工作机制有待进一步完善，工作模式较为传统，信息化、智慧化程度不够，应急物资储备、产能储备不能满足重大突发疫情快速响应的需要。医防融合深度不够，部分医疗机构公共卫生职责落实不到位，对医疗机构、社区卫生服务机构的公共卫生服务绩效评价体系有待进一步完善。

（六）依法治理

我国传染病疫情防控方面已有较为健全的法律法规体系，国家层面上主要有《中华人民共和国传染病防治法》《中华人民共和国突发事件应对法》《突发公共卫生事件应急条例》等相关法律法规，上海市也按上位法要求制定了相应的实施细则。2020年2月7日，上海市人大常委会通过了《关于全力做好当前新型冠状病毒感染肺炎疫情防控工作的决定》，授权上海市政府可以采取临时性应急管理措施，制定政府规章或者发布决定、命令、通告等，成为现有法律法规的重要补充。2020年11月1日，《上海市公共卫生应急管理条例》正式实施，为建立和完善公共卫生应急管理五大体系提供了法律保障。尽管如此，上海市仍然面临部分领域法律缺失，部分法律规定老旧、不适应新形势等问题。

二、上海市疾控体系现代化建设思路

（一）建设目标

上海市要积极贯彻落实习近平总书记的重要指示，坚持以预防为主的卫生健康工作方针，对标国际最高标准、最高水平，滚动实施公共卫生体系建设三年行动计划，积极推动建设现代化的疾控体系。到2025年，基本实现疾控体系现代化，硬件设施、学科人才和信息化达到国内领先、国际先进水平,联防联控、多元参与的疾控体制机制进一步健全,法治保障体系进一步完善,形成与上海城市功能定位相匹配、与超大城市公共卫生安全保障要求相适应的疾控服务能力、重大疫情和突发公共卫生事件应急处置能力、公共卫生科学研究能力,实现疾病预防控制科学化、智能化、精准化[1]。

（二）政策建议

1. 大力推进硬件设施升级,打造现代化疾控体系基础平台

建议异地高标准扩建上海市疾控中心,提升硬件设施水平,完善功能设施,达到国际先进水平。实施区疾控中心达标建设,各区对照国家《疾病预防控制中心建设标准（建标 127－2009）》中的地市级标准,对标国内先进,结合实际,开展区疾控中心改扩建工程,加强设施设备配置。此外,要加强疾控机构业务和应急车辆、特种专业技术车辆配置,满足流行病学调查、现场采样、现场监测、标本运输和应急处置等工作需要。

2. 持续推进学科建设和科研创新,为疾控体系现代化注入强劲动力

要加强疾控机构与高校合作,共建高水平的公共卫生学科,助力高校"公共卫生与预防医学"学科建设,在市疾控中心建设一批公共卫生重点学科群和重点实验室。同时,加强科技攻关能力建设,在上海市科技专项中,对公共卫生科研项目采取优先支持的倾斜政策,加强重大项目联合攻关,推进科技创新成果转化应用。强化上海市预防医学研究院平台作用,提升预防医学科研能力,推进资源整合、开放共享,探索建立市预防医学研究院与高校、科研院所、高科技企业之间科研人员"双聘"、兼职等柔性流动机制。此外,要实施区疾控中心能力提升工程,推进公共卫生学科建设,提高现场流行病学、卫生检验检测等领域的能力和水平。加强国际交流合作,积极参与全球公共卫生治理,培养一支在国际舞台"亮相""发声"的公共卫生专家团队,形成一批高水平科研成果,加强转化应用,提升国际影响力。

3. 优化人才发展环境,为疾控体系现代化提供人才保障

鼓励复旦大学、上海交通大学、同济大学在本科生、研究生招生计划和人才培养等环节向公共卫生相关专业倾斜。支持上海中医药大学和上海健康医学院的公共卫生相关专业扩大上海市本科生招生规模。支持上海市疾控中心围绕公共卫生与预防医学博士、硕士学位授予单位和学位授权点基本条件开展建设,争取教育部支持,推动把上海市疾控中心增列为学位授予单位,设立博士、硕士学位授权点。支持上海市疾控中心研究人员与相关高校联合培养博士、硕士研究生,扩大研究生导师队伍,制定公共卫生医师规范化培训与硕士学位衔接政策。加大人才计划对公共卫生人才培养的支持力度,在上海市级人才计划中,对公共卫生人才采取优先支持的倾斜政策。在上海市卫生科技人才计划中,制定公共卫生高端人才、优秀青年人才、紧缺人才专项培养计划,每年选派不少于一定数量的高层次人才赴海外开展中长期研修。按照国家和上海市标准,积极支持并科学核定市、区两级疾控机构人员编制,根据实际需求,逐步保障到位。优化各级疾控机构专业技术岗位结构比例,提升上海市疾控中心高级岗位比例以及区疾控中心中级岗位比例。建立人员薪酬动态增长长效机制,市、区疾控中心公共卫生医师和检验检测核心专业技术人员的人均收入水平建议参照市级、区级公立医疗机构上年度核定的平均收入水平确定,同时,在核定的绩效工资总量内,各级疾控机构强化考核机制,加大内部分配的激励力度,向做出突出贡

献的一线核心人员倾斜。

4. 全面加快信息化建设，构建智能精准的现代化疾控体系

要完善疾控信息基础设施建设，在电子政务网络体系下，完善疾控信息网络体系。依托电子政务云，提升基础设施服务能力。健全疾控信息标准体系。强化信息安全等级保护建设。加强疾控业务信息系统建设。完善基于上海健康信息网的各类疾控业务信息系统，推进疾控数据与电子病历、电子健康档案、全员人口信息数据库互联互通，建立多部门业务协同和信息共享机制。依托政务服务"一网通办"、城市运行"一网统管"，发挥大数据、人工智能、云计算、区块链等技术的支撑作用，建设平战结合的公共卫生突发应急处置信息系统、公共卫生监测预警信息系统，推进综合征、疾病、危险因素和事件的综合监测和早期预警。此外，建议依托上海市大数据资源平台，推进公共卫生领域健康大数据应用，探索建立公共卫生数据开放应用机制和规范，深化跨部门、跨区域信息整合利用，推进精细化、智慧化管理。

5. 健全体制机制，建设协同高效的现代化疾控体系

主要完善三方面的制度：一是完善联防联控机制健全公共卫生工作联席会议制度，建立网格化防控管理机制。依托城市运行"一网统管"，建设现代化的公共卫生应急指挥信息系统。强化长三角区域合作和国际合作交流。二是完善医防融合机制。明确落实各级公立医院的公共卫生职责，市级综合医院和区域性医疗中心根据业务需求保障感（传）染科专用业务用房，实施发热、肠道门诊等感染性疾病门急诊标准化建设。健全可疑病例报告制度，建立智慧化的公共卫生安全预警多点触发机制。三是完善平战结合机制。优化应急预案，加强应急培训演练，优化平战结合、物资储备和应急征用机制，加强应急心理救助和心理危机干预网络建设。

6. 强化依法治理，为现代化疾控体系建设提供法治保障

加快贯彻落实《中华人民共和国基本医疗卫生与健康促进法》的地方立法。贯彻落实好《上海市公共卫生应急管理条例》。启动医护人员权益保护办法立法调研，切实保障医务人员合法权益，严厉打击暴力伤医等违法行为。根据《中华人民共和国传染病防治法》及其实施办法、《中华人民共和国突发事件应对法》《中华人民共和国野生动物保护法》等法律法规修订情况，及时清理、修订地方性法规、规章及规范性文件。

参 考 文 献

［1］上海市.关于印发《关于完善重大疫情防控体制机制　健全公共卫生应急管理体系的若干意见》的通知(沪委发〔2020〕11号),2020.

上海市疾病预防控制体系
建设进展与对策思考

吴春峰　陈　勇　祖　平　陆　晔

陈　健　黄晓燕　付　晨

【导读】 新冠肺炎疫情发生后,党中央将疫情防控作为头等大事。习近平总书记指出,疾控体系建设要作为一项根本性建设来抓。上海作为全球经济社会复苏的排头兵,在新时期要建成全球公共卫生体系最健全的城市,现代化疾控体系应该走在全国乃至全球的前沿。文章系统梳理了新时期疾控体系建设要求,调研分析了上海市疾控体系面临的短板和挑战以及疫情后的建设进展,提出要紧抓"十四五"这一重要窗口期,以"健康中国"战略和上海市"公共卫生建设20条"为抓手,进行疾控功能定位、投入保障、核心能力、运行机制和人才队伍建设的布局,为疾控体系的改革发展提供参考。

疾控体系是公共卫生体系的中坚力量,疾控机构作为履行政府公共卫生职能的核心专业机构,在战"疫"前线发挥出先锋作用。1998年,上海市组建了全国首家省级疾控机构——上海市疾病预防控制中心,开创了我国公共卫生新模式[1]。经过20多年的发展,上海已形成由市疾控中心、区疾控中心、社区卫生服务中心组成的三级工作网络,为城市发展奠定了良好的基础[2]。根据新冠肺炎疫情防控的经验和国家对于疾控体系建设的新要求,上海市作为迈向卓越的全球城市,应加快推动更具示范性、引领性的疾控体系建设。

一、新时期疾控体系建设要求

党的十八大以来,以习近平同志为核心的党中央把维护人民健康摆在更加突出的位置,召开全国卫生与健康大会,印发《"健康中国2030"规划纲要》,把"健康中国"上升至国家战略[3]。根据国家部署,《健康上海行动(2019—2030年)》出台,要求把上海建成具有全球影响力的健康科技创新中心和全球健康城市典范[4]。

基金项目:上海市卫生健康委员会2020年卫生健康政策研究课题"新时期疾病预防控制体系改革方向研究"(课题编号:2020HP09)。

第一作者:吴春峰,男,副主任医师,上海市疾病预防控制中心业务管理处处长。

通讯作者:付晨,男,研究员,上海市疾病预防控制中心主任。

作者单位:上海市疾病预防控制中心(吴春峰、陈勇、祖平、陆晔、陈健、黄晓燕、付晨)。

新冠肺炎疫情暴露出我国在重大疫情防控体制机制、公共卫生体系等方面存在的一些短板[5,6]，疾控体系现代化建设迫在眉睫。顶层设计持续强化，中央及地方纷纷出台相关政策，"疾控体系改革"成为热词。《中共中央关于制定国民经济和社会发展第十四个五年规划和二〇三五年远景目标的建议》（以下简称"'十四五'规划《建议》"）明确，"改革疾病预防控制体系，建立稳定的公共卫生事业投入机制，加强人才队伍建设，落实医疗机构公共卫生责任和完善突发公共卫生事件监测预警处置机制"[7]。新时期，要深入总结新冠肺炎疫情防控中的经验和教训，站在维护国家公共安全的高度，加快推进健康中国建设，提高公共卫生治理水平，筑牢公共卫生安全屏障，保障国家长治久安[8]。

二、上海市疾控体系面临的短板和挑战

当前，我们抗击新冠肺炎疫情的斗争已取得重大阶段性战略成果，上海市疾控体系在疫情应对中经受住了诸多考验，科学、有力、有效地维护了一方平安，守住了国境大门。但与重大疫情和多源公共卫生威胁的严峻挑战相比，当前的上海市疾控体系相较于新时期疾控体系现代化建设要求，仍有一些不相适应之处。

（一）公共卫生体系运行机制尚不完善

疾控机构作为管理人群健康、保障国家公共卫生安全的核心机构，在疫情调查发布、采取措施等方面尚不能发挥主导作用；常规及应急情况下对医院的指导和约束不充分，难以有效发挥及时预警、有效协调处置和控制医院感染的作用[9,10]。启动联防联控机制后，疾控也无法直接与公安、民政、口岸、交通等部门沟通，信息和物资的交流效率低，跨区域的病例追踪协查困难。部门间、区域间的协同防控机制仍不完善，信息的准确性、时效性无法保证。许多政府部门和社会各方仅把疾控机构看作一个卫生健康行政部门下辖的技术性事业单位，而没有从社会公共安全的层面重视疾控机构的作用[11,12]。

（二）疾控体系与医疗机构缺少协同联动

疾控机构与医院是疫情防控最为关键的两支力量，前者负责控住病例增量，后者负责去除病例存量，双方紧密合作是控制疫情的关键。但"医"和"防"之间的割裂在一些地方已严重影响了疫情控制[13,14]。疫情中，各地出现了部分医院长期不重视发热门诊、肠道门诊等建设，传染病报病等机制不完善，导致早期病例难以发现；一些医院在医院感染控制方面存在薄弱环节，未高度重视新冠肺炎医院感染的管理工作；医院电子病历系统不向疾控机构开放，传染病、慢性病、肿瘤等公共卫生信息不对接，医防联动信息通道不通畅。这些隐藏的问题平时可能并不显眼，但在疫情中却造成了较为严重的后果。

（三）疾控机构缺少必要的能力储备

上海市疾控体系的硬件建设长期处于较薄弱的水平。市疾控中心人均业务用房面积远低于国家《疾病预防控制中心建设标准（建标 127-2009）》的要求，上海市各区疾控中心人均用房面积

仅 2 个区达到国家标准,各区疾控中心均缺乏防疫车、监测车、消毒车等专业技术车辆配备。在新冠肺炎疫情早期,疾控机构对病原体的识别鉴定和溯源等研究进展未能满足政府和公众的预期;疫情高峰期,疾控机构实验室检测能级难以满足大规模人群筛查需求,一度成为防控的瓶颈;应急响应时,缺乏现场调查处置的单兵装备,信息化、协同化、共享化的平台支撑不足。

(四)公共卫生专业人才建设滞后

由于待遇水平长期滞后,全国和上海市的疾控机构普遍存在编制数量不达标、待遇水平较低、高水平人才流失等问题,在疫情期间更是雪上加霜[15]。据不完全统计,截至 2020 年 9 月末,上海市 16 个区疾控中心累计因疫情防控加班 14.4 万人天,其中浦东新区疾控中心超过 3 万人天;16 个区疾控中心在今年 1~9 月共减员 115 人。对实际工作需要和现有编制进行初步统计后发现,浦东新区、闵行区编制需求缺口超过 200 人,宝山区、松江区缺口超过 100 人。在队伍保障和激励方面,部分区虽然下达了相关文件,但具体执行中难以实际落地。

三、疫情后上海市疾控体系的建设进展

新冠肺炎疫情凸显了疾控体系建设的紧迫性,也为解决好当前暴露的问题和短板、不断完善疾控体系建设提供了契机。2020 年 4 月,上海市委、市政府召开了公共卫生建设大会,并出台《关于完善重大疫情防控体制机制健全公共卫生应急管理体系的若干意见》(以下简称《若干意见》)[16]。以此为基础,上海陆续推动出台了《疾控体系现代化建设实施意见》等系列配套文件,形成上海市公共卫生"1+5+1"政策制度体系。以此为指导,上海市疾控体系陆续开展了一系列工作。

(一)完善配套措施和支持性政策

为全面落实上海市委、市政府决策部署以及市公共卫生建设大会精神,在上海市卫生健康委员会的领导下,市疾控中心完成贯彻实施《若干意见》主要任务的分解表,将各项建设任务列入重点工作计划,形成计划进度安排和考核指标制定,有效推进各项任务的落地实施。当前,上海市 16 个区已相继召开区级公共卫生大会,并出台区委《若干意见》实施方案和疾控现代化建设配套文件,各项重点任务也在抓紧落实。

(二)加强基础设施建设

作为建设国内领先、国际先进的现代化疾控体系的重要一环,市疾控中心新建项目得到了上海市委、市政府的高度重视,总建设规模 117 420 平方米。新建项目已于 2020 年 12 月 15 日正式开工,实现了年内动议、年内立项、年内开工。根据上海市《区级疾病预防控制中心建设标准》,已有 13 个区推出对区疾控中心的异地、原地改扩建计划,改扩建大大提升人均建筑面积,改善疾控机构的基础条件,提高疾病预防处置能力。

(三)优化岗位结构和机构编制

根据完善疾控机构人员编制、专业技术岗位比例等政策,上海市疾控中心积极组织中、初级

专业技术人员招聘,引进高层次学科人才。调整高级职称岗位比例至 45%,中级职称岗位比例达到 50%。各区疾控中心将逐步提高中级职称比例至 50%,并进一步提升高级职称比例。各区疾控人员编制数也将根据实际需求逐步保障到位。

(四)强化学科人才队伍建设

持续推进公共卫生学科建设和科研创新,优化人才发展环境。结合上海市公共卫生学科人才建设计划,在上海市范围内将形成一批公共卫生重点学科和学科带头人,不断推进体系现代化建设和各项业务能力提升。上海市各区公共卫生重点学科群和重点实验室也在积极推进,公共卫生人才培养和公共卫生医师队伍的建设得到进一步重视和支持。

四、疾控体系未来发展方向建议

党的十九届五中全会审议通过的"十四五"规划《建议》从战略上对"健康中国"和公共卫生体系建设作了总体布局,《若干意见》为上海市打造现代化的疾控体系提出明确目标。以"健康中国"建设和《若干意见》为指导,依托现有的发展规划和资源,加快有聚焦性的拔高建设,注重防控能力提升,持续保持上海市公共卫生工作在全国的示范性、引领性地位,保障广大人民健康和城市经济社会发展。

(一)明确疾控功能定位

深入总结新冠肺炎疫情防控中的经验和成效,发挥疾控机构在应急响应和预警监测中的先锋和指导功能,需进一步加强公共卫生领域法制建设,明确疾控机构的现场调查和应急处置等行政权力,压实多部门协同分工职责,落实医疗机构公共卫生责任,切实明确疾控机构的功能定位。坚持全市一盘棋,统一思想、统一步调,强化市区疾控机构间行政管理机制。

(二)健全投入保障

进一步健全政府主导、多方参与的公共卫生治理格局,强化公益性主体的责任,出台能落地的规划和能兑现的保障,明确对公共卫生投入的财政经费比例和特定公共卫生领域的投入要求。强化主要健康指标、重大疫情防控和突发公共卫生事件应对在地方政府考核中应用,真正贯彻"预防为主"的理念。

(三)充实核心能力

针对疫情中暴露出的能力短板,抓紧做好实验室扩建,专业设备、特种技术车辆等建设,全方位提升监测预警、现场调查处置、检验检测等核心能力。强化科技赋能,依托"一网通办"和"一网统管",发挥大数据、人工智能、云计算、区块链等技术的支撑作用。打造智能化的疾控"单兵"应急处置装备,提升现场应急处置能力。持续强化病原微生物检测和溯源能力,充分履职"一锤定音"的公共卫生职责。

（四）固化运行机制

进一步凝练好抗疫经验，做好平战结合，固化应急快速响应、精准防控等经验，抓紧完善相关的公共卫生培训演练、早期预警、应急征用、动员响应、区域联动、资源转化等制度以及预案和技术方案体系。在常规工作中，发挥疾控机构对上海市各级医疗卫生机构的协调和指导作用，提升医院感染控制能力和社区卫生服务中心的传染病哨点监测能力。

（五）建设人才队伍

落实国家对于疾控机构编制的要求，科学核定和补充市、区两级疾控中心人员编制，进一步保障公共卫生人员薪酬水平。在新冠肺炎疫情常态化防控的新形势下，维持上海市疾控人员数量迫在眉睫。对于突发公共卫生事件防控工作给予充足的财政补贴，更要持续不断输入新鲜血液，维持队伍战斗力。

参 考 文 献

［1］吴凡.上海公共卫生 30 年的实践与启示.上海预防医学，2019，31(1)：3-7.

［2］陈昕.回眸上海疾控发展致力于公共卫生体系建设.上海预防医学，2019，31(9)：703-704.

［3］国务院."健康中国 2030"规划纲要.http://www.mohrss.gov.cn/SYrlzyhshbzb/zwgk/ghcw/ghjh/201612/t20161230_263500.html[2020-11-28].

［4］上海市健康促进委员会.关于印发《健康上海行动(2019—2030 年)》的通知(沪健促委〔2019〕4号)，2019.

［5］新华网.习近平在北京市调研指导新型冠状病毒肺炎疫情防控工作时强调 以更坚定的信心更顽强的意志更果断的措施 坚决打赢疫情防控的人民战争总体战阻击战.http://www.xinhuanet.com/politics/leaders/2020-02/10/c_1125555522.html[2020-11-26].

［6］新华社.习近平：构建起强大的公共卫生体系，为维护人民健康提供有力保障.http://www.ccdi.gov.cn/ldhd/gcsy/202009/t20200916_225647.html[2020-11-26].

［7］新华社.中共中央关于制定国民经济和社会发展第十四个五年规划和二〇三五年远景目标的建议.http://www.gov.cn/zhengce/2020-11/03/content_5556991.html[2020-11-26].

［8］国务院.孙春兰：全面推进健康中国建设.http://www.gov.cn/guowuyuan/2020-11/27/content_5565259.htm[2020-11-28].

［9］中华预防医学会新型冠状病毒肺炎防控专家组.关于疾病预防控制体系现代化建设的思考与建议.中华流行病学杂志，2020，41(4)：453-460.

［10］程锦泉.我国疾病预防控制体系现代化建设的思考及对策建议.中华预防医学杂志，2020，54(2)：1-5.

［11］邓峰，吕菊红，高建民.中国疾病预防控制体系发展与改革情况综述.中国公共卫生管理，2019，35(4)：436-440.

［12］赵姗姗.新医改背景下疾病预防控制机构职能建设研究.南京：南京大学，2016.

［13］罗力，王颖，张天天.新时代疾病预防控制体系建设的思考.中国卫生资源，2020，23(1)：7-13.

［14］孟庆跃.新时期疾病预防控制机构功能转型与改革.中华预防医学杂志,2019,53(10)：964-967.

［15］吴凡,陈勇,付晨,等.中国疾病预防控制体系发展改革的若干问题与对策建议.中国卫生资源,2020,23(3)：185-190,294.

［16］中共上海市委上海市人民政府.关于完善重大疫情防控体制机制健全公共卫生应急管理体系的若干意见.http://www.shanghai.gov.cn/nw2/nw2314/nw2319/nw44142/u26aw64656.html［2020-11-26］.

食品安全企业标准备案
制度的回顾与展望

田晨曦　孙　瑾

【导读】　文章回顾了中华人民共和国成立以来企业标准管理模式由审批到备案再到自我声明公开的三次变化,梳理了《中华人民共和国食品安全法》发布以来食品安全企业标准备案制度的变革和政策现状,通过论述 2016 年以来上海 52.5% 的食品安全备案企业通过制定严于铅(Pb)企业标准进行应付式备案的现象,分析了铅指标在技术上的普遍性、可行性、成本可转嫁的特点,揭示了当下食品安全企业标准备案制度由于激励作用失灵而变成了变相的制度性否定,并据此提出了完全向自我声明公开制度转变和运用食品安全责任保险等市场激励手段修补现有备案制度两种未来走向。

　　企业标准是企业对业务范围内重复出现的事务或概念所做的统一规定,在企业组织生产、商品自由流通、参与市场竞争中发挥了重要作用。食品安全企业标准备案制度是基于《中华人民共和国食品安全法》(以下简称《食品安全法》)设立的,是卫生行政部门管理食品生产企业的手段之一。

一、企业标准管理的三个历史阶段

(一)计划经济时期的部门管理模式

　　企业标准的概念最早出现于 1962 年的《工农业产品和工程建设技术标准管理办法》。其中规定,凡是未发布国家标准和部门标准的产品和工程,都应制定企业标准。但是企业标准的制定、审批和发布办法都由政府负责或者规定。1979 年发布实施的《中华人民共和国标准化管理条例》,首次承认企业拥有制定自用产品质量标准的权利,但是企业自己无权批准实施企业产品标准,必须经过企业主管部门批准后方能生效实施。1981 年,原国家标准局发布实施的《工业企业标准化工作管理办法(试行)》明确,企业在原则上可批准、发布企业标准,但企业标准若要作为商品交货条件的或者超出一个企业范围内使用的,则需由企业上级主管部门审批和发布。这一

第一作者:田晨曦,男,三级主任科员。
通讯作者:孙瑾,女,上海市卫生健康委员会食品安全标准与监测评估处处长。
作者单位:上海市卫生健康委员会(田晨曦、孙瑾)。

时期,企业虽被赋予了一定的标准自主制定权,但并未被赋予完全自主的发布权。随着经济社会发展,这种管理模式逐渐消亡,并发展为企业标准备案制度。

(二)标准化法首次构建的备案管理模式

1988 年,《中华人民共和国标准化法》(以下简称《标准化法》)正式通过实施,在法律层面首次明确了企业标准由企业自行制定,但是企业的产品标准要报当地的标准化行政主管部门和有关行政主管部门备案。随后,原质量技术监督部门明确,"企业产品标准未按程序备案的为没有合法的标准",备案成为企业标准具备合法效力的必要条件,消灭"无标生产"成为一段时期内质量监督管理的重要任务。自此,所有产品类型(包含食品)的生产企业自行制定企业标准后均需向当地质量技术监督部门备案。由审批制到备案制,既是政府放松经济管制的体现,也是市场主体有序健康发展的结果。

(三)企业标准自我声明制度宣告备案制度终结

2013 年,国家启动了标准化工作改革,要求放开搞活企业标准,建立企业产品和服务标准自我声明公开和监督制度,逐步取消政府对企业产品标准的备案管理,落实企业标准化主体责任[1]。2017 年《标准化法》的修订,进一步固化了企业标准供给侧结构改革成果,全面实施企业产品和服务标准自我声明公开和监督制度,正式宣告了绝大多数类别企业标准备案制度的终结,由备案制到自我声明公开,是政府减少对资源配置和市场干预的必然,是发挥市场对资源配置决定性作用的基础。

二、食品安全企业标准备案制度

(一)产生与变革

1995 年发布实施的《中华人民共和国食品卫生法》提及了食品卫生标准的概念,明确食品卫生标准由国务院卫生行政部门或省级人民政府制定,但未提及企业标准层面的操作问题。在实际操作中,企业往往以食品卫生标准为参考制定企业标准,并向当地质量技术监督部门备案。2009 年发布实施的《食品安全法》第二十五条规定,"企业生产的食品没有食品安全国家标准或者地方标准的,应当制定企业标准,作为组织生产的依据。国家鼓励食品生产企业制定严于食品安全国家标准或者地方标准的企业标准。企业标准应当报省级卫生行政部门备案,在本企业内部适用"。自此,根据法律授权食品类别的企业标准不再向质量技术监督部门备案,转而向卫生行政部门备案。2015 年《食品安全法》修订,涉及企业标准备案的条款发生了变化,上述第二十五条变化为第三十条:"国家鼓励食品生产企业制定严于食品安全国家标准或者地方标准的企业标准,在本企业适用,并报省、自治区、直辖市人民政府卫生行政部门备案。"根据相关修订说明,由于食品安全国家标准体系基本完善,不存在没有食品安全国家标准或者地方标准的情况[2],因此,与原条款相比,该条款删除了"企业生产的食品没有食品安全国家标准或者地方标准的,应当制定企业标准,作为组织生产的依据"。沈岿提出,当下的食品安全企业标准备案制是传统上"政府包干"到"适当放松加审查把关"的制度演变的残余[3]。目前,《食品安全法》中食品安全企业标准备案制度成为《标准化法》中企业标准自我声明公开制度的例外之一,成为企业标准管理模式由"适当放松加审查把关"向"完全放开强调市场竞争"转变的例外领域之一。

(二)定位和作用的变化

2009 年《食品安全法》发布后,原国家质量监督检验检疫总局《食品生产许可管理办法》(2010 年版)规定,申请生产许可的企业,执行企业标准的须提供经卫生行政部门备案的企业标准。由此,食品安全企业标准备案被设定为企业办理食品生产许可的一项前置条件,成为食品安全治理的一项基础性、技术性工作。任意一家企业在生产食品前,需要先对拟生产的产品进行食品安全企业标准备案,再凭借备案后的企业标准、食品安全管理制度等软件和生产设备环境等硬件申请食品生产许可证,方可进行生产。2015 年《食品安全法》修订后,《食品生产许可管理办法》(2015 年版)将与许可事项没有直接关系的前置审批材料一律取消,经过这一修订,食品生产许可的内涵从针对产品的许可转变为针对生产环境、生产能力的许可,至此,食品安全企业标准备案与食品生产许可脱绑,但在实际申请中仍有部分基层许可人员要求企业提供经卫生部门备案的企业标准作为申请材料,这也是企业备案企业标准的重要原因[4]。

目前,由于食品安全的特殊重要地位,食品安全企业标准备案制度成为《食品安全法》作为"特殊法"的法律效力优于《标准化法》作为"一般法"法律效力的一种保留制度。在把食品安全国家标准和地方标准视为底线标准的基础上,《食品安全法》鼓励企业制定较食品安全国家标准和地方标准更为严格的企业标准,将这种管理模式作为提供更安全优质食品的制度保障。然而根据《国家卫生计生委办公厅关于进一步加强食品安全标准管理工作的通知》(国卫办食品函〔2016〕733 号)的规定,"严于食品安全国家标准、地方标准是指,企业标准中的食品安全指标严于国家标准或者地方标准的相应规定",这种仅"严于"食品安全指标的局限导致了一种新的博弈,一方面,企业执行更为严格的标准,虽然增加了企业的义务和负担,但是赢得了更好声誉和消费者信赖,获得更多的利润,这是一种市场竞争中的自然激励[5];另一方面,企业违反严于国家标准或地方标准的企业标准但并未违反国家标准或地方标准时,相关部门会依据除《食品安全法》之外的《中华人民共和国产品质量法》《中华人民共和国消费者权益保护法》对其违反民事承诺行为进行行政处罚,将会导致劣胜优汰,2019 年《中华人民共和国食品安全法实施条例》修订后也明确了这一行为的罚则,这反而带来了一种变相的制度性否定。

三、困局与成因

(一)上海食品安全企业标准备案的困局

在上海的食品安全企业标准备案实践中,企业应付式备案现象十分突出,52.5%的备案企业选择制定严于铅(Pb)这一污染物指标的企业标准[4]。造成这种统一选择现象的主要原因如下:第一,国内外对于铅污染物的关注较早,铅污染物限量覆盖食品类别最广,绝大多数类别的食品都拥有铅这一食品安全指标,许多类别的食品在食品安全国家标准体系中仅有铅指标。第二,食品安全国家标准的制定以风险评估为基础,结合污染物监测和暴露评估,确定污染物及其在相关食品中的科学性限量[6],目前我国铅限量大多是参考食品添加剂联合专家委员会(Joint FAO/

WHO Expert Committee on Food Additives，JECFA）2010 年前的原暂定每周耐受摄入量（provisional tolerable weekly intake，PTWI）（0.025 mg/kg·bw）结合中国居民食物消费量确定的，但 JECFA 于 2010 年第 73 次会议取消了铅的 PTWI，并建议各成员国采取各种措施降低食物中铅的含量，目前我国铅的限量值具备一定下调空间；且根据多地食品安全风险化学污染物监测结果[7-9]，我国绝大多数类别食品存在一定铅污染，但平均含量远低于国家限量值。第三，在现代食品生产工业中，铅污染主要来自原料污染、加工机器接触、包装材料迁移三个方面，其防控措施较为简单且成本可转嫁。以原料中的铅污染为例，生产企业可要求上游原料供货企业提供相应检测报告，以确保终产品中铅含量低于国家标准。综上，由于铅指标品类覆盖最全，下调可行性较大，执行便捷，成本较低的特点，绝大多数企业选择了铅作为食品安全企业标准备案的严于指标，这正是食品安全企业标准备案制度未发挥应有作用的写照。

（二）社会性原因

首先，食品安全企业标准备案制度与当下食品生产经营行业现状脱节是造成这一困局的根本原因。目前，我国集约化的食品工业初具规模，但是由于食品行业从业门槛较低，我国食品生产企业小、散、乱的现状仍未得到根本性改变[10]。与此同时，我国食品安全标准工作从顶层规划、制定依据、审查机制、强化措施、跟踪评价和改进完善等方面逐步完善，形成科学严谨的闭环[11]，标准的复杂性、体系性不断提升。这种发展不平衡导致绝大多数食品生产企业仅停留在知晓标准的层面，尚不具备自行制定标准的能力。有的企业甚至对食品安全国家标准还存在一定程度的误读，食品安全标准跟踪评价工作中发现一些基层食品安全监管人员对食品安全标准的认知水平更是参差不齐[12]，难以起到指导企业的作用。其次，居民食品安全认知水平较低，质量安全对消费行为影响程度较低[13]，导致了食品安全企业标准备案制度的市场激励作用衰减。目前，我国绝大多数居民购买食品的关注点还停留在"是否过期"，企业是否宣称执行了更为严格的企业标准难以影响居民的购买行为，因此，一些大企业即使具备制定更严格企业标准的能力，也较少实施这一高成本低收益的行为。最后，国家配套鼓励政策的长期缺位，导致食品安全企业标准备案制度间接由鼓励转变为制度性否定。

四、研究启示

在食品安全现代化治理体系中，目前的食品安全企业标准备案制度所发挥的积极功能正在消减，难以起到督促企业学习贯彻落实食品安全标准的作用，反而造成应付式备案，指标上的"数字游戏"愈发严重。国际上，企业标准本应是食品生产企业在质量控制上的核心科技和市场竞争中的关键优势，而目前的备案制度成为限制企业履行主体责任的禁锢。长久来看，食品安全企业标准备案制度应当顺应整体标准化改革工作的潮流，逐步转化为自我声明公开制度。

与此同时，政府应当尽快配套相关鼓励政策，对冲目前市场激励作用的失效，对现有制度进行修补，企业标准与食品安全责任保险等市场化社会治理工具的联动是成为鼓励食品生产企业制定严于食品安全标准的企业标准，提高企业标准制定意愿的途径之一。例如，执行更为严格的企业标准的食品生产企业，在投保食品安全责任保险时可以得到一定程度的投保费用优惠，这将大幅提高企业制定更严格标准的积极性;食品安全责任保险的保险机构为投保企业提供风险管理服务时,可以把协助制定更为严格的企业标准或质量管理体系作为风险管理活动之一,这也将有效降低出险率,通过这种共赢,发挥企业标准在食品安全风险治理中的核心作用。

参 考 文 献

[1] 陈俊华.我国企业产品标准自我声明制度研究.杭州:中国计量学院,2015.

[2] 李凌雁,田晨曦.食品安全标准.上海:上海交通大学出版社,2018:16-17.

[3] 沈岿.食品安全企业标准备案的定位与走向.现代法学,2016,38(4):49-59.

[4] 张叶飘,李凌雁.上海市食品安全企业标准备案食品安全指标严于情况分析.中国卫生标准管理,2019,10(17):1-3.

[5] 曾祥华.论食品安全企业标准的法律性质和法律效力.杭州师范大学学报(社会科学版),2019,41(5):120-128.

[6] 刘兆平.我国食品安全风险评估的主要挑战.中国食品卫生杂志,2018,30(4):341-345.

[7] 武建民,惠秋芳,刘孟文.2013年—2015年渭南市食品中铅污染的监测结果分析.中国卫生检验杂志,2017,27(17):2551-2554.

[8] 谭维维,黄建萍,陈峰.2013—2016年南通市食品中镉铅总汞监测结果分析.现代预防医学,2017,44(15):2735-2738,2747.

[9] 孙婷,王宁,董淑香,孙延斌.济南市2010—2012年食品中重金属监测结果分析.中国公共卫生管理,2014,30(1):60-62.

[10] 吴林海,尹世久,李锐.2017年中国食品安全状况研究报告.中国社会科学报,2018-12-27(010).

[11] 卢江.最严谨的标准是我国食品安全的基本保障.中国食品卫生杂志,2019,31(3):195-198.

[12] 彭接文,谭彦君,陈子慧等.2017—2018年广东省食品安全标准跟踪评价情况分析.华南预防医学,2019,45(3):290-293.

[13] 钟苑.消费者质量安全认知及对鸡肉消费的影响.北京:中国农业科学院,2018.

公共卫生大数据充分利用和安全保障政策研究

范爱晶　冯　骏　夏　天　刘　诚　戚方圆　魏礼君

【导读】　推进公共卫生大数据的开发应用,对于加快公共卫生领域的业务创新、产业发展和实现将上海建成全球公共卫生最安全城市之一的目标具有重要意义。文章针对上海公共卫生大数据开发应用发展需求和面临的问题挑战,结合公共卫生大数据在行业内专业应用和跨界融合开放的应用场景,研究数据共享开放和数据安全保护的分级分类机制,探讨公共卫生大数据充分利用和安全保障的政策应对,涉及多源异构大数据质量保障、政策规范支撑、公民个人隐私保护,以及新兴信息技术应用等环节。研究结果表明,突破数据共享和数据安全保护矛盾的关键问题非常重要,包括强化顶层设计、促进共享融合、完善规范机制等方面的具体政策举措。同时,解决公共卫生大数据充分利用和安全保障问题,可以有效发挥其应用价值。

一、研究背景

公共卫生大数据作为健康大数据的重要组成部分,是国家重要的基础性战略资源和重要的生产要素。公共卫生大数据能有效提升国家公共卫生监测评估和决策管理能力,提高突发公共卫生事件预警与应急响应能力,评价影响健康的社会因素,预防控制重大疾病,用科学手段推动疾病危险监测评估和普及健康生活方式。

当前,欧美发达国家都以国家力量发展公共卫生大数据,以带动公共卫生事业的科技革命和产业发展。美国、英国等很多国家都建立了公共卫生大数据公共开放平台,重视和加强公共卫生大数据利用。我国政府在公共卫生大数据领域进行的顶层政策设计和重点信息化工程,为公共卫生大数据应用发展奠定了良好基础。近年来,国家先后下发《关于促进和规范健康医疗大数据应用发展的指导意见》《"健康中国 2030"规划纲要》和一系列推进政策,均明确了推进公共卫生大数据应用要求和共享开放机制。2020 年 3 月,习近平总书记又指出,要利用人工智能、大数据等新技术开展流行病学和溯源调查,提高精准度和筛查效率。这些为推进大数据公共卫生融合

项目基金:上海市卫生健康委员会政策研究课题"推动本市健康大数据开发应用的思路研究"(课题编号:2020HP18)。
第一作者:范爱晶,女,高级工程师。
通讯作者:冯骏,男,上海市卫生健康委员会信息管理处副处长。
作者单位:上海市疾病预防控制中心(范爱晶、夏天、刘诚、戚方圆、魏礼君),上海市卫生健康委员会(冯骏)。

应用提供了明确方向和重要指导。

"十二五"和"十三五"以来,依托全民健康信息化工程,国家权威专业机构和地方政府均已建成全民健康信息平台,部署了传染病、慢性病及其危险因素,免疫规划,精神卫生,健康危害因素,妇幼健康管理和卫生监督等业务的动态监测和管理业务信息系统。公共卫生信息化解决了数据的采集、存储、传输和数据原始积累等问题,这只是发展公共卫生大数据的第一步,更重要的是推进公共卫生大数据的开发应用,通过深度挖掘分析将数据转化为推动国家和上海经济社会发展的知识和智慧,加快公共卫生领域的业务创新、产业发展,实现将上海建成全球公共卫生最安全城市之一的目标。

二、需求和问题分析

对照《"健康上海2030"规划纲要》《关于完善重大疫情防控体制机制健全公共卫生应急管理体系的若干意见》和上海"公共卫生建设20条"提出的目标需求,目前还有多方面问题制约着上海公共卫生大数据由数据向知识和智慧的转化。

(一)需求分析

1. 公共卫生大数据应用业务部署场景模式分析

基于研究,可从如下几个层面考虑公共卫生大数据应用业务部署场景模式。从公共卫生不同领域业务应用主题分析,涉及传染病监测预警及风险应对、慢性病危险因素评估、环境卫生相关危险因素智能评价、临床医疗与公共卫生融合等业务管理服务模式。从公共卫生业务职能主体分析,涉及公共卫生专业机构、社区卫生服务中心和医院等各个层级利用大数据、人工智能、云计算等技术建立优化的工作模式。从公共卫生受众服务对象分析,涉及个体层面和群体层面通过大数据技术开展的健康风险评估、健康管理和健康教育新模式。

2. 传染病监测、慢性病防治和健康管理等涉及多源异构数据汇聚整合需求

传染病疫情监测、慢性病防治和健康管理数据来源于多个机构,格式多样异构。数据在行业内部汇聚主要基于市、区两级平台,对传染病、慢性病等相关监测信息进行采集。数据由行业外部获取汇聚人群分布信息、天气信息、环境污染信息、人群流动信息、就医信息和死亡信息等,需由公安、大数据中心、口岸和疾控中心协同处置,天气信息和环境污染信息则需由气象和环保部门提供支持,从而实现对传染病、慢性病等多源监测数据的导入、清洗、质量控制、整合,为业务数据监测、传染病预警预测、业务协同提供数据支撑。

3. 公共卫生大数据深度应用需求分析

基于公共卫生业务相关信息系统产生的传染病、慢性病和健康管理监测数据的采集汇聚,可通过预测模型建立动态自动预警机制,实现对传染病(包括新型传染病)暴发的早期智能预警[1];同时也提供了通过大数据分析可筛选传播源、传播途径、传播人群控制、传染病治疗等关键信息,为有效控制疫情提供决策支持;也可对疾病防控工作的开展情况和防治效果进行专题分析和综合分析,实现业务指标和健康指标可视化展示,面向业务、行业和社会提供数据服务等[2]。

（二）问题分析

1. 数据共享与开放不畅

一是以往信息化建设对大数据资源整合、科学管理和共享开放边界未统一明确。二是依托各类健康卫生信息化系统已积累多年的数据，但数据质量不高，数据积累存在偏差和残缺；数据多为静态数据，分析预测带有滞后性，数据精度不够，数据真实性和实用性较低[3]。三是公共卫生大数据类型和结构复杂，来源于多源异构的数据整合困难，不同数据间标准不统一。

2. 数据应用水平不高

一方面，海量的非结构化、半结构化数据的高效存储、有效管理和分析，发现数据背后的规律，需要新的处理技术、算法、分析思维和手段；另一方面，公共卫生大数据的应用需求还没有充分展现出来，数据的深度挖掘分析，需要由应用需求作为驱动力，目前公共卫生医师、健康管理人员、卫生决策人员和公共卫生大数据研究人员的合作还比较少，尚待拓展。

3. 应用保障体系待完善

一是公共卫生大数据涉及居民健康等个人隐私，其共享开放面临的个人敏感信息泄露风险较大，目前个人信息和隐私保护的法律法规还不健全。二是相关专业人才队伍建设薄弱，大数据开发应用的每一个环节都需要专业人才，急需组建研究团队，通过公共卫生大数据应用开发实践培养复合型人才。三是公共卫生大数据互联互通的标准规范体系待进一步完善。

三、分类分级应用对策分析

公共卫生数据内涵丰富，种类繁多。若能依据统一规范的数据管理制度开展数据分类分级工作，将有利于促进数据在各机构间的开放共享，进一步挖掘公共卫生大数据的价值。

（一）基于充分利用的数据分类研究

公共卫生大数据分类可通过多维数据特征描述基础数据类型，以对公共卫生大数据实施有效管理，有利于按类别正确开发利用数据，实现公共卫生数据价值的最大挖掘利用。按多维度和线分类法相结合的方法，可从业务主题、数据来源和服务三个维度进行分类，对于每个维度采用线分类法将其分为大类、中类和小类三级。

（二）基于安全保障的数据分级研究

公共卫生大数据分级可明晰数据保护重点，合理分配数据保护资源。公共卫生大数据分级应充分考虑不同敏感级别的数据在遭受破坏后对国家安全、社会秩序、公共利益以及公民、法人和其他组织的合法权益的危害程度。将各类数据按照风险可进行如下分级和开放使用：非敏感数据（公开数据），可以完全开放；涉及用户隐私数据（内部数据），有条件共享，按国家法律法规要求开放或脱敏开放；涉及国家秘密数据（涉密数据），原则上不开放，需要脱密处理且控制数据分析类型。

四、政策建议和实施策略

（一）政策建议

1. 政府部门强化推进公共卫生大数据开放共享的顶层设计

公共卫生大数据的开放共享、互联互通离不开强有力的行政领导,方便构建共同的目标和契约,政府在这方面占据得天独厚的优势[4]。美国、英国、加拿大等多国均有探索成功案例。我国政府主导顶层设计的全民健康信息化工程也实现了全员人口信息、电子健康档案和电子病历数据库基本覆盖全国人口并整合共享。上海市政府近年来推进落实的政务信息系统整合共享目前也正发挥出有力支撑的作用。

2. 政府部门要承担起隐私数据保护规则的制定、推动和监督的角色

目前我国虽然颁布了《中华人民共和国数据安全法(草案)》和《信息安全技术个人信息安全规范》等,但尚无对应的隐私保护立法。随着健康大数据共享开放的逐步推进,可能存在的网络信息安全与隐私泄露风险必然成为阻碍互联互通的重要因素。从保护个体安全和公平的角度,如何界定伦理风险,把握伦理审查的界限也需要结合我国国情落实保障措施。

3. 政府部门应建立统一的数据共享交换大平台

如何将海量的健康大数据进行整合连接,进而分析挖掘出有价值的健康信息,创造或满足公众健康需求的服务是目前健康大数据应用的重要关注点[5]。政府主要拥有医疗卫生机构产生的健康数据,企业对于企业、个人或公开渠道可获取的信息则拥有较大主导优势,应协同企业驱动力量和科研机构的创新资源建立统一的数据共享交换大平台,规范数据交互标准,并探索数据整合模式。

（二）实施策略

1. 以数据治理为导向,梳理数据资产、编制资源目录,促进业务协同

要实现公共卫生大数据的共享开放,首先要摸清各部门的数据家底,开展数据资源梳理、资产目录编制工作;明确公共卫生大数据资源的责任人和开放边界,制定采集规范。依托行业平台和市政府"一网通办"和"一网统管"平台开展治理,明确数据所有者,且保持各级平台数据资源目录的一致性和完整性。

2. 建立数据分级分类机制,推进健康大数据有序开放共享

数据所有者按数据是否涉及敏感业务和个人信息,在编制数据资源目录时对数据进行分级分类,并按照共享类型进行分类,参照相关规章可对应无条件共享、授权共享和非共享类型,并按照权限最小化原则对应用场景进行授权。同样,按照开放类型参照相关依据,分为无条件开放、有条件开放和非开放三类。

3. 开展试点项目,探索新技术在公共卫生大数据应用的安全保护机制

一方面,针对公共卫生大数据多源异构的结构复杂多样性,大数据分析和挖掘算法、大数据技术架构和工具选择均需依托新型信息技术支持并研究探讨。另一方面,区块链和分布式存储技术可以极大提高数据安全性和私密性[5],能够化解数据共享面临的安全与效率矛盾,可

完整精确溯源。

4. 建立数据开放共享的激励机制和考核机制

公共卫生大数据开放共享机制的长期维持必须基于切实有效的持续激励机制,以便使数据持有方持续地供应数据并享受数据利益,数据使用方持续地利用数据并获取数据价值,从而实现良性循环。

参 考 文 献

［1］林鸿波,沈鹏,孙烨祥等.基于大数据建立传染病监测预警响应模式的探索与实践.中国卫生信息管理杂志,2020,17(4):416-421.

［2］金兴,王咏红.健康医疗大数据的应用与发展.中国卫生信息管理杂志,2016,13(2):187-190.

［3］张世红,史森,杨小舟.健康医疗大数据应用面临的挑战及策略探讨.中国卫生信息管理杂志,2018,15(6):629-632.

［4］Office of Health and the Information Highway. Toward electronic health records. Canada:Office of Health and the Infromation Highway,2001.

［5］王胜锋,宁毅,李立明.健康医疗大数据互联互通模式的经验与挑战.中华流行病学杂志,2020,41(3):303-309.

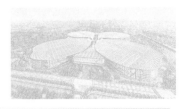

第四章

综合医改

　　2020 年是"十三五"收官之年，也是"十四五"规划编制之年，站在历史交汇口，上海要认真总结新一轮医改以来取得的巨大成绩，也要分析当下存在的问题和不足，结合新形势、新要求，认真谋划未来综合医改的策略和路径。本章首先从提升群众体验度角度，介绍了上海推进基于医疗付费"一件事"改革的信用就医模式的创新实践。此外，从宏观层面总结了"十三五"期间取得的成绩和建议，也从微观层面对公立医院改革、分级诊疗制度、支付方式改革、提升群众获得感等方面总结了上海的经验做法，提出了下一步的思考和建议。从编制规划层面，评估总结了上海市"十三五"综合医改成效，介绍了公立医院机构发展规划制定策略，分析了多准则决策分析在卫生决策中的应用基础与进展。从推进公立医院改革层面，介绍了新时期公立医院改革发展策略，介绍了如何加强医院成本管控提高资源配置绩效的方法，分析了郊区新院无形资产在社会资本合作办医中存在的问题及思考，以上海交通大学医学院附属仁济医院南院为例分析了上海市郊区三级医院整建制并入母体医院的经验与启示。从支付方式改革角度，介绍了基于大数据的病种分值付费的原理与方法，以上海市第十人民医用为例分析了基于 DIP 和 DRGs 的公立医院经济运行与成本绩效管理实践，还介绍了上海市推进高值医用耗材集中带量采购方案。从推进分级诊疗制度建设方面，介绍了嘉定区整合性健康共同体的建设策略。

上海市医疗付费"一件事"
改革实践与思考

赵丹丹　王贤吉　张晓溪　冷熙亮　汤仲夷

【导读】　近年来,随着信息技术的快速发展,各医疗机构纷纷推出自助机付费、手机扫码付费、诊间付费等,一定程度上为患者就医提供了便利。但由于相关部门数据未打通、业务流程设计欠合理等诸多原因,许多公立医疗机构特别是上海各大公立医院仍普遍存在"排队长""常排队""看病烦"的问题,医保患者不能做到一次性移动支付,看一次病往往要多次排队付费,耗时耗力,既影响了群众就医体验和满意度,也影响了诊疗秩序,增加了医疗纠纷发生的概率。

　　针对过去群众就医中存在的"排队长""常排队"和医保患者移动支付受限等痛点堵点问题,上海市从践行"人民城市人民建,人民城市为人民"重要理念和落实国务院"放管服"改革角度出发,以推广应用国家医保电子凭证为契机,紧扣"信用就医、无感支付、不排队、少往返",推出了医疗付费"一件事"新举措,并将其作为上海市"两张网"建设(政务服务"一网通办"、城市运行"一网统管")和"一件事一次办"改革的年度重点工作。上海市全力推进落实医疗付费"一件事"新举措,打造信用就医"上海模式",尝试建立完善就医不用带医保卡、付费不用排长队、一部手机畅行医院的就医方式。随着医疗付费"一件事"全面推进,以上目标已在上海市所有公立医疗机构成为现实,大大提升就医便捷度和医改获得感,提高城市卫生健康治理整体效能。

一、上海医疗付费"一件事"改革主要做法

　　医疗付费"一件事"的改革举措,打造了支付聚合平台,加快了业务流程再造,市民医疗付费"一件事"从"能办"变向"好办"。在上海市委市政府统一部署下,上海市卫生健康委牵头,联合市医保、发展改革、财政等部门和上海申康医院发展中心、上海市大数据中心等单位组成的工作专班,将医疗付费"一件事"作为年度"两张网"建设改革重点任务。

　　针对不同医疗机构原有信息系统和业务流程不统一,患者年龄结构、文化层次、付费习惯不同等问题,组织专家开展充分调研论证,重新梳理业务逻辑,调整原有的自助机付费、诊间付费方式,

第一作者:赵丹丹,男,上海市卫生健康委员会副主任。
作者单位:上海市卫生健康委员会(赵丹丹、冷熙亮、汤仲夷),上海市疾病预防控制中心(王贤吉),上海市卫生和健康发展研究中心(上海市医学科学技术情报研究所)(张晓溪)。

实行流程设计再造和优化。以上海市大数据中心"随申办"App统一基础平台作为医疗付费"一件事"总入口,面向医院统一接入医疗机构患者就诊信息,提供身份校验,协助付费对账;面向医保部门提供用户基础身份及参保信息校验,制定扫码支付接口规范,支持无感支付;面向第三方支付机构打造支付聚合平台,支持医疗机构与第三方支付机构每日实时对账与结算。采取分批推进方式,先期选择信息化基础好的6个区和11家市级医疗机构作为首批试点,成功后再在全市推广,确保积极稳妥。

此外,在实现一次性移动支付、脱卡支付的同时,充分发挥上海金融中心和征信体系优势,引入信用机制,依托中国银联、各大商业银行、第三方支付平台等支付通道,在"随申办"App开通"信用就医无感支付"签约功能,群众在通过实名认证申领和激活国家医保电子凭证的同时,只要经平台评估信用,可自主自愿选择某家银行进行线上一键签约和额度授信。签约后,患者就医无需携带医保卡、银行卡,即可在授信额度内在线支付医保报销剩余部分的医疗费用。此项改革创新了就医支付理念,是名副其实的"信用就医"。

同时,坚持安全底线思维,制定医疗机构、医保、银行、信用支付业务对接技术方案和标准,避免数据安全漏洞。制定医疗付费"一件事"应急预案,指导各部门和医疗机构完善应急响应和处置机制。组建网络安全测评队伍,全力支持各医疗机构开展针对性的网络安全测试和评估,提高互联网应用环境下的安全防护能力,确保整个医疗付费过程顺畅安全,保障清算结算工作平稳有序。

二、上海医疗付费"一件事"改革的主要特色

(一)创新医疗服务模式,探索"信用无感支付"

以上海市大数据中心"随申办"App统一基础平台作为医疗付费"一件事"总入口,并先后开通微信、支付宝等19个应用入口,群众就医由原来的现场排队付现金或排队刷医保卡、银行卡、二维码,变成无论何时何地都可以自主在手机上通过惯用App"刷信用"付费,真正实现"无感支付",今后还可进一步实现刷脸支付、语音支付。

(二)创新医疗付费管理,灵活付费全面覆盖

各医疗机构按照平台业务对接技术方案,全面梳理门急诊和住院收付费相关业务流程,进行流程再造和优化,实现"脱卡信用付费、诊间移动付费、窗口托底付费"的付费方式全覆盖,由患者根据自身情况进行自愿选择,同时安排志愿者为老年人提供使用指导。

(三)创新卫生行业治理,共商共治共享共赢

医疗付费"一件事"由政府主导,上海市卫生健康委牵头,医保、发展改革、财政等部门和上海申康医院发展中心、上海市大数据中心共同参与,同时调动中国银联、各大商业银行和第三方支付机构的积极性,在有效回应社会关切的同时,充分体现了共商共治、共享共赢。

三、上海医疗付费"一件事"改革的主要成效

首先针对国家医保电子凭证尚未覆盖18岁以下儿童青少年的问题,充分挖掘"随申办"App

的"亲属随申码"功能,在全国率先推出"儿童医保电子码"的申领和使用,实现全年龄段参保人群全覆盖。针对部分群众无信用卡或信用卡限额不足的情况,由中国银联协调各大商业银行,同步上线数字信用卡申请和信用卡提额功能,为签约群众提供更加丰富、优质的信用服务。

其次,除"随申办"App医疗付费"一件事"总入口外,还依托上海市大数据中心统一基础平台功能,先后开通微信、支付宝等19个应用的入口渠道,一方面充分发挥各应用的资源优势,满足各类用户的不同使用习惯和服务体验需求;另一方面使不同应用入口互为应急备选方案,确保医疗付费"一件事"入口通顺流畅,运行有序。

此外,医疗付费"一件事"不仅为群众提供线上、线下就医付费便利,更丰富和拓展了"互联网+医疗健康"服务内涵。通过与随申办"App医疗付费"一件事"入口对接,目前上海市39家互联网医院已实现线上预约挂号、线上复诊开方、在线付费等互联网医疗服务功能,群众看病更为顺畅便捷;上海交通大学医学院附属瑞金医院、仁济医院等更是试点整合了电子票据业务流程,实现患者从线上挂号、在线付费到电子取票全流程线上服务,解决了外地患者报销难题,进一步提升群众就医体验。

目前,全市所有417家公立医疗机构2 037个执业点均已纳入医疗付费"一件事"范围,群众就医时可畅享安全、快速、免排队的"信用就医无感支付",实现"脱卡信用付费、诊间移动付费、窗口托底付费"的付费方式全覆盖,并且自愿选择付费方式。患者从前由挂号到取药常常需要排队七八次,而实施"信用就医"后则可以"一次队都不排"。自上线之日起,截至2020年12月31日,所有医疗机构的医保五期交易笔数及其金额分别为17 662.60万人次、446.45亿元,采用医保电子凭证交易的笔数及其金额分别为121.46万人次、1.46亿元,"随申办"移动端信用就医的签约数为14.12万人次,各级医疗机构信用就医的交易笔数及其金额分别为3.58万人次、200.22万元。

四、上海信用就医模式创新的思考

目前,经由工作专班统一设计和组织协调,专班已通过易拉宝、宣传单等发放物料方式引导群众了解和掌握"移动付费不排队"的便捷就医方式;联合报纸、电视、互联网和新媒体渠道,适时发布相关信息,讲好医疗付费的故事,向患者推广此项便民措施,增强市民获得感。未来,工作专班应继续指导各级医疗机构举措并举开展宣传推广、培训医务人员和志愿者,对使用过程中产生的疑问进行科学引导和及时解答,正确引导患者预期,积极回应百姓关切。同时,工作专班还应严格完善制度,保障稳定运行,各级医疗机应严格落实应急响应机制,提高风险防范意识,强化制度供给和技术支持,共同编织好安全防护网,全力保障系统高效运转,付费过程顺畅安全,清算结算平稳有序。

上海医疗付费"一件事"新举措,践行了以人民为中心的思想,构建了数字惠民新应用、精细化管理新样板,各大医院排队状况得到初步缓解,提升了群众办事的便捷度、体验度和满意度。这一新举措,符合国家"互联网+医疗健康"发展战略导向,成功打造了具有显示度、感受度、符合超大型城市特点的医疗付费"上海模式",是上海市卫生健康领域贯彻落实党中央提出的推进国家治理体系与治理能力现代化的有效创新实践与经典应用场景。

稳扎稳打,善作善成。上海市医疗付费"一件事"改革作为惠及民生的改革创新举措,为医疗卫生服务模式的数字化转型提供了现实模版。在守牢网络安全的底线基础上,随着相关制度的进一步完善、支付方式和范围的进一步拓展,医疗付费"一件事"改革将进一步成为"互联网+"医疗服务的重要支撑。上海信用就医模式创新的实践探索,为解决人民群众"看病难"问题提供了现实突破路径,促进了医疗服务效率的整体提升,为向人民群众提供更加便捷、高效、优质的健康服务迈出了重要的一步。

上海市"十三五"期间深化医药卫生体制综合改革成效及发展策略研究

陈秀芝　张晓溪　金春林　冷熙亮　凌　云　刘元凤　汤仲夷

【导读】　2016 年,上海被列为国家医药卫生体制综合改革的试点城市之一。文章系统梳理了上海深化医药卫生体制综合改革的进展与成效,分析存在的问题和面临的新形势、新要求,从落实分级诊疗制度、改革医保支付方式、深化公立医院综合改革等医改重点领域与关键环节提出政策建议。

"十三五"期间,上海市统筹推进 5 项重点领域改革及政府投入、价格、绩效考核、人事薪酬等配套改革,形成了深化医药卫生体制改革(以下简称"医改")的上海样本,取得了积极成效。

一、上海市深化医改的进展与成效

(一) 进展

1. 分级诊疗格局基本形成

"十三五"期间,上海市推进区域性医疗服务圈建设、社区卫生服务综合改革、居民自愿与医疗机构"1+1+1"组合签约服务,不断完善以市级医学中心为支撑、区域医疗中心和区域专科医院为骨干、社区卫生服务中心为基础的三级医疗卫生服务体系。探索家庭医生管费用,使基层卫生人员激励机制更完善,服务人员积极性更高,基层医疗卫生机构服务能力进一步提升、服务更规范。重点人群健康服务模式改善,居民就诊逐步下沉社区,就医秩序更合理。2019 年,公立医院转往基层医疗卫生机构的住院患者数占公立医院住院患者总数的比例为 61.7%。2020 年,上海市重点人群家庭医生签约服务率为 67%,具备中医药服务能力及相应康复能力的社区卫生服务机构覆盖率在 99% 以上。

2. 医疗机构科学治理机制形成

上海市政府卫生投入年均增长 10.21%。公立医院改革全面推进,探索医院集团化发展模式。全面实施药品零加成,破除以药补医。现代医院管理制度基本建立,在市、区两级公立医院

第一作者:陈秀芝,女,助理研究员。
作者单位:上海市卫生和健康发展研究中心(上海市医学科学技术情报研究所)(陈秀芝、张晓溪、金春林),上海市卫生健康委员会(冷熙亮、凌云、刘元凤、汤仲夷)。

开展政事和管办分开,完善公立医院法人治理机制,建立公立医院全面预算管理体系、公立医院医疗服务评价体系和总会计师委派制度。改革公立医院运行机制,建立健全医药费用调控和监管机制,改革人事薪酬制度。

3. 医疗保障制度体系更加健全

新组建市、区两级医疗保障局,实现基本医疗保险(以下简称"医保")整合,初步建立了以"二纵三横"为主要框架的全民医疗保障体系。健全基本医保筹资和保障水平调整机制,严格收支预算管理,基金总体结余情况较好。以实施医药分开改革为重要抓手,优化医疗机构收入结构,稳步推进医疗服务价格改革。健全医保支付和利益调控机制。引导医疗资源合理配置和患者有序就医,切实保障广大参保人员的基本医疗权益,推进医疗保障制度可持续发展。健全重特大疾病保障机制,实施困难群众住院押金减免政策,提高救助标准,减轻重特大疾病患者就医负担。推动商业健康保险发展,丰富医疗保障体系层次。医疗保障体系保障能力持续增强,为实现病有所医提供制度保障。

4. 药品供应保障改革稳步推进

深化药品供应领域和药品流通体制改革,2020 年有 60 种药品完成仿制药质量和疗效一致性评价,实施药品上市许可持有人制度,推动药品批发企业重组,引导药品批发企业发展现代物流。建立医药采购"阳光平台",稳步推进药品带量采购,探索建立部分高价药品谈判采购机制,开展医疗机构联盟药品集团采购。重点围绕全市公立医疗机构的基本药物配备使用、上下级医疗机构用药衔接、药品使用监测、短缺药品监测预警与应对、药品临床综合评价、减轻慢性病用药负担等,整体推进基本药物制度建设。

5. 医药卫生监督管理体制综合改革持续深化

应用大数据创新监督管理体系,建立以卫生健康随机监督抽查为主的新型监督管理机制。出台加强医药产品回扣治理制度建设"1+7"文件,推进监督管理法制化和规范化。深化医药卫生领域"放管服"改革,实行更开放的准入政策,提供综合性支撑政策。构建多元监督管理体系,加强药品质量安全监督管理,持续加大专项整治力度,全行业监督管理显著增强。2020 年,上海市各级各类医疗卫生机构监督检查覆盖率均超过 95%,二、三级公立医院医疗责任保险覆盖率超过 90%,基层医疗卫生机构医疗责任保险覆盖率为 100%。

此外,相关领域改革取得积极成就。公共卫生服务体系更完善,人才培养和激励机制更健全,健康信息化支撑作用进一步凸显。2020 年,建立电子病历系统的公立医院占比超过 92%。卫生法律体系更健全,中医药服务体系高质量发展。"十三五"期间,"治未病"服务人次年均增长15.73%。"健康上海"建设有序推进,上海已培育一批以高端服务为特征、以先进技术为特色的社会医疗机构。2020 年,上海健康服务业产值占地区生产总值的比例超过 6%,并成为重要经济增长点。

多项医改政策举措在全国引领示范。建立基于大数据的卫生行业创新监管体系,形成具有"中国特色、上海特点"的医改模式。应用"互联网+"构建"诊前在线咨询+线下就诊+网上复诊+诊后在线随访"的全新服务模式。通过业务流程再造,实现全市公立医疗机构医疗付费"一件事"全覆盖。探索个人医保账户购买商业健康保险,构筑起更坚固的医保费用保障网。创新医疗急救模式,优化便民服务。推进社区卫生服务中心发热哨点建设,织密发热哨点网络。推进上海"健康云"建设,打造全程健康管理新模式。实施医保药品带量采购,切实降低虚高药价。做实居民自愿与医疗卫生机构"1+1+1"组合签约服务,推动实现居民健康"守门人"目标。开展医院精细化管理,构建起现代医院绩效管理体系。

(二)成效

1. 市民健康状况和健康公平性持续改善

上海市民三大健康指标连续十多年保持国内领先,并达到世界发达国家和地区水平。2019年,上海市居民人均期望寿命为83.66岁,孕产妇死亡率为3.51/10万,婴儿死亡率和5岁以下儿童死亡率分别为3.06‰和2.28‰。2019年,居民健康素养水平达到32.31%,提前实现了《健康上海行动(2019—2030年)》中2022年的目标。

2. 卫生健康服务可及性明显改善

"十三五"期间,财政医疗卫生支出的年增长率高于4.95%,年度医疗卫生支出占财政支出的比例为4.9%~6.1%。医疗卫生资源配置水平逐年提高,每千常住人口医疗卫生机构床位数、每千常住人口执业(助理)医师数、每万常住人口全科医生数、全科医生总数逐年增加。医师工作负荷逐年减轻。家庭医生签约服务扎实有效,优质医疗资源逐步下沉,2020年,基层医疗卫生机构诊疗人次占比接近40%。"互联网+"医疗创新发展,便民利民程度提升。综合监督管理加强,医疗行为更规范,服务质量进一步改善。

3. 医疗费用不合理增长得到控制

医疗费用过快增长的势头有所放缓。公立医院成本核算和控制进一步加强,药品、卫生材料和管理运行费用占支出的比例降低,经济运行质量提高。2015~2019年,公立医院医疗费用平均增长幅度控制在11.4%以下。公立医院医疗服务收入(不含药品、耗材、检查、化验收入)占医疗收入的比例逐年提高。

4. 居民就医费用负担减轻

"十三五"期间,居民个人卫生支出占全市卫生总费用的比例约为20%。2020年,住院政策范围内城镇职工基本医保和城镇居民基本医保报销比例分别为86%和76%,保障范围和报销水平居于全国前列。2019年,大病医保报销比例达到60%,居民最低生活保障对象住院救助比例达到90%,居民最低生活保障对象门急诊救助比例提高至60%。实施药品分类采购,积极推进药品带量采购和集中议价采购,药品费用大幅降低。

二、存在的主要问题与挑战

从需求侧来看,新医改十年以来,人民群众健康需求从快速释放转向平稳增长。未来一段时间,本市常住人口总量基本稳定,人口老龄化平稳发展,长三角一体化发展持续带来上海医疗服务需求增加,但结构需优化。市民平均健康期望寿命和平均期望寿命的差异,生活不能自理人口比例的增加,需要更加重视加强康复、护理、心理、慢病管理等短缺健康资源建设,引导非区域医疗中心的区级医院加快转型发展。以慢性病为主的疾病谱,客观上要求公共卫生服务和医疗服务相结合、各级医疗机构相互协作的疾病管理模式,加强医防融合,关注生命全周期、健康全过程,为人民群众提供连续性、整合型的医疗服务。

从供给侧来看,上海医疗卫生服务体系规模持续扩大,发展成绩斐然。2015～2019年,上海医疗机构床位数量增加约3.18万张,年均增速5.93%;卫生专业技术人员增加4.31万人,年均增速5.81%。但是,在医疗服务体系、资源扩张的同时,医疗机构之间竞争加剧,医疗总费用增长控制难度加大;公共卫生体系仍然相对薄弱,预防为主、防治结合的新时期医疗卫生内涵仍需做实做足,公共卫生体系与医疗服务体系服务联合、功能融合、管理整合亟待强化,信息尚未完全互联互通,医防融合不够紧密。要创新社会治理,要以最广大人民根本利益为根本坐标,推进服务供给精细化、找准服务群众的切入点和着力点,对接群众需求实施服务供给侧改革。

从监管侧来看,十九届四中全会对治理体系和治理能力现代化提出了更高的要求。一方面,医疗卫生服务资源和服务量迅速增长,新业态、新模式不断涌现,"放管服"改革不断深化,这对传统监管方式提出了新的挑战;另一方面,大数据、人工智能、区块链、互联网等新技术的不断进步,为创新监管手段、提高监管效能提供了强大的技术支撑。

对照综合医改目标,当前,全市公立医院投入补偿、监管评价、人事薪酬改革等外部治理机制改革还不到位,存在单兵突进多、联动改革少,行政管控多、市场引导少,推进公立医院改革力度大、社会办医规范治理相对弱等情况,贯彻落实党委领导下的院长负责制还存在面上推进不平衡、进度有待加快,一些医院存在加强科室支部建设落实快、强化院级层面党政协同见效慢等现象;医院内部管理经验多,但在全市、全国面上推广力度不足。

三、下一步工作建议

"十四五"期间,上海市医改和发展将面临以下新形势、新要求:一是经济社会的不断发展客观上要求医疗卫生事业向高质量发展转变,体制、机制创新势在必行。二是国家健康发展战略对上海市医改工作提出新要求,上海作为全国改革开放的排头兵,应在治理能力和治理体系上实现创新突破,彰显上海智慧。三是长三角一体化发展亟需医改取得新突破,上海市作为长三角地区的发展龙头,应在医保异地门诊直接结算"一卡通"改革的基础上,协同其他三省在统一基本医疗保险制度方面实现突破。四是上海国际一流大都市建设要求医改迈出新步伐,为建设与之相匹配的医疗健康服务体系提供制度保障和发展动力,以改革促发展。五是人口老龄化加剧医疗卫生服务供给与需求之间的矛盾,增加服务供给与完善服务供给机制应并举。六是人工智能、大数据、区块链、"互联网+健康"等新技术为深化医改提供了新机遇、新方式。

与此同时,经济发展新常态和深化医改关键期相遇,卫生健康发展中的老问题和新情况叠加,改革主要任务和建设发展问题交织,从巩固已有成果和拓展深化改革并重出发,卫生健康领域发展不平衡不充分问题、基本健康服务碎片化问题、重点领域关键环节改革问题、创新能力不适应高质量发展问题等亟待解决。

下一步,上海市深化医改将持续聚焦"看病难、看病贵"等群众看病就医问题,坚持体制机制创新引领、实施"制度+科技"系统化改革,聚焦建设上海"高品质、整合型、智慧化"的健康卫生体系和"健康中国、健康上海"战略,采取靶向改革举措,切实增进人民群众获得感。

（一）突出公共卫生安全治理，大卫生大健康规划先行

秉持"城市是有机生命体"的理念，把卫生健康作为城市治理的重要内容，将健康融入所有政策，积极参与国内外合作和全球健康治理，加快形成大卫生、大健康治理格局和全社会促进健康的强大合力。积极应对多种传染病威胁并存、多种健康影响因素交织的复杂局面，提高公共卫生安全治理能力，把卫生健康作为城市治理的重要内容，推进健康上海建设，推进卫生健康内涵式、集约型、绿色化高质量发展，把上海建设成为全球公共卫生体系最健全城市之一。

（二）突出服务国家战略和城市发展，使卫生健康成为服务国家战略、提升城市竞争力的重要支撑

更加重视在打造"健康上海"品牌中提升城市能级和核心竞争力，坚持"数智"驱动、融合发展，打造上海医学科技创新路线图，提高临床研究水平，服务科创中心建设，向具有全球影响力的健康科技创新中心城市坚实迈进。全力推进长三角一体化发展战略，推动健康服务业高质量发展，为经济转型升级注入新动能。

（三）突出服务人民高品质生活，建设整合型、智慧化、高品质健康服务体系

抓住科技革命和产业变革对推动卫生健康转型发展的重大契机，推进体制机制改革，解决好发展不平衡、不充分问题。特别是要抓住 5G、人工智能、大数据等信息技术发展契机，推进智慧化健康服务体系建设。同时，要加大医疗卫生投入，强化公立医院公益性，优化资源配置，发展高品质医疗和老年健康服务，建设整合型、智慧化、高品质健康服务体系，为人民提供全生命周期的整合型健康服务。

（四）突出推进医保、医疗、医药联动改革和政策协同，实现关键领域重点环节创新突破

坚持以人民健康为中心的发展理念，加强医疗、医保、医药"三医联动"。进一步完善卫健部门作为牵头部门的职责，统筹协调推进医改，健全公共卫生机构、医疗机构和社区卫生服务机构协同合作机制，推动医防融合、全专结合、医养结合、分级诊疗。进一步发挥公立医疗机构在医改中的主力军作用，全面加强公立医院党的领导，深化党委领导下的院长负责制，推进公立医院外部治理机制改革，优化公立医院内部运营管理机制，形成符合医疗发展规律的资源配置机制。进一步体现医保在推进医药服务供给侧改革中的引领作用，推动医药健康产业高质量发展，保障人民群众得到优质、实惠的医药服务。

基于大数据的病种分值
付费的原理与方法

许　速　谢　桦　崔　欣　汪森然

应晓华　杨羽佳　应亚珍

【导读】　基于大数据的病种分值付费在一般均衡理论的基础上,充分利用我国医疗数据集聚优势及大数据技术创新,形成以疾病为特征的打包支付方式,能在尽可能少的人为干预的前提下,更为精准地拟合成本、测算定价,积极应对国际医保支付改革的价格发现难题。基于大数据的病种分值付费既拓展了传统按病种分值付费对医疗服务大概率事件的共性特征挖掘模式,又综合考虑了小概率事件的个性特征对医疗服务收入及成本的影响,使价格发现更接近于真实世界的实际状况,更加适应临床的复杂多样,为构建以按病种付费为主的多元复合式医保支付方式改革提供重要技术支撑。

一、背景

为充分发挥医保在医药卫生改革中的战略性购买作用,推进医疗保障和医药服务高质量协同发展,促进健康中国战略实施,中共中央、国务院《关于深化医疗保障制度改革的意见》明确提出了大力推进大数据应用,推行以按病种付费为主的多元复合式医保支付方式改革[1]。传统意义上的按病种付费是指单病种付费和疾病诊断相关组(diagnosis related group,DRG)付费[2],这两种付费方式均是以疾病为特征的打包支付方式,在一定程度上解决了不同疾病之间资源消耗的可比性问题,相比而言,DRG体系更完整、更能适应全疾病谱,是国际公认的相对合理的医疗费用控制与管理的支付方式[3]。但无论是单病种付费还是DRG付费,临床数据的质量因素、科学分组的影响因素以及医疗成本的契合程度,均会对实际应用造成局限,无形抬高应用门槛,导致使用范围受限、推广困难[4]。

进入大数据时代,我国的制度优势使得医疗数据充分集聚,国家医疗保障局高度重视大数据

基金项目:国家医疗保障局委托课题"基于大数据的病种分值付费技术规范研究";上海市卫生健康委员会政策研究课题"推动本市健康大数据开发应用的思路研究"(课题编号:2020HP17)。

第一作者:许速,男,原上海市深化医药卫生体制改革工作领导小组办公室副主任。

通讯作者:应亚珍,女,首都医科大学国家医疗保障研究院副院长。

作者单位:上海市卫生健康委员会(许速),上海市卫生健康信息中心(谢桦、崔欣、杨羽佳),万达信息股份有限公司(汪森然),复旦大学公共卫生学院(应晓华),首都医科大学国家医疗保障研究院(应亚珍)。

本文已发表于《中国医疗保险》2020年第9期。

在医保支付和基金监管等方面的应用,提出把制度优势转化为治理效能,提高治理能力的目标[5]。因此,在大数据为按病种付费的创新提供了数据与技术基础上,课题组探索形成了大数据的病种分值付费(big data diagnosis-intervention packet,DIP),即以大数据技术改变样本推算总体的仿真、预测乃至精算模式[6],利用真实、全量数据客观还原病种变化的现实,通过对疾病共性特征乃至个性变化规律的发现,建立针对医疗服务的"度量衡"体系,是对传统按病种付费的理论延伸及方法创新,能在尽可能少的人为干预的前提下,更为精准地拟合成本、测算定价,形成对医保支付方式改革的重要技术支撑。

二、DIP 分组方法

DIP 是在疾病诊断与治疗方式组合穷举与聚类的基础上,确定稳定分组并纳入统一目录管理,建立病种分组资源消耗的比较关系,支撑分组应用常态化的应用体系。DIP 遵从病种组合打包支付的核心思路,在分组单元及分组权重两个基本元素的基础上进行分组操作,具体方法如下。

(一)分组单元

每一个病例个案在 DIP 体系中都能有客观资源消耗水平定位,在"疾病诊断"与"治疗方式"双重维度下,具有数据集聚性现象。基于对集聚现象的深入分析,DIP 采用疾病诊断分类及代码(ICD-10)前四位亚码对病例进行疾病诊断组合,然后对每个疾病诊断组合按使用的手术操作分类与编码(ICD9-CM-3)技术进行分类,最终通过对临床病案中"疾病诊断"与"治疗方式"的排列组合,穷举形成病种组合。病种组合的形成过程无人为干预,是基于数据特征的自然分类,是构建分组单元的基础。

同时,通过对集聚现象的分析,也明确了部分疾病的资源消耗与治疗技术的关联性不强,而是重点取决于时间要素,如精神类、康复类及护理类等住院时间较长的病例,这部分病例不纳入 DIP 分组范畴,将另外采用按床日支付模式。

(二)分组权重

分组权重是依据每一个分组单元(病种组合)的资源消耗程度所赋予的权值,是对分组单元资源消耗共性特征的量化评价。按照病种组合分组权重的测算模式可对 DIP 的分组权重——病种分值进行计算:

$$RW_i = m_i/M,$$

式中,M 为全部病例平均住院费用;m_i 为第 i 类病种组合内病例的平均住院费用。

DIP 病种分值依据全样本数据病例平均费用测算,是反映不同病种组合资源消耗程度的相对值,数值越高,反映该病种的资源消耗越高,反之则越低。

(三)分组规则

DIP 围绕医疗服务小概率事件,提取诊断、治疗、行为规范等的个性特征建立辅助目录体系,其与主目录形成互补，对临床疾病的严重程度、并发症/合并症、医疗行为规范所发生的资源消耗进行校正，客观拟合医疗服务成本予以支付。

1. 主目录规则

核心病种与综合病种共同夯实了 DIP 的主目录基础，是 DIP 目录库的核心构件，同时为了适应政府、医保、医院的治理和管理对规划、支付、运营等越来越精细的需求，在核心病种与综合病种体系上，需要建立层级化的分组结构，既要有细化病种分组目录对应微观管理，也要有细化目录的聚类病种目录对应宏观调控，形成结构分明的主目录体系（表 1）。

表 1　DIP 主目录的分级结构

目录分级	构成方式	分组数量	分组应用
三级目录	"疾病诊断"与"治疗方式"的自然聚类，包含综合病种与核心病种	核心病种：1.4 万余组 综合病种：2 499 组	功能定位：支付补偿、个案监管 应用方向：医保支付与监管 应用工具：按病种分值支付、个案审计
二级目录	基于诊断和治疗的叠加，是对三级目录聚类	约 3 000 组	功能定位：资源配置，运行评价 应用方向：公立医院监管 应用工具：质量评价、绩效评价、画像系统、BI 平衡等
一级目录	基于诊断学对疾病分类的解读，是对二级目录疾病诊断与治疗方式的聚合	1 194 组	功能定位：规划设置（区域资源规划、医院学科规划等）
主索引	基于解剖学和病因学建立疾病分类索引	129 组	应用方向：宏观调控 应用工具：预估模型、全面预算

与传统的目录分类方式不同，DIP 的主目录体系是从三级目录向上至主索引的逐层聚类，通过微观的自然分组建立引导宏观管理与决策的应用体系。DIP 主目录体系实现对临床复杂、多样的病例的共性特征挖掘，以成熟的方法争取临床病例入组率的最大化，实现以统一标准对疾病资源消耗水平与临床实际成本的评价，增强了方法的完整性与可用性，避免病例纳入不全给医疗机构带来"上有政策、下有对策"的风险选择空间，促使医疗机构全面考虑政策变通执行的风险，保障医保支付改革的顺利推进。

2. 辅助目录规则

DIP 辅助目录一方面对同一病种内不同严重程度、不同年龄患者对资源消耗个性差异进行还原，对不同医疗机构收治同病种患者的差异进行合理评价与补偿，从源头上避免实施过程中可能出现的医疗机构选择轻症患者住院、推诿重症患者等"撇脂"现象；另一方面充分发挥大数据优势，精确拟合各医疗机构不同病种组合治疗方法选择均衡性、二次入院、低标入院、超长住院等医疗行为的特异性特征，形成对医疗机构不规范医疗行为的精准评估与监管。

一是建立均衡指数（balancing index，BI）体系。甄别高套分值病组，利用大数据优势对同一诊断下低资源消耗治疗方式与高资源消耗治疗方式的结构进行量化分析，利用随机对照方法实现对不同医疗机构疾病收治、技术选择以及资源消耗的特征及趋势的评价，匹配医院定位对医院的资源利用与技术发展进行合理引导，使医疗机构根据功能定位合理收治患者、医生根据患者病情合理选择治疗方法，实现对小病大治和高套分值等不规范医疗行为的发现与监管，并获得与资源消耗匹配的费用支付。

二是建立二次入院评价体系。利用大数据客观分析同一患者因同一疾病在区域范围内多次入院病例情况,在区别分级诊疗必要的上转及下转后,评估不同疾病特征影响下二次入院的概率,从而建立对分解住院的审计机制,综合评价医疗机构二次入院率与标准值的偏离程度,进而实现对分解住院的识别与引导,规范供方对需方合理需求的资源配置。

三是建立低标入院评价体系。对低标入院病例实施精准监管,基于疾病特征分析不同病种低分值入院的可能性,结合概率分级对低分值入院率进行综合评估,客观评价医疗机构不规范收治行为,减少低标入院现象,有效促进医疗及医保资源的合理利用。

四是建立超长住院评价模型。利用大数据对医疗机构各个疾病组合平均住院天数的标化,可对超长住院病例进行分析,结合不同病种的概率对其受疾病个体差异、疾病复杂程度、治疗不可控情况等的影响进行客观分析,合理评判超长住院的必要性并予以调控。

三、DIP 付费应用

基于 DIP 分值的付费是通过年度医保支付总额、医保支付比例及 DIP 病例总分值计算分值单价,再根据每一个疾病与治疗方式组合的分值形成支付标准,结合 DIP 辅助目录对功能与定位不同的医疗机构建立基于分值单价的调节机制,依据医保支付目录以及不同人群的医保支付政策,通过月度预付和年度考核清算兑现医保支付。

DIP 的分值单价根据数据来源和适用场景分为预算单价和结算单价。DIP 预算单价在每年年初基于往期数据确定,用于医保资金的预估模型、支撑医保基金全面预算管理,是医疗机构落实医保资金过程控制的重要指标(图 1)。

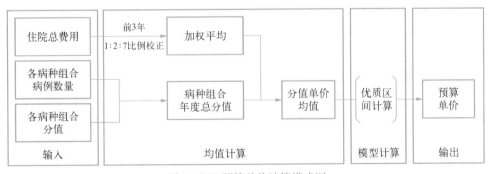

图 1　DIP 预算单价计算模式图

DIP 结算单价在每年年终或第二年年初确定,用于计算支付标准,面向定点医疗机构进行年度清算,基于当年医保支付总额与医保支付比例计算年度住院总费用,并结合年度病种组合的总分值形成分值单价均值,建立基于大数据病种分组的支付标准(图 2)。

为解决 DIP 病种分值直接使用会造成历史数据中的不合理医疗行为对未来支付产生影响的问题,DIP 创新性地引入了优质区间的方式对医疗机构的收入与成本进行合理性评估。根据各医疗机构标化后的收入与成本建立比较关系,以每指数单价和每指数成本的地区均值为坐标系,以每指数单价低、每指数成本低且收入能覆盖成本的医疗机构集中的区域作为优质区间,利用

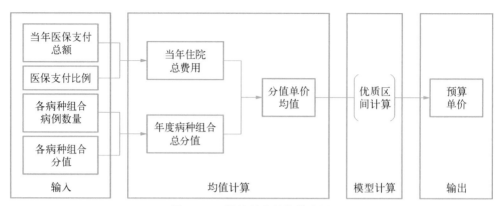

图 2　DIP 结算单价计算模式图

该区域的几何中心作为标准单价,而远离优质区间几何中心的医疗机构每指数单价偏高或每指数成本偏高,表明在一定程度上存在医疗行为不规范、医疗收费的不合理、成本控制不理想的现象。

四、DIP 的优势

基于 DIP 分值付费的运行,依托大数据客观反映临床现实,与真实世界联动,积极有效地对各种问题进行了应对,形成对病种组合的共性特征、个性特征的真实、动态描述,针对每一例病例均能形成客观的定位与支付标准。基于大数据病种组合的原理及分组方法,在客观应用上形成了如下特征。

(一)适应临床的复杂多样

DIP 通过大数据聚类客观形成的组合,以全样本数据真实反映临床病种的变化,能随临床技术的发展形成动态响应,支撑医疗卫生行业及医院的发展。

(二)病例入组率高

DIP 兼容临床病案数据,全样本数据入组率接近或大于 99%,减少了入组率低、未入组病例数量大所带来的资源控制及实施的不确定风险,实现了操作便捷与精细应用的平衡。

(三)疾病组内差异度小

DIP 全样本数据平均组内变异系数在 0.6 左右,分组具有更高的稳定性,能更客观体现疾病严重程度、治疗复杂程度、资源消耗水平和医疗服务成本的实际状况。

(四)组别高套发现机制完善

DIP 通过诊断对应于治疗方式的客观数据分布特征,形成对医疗机构治疗方式的合理性判断及导向,促进医疗机构针对同一诊断不同治疗方式选择的规范,有效遏制组别高套行为。

（五）便于加强过程控制

DIP在一个数据框架内形成的标准体系下,分别用于医保的过程监管与费用支付,实现监管与支付的一体化,推动事后审计向事前预估、事中控制的转变。

（六）便于推广实施

DIP将复杂的算法、模型以信息技术封装成便捷、简单的系统与工具,形成适应各应用地区应用的工作流程、工作制度及工作模式,降低各应用地区信息系统改造与临床应用培训的难度与成本,提高实施效率。

参 考 文 献

［1］中共中央,国务院.关于深化医疗保障制度改革的意见.http://www.gov.cn/zhengce/2020-03/05/content_5487407.htm[2020-03-05].

［2］吴晶,朱玄,邱晓禹.医疗保险按病种付费的国际借鉴.中国医疗保险,2017,10(11)：69-72.

［3］许擎鑫.我国单病种收费制与DRGs相关情况述评.中国卫生经济,2011,30(8)：36-38.

［4］马忠凯.病案首页质量控制对DRG的影响分析.中国卫生经济,2018,37(12)：94-95.

［5］胡静林.全面深化医疗保障制度改革　努力把制度优势转化为治理效能.http://www.nhsa.gov.cn/art/2020/4/22/art_14_3044.html[2020-04-22].

［6］王和,鞠松霖.基于大数据的保险商业模式.中国金融,2014,65(15)：28-30.

医院成本管控策略研究

郭永瑾

【导读】 公立医院改革已进入深水区,受内外部综合因素影响,医院经济运行压力越来越大,成本管控势在必行。文章围绕成本管控重点和引导方向,以卫生材料成本、物业管理成本为例分析成本管控关键点;以手术室、大型设备为例,对重要医疗资源进行配置绩效分析;旨在促进医院规范医疗行为,严格成本管控,加强内部管理,合理配置并有效利用医疗资源。

受内外部综合因素影响,医院成本管控面临外部形势不确定性和内部转型发展的双重压力。一方面,药品耗材零加成的实施导致医院收入减少;同时,医院经济运行面临前所未有的压力,固定运行成本较高,必须引导医院加强成本管控、提升医疗资源配置绩效;另一方面,公立医院改革已进入深水区,医保 DRG 支付改革启动在即,医院自身优化病种结构、加强病种成本管控的内在需求更为迫切。

2018 年起,上海申康医院发展中心(以下简称"申康中心")引导上海三级医院加强成本管控,提高运营效益。核心是加强成本管控,优化成本结构、合理配置资源。

一、成本管控重点及引导方向

医院的运营成本中,医疗成本占九成,药品和卫生材料成本超过医疗成本的一半以上,药品和耗材取消加成率后变为纯成本,已成为医院成本管控的重点。随着三级医院诊疗难度的不断提升,以及医疗新技术、新疗法、新项目的开展和医用耗材的更新换代,卫生材料成本上升趋势明显,是医疗成本管控的重中之重。

(一)卫生材料成本

卫生材料成本包含可收费材料和不可收费材料(含不单独收费耗材),可收费材料重点关注高值耗材的采购进价和合理使用状况;不可收费材料重点关注试剂、手术麻醉材料,以及辅助材料,试剂成本占不可收费材料的六成以上,是不可收费材料成本管控的关键。应当引导医院合理

第一作者:郭永瑾,女,研究员,上海申康医院发展中心副主任。
作者单位:上海申康医院发展中心(郭永瑾)。

控制耗材的采购成本,规范医疗和耗材使用行为,提升医疗资源的产出效用。

(二)管理成本

管理成本虽然不到运营成本的一成,但管理成本压缩出的是"真金白银"。管理成本中物业成本和维保成本占一半,是管理成本中的管控重点。管理成本主要受医院职能部门、后勤部门的管理方式影响,重点在于优化管理模式、规范管理行为,建设节约型医院。

二、聚焦重点深化分析

申康中心依托医疗大数据开展成本绩效分析,分析方法上点面结合、聚焦重点、逐步推进。具体做法包括三点:一是面上全面分析成本绩效指标,通过院际比较,反映医院整体成本绩效水平、偏离度,顾及全局;二是点上聚焦具体成本项目,深入分析影响因素、产出绩效;三是合理选择绩效指标,每个成本设立 2～4 个核心指标,从不同维度反映成本管理中的问题。

(一)可收费卫生材料

从可收费卫生材料成本来看,各三级公立医院每出院人次对应的可收费材料成本差距较大,主要受病种结构和成本管理双重影响。手术人次占出院人次比例较高的医院,可收费卫生材料成本较高,占比较低的医院可收费卫生材料成本相对较低。为消除病种结构对不同医院的影响,对各医院每出院人次可收费卫生材料成本进行病种结构校正,校正后的就是医院真实的可收费卫生材料成本管控的水平。按病种结构校正后,同类医院每出院人次可收费材料成本差距仍然很大,最高与最低相差一倍以上,说明可收费材料成本有一定的可管控空间。

目前上海各医院的高值耗材都是通过"阳光采购"平台采购,各医院的采购价格基本一致,各医院高值耗材成本的差异在于高值耗材的用量和品牌选择。医院如何引导医生合理使用高值耗材、如何管控高值耗材配套的低值耗材将是可收费耗材管控的主要措施。

以三个病种为例分析:一是择期心脏冠状动脉内支架术,重点分析支架用量和费用情况;二是椎间盘手术,重点分析骨科植入材料费用情况;三是肺癌手术,重点分析辅助性材料用量和费用情况。病种深入分析发现,同一病种均次高值耗材费用和均次辅助性材料费用差距都很大,尤其是均次辅助性材料费用最高和最低相差数倍,进一步说明可收费材料成本有一定的管控空间。

(二)不可收费材料成本

从不可收费材料成本来看,对于医院来说,是一个纯粹的成本消耗,每出院人次对应的不可收费材料成本越高,说明医院成本管控力度越弱。不可收费材料成本分析结果显示,同类医院每出院人次不可收费卫生材料成本差别较大,最高和最低相差一倍以上,说明不可收费卫生材料成本有一定可管控空间。

以试剂成本为例,试剂成本占卫生材料成本的比例为 22%,占不可收费材料成本的比例为 67%,是不可收费材料成本管控的重点。试剂不可单独收费,而是通过化验收入来弥补成本,试剂成本占化验收入的比例越高,说明医院试剂成本控制越差,反之则说明试剂成本控制较好;深入到具体的试剂如基因检测试剂，开展试剂成本占化验收入的比例、每人次试剂成本等核心指标的分析。

卫生材料成本的管控措施主要是规范采购、加强使用管理。采购上，主要应通过招标等方式，规范各采购环节，降低采购成本；使用上，杜绝过度使用和避免浪费；管理上，应加强库存管理，减少以领代耗、以购代耗、盘点缺失等漏洞的存在。

（三）物业管理成本

从物业管理成本来看，主要受岗位、人员数、费用组成和价格的影响。物业管理成本绩效分析的主要目的是管控物业管理成本，同时形成可供参考的医疗行业物业费价格参考标准，引导医院强化物业费控制。

选取每建筑面积年均的物业费、每床位的年均物业费两个核心指标进行分析，两个指标都比较低的医院，总体物业管理成本控制较好，两个指标都比较高的医院，需要深入分析原因所在，强化物业成本管控。每万建筑面积配置的年均物业人数、每物业人员年均费用两个核心指标则为医院提供了相应的物业费成本和物业人员成本标准，供医院在物业管理合同谈判时作参考。

三、合理配置资源，提高资产绩效

公平合理配置医疗卫生资源，实现其社会和经济效益最大化，是医改的目标之一，也是办医机构的重要职责。资源配置和使用效率分析方面，前期重点在于合理分析资源需求，做好投入辅助决策；后期重点在于控制设备维修保养成本，提高产出绩效。

（一）手术室

手术室是重要的医疗资源，造价是一般医疗用房的三倍以上。手术室绩效分析的目的在于引导医院合理化配置手术室资源，规范手术室管理，为更多等待手术的患者提供最佳手术安排。

以每间手术室年均手术治疗费，每手术室三、四级手术量两个核心指标，从效益和效率两个角度来分析手术室绩效。分析发现，水平较高的大型综合性医院两个指标均较高；有些专科医院则表现为每间手术室三、四级手术量不高，但每间手术室年均手术治疗费较高，说明该院手术主要为专科特色较强的高难度手术；两个指标都较低的医院就是手术室绩效较差的医院，这些医院应该提高现有手术室的使用效益和效率，在未来若干年里控制手术室的增量配置。

（二）大型医用设备

国家进一步加强对公立医院大型医用设备配置与使用管理，且逐步降低大型医疗设备检查价格，加强大型医疗设备配置使用的合理性，强化成本管控，提高设备运营效率，是医院管理者必须重视和亟待解决的问题。

大型医疗设备绩效分析的重点是临床应用范围较广的设备，如 CT 扫描仪、放疗设备、数字减影血管造影（digital subtraction angiography，DSA）设备等。以 DSA 设备为例，选取每台 DSA 设备年手术治疗费和每台 DSA 设备年服务人次两个核心指标进行分析，三级综合性医院 DSA

设备下服务项目分布较广,包含 DSA 设备下的各类手术操作,两个指标均较高,说明 DSA 设备的使用效率和效益均较高;医疗特色鲜明的三级专科医院中 DSA 设备下的高难度手术较多,则表现为每台 DSA 设备年手术治疗费较高,每台 DSA 设备年服务人次不算高,说明 DSA 设备使用效益较高;两个指标均较低的医院就是 DSA 设备使用绩效较差的医院,应审慎添置 DSA 设备。

DSA 设备的固定成本包括资产折旧和维保费用两部分,DSA 设备固定成本占 DSA 检查治疗收入的比例越低,反映成本补偿越好。资产折旧受采购成本影响,重在招标采购;维保费则受设备新旧、使用效率的影响,设备越旧、使用效率越高维保费越高,需考虑更新陈旧设备,反之则应加强维保成本控制。

四、加强成本管控是今后较长时期医院管理的重点

通过以上的成本绩效分析,我们感到,近几年我国公立医院成本管控重点为以下五个方面:一是进一步规范诊疗行为,强化合理用药、合理检查、合理收费;二是合理化配置医疗卫生资源,引导医院前期加强配置论证,后期加强资产应用绩效评价和分析;三是完善卫生材料成本内控管理,规范采购、使用和管理;四是合理控制设备维保费用,降低成本、关口前移,对原厂维修的要在采购招标时统筹安排设备采购和后期维修的需求,对委托第三方打包维修的要摸清家底,算好经济账;五是关注后勤服务成本,规范后勤服务外包管理,科学设置物业岗位,配备人员。

通过成本绩效分析,申康中心引导医院积极开展成本管控,各医院成本控制意识加强,并逐步深入到病种成本管控。近三年来,上海三级公立医院成本控制成效初显:从优化成本结构来看,一是三级医院药品成本占医疗成本的比例下降 3 个百分点,95% 的医院药品收入占医疗收入的比例下降;二是试剂成本占卫生材料的比例下降 2 个百分点,41% 的医院试剂成本占化验检查收入比例下降;三是物业成本占管理成本的比例下降 3 个百分点,在上海市最低工资标准上调的前提下,仍有 26% 的医院物业管理成本下降。从申康中心 54 个监测病种的成本管控来看,一是 87% 的病种药占比下降,80% 的病种均次药费下降;二是 24% 的病种卫生材料占比下降,17% 的病种均次卫生材料费下降。

医院发展外部环境的不稳定性、不确定性明显增加,财政投入压力加大,疫情防控进入常态化阶段,目前 DRGs 医保支付改革在即,成本管控将是未来医院管理的重中之重。

上海市推进高值医用耗材集中
带量采购试点方案研究

信昱辰　龚　波

【导读】　近年来,高值医用耗材行业发展迅速,在不断满足人民群众健康需求、促进产业发展等方面发挥了积极作用,同时,患者就医负担重、社会热点关注的高值医用耗材价格虚高问题仍未有效解决。为此,作为新时期深化医药卫生体制改革的重要举措,2019年党中央、国务院研究部署了治理高值医用耗材改革任务,2020年9月上海市组织了人工晶体类高值医用耗材集中采购试点,中选产品平均降幅72%,其他同类产品平均降幅38%。文章通过对上海市组织实施高值医用耗材(人工晶体类)集中采购试点的工作原则、招标规则思路设计、医保支付协同等相关内容的回顾,分析评估集中采购结果在落地执行后可能存在的风险,在此基础上提出了对高值医用耗材集中采购工作的若干思考和建议。

受益于经济社会水平的快速发展,国内医疗技术明显进步,国内医疗器械产业发展驶入快车道,同时医疗产品价格虚高、临床不合理使用、医生收受回扣等群众反映强烈、社会关注密切的突出问题广泛存在,出现这些问题与药品器械价格费用偏高有着密切关系。上海市医保部门通过完善医疗器械价格形成机制,制定科学、合理的招标采购政策措施,挤压购销领域虚高价格水分将起到重要的降价控费作用,不断提升人民群众健康需求的获得感。

一、上海市探索高值医用耗材集中采购试点的背景

(一)国家有明确要求

2019年5月29日,中央深改委第八次会议审议通过了《治理高值医用耗材改革方案》(国办发〔2019〕37号,简称《改革方案》),其中明确"对于临床用量较大、采购金额较高、临床使用较成熟、多家企业生产的高值医用耗材,按类别探索集中采购"。2019年11月6日,国务院医改领导小组印发了《关于进一步推广福建省和三明市深化医药卫生体制改革经验的通知》(国医改发〔2019〕2号),再次提出此项要求,并明确2020年9月底前,综合医改试点省份要率先进行探索。

第一作者:信昱辰,男,四级主任科员。
作者单位:上海市医疗保障局(信昱辰、龚波)。

为此,上海市将此项工作列入 2020 年上海市政府重点工作。

(二) 社会各方呼声强烈

社会对治理高值医用耗材虚高价格的呼声强烈,完善医用耗材价格形成机制,降低高值医用耗材虚高价格,将直接降低患者就医费用,通过集中采购促使招采品种大幅降价,是一项实实在在的惠民举措。同时,开展高值医用耗材集中采购工作,通过配套相关医保支付政策,可以促进医疗机构将高值医用耗材使用内化为运行成本,为受疫情影响的医疗机构适当增加收入,进一步优化医疗机构收入结构。此外,在保证质量和供应相对稳定的前提下,可以促使高值医用耗材价格回归合理水平,有效治理带金销售的问题,净化高值医用耗材市场环境和医疗服务执业环境。

(三) 外省市已陆续开展

自《改革方案》印发至 2020 年 11 月,全国已有 26 个省份陆续开展了部分高值医用耗材集中带量采购试点,从中选结果上看,带量采购中选产品降幅区间在 15%～96%,品种覆盖 13 类高值医用耗材。2020 年 11 月 5 日,国家医保局组织了冠脉支架的全国集中带量采购,中选产品平均降幅超 90%。

(四) 上海市具备较好条件

2014 年 12 月,上海市建立了"上海市医药采购服务与监管信息系统"(以下简称"阳光采购平台"),并在 2015 年 7 月覆盖了全市医保定点医疗机构,2016 年开始对医用耗材和中药饮片实行挂网议价采购,明确了医疗机构需通过阳光采购平台与企业完成全量线上议价采购。阳光采购平台运行至今,已成为上海市药品和医用耗材集中采购最重要的技术支撑,并为实施集中带量采购模式奠定了扎实基础。在市场价格调节失灵的情况下,以量价挂钩为特征的带量采购可使招标品种产生明显降幅,带量采购的降价效果在上海市前三批药品带量采购及"4+7"带量采购中已得到充分佐证。但医用耗材和药品的带量采购有本质差别,现阶段没有统一权威的质量评价体系,采购部门在实施带量采购时须着力设计相对科学、客观、公平的且普遍被认可的竞价分组及招标规则,不可简单粗暴干预市场价格和影响临床选择使用,防范从患者"用不起"走向"用不到"的社会风险。

二、上海市探索高值医用耗材集中采购试点的做法

(一) 工作思路与原则

上海市选用人工晶体作为首批高值医用耗材集中带量采购试点,坚持以"贯彻国家改革要求、减轻患者就医负担、推动医疗机构合理增收、促进行业健康发展"为目标导向,从"小切口、摸路径"入手,按照"一品一策、以量换价、支付协同"的分类采购思路,尊重临床合理需求、发挥市场机制作用、透明工作流程规则,开展高值医用耗材集中采购试点工作。坚持以量换价,以带量采购为目的,采用增加市场份额、独家中选等方式激励降价,通过政策引导、技术支撑确保使用;实施分类采购,尊重临床使用现状,在优选主流产品基础上,有条件保留所有在用产品采购资格;运

用综合竞价,兼顾不同产品特性,合理设定入围价,不唯低价是取,引入多维度综合竞价机制,注重性价比;医保支付协同,兼顾各方利益,配套实施医保支付标准、做实结余留用机制,放大政策效应,增加参保人员获得感;部门联动,卫生健康、药监等部门协同参与,确保医疗服务行为规范和中选产品质量安全。

(二)规则措施与竞价办法

1. 区分竞价分组

在尊重医疗机构使用习惯及现有市场格局的前提下,确保临床使用习惯逐步平稳调整,根据同企业同类所有产品的市场份额划分两个竞价组,即"大户与大户比,小户与小户比",各竞价组中选产品获得各自的最低约定采购量,但中选产品的实际最高采购量不受限制。

2. 优选主流产品

为解决高值医用耗材不同厂牌间缺乏权威质量评价标准的难题,在确定入围产品范围上,入围产品必须是上海市在用的临床常用或普遍认可的主流产品(通过"N+1"模式筛选产生,先根据产品市场占有率、在用医疗机构覆盖率产生"N"个主流产品,再由专家评审产生1个有竞争优势的其他在用产品与"N"个主流产品同台竞价)。

3. 限定入围价格

通过设定入围价来确保真实反映市场竞争格局和实际价格水平,具体参考纵向(同厂牌产品与自己的各地价格比)和横向(同类型不同厂牌间的价格比)两种比价方式,企业同意入围价方可参与竞价。

4. 确定比价关系

为促使同类产品和品种同步降价,防止价格倒挂,要求同厂牌单焦与非单焦等其他类型的价格按照比价关系与中选结果联动。

5. 竞价办法

① 探索引入综合加分。主要包括5个要素:对质量及疗效有明显改善的创新生产工艺设计、全周期的质量和服务保证、规格型号齐全、临床适应证全面、循证医学证据充分,通过临床专家评审确定具体产品的综合加分值。② 实施综合竞价。以综合降幅(由实际降幅和综合加分累加计算产生)和申报价分别排序,综合降幅最高的产品为拟中选产品,如报价不超过(或同意降至)同类型入围企业均价则正式中选。③ 坚持梯度降价。参考上海市在落实国家药品集中采购结果时,对未中选药品实施梯度降价的做法,根据未中选产品与中选价的价差大小,同步实施梯度降价,即"价差越大、降幅越高"。

(三)实施分类采购

为确保上海市临床在用产品的多样性,所有在售企业在符合集采规则的前提下均可保留采购资格,但须根据中选结果实施分类采购,对招标采购品种分为中选、备选、备案三类:中选产品获得保证最低采购量、入院绿色通道、医保支付倾斜等优惠政策。中选产品的最低采购量在综合考虑各种因素后设定为高于原市场占有率最大产品的1倍,但不超过该类品种50%的市场份额。根据药品带量采购执行情况预判,中选产品实际使用量或将远超最低采购量;备选产品为接受入围价和梯度降价的非主流产品,以及在综合竞价中未中选的主流产品,医疗机构可在入围价基础上议价采购,但不享受中选产品的优惠政策,且采购量将随着中选产品份额增加被一定程度挤压;备案产品为除中选、备选以外的其他在用产品,该类产品因不接受备选条件,原则上暂停挂网,但医疗机构可根据临床需求提出备案采购,采购价通过自主议价确定。该类产品医疗机构应建立严格的审批程序,并通过阳光平台公开,接受社会监督。

（四）"三医"配套联动

在医保支付方面,一是引入支付标准,《改革方案》提出要"对类别相同、功能相近的高值医用耗材,探索制定统一的医保支付标准",在人工晶体明显降价的基础上,参考改革前后的产品价格与市场份额加权计算医保支付标准,替代原有按产地分类支付方式,并将同类自费产品纳入医保,以进一步放大试点效应;二是做实结余留用,人工晶体植入术已纳入按病种付费试点范围,不因降价而调低病种费用标准,鼓励医疗机构优先使用中选产品,主动降低成本,对于使用低于支付标准产品产生的差额部分,允许医疗机构按规定合理分配使用结余留用资金用于推进医院薪酬分配制度改革,调动医务人员积极性,更好地发挥结余留用激励作用。在行业管理方面,卫生健康部门和各级办医主体将医疗机构采购和使用中选产品纳入绩效考核,同步规范临床医生的医疗服务行为,严控不合理使用,健全监督管理机制,从严查处高值医用耗材临床使用违规行为。在质量监管方面,药监部门将对中选产品进行全生命周期监管,并加大在流通环节的抽检、飞行检查力度。

三、上海市探索高值医用耗材集中采购试点的经验和启示

上海市探索试点的高值医用耗材（人工晶体类）集中带量采购继续秉承尊重市场规律的原则,用改革措施激发市场活力,用政策引导市场预期,用契约规范市场行为,发现真实合理的价格,促进市场良性健康发展,真正使改革成果不断满足人民群众对健康需求的更好向往,主要有以下几点经验和启示。

（一）尊重市场价格形成规律

高值医用耗材带量采购的特异性需重视,医用耗材市场价格包括产品本身和附加服务,医院采购使用高值医用耗材不仅采购产品本身,同时包含相应的技术服务,而技术服务费用往往被折入产品销售价,且现阶段各方普遍认为企业提供的临床技术支持依然必要,不应简单套用药品带量采购的做法,否则或导致企业降低服务质量或衍生其他非法利益获取途径。

（二）药耗生产企业性质不同

上海市生物医药市场上单一的仿制型生产企业（特别是高值医用耗材）数量占比微乎其微,或者说上海市的主流企业都属于原创或仿创结合的生产企业。对于高值医用耗材生产企业,产品的核心竞争力是企业生存发展的关键,因此企业会将总利润中一部分用于投入创新研发以保证产品不断更新升级。如鼓励或放任"唯低价是取"的采购方式,势必会将企业利润率降到最低,

不利于生产企业加大研发投入力度,"安于现状"阻碍优质创新企业健康发展。

(三)逐步夯实采购合同量

明确的合同数量是采购部门和生产企业公平谈判的基础,而现阶段医疗机构实际采购使用的耗材数量随医疗行为浮动,实际使用数量难以预估,且临床治疗过程中依然存在不合理使用现象。因此,现阶段高值医用耗材集中采购应考虑先通过增加竞争性,着重体现"量价挂钩",在试点探索和配套措施协同推进的基础上,逐步实现带量采购。

(四)平稳引导医疗市场格局调整

目前,外资企业利用强大的技术优势和成熟的产品系列,通过提供技术培训、学术交流及利益补偿,使临床养成品牌依赖,从而使其产品占据绝对优势的市场地位,国产企业一般难以撼动主体地位。企业在带量采购报价时是否理性,国产企业创新驱动积极性尚待检验。为此,现阶段应优先考虑通过科学合理的集采规则,鼓励国产优质产品参与竞争,占有一席之地,引导医疗机构逐步摆脱对进口产品的迷信和依赖。

基于 DIP＋DRGs 的公立医院经济运行与成本绩效管理实例研究

——以上海市第十人民医院为例

吴丹枫　秦环龙　李烨楠　毕　嘉　冷熙亮

【导读】　上海市第十人民医院(以下简称"十院")为三等甲级综合性医院,系建立健全现代医院管理制度国家试点医院。为进一步贯彻落实中共中央、国务院印发的《国务院办公厅关于进一步深化基本医疗保险支付方式改革的指导意见》及上海市《关于深化本市医保支付方式改革的实施意见》等文件,2019 年 7 月以来,十院以大数据病种分值付费(DIP)试点为契机,坚持公立医院试点改革为人民的理念,主动应对医院运营管理挑战,制定工作计划,稳步有序推进,通过院—科—组三级管理网络实现全面普及、全面覆盖、全面考核,探索新形势下的管理路径,实现进一步高质量发展提供了切实可行的管理抓手。

一、科学推进大数据病种分值付费实施

近年来,十院落实院—科—组三级责任管理模式,紧密围绕"外科微创化、内科医技化、医技介入化、诊断分子化"的发展方针,从病种管理、诊疗新模式、临床路径、关键医疗指标、带组医生、智慧医疗等方面转变医生观念,转变诊疗模式,转变医疗行为,转变管理模式,极大地提高了医院精细化管理水平。

随着医保支付改革的落地,以"收入为中心"的传统管理模式无法满足改革背景下"以成本为中心"的精细化管理需求,公立医院亟待建立与新型医保支付体系紧密联系的全面预算管理及成本管控体系。围绕本市及医院重大战略规划实施,十院以 DIP 试点为契机,研究分析 2019 年及 2020 年的相关数据,探索医保总额预算执行、总量指数能级管理、指数单价成本管控和绩效评价等改革,实现全面加强医院内涵建设和推行管理模式、运营模式、诊疗模式创新的目标,以重点突破带动全局发展,聚焦突出专科专病特色,大力提升临床诊疗能力、临床质量、临床科研和科技创新能力,进一步拓展业务规模、打造服务和技术特色。

第一作者:吴丹枫,女,上海市第十人民医院财务处处长。
通讯作者:秦环龙,男,主任医师。
作者单位:上海市第十人民医院(吴丹枫、秦环龙、李烨楠、毕嘉),上海市卫生健康委员会(冷熙亮)。

（一）加强组织领导，完善网格化管理架构

由院领导和相关职能部门组成 DIP 试点工作推进领导小组及工作小组，统筹工作开展进度；协调财务、医保、病案、信息等部门，做好有关数据来源的质量控制，确保医保结算清单及出院病案首页各指标项真实、准确、可追溯；整体掌控工作推进情况，围绕临床研究和临床能力提升，持续优化临床路径，细化个性化分组模型的建立，规范诊疗行为，保证医疗质量。对三年历史数据进行测算，对不同医保支付方式下的医保管理成果进行综合评价；构建编码三级质控体系，设立科室病案首页质量专员，负责科室内部病案首页的质量把控和科内宣传宣教。

（二）制定工作计划，循序渐进推进

准备阶段：2019 年 5 月，明确试点方案。整合分析医保费用和病案首页信息数据，确定病种分组及排除标准，开展病种分值、医疗机构权重系数和基础费率的初步测算。

实施阶段：2019 年 7 月，梳理整合医保、病案两方面数据，完善数据采集办法，构建编码三级质控体系，按月采集病例信息数据，不断修正完善相关规范标准。2019 年 10 月开展阶段性评估，梳理重点难点，确定解决方案。

评估阶段：2020 年 3 月至今，紧密跟踪医院 DIP 分组情况，探索建立基于 DIP 的院—科—组三级分析体系，逐步掌握基于大数据提升医院内涵质量的分析规律、管理方法，测算评估近两年按 DIP 清算情况，分析院—科—组三级运营情况。

（三）加强培训宣传，明确数据分析导向

全院层面：立足于党政联席会机制，由院领导和相关职能部门组成试点领导小组及工作小组，统筹推进试点；院长带队深入临床业务指导，向各临床科室推广 DIP 支付方式、理念；召开医师大会，多次邀请院外专家讲解，强调试点工作重要性及病种质量提升的紧迫性，促进临床科室转向以高质量发展的思维变革；遴选 7 个重点临床科室的 300 个重点病种进行分层细化分析，从病种难度权重（RW）着手建立 300 个病种的病因结构、诊断结构、治疗结构收益分析模型，核算优势病种的成本效益率，运用经济分析的方法，建立优势病种最优结构比、最佳一体化诊疗项目模型。

科室层面：医务、财务处深入临床，充分发挥专科运营网络交流、培训、反馈机制作用，介绍 DIP 的特点、分组原理及对科室发展的重要作用；通过科室—医疗组—病组三个层面的分析报表，用数据引导科室重视医疗行为改变与内涵价值提升，不断提高病种结构、诊断结构及治疗结构的丰度与高度；各医疗组对亚专科开展自查自纠，完善并规范病案首页填写，关注 300 个重点病种间 RW 值的差异，对主要病种参照市级标杆水平拓展诊疗方式，寻找技术创新点及突破方向，依照高水平的临床路径开展成本及费用的合理管控。

二、开展大数据病种分值付费实施效果评价

基于医保支付，将 DIP 贯穿于全面预算管理体系，以近三年的"疾病诊断与诊疗技术组合"的

病例组合数据为基线,形成以医保支付为核心的全流程、闭环式管理,研究医疗行为改变对分级诊疗、医疗效率和患者费用下降的影响;挖掘 DIP 核心指标,客观反映医院管理行为、运营状况,以探索基于 DIP 精细化管理对于促进医院高质量发展的核心作用,构建现代医院新型绩效管理体系。

(一)围绕支付标准,强化医保预算刚性

十院将病例组合指数(CMI)、总量指数、指数单价等指标纳入预算管理体系,以医保预算为核心,费用控制为主线,同时兼顾医院能级管理,通过数据建模方法模拟各项指标的联动关系,最终实现医保预算指标精准落实、总量指数质量稳步提升以及收入结构持续改善的总体目标。基于 2020 年的病种结构及收入结构,在综合考虑了目标医保预算指标、优化病种结构、合理控制药耗等目标后构建全院医保预算模型。数据显示,当 RW<1 时,工作量不变;当 1≤RW<3 时,工作量上升 23%;当 RW≥3 时,工作量上升 14%时。预测 2021 年 CMI 可从 1.10 上升至 1.19,总量指数增加 1.8 万且指数质量得到提升;在增加医保预算指标的同时,每指数单价下降 1%,进一步接近医保支付标准;收支结构得以改善,每指数药耗合计占比同比下降 2.5%,医保结余与成本结余同步增长。最终,控制均次费用处于市级医院较低水平,保持 8%的理性增长,总收入提升 16.2%的同时医院的内涵质量得到提升,体现了价值医疗的内涵。

(二)精准数据赋能,提高医院内涵质量

以总量指数的质量为核心,摆脱单纯依靠工作量的提升扩大经营规模,重点提升中高难度病种的诊治能力,通过优化病种结构实现规模和内涵的双赢。从全院、科室、医疗组三个维度对重点关注病种开展 CMI、RW、病种工作量、资源消耗等能级分析,剖析各层级总量指数、指数单价、成本结构差异,提出能级优化针对性建议,促使优质医疗资源更多地集中于中高难度病种,优化全院总量指数结构。病种结构的优化措施:① 通过分级诊疗将简单病种下沉,直接降低低难度病种的工作量,将有限的资源让渡给中高难度病种;② 引导低难度病种多开展日间手术。以消化内科结肠息肉病种的日间模式为例,日间手术 CMI 相对于传统手术提升 4.16%,平均住院天数下降 2.45 天,指数单价下降 5 642 元,降幅达 30.35%,每指数总结余提升 4 226 元,增幅达 204.06%。对医院而言床位周转率提升,病种效益由亏转盈,保障发展可持续;对患者而言费用下降、满意度提升,体现了价值医疗的内涵。

(三)建立快速反馈机制,加速推进医院转型发展

基于 DIP 的快速分组、实时反馈,结合信息系统,构建了院—科—组三级数据监控机制,具体包含:CMI、总量指数、工作量、指数单价、收入及成本结构变动的实时跟踪;分析变动诱因,与各科室经营助理建立联动反馈机制,将指导意见快速反馈临床科室,从而推进医院转型发展;快速识别临床新技术,鼓励临床进行技术革新。例如,在心内科数据监控中发现创新术式"持续性心房颤动:消融+左心耳封堵术",相较于传统的单一"消融"及"封堵"术式有着减少并发症、降低卒中风险、缩短住院时间、减轻患者负担等优势,能够显著降低指数单价,提高总量指数质量,由此鼓励临床扩大该创新术式工作量,使得新技术的内涵价值得到真正体现。

（四）以能级指标为导向,优化床位资源配置

在周转率、使用率等传统床位效率测量指标的基础上,将 DIP 中能级指标 CMI 引入资源使用效率的测算过程中,使床位资源配置与诊疗难度相挂钩,建立以能级提升为目标的资源配置优化模型,导向高难度病组工作量增加,进而促进总量指数能级提升。从 2019 年科室报表中提取各科室出院人数、实际占用总床日数、开放总床日数、平均开放床位数等指标,用于测算合理床位区间,利用病床工作效率 95% 置信区间核定各科室床位配置,此后对以上数据进行 CMI 校正,即 CMI 大的科室测算得到的需求床位数也更多,在区间内床位为正常,低于下限为偏少,高于上限为偏多,再从 2020 年期末科室报表中提取期末床位数,用于核定全院科室在参考 CMI 前后的床位最优配置。

（五）建立成本管控模型,提高耗材管理精细化程度

DIP 作为管理工具能够有效地指导医疗机构进行成本管控,指引公立医院重塑管理经营思路,纠正粗放式增收的行为,以优质临床路径规范医疗行为,从"以收入为核心"的运营策略向"以成本为核心"逐步转变,探索基于价值导向的精细化运营模式。在实践中,将成本管控精细化到病种,紧密围绕病种的指数单价及收入结构,参照市级平均水平及标杆水平,构建以 DIP 各核心指标为变量的科室成本管控模型,优化科室经济结构,合理管控成本。根据大数据 DIP 分组情况进行测算,根据市级标杆水平对 2019 年心血管内科材料收费占比较高的主要病种收费结构进行调整,调整后心内科 CMI 提高了 0.05,增幅 3.51%,总量指数提高 437,增幅 3.02%。指数单价、药品、材料和工作量均有所下降,整个科室的材料收费占比下降约 1%,为 59.29%。每指数医保结余的偏离度减小。

（六）实现全流程全要素的医保管理体系

通过对大数据 DIP 管理工具的运用,以医保支付为核心,统筹兼顾管理流程中的预算核定、能级管理、行为纠正、成本管控及绩效评价,形成全流程、闭环式管理体系(图 1)。预算核定阶段:以总量指数质量为核心,将预算指标的落实明细化;预算执行阶段:以病组权重、难度系数、资源消耗为指导调整低中高病组数占比,强化总量指数质量管理,以指数单价、指数成本偏离度为依据,优化经济结构,合理成本管控;绩效评价阶段:探索将科室 CMI、总量指数和入组数等指标引入绩效考核体系,激励临床科室重视 CMI 的提升,从根本上纠正以收入为导向的临床行为,督促自身提升收治高难度患者的能力和服务水平。

根据 2020 年最新大数据病种组合核算体系,2020 年 1~9 月全院病种难度提升,总量指数结构有显著改善(表 1)。得益于全院病种结构的调整,2020 年 1~9 月 CMI 达 1.1,较同期 CMI 0.96 提升 12.17%。低难度病种(RW<1)总量指数占比为 24.93%,同比下降 8.87%,中难度病种(1≤RW<3)和高

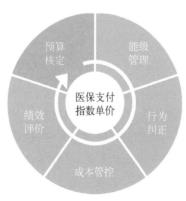

图 1　全流程全要素的
　　　 医保管理体系

难度病种(RW≥3)总量指数占比分别为 35.64％和 39.44％,同比上升 6.54％和 2.34％,中高难度病种比例明显提升。病种难度提升的正向影响还体现在指数单价的下降,2020 年 1～9 月全院指数单价为 20 553 元,较去年同期的指数单价(21 856 元)下降 5.96％。每指数单价逐渐向医保支付标准单价接近,体现了价值医疗的内涵。

表 1　2020 年 1～9 月全院总量指数结构分析

指标名称	RW<1			1≤RW<3			RW≥3			合　计		
	2020年	2019年	同比	2020年	2019年	同比	2020年	2019年	同比	2020年	2019年	同比
工作量	40 934	58 603	−30.15％	18 895	16 127	17.16％	7 654	7561	1.23％	67 483	82 291	−17.99％
总量指数	17 975	27 248	−34.03％	25 697	21 898	17.35％	28 438	28 855	−1.45％	72111	78 001	−7.55％
CMI	0.44	0.46	−5.56％	1.36	1.36	0.16％	3.72	3.82	−2.64％	1.07	0.95	12.73％
指数单价	23 310	22 366	4.22％	21 063	24 311	−13.36％	18 350	19 985	−8.18％	20 553	22 031	−6.71％

三、成效与展望

基于医保总额预算管理下的 DIP,构建了兼顾政府资金购买效率、医保支付标准、公立医院发展和患者满意度的四方平衡机制,以医保支付为核心,对公立医院预算核定、总量指数能级管理、成本费用管控、医院经营行为及医生诊疗行为产生约束,形成一整套闭环式医保支付体系,有利于为临床科室提升学科建设水平提供抓手,实现简单病种下沉;有利于加强疑难病种诊治水平,体现三级医院功能定位,推动医疗机构实现从定性阶段到定量阶段的转变,由外延规模发展到内涵质量发展的转型升级;有利于实现医院质量有提升、支付有标准、成本有管控、评价有度量的总体目标,达到医保有结余、医院有盈利的理想效果,推动医院向现代化、高质量发展。

下一步,十院将坚持新发展理念,持续贯彻公立医院改革要求。遴选病种分层细化分析,强化数据质量控制,完善优势病种最优结构化、最佳一体化诊疗项目模型,逐渐将 RW 较小病种下沉基层医疗机构;逐步扩大病种分析范围,建立科学评估机制,明确下一年度资源配置方向,优化成本绩效考核方案,推进中心化做实做优,逐渐扩大中心化试点范围,进一步拓展业务规模、打造服务和技术特色,激发医院新一轮转型和高质量发展的强大生命力。

上海市郊区三级医院整建制并入母体医院的实践与展望
——以上海交通大学医学院附属仁济医院为例

李卫平　王　育　李　劲　罗诚祖　曹珏倩

【导读】　上海市郊区三级医院建设已取得阶段性成果。为了进一步提高郊区居民享有与市中心三级医院同质化的优质医疗服务的可及性,并整体提升三级医院医疗服务能级,应该构建郊区三级医院与母体医院一体化管理格局。文章简要回顾上海交通大学医学院附属仁济医院南院(以下简称"南院")运行8年来的主要医疗指标及工作进展情况,通过以深化郊区三级医院管理体制机制改革为抓手,明确在多院区模式下谋求更高质量、更好水平一体化发展,进而分析上海交通大学医学院附属仁济医院在新一轮发展中对医疗服务、学科建设、科研发展、人才队伍、同质管理等关键领域的思考,提出统筹规划、适度错位、坚持公益性、提升辐射带动能力等做法及建议。

2009 年,上海市委、市政府将医疗资源布点调整列入医改重点工作,启动上海市郊区新建三级综合性医院工程。作为项目之一,2012 年 12 月南院建成运行。至 2020 年 10 月,据市委、市政府将郊区新建三级医院整建制并入母体医院作为深化医改重点实施项目的决定,南院整建制并入上海交通大学医学院附属仁济医院。

一、南院运行回顾

(一)基本情况与医疗指标

南院位于闵行区浦江镇,占地 68 497 平方米,总建筑面积 82 590 平方米,由门诊楼、急诊医技楼、住院大楼、高压氧舱、地下停车库等组成;核定床位 600 张,开设 27 个临床科室,9 个医技科室,医疗设备配置达到三级综合性医院配置标准。近年来,医院总体运行安全、有序,各项业务指标稳步上升(表 1)。

第一作者:李卫平,男,主任医师,上海交通大学医学院附属仁济医院院长。
作者单位:上海交通大学医学院附属仁济医院(李卫平、王育、李劲、罗诚祖、曹珏倩)。

表1　2016～2019年仁济医院南院主要医疗指标情况

指 标 名 称	2016 年	2017 年	2018 年	2019 年
门急诊人次(万人)	88.06	100.59	109.52	122.62
门诊均次费用(元)	315.08	308.91	316.47	331.99
门诊预约率(%)	26.04	30.53	34.84	51.6
专家门诊预约率(%)	21.2	31.15	41.24	47.11
出院人数(人)	26 635	32 360	36 387	41 202
住院手术人次(人)	18 234	23 421	25 653	31 520
平均住院天数(天)	7.07	6.37	6.06	5.63
出院均次费用(元)	15 603.1	14 890.11	15 696.11	15 911.58
药占比(%)	38.28	35.26	31.69	31.35
耗占比(%)	20.67	20.92	21.57	21.2

(二) 医改试点与亮点工作

郊区新建三级医院作为全市优化医疗资源布局的项目,同时承担医改试点的任务。南院先行探索试点取消药品加成、派驻总会计师制度、开展项目成本核算、药品供应社会化管理等医改任务,得到良好社会反馈。在实行药品供应链服务延伸新模式中,通过药房建设一体化、处方调配自动化、医嘱配方精细化、药品管理信息化、药品采购智能化、药品盘点机械化等手段,完成药学部门职能从"保障供应型"向"药学服务型"的转变。深入探索试剂、耗材等物资供应链服务外包和相匹配的物流管理新模式,实现医院零库存,控制运行成本。

南院始终遵循公益性,秉承"以人为本"的工作理念,通过一站式住院服务模式、全面推行优质护理、打造数字化智能医院、运用气动物流传输系统、仪器设备电子化管理、后勤服务总体外包等一系列管理创新举措,有效提高了医疗服务及运行效率,为患者提供了舒适的就医环境和便捷的服务流程。

(三) 取得成效与瓶颈问题

8年间,上海交通大学医学院附属仁济医院作为母体医院倾力支持南院发展,所有重点学科和重点专科全部落户南院、科主任或学科带头人兼任南院科主任、科副主任兼任南院执行科主任,南院固定工作人员中1/3为母体医院临床医技科室业务骨干。在各相关方的支持下,南院服务规模逐渐扩大,服务质效稳步提高,医改试点取得积极成效。

然而,南院作为一家初创期的三级医院,其总体医教研水平较母体医院和市级综合性医院水平依然存在差距,尤其是学科实力、科研教学、人才队伍等内涵建设方面,缺乏有力的、可持续发展的后劲与动力,且在原有的运行管理体制机制下难以实现突破。

二、郊区三级医院整建制并入母体医院政策设计

（一）理顺相关体制机制

1. 医院设置方式调整

郊区新建三级医院原为独立法人事业单位，与母体医院为同一法人代表，列入市级财政预算单位。其整建制并入母体医院为撤销原有事业单位建制、统一变更为母体医院名称，作为母体医院的一个新院区开展日常运作。

2. 运行管理机制重塑

郊区新建三级医院原由市、区两级政府共同负责建设与投入，由母体医院提供品牌、技术、人才、管理等方面的支撑，对于承担的医改试点任务由财政给予额外的倾斜补助，资产归上海申康医院发展中心所有。在全面清产核资的基础上，郊区新建三级医院的资产整体并入母体医院，仍归申康医院发展中心所有，财务完成并表；日后的建设和投入参照市级医院郊区建设项目，由市级财力和区财力按照有关规定和比例予以承担。

（二）破局提升一体化发展水平

1. 医院综合竞争力的提高

医教研总体情况尚未达到与母体医院的同质化水平，尤其在专科服务能力建设、高难度病例和三四级手术占比等方面，低于其他市级综合性医院平均水平。且多数未与高等院校建立教学附属关系，没有单独的研究生招生资格。一方面，造成编内医务人员在教学职务职称晋升、科研辅助支撑、项目申报等方面存在较大劣势（如不能独立申报国家级科研项目和招收研究生等），职业发展受限；另一方面，导致医院难以吸引高端医学人才落户[1]，对学科发展和医疗水平提升不利。其并入母体医院后，能够依托医教研资源和平台，进一步提升院区实力，尽快实现同质化目标。

2. 医院经济运行压力的缓解

经常性收支尚未且预计在短期内不能实现平衡。其建成运行时间短，缺乏历年资金积累，加之率先承担医改试点任务，减少了药品和耗材的加成收入，而受学科发展整体水平所限，开展高难度诊疗项目相对较少，从历次医疗服务调价中获得的总体补偿率有限，低于市级医院面上水平。虽然有开办费与项目支出补助，以及财政在基本支出与过渡期倾斜补助方面的支持，经济运行仍然面临困难，自主独立发展能力受限。其并入母体医院后，在统筹规划安排下人、财、物全面一体化，能进一步提高资源利用效率、节约医疗成本、提高运行效能。

3. 各方积极性的充分调动

整体运行管理体制机制难以调动各方积极性。从母体医院的角度看，郊区新建三级医院作为独立法人，存在今后完全独立的可能性，业务系统、财务管理、绩效考核又各自独立，人、财、物难以打统账。从郊区新建三级医院的角度看，由于未来存在不确定性，其干部职工的主动性、创新性、拼劲冲劲尚未完全发挥。其并入母体医院后，为促进各院区融合发展，也为个人发展提供更大、更好的舞台，更加重视医院内涵和文化建设[2]，充分调动全体干部职工的积极性，共同确保各院区同质化发展。

三、医院新一轮发展谋划与策略分析

(一) 发展思路：统筹规划,树立标杆,构建高质量一体化发展格局

以南院整建制并入上海交通大学医学院附属仁济医院改革为契机,结合医院"十四五"发展规划,坚持以人民为中心的理念和公益性办院方针,对标国际最高标准、最好水平,通过"一盘棋"式规划调整和资源优化配置,实现东、西、南 3 个综合性院区"高度紧密融合、一体同质管理、适度错位发展",将上海交通大学医学院附属仁济医院整体建设成为国内一流、具有较强国际竞争力的创新型、研究型、智慧型、国际化医学中心,成为亚洲一流医学中心的标杆医院之一。

其中,南院区立足闵行区,辐射周边,带动医联体,打造成闵行区及周边地区(包括奉贤和浦东部分地区)区域医疗中心,力争经过 3～5 年建设,院区整体服务能力显著提升,医疗质量、服务效率、专科能力、运行水平与母体医院同步,关键核心指标与市区三级综合性医院平均水平相当。

(二) 建设路径：整合资源,提升能级,形成多院区模式下发展策略

1. 按照功能定位调整优化医疗资源布局

明确多院区各自基本功能定位,系统整合各院区的医疗资源[3],做好结构调整和融合,完善布局,优化配置。

南院区经调研评估后,结合当地患者对优质医疗资源的需求和专科建设的要求,以区域医疗中心为建设目标,保证诊疗科目的完整性,保证临床科室设置不减少,并着力"补短板、强优势",加大资源投入和人才配置,加强重点专业的建设,带动其他相关学科水平提升,形成一定的比较优势。同时进一步打破原有学科设置壁垒,切实提高南院区胸痛、卒中、创伤急救中心的建设水平,完善急诊硬件设施,优化急诊诊疗流程,健全院内外急救服务网络联动机制。

2. 聚焦重大疾病不断提升诊疗水平

疑难病症诊治能力是三甲综合性医院区别于一般区域医疗中心的核心指标之一。2019 年,南院三四级手术占比为 26.39%,较上海交通大学医学院附属仁济医院差距明显,在收治疑难重症病种与开展关键医疗技术等方面有较大的提升空间。

医院新一轮建设中将聚焦影响人类健康的重大疾病,转变诊疗模式,建设一批优势明显、有一定国际影响力的学科群高地。对重点学科和特色学科予以政策倾斜,形成优势学科和拳头专业;支持一批有发展前景的新兴学科和专业尽快形成规模,使现有学科在不同层次、不同类型上形成各自特色。与医联体医院加强协作,助推相关学科同质化发展和管理,释放医疗空间,进一步加强医院重点学科生产要素配置,蓄力提升可持续发展能力。

3. 依托两大平台驱动科研创新发展

科研能力是一家医院综合竞争实力的体现。2016～2019 年,南院获得国家自然科学基金项目 25 项,而上海交通大学医学院附属仁济医院获得 445 项,其中 2017～2019 年连续 3 年均突破百项。

整建制并入后,南院区的科研工作纳入统一管理,科研管理信息系统进行整合[4],历史数据予以归并。同时,统筹谋划全院科研资源配置,建立统一的集成平台、临床研究大数据平台和专

病数据库。全方位推进基础和临床研究转化平台建设,倾力打造新药新器械孵化平台,依托两大平台的建设,实现基础和临床研究转化的新突破,推动上下游产业链共同发展,实现强化科技创新和科研成果转化能力、驱动临床科研两翼齐飞、助力学科建设发展的目标。

4. 重视人才基石加强培养引进力度

人才是第一资源。南院有博导 3 人、硕导 19 人,有 6 个上海市住院医师规范化培训基地,截至 2019 年招录 43 名住院医师,总体人才实力与上海交通大学医学院附属仁济医院差距较大。

通过深化医学教育改革,加强人才引育,建立全院人力资源库,统一进编标准、职称晋升制度等,持续打造具有国际视野和竞争力的医学人才梯队。完善更加开放、灵活、柔性的激励措施,精准引进医院发展所需的高层次人才。构建上海交通大学医学院附属仁济医院特色青年人才培养模式,建立青年人才库和培养档案,完善青年医师全周期培养政策,推进国际化培养进程,使一批优秀青年医师、护理及专职科研人才脱颖而出。加强学科带头人梯队建设,继续优化人才结构。

5. 立足现代医院实现全方位同质管理

采用"垂直管理"与"院区管理"有机结合的方式实施南院区一体化管理,充分发挥主动性、高效性。与南院区日常运行直接相关的行政部门设独立办公室,由医院相关部门的一名副职负责人负责,其他设综合办公室(南院区联合办)。由临床科室科主任全面负责各院区工作,按需委派一名科副主任负责南院区工作。

深化医院运行机制改革,狠抓内部治理体系和能力现代化,多院区医疗、护理、资产、信息化等实行统一规划同质化管理[5],确保完全融合,提高医院专业化管理水平。调整完善绩效考核体系,提高医院运行质量和效率。尤其是注重平衡院区间绩效考核分配的公平性[6],促进人力资源合理流动;科室发展和学科建设等情况全面纳入科主任绩效考核体系,切实压实科主任责任。

四、展望与建议

(一)坚持公益性,提升辐射带动能力

应坚持和深化原南院一些因地制宜、坚持公益性等好经验好做法。在构建肿瘤筛查、治疗、康复和临终关怀一体化的全程管理体系、日间手术患者出院后医院—社区联合随访模式等分级诊疗工作的基础上,进一步深入落实分级诊疗政策,形成以南院区为核心的新型医联体,探索多种健康服务业态、多种健康资源类型、多种健康服务管理机制体制相融合,构建医联体、康联体、养联体、护联体、健联体等多种联合体。

(二)注重过程管理,稳步实现同质化目标

医院新一轮高质量一体化发展迎来了机遇与挑战。在融合过程中,要进一步落实主体责任,促进南院区按三级甲等标准提供综合性医疗服务,对标国家《三级公立医院绩效考核指标》,围绕"十四五"规划的目标和重点工作,构建全方位绩效考核指标体系,细化调整绩效考核方案,从对南院区实施单独的业务评价以监督其功能定位目标是否完成,到顺利过渡为统一的绩效考核评价,真正实现多院区同质化目标,总体提升学科影响力和医院竞争力。

参 考 文 献

［1］常瑞,程范军,汪宏波,等.公立医院多院区一体化管理现状探析.医学与社会,2018,31(8)：60 - 61.

［2］吴玉东.多院区医院管理难点分析与对策探究.现代医院管理,2017,15(3)：19 - 21.

［3］杜敬毅,周莹,刘莹.医院多院区发展过程中风险防范初探.中国医院,2018,22(4)：65 - 67.

［4］万爱华,刘继红,周云,等.武汉某医院一院多区一体化管理模式探讨.中国医院,2017,21(1)：64 - 66.

［5］吴李鸣,高启胜,顾国煜,等.组织变革视角下多院区医院行政管理模式研究.中国医院,2018,22(12)：26 - 28.

［6］张振建,胡必富."一院多区"的管理困惑与对策.现代医院管理,2015,13(3)：38 - 39,92.

中心城区紧密型医疗联合体模式探索

——以上海市黄浦区为例

杨国威　杨海健　王履冰　蒋孝臻　刘　凯

【导读】　2011年,卢湾区卫生局与上海交通大学医学院附属瑞金医院签约共建"瑞金-卢湾"医疗联合体(以下简称"医联体"),成为全国医联体模式的初探,随着多年发展,医联体面临新的机遇和挑战,亟待转型发展,黄浦区卫生健康委立足新形势,探索了紧密型医联体发展的新路径。文章梳理了"瑞金-卢湾"医联体近年来的建设进展和取得成效,阐述了当前医联体发展模式存在的问题和面临的瓶颈,总结分析了在新医改背景下"瑞金-卢湾"医联体建设发展的创新实践探索,为中心城区紧密型医联体建设提供"黄浦经验"。

黄浦区是上海市中心城区核心区,辖区范围内医疗资源丰富,全区面积20.52平方千米,有公立医疗机构32家,其中市属三级医院7家。就医条件优异、出行便捷导致辖区居民对三甲医院就医意愿远高于区级医院,但随着三甲医院人满为患,"看病难、看病烦"现象也饱受人民群众诟病。2011年"瑞金-卢湾"医联体正式签约,作为全国首批、上海市首家区域医联体,10年来始终坚持"以人民健康为中心",持续引导优质医疗资源下沉基层,着力解决群众就医问题,但在建设过程中,也面临着体制机制制约等问题。2020年,"瑞金-卢湾"启动紧密型医联体建设方案,成立黄浦区医联体发展中心,形成了独具特色的黄浦"1+1+8"医联体模式,为中心城区医联体建设的深度发展做了有益的探索。文章通过对"瑞金-卢湾"区域医联体建设成效进行回顾总结,对存在问题进行客观分析,结合医联体现阶段建设的创新探索,进一步提出"瑞金-卢湾"医联体未来向紧密融合型模式发展的方向和设想。

一、"瑞金-卢湾"医联体建设的基础

(一)医联体的工作成效

医联体成立至今,瑞金医院优势资源持续输出,各成员单位医疗质量持续改进,诊疗业务始终保持良性增长,患者满意率和社会效益有效提升。卢湾分院放射介入、微创外科等多个学科成

第一作者:杨国威,男,上海市黄浦区卫生健康委员会主任。
作者单位:上海市黄浦区卫生健康委员会(杨国威、杨海健、王履冰),上海市黄浦卫生事务管理中心(黄浦区医联体发展中心)(蒋孝臻),上海市黄浦区肿瘤防治院(刘凯)。

为市、区重点专科;东南医院成功转型为瑞金康复医院;各社区卫生服务中心通过名医工作室、"全-专"联合门诊等提升诊疗能力。区域影像、检验和心电三大"辅助中心"自2014年起先后投入使用,实现了医联体内部检验检查结果互认。至2019年,医联体内上级医院专家下沉达1.6万余人次,带教培养医疗人才260余人,为基层培育了一批特色专科,打造了一支带不走的专家团队;签约患者及时享受优先转诊、优先住院服务,平均出院人数较"十二五"末期增长了18%;综合性医院平均住院天数减少1.32天,有效推动了"社区首诊、双向转诊、急慢分治、上下联动"的分级诊疗格局形成。

(二)医联体面临的主要问题

医联体目前发展取得了一定成效,但在体制、政策、人员等各方面仍存在一些瓶颈和困难。一是医联体现行机制较为松散。主要以业务输出和技术帮扶为主,总体发展目标不清晰,整体推进和顶层设计不够,各业务工作间协同性不强,未能在慢病健康管理方面形成有效闭环,无法满足中心城区老龄化就医需求。二是医联体内资源配置效能低。医疗资源存在重复设置,各成员单位在学科建设、医疗药事管理等方面手势不同,财政补偿与医保支付存在机制差异。三是专业人才队伍培养差异大。医联体内仍然缺乏专业人才同质化培养顶层规划,尚未有效形成人才梯队建设机制。四是医联体内存在信息孤岛。成员单位信息未实现有效和完全的互联互通,市、区医院之间就诊信息和记录不能互相调阅,信息共享程度低。

二、"瑞金-卢湾"医联体建设的创新探索

近年来,黄浦区人口深度老龄化和居民健康需求的日益增长,驱动着"瑞金-卢湾"医联体加快转型发展。黄浦区卫生健康委发挥黄浦优质医疗资源集聚优势,提出紧密型医联体建设目标,打造上下联动、职责明确的整合型管理体系,构建更为紧密高效的组织模式,引导优质医疗资源进一步下沉,切实提高医联体的运行效率和工作成效,更好适应卫生健康事业发展新要求。

(一)建立紧密型医联体管理模式

2020年,"瑞金-卢湾"正式启动紧密型医联体建设,制定《紧密型医联体建设方案》,成立黄浦区医联体发展中心作为医联体日常管理机构,设联席主任负责协调、管理医联体日常运行,并在发展中心内部组建医疗、药事、信息、医保、人力资源、绩效、资产、财务8个专业管理委员会,由此形成紧密型医联体"1+1+8"黄浦模式,加快医联体内资源深度融合、业务统筹管理。同时出台医联体委派干部管理办法,明确牵头医院委派管理干部权责利。联合打造"医联体管理信息平台"和"医联体慢病管理一体化信息平台",对慢性病诊疗服务、数据信息等进行集约管理。

(二)设立慢病同质化管理目标

针对黄浦区深度老龄化的实际,区卫生健康委找准与瑞金医院新的合作发力点,以慢病管理为主线,在医联体内分步打造标准化代谢性疾病管理中心(MMC)、国家级心衰中心、脑病管理中

心、呼吸病管理中心、高血压管理中心、慢病康复管理中心六大慢病中心,并逐步辐射至医联体所有成员单位,探索区域内"一个病种、一种管理模式"的健康服务模式。标准化代谢性疾病管理中心于 2020 年 3 月投入运行,率先建立了由医联体核心医院带动若干个社区卫生服务中心的"1＋X"管理模式,显著提升了患者血糖控制率。心衰中心构建了区域内协同会诊和心衰诊治多学科管理体系,为 1 万余名患者建立了心脏健康档案。脑病中心与瑞金医院神经内科团队实行一体化管理,建设"诊断、治疗、康复"三位一体的临床中心。心血管中心在社区试点开展"高血压精准测压项目",建立高血压病种的全流程信息化管理机制。通过慢病中心建设,构建医联体内一体化、同质化管理机制,逐步实现优质医疗资源融会贯通、梯度下沉,推动区域分级诊疗模式成型。

(三)打造区域亮点加强学科布局

针对辖区"一老一小"服务需求大,资源分布不均衡的特点,区卫生健康委进一步调整医联体专科布局,积极打造区域专科特色亮点。在医联体内组建康复三级服务网络,两年来康复双向转诊超过 1300 余次。结合中部儿科医联体建设,瑞金卢湾分院建立标准化儿科门急诊及病房,各社区深化儿童保健门诊服务内涵。香山中医医院与瑞金医院协同开展疑难病慢性窦道型创面中西医融合诊疗服务,成为黄浦首个中西医融合创新门诊;与瑞金医院呼吸与危重症病学科合作,中西医结合诊疗淋巴管平滑肌瘤病(lymphangioleiomyomatosis,LAM)取得成效,入组病例占全国注册病例的 1/3。

三、"瑞金-卢湾"紧密型医联体下阶段发展设想

2020 年,国家卫生健康委、中医药管理局联合下发了《医疗联合体管理办法(试行)》(国卫医发〔2020〕13 号),为推动医联体持续规范发展提出了更高的要求。区卫生健康委在"1＋1＋8"黄浦模式的总体规划下,进一步制定了《"瑞金-卢湾"紧密型医联体建设三年行动计划》,拟通过三年建设,全面升级"瑞金-卢湾"医联体管理模式和运行效率,努力将其建设成为新医改背景下中心城区紧密型医联体建设的创新实践模式。

(一)进一步加强学科同质化建设,构建医联体分级诊疗体系

下一步,拟将统筹规划医联体学科建设,深化建设六大慢病中心,开展社区康复服务站标准化建设,形成具有黄浦特点的康复四级网络体系。推进医联体中医科标准化建设,建立医联体内中医会诊合作机制;探索与瑞金医院协同开展中医经典方研发,提升黄浦中医品牌影响力。力争到 2023 年,医联体基本形成层次分明的分级诊疗模式。

(二)进一步实施人才一体化培养,促进医联体人才柔性流动

拟统筹医联体内人员派出、进修培训等工作,鼓励瑞金医院特色专科项目团队、专家以"名医工作室""全专联合门诊"等形式下沉基层开展工作,制订医联体内各级专业技术人员的职业发展规划,逐步探索建立在医联体架构内的人才国(境)外培训新机制,促进医联体内部人力资源有序流动,全面提升医联体内专业技术人才的整体能力。

（三）进一步加强资源集成化管理，推动医联体融合发展

拟逐步探索在现行体制下医联体内绩效和资产的相关协同，加强顶层设计，统筹安排医联体内项目预算、经费使用等，集约医联体内成员单位大型医疗设备设置，探索建立统一的设备、耗材采购管理机制，推进医疗机构消毒供应、后勤保障统一平台建设，加强影像等大型检查设备资源调度和共享，提升集约化管理水平，推进紧密型医联体良性和可持续发展。

四、思考与启示

（一）转型发展是医联体生存的现实需要

黄浦区医疗资源丰富，但同时区内 7 家市属三级医院巨大的"虹吸"效应也对医联体的整体发展和区级医院的生存带来巨大挑战。从"瑞金-卢湾"医联体发展的 10 年来看，医联体建设需依托市级医院的雄厚实力，但也要正确寻求自身定位，打造特色、错位发展，改革内部运行机制，实现功能转型，提升协同性和整体性，体现"抱团效应"。因此，"瑞金-卢湾"医联体从松散型向紧密型的模式转型亦成为中心城区医联体可持续发展的必由之路和最佳选择。

（二）互利共赢是医联体发展的重要前提

在"瑞金-卢湾"医联体的发展实践和未来规划中，互利共赢始终是建设双方共同关切的问题之一。瑞金医院诊疗工作重点是攻克急难危重罕，但大量常见病、多发病患者就诊，使医院疲于应对，医联体可以成为承接需求的有效通道，而区级医院和社区卫生服务中心又需要通过提升服务能力做实分级诊疗。紧密型医联体建设既缓解了三级医院诊疗压力，使部分特色学科找到新的发展土壤，也有效提升了区级医院的业务量和服务能级。

（三）民心所向是医联体建设的核心价值

黄浦区作为中心城区，深度老龄化、人口导出特征明显，"瑞金-卢湾"医联体建设始终围绕区域实际定点发力，持续推进医疗卫生供给侧改革，通过拓宽服务外延，深化服务内涵，慢病管理中心初见成效，并孕育出"黄浦智慧中药云"、辅助中心线上服务等一批便民惠民项目。随着慢病管理模式的不断完善，分级诊疗"瓶颈"有望取得突破，优质资源有序和持续下沉，将真正打通群众就医的"最后一公里"，成为新医改背景下中心城区紧密型医联体建设和发展模式的有益探索。

嘉定区整合型健康共同体的
建设策略及分析

方云芬　王　涛　冷熙亮　何江江
王　悍　沈慧丽　杨顺露　柴维汉

【导读】　为贯彻落实国家和本市关于分级诊疗制度构建及医联体建设的相关要求,立足嘉定区域医疗资源结构布局的现状,以市民健康需求为导向,嘉定区人民政府和上海市第一人民医院共同建立上海市第一人民医院-嘉定整合型健康共同体(以下简称"市一嘉定健共体"),以建成紧密型健康共同体为工作抓手,探索整合型健康服务在城市地区的实施路径。

党的十九大报告明确提出,构建优质高效的医疗卫生服务体系是医改下一阶段任务要求,其核心是建设以人为本、以健康为中心、基于价值的整合型服务体系[1]。整合型医疗卫生服务供给体系构建不仅是实现"健康中国",提高健康服务效果的需要,同时也是应对老龄化、慢性病化所致挑战的策略选择[2]。2017年,上海市第一人民医院与嘉定区人民政府签订共建江桥医院的协议,2019年双方进一步提出共建紧密型健康共同体的设想,经过充分调研、友好协商,正式启动市一嘉定健共体的改革建设。

一、市一嘉定健共体建设背景

随着上海市整体医疗卫生资源布局不断优化,嘉定区医疗卫生服务体系在"十三五"时期获得了长足发展,区域医疗卫生服务体系"顶天、立地"格局初见成效,居民健康水平不断提高。2020年8月嘉定区新建江桥医院启用,定位为嘉定南部地区区域性医疗中心,向下"辐射"社区卫生服务中心,向上与市级医院"对接",承担区域内居民常见病、多发病诊疗及急危重症抢救与疑难病转诊任务,是嘉定区探索试点区级医院"强腰"的最佳对象,通过市一嘉定健共体建设,做实市级医院服务、管理、人才、学科等优质资源下沉,以此全面强化江桥医院区域性医疗中心各方面功能,随着医院的建设发展同步实现紧密型健康共同体的建设。嘉定区借鉴深圳罗湖模式对

第一作者:方云芬,女,上海市嘉定区卫生健康委员会主任。
通讯作者:王涛,男,上海市嘉定区卫生健康委员会副主任。
作者单位:上海市嘉定区卫生健康委员会(方云芬、王涛、柴维汉),上海市卫生健康委员会(冷熙亮),上海市卫生和健康发展研究中心(上海市医学科学技术情报研究所)(何江江),上海市第一人民医院(王悍、沈慧丽),上海市嘉定区卫生事务管理中心(杨顺露)。

区属医院的功能定位,将江桥医院与辖区三家社区卫生服务中心以两级架构来实现扁平化管理[3,4],该架构主体置于区内,最大限度范围内实现服务、责任和利益的统一,充分发挥社区和区级医院在健康服务中的主体和核心作用。

二、市一嘉定健共体建设可行性分析

(一)管理网底有根基

一是江桥医院为新建区属医院,硬件设施投入按照区域性医疗中心建设标准,基础条件较好,且医疗服务和管理由上海市第一人民医院支持;二是有完备的基层服务网底,通过健共体建设,其与服务区域内的3家社区卫生服务中心及下设的23个卫生服务站点(含村卫生室)形成完全一体化管理。

(二)信息互通有条件

整合型健康共同体建设离不开信息化平台对服务和管理的支撑,当前健共体内主要卫生信息系统均由同一信息公司承建完成,对于实现信息共享及以信息化手段进行资源调配、统筹、考核管理等均具备相应基础条件。

(三)整合服务有基础

一是基层视角的整合型服务模式已初具形态,家庭医生医疗机构组合签约服务模式已基本能够实现社区健康服务的一体化整合;二是区域集约化中心已完成建设,部分服务功能按照各中心职能进行划拨,健共体内服务资源整合更易实现;三是有较好的健康服务氛围,嘉定南部地区的智慧健康小屋、社会办护理站、老年护理院等各类公办、民办的健康服务资源相对丰富,资源整合空间和灵活性均较大。

(四)机制突破有空间

新建江桥医院从无到有,重点构建其与社区卫生服务中心的两级组织架构,将整体架构置于区内管理框架下,相对跨级联动市级医院建设健共体更容易实现组织内部管理权、经营权、人事权、医保分配权的整合。与深圳罗湖、上海崇明搭建的城市地区紧密型联合体相比,市一嘉定健共体体量小,易操作,适宜作为城市地区紧密型联合体试点进行机制上的局部突破。

三、市一嘉定健共体建设方案

根据各级政府文件精神,结合嘉定区医疗卫生服务体系建设实际和居民健康需求,文章从健共体建设目标、建设原则和建设策略3个方面对市一嘉定健共体建设策略进行简要介绍。

(一)建设目标

坚持公益性导向,以人民健康为中心,优化资源结构布局,推进疾病预防、治疗、管理相融合,建立与区域经济社会发展相适应的,能满足人民群众多元化健康需求的健康服务共同体。确立"4633"建设目标,即通过"4 个融合"让市—嘉定健共体内管理权、经营权、人事权、医保分配权等有效融合;通过共建、融合、提升,实现市—嘉定健共体的"6 个统一",即统一区域疾病"共"治、统一慢病"共"管、统一学科"共"建、统一人才"共"育、统一资源"共"享、统一信息"共"通;实现"3 个下沉",让第一人民医院的优势专病专科下沉、管理文化品牌下沉、嘉定南部地区市民就医下沉;实现"3 个提升",提升辖区健康服务能力、辖区居民健康水平、健康共同体管理效率。力争建成全市乃至全国整合型健康服务体系的标杆。

(二)建设原则

1. 健康为重,确保公益

以建设"健康嘉定"为工作目标,实现服务重心由"疾病"向"健康"转移。重点关注改善辖区人群健康状况,为个人和家庭提供更优质的健康服务和服务体验。以加强党的建设、健全治理体系和完善制度管理 3 个方面为基石,确保健康服务的公益性导向和属性。

2. 机制创新,联动发展

注重制度顶层设计,建立并完善政府大卫生大健康治理构架和制度设计,实现健康事业与经济社会的统一协调发展。建立多部门协作机制,协同统筹推进,注重提高相关政策的系统性、整体性、协调性和可持续性,实现医疗、医药、医保的联动协同。

3. 整体规划,分步实施

立足区域实际,从整体上宏观布局,优化调整医疗资源结构,促进医疗卫生工作重心下移和资源下沉。以区域百姓多层次、多样化的健康需求为导向,以"共建""融合""提升"为阶段发展重点,实现区域卫生服务体系重构和升级,构建服务优质、分工明确、功能互补、协作密切、衔接有序的健康服务体系。

(三)建设策略

围绕市—嘉定健共体"4633"建设目标,重点实施 8 个"一体化"改革发展任务,稳步推进健共体建设,完善运行管理机制,规范健共体建设与管理,助力构建分级诊疗制度。

1. 以组建管委会为决策主体,实现管理构架一体化

成立由区政府、市一医院、区卫生健康委、区财政局、区人社局、区医保局、区委编办、江桥镇、真新街道及相关医疗机构组成的市—嘉定健共体管委会,行使健共体总体发展规划、重大基本建设、资源统筹调配、医保额度分配及医保资金结余分配等重大事项的决策和协调职能。设立"市—嘉定健共体"建设专家委员会,主要负责健共体政策咨询、论证等事项。在区卫生健康委设管委会办公室,发挥上联下达的协调功能和行业监管职责。

2. 以统一法人代表为关键,实现管理责任一体化

市—嘉定健共体由市一医院牵头,相关医疗机构接受市一医院的领导,实现上下一体化管理。市一医院主要领导任江桥医院法定代表人,社区卫生服务中心保留法定代表人。健共体内各医疗机构为独立法人机构、经济独立运行。制定健共体章程,规定牵头医院与其他成员单位的责任、权利和义务,明确各成员单位功能定位。

3. 以强基层为根本,实现优质资源区域一体化

健共体以强化基层服务能力为重点,推进社区卫生服务标准化建设,畅通健共体内人才流动和服务资源共享,形成全科与专科联动、签约医生与团队协同、医防有机融合的服务工作机制。市一医院主要领导担任江桥医院院长,并派出执行院长、副院长、部分行政管理人员及主要科室骨干。江桥医院挂牌市一医院嘉定分院,与市一医院同质化管理。

4. 以服务内涵为核心,实现学科人才建设一体化

发挥市一医院牵头单位作用,对健共体内成员单位实施学科建设、人才培养、科研教学等方面一体化管理。实现市一优势专科在江桥医院的全面建设,加强对健共体人力资源统筹管理,科学规划健共体内学科建设,优先选派优秀学科带头人,在科研教学、硕博点设置、导师培养方面实行同质化管理。

5. 以提升效率为重点,实现资源成本管理一体化

在健共体内整合设置公共卫生、财务、人力资源、信息和后勤等管理中心,逐步推进行政管理、医疗业务、公共卫生服务、后勤服务、信息系统统一管理,统筹健共体内基础建设、物资采购和设备配置。启动市一嘉定健共体检验、影像、心电、超声、消毒供应等集约化服务中心建设。发挥市一医疗 SPD 供应链管理、集团采购等管理优势,实施健共体的药品采购、耗材采购、设备采购等管理一体化,有效降低医院的运行成本。

6. 以市民健康需求为导向,实现健康管理一体化

以辖区百姓的健康需求和健康问题为导向,实行清单式、项目化健康管理。落实防治结合要求,做到防治服务并重。健共体会同公共卫生机构指导基层医疗卫生机构落实公共卫生职能,推进疾病三级预防和连续管理,共同做好疾病预防、健康管理和健康教育等工作。以"3+X"家庭医生签约服务为抓手,强化健共体内全专联合、医防融合,为"1+1+1"签约服务对象提供全方位全周期的健康服务,实现区域健康管理责任一体化。

7. 以目标管理为抓手,实现评估考核体系一体化

建立适应健共体发展方向的考核体系,包括健共体运行机制情况、健共体内分工协作情况、区域资源共享和下沉情况、发挥技术辐射作用情况、健共体可持续发展情况,以及公共卫生和居民健康改善情况等指标,并将考核结果作为政府补助、医保支付、评优评先等的重要依据。构建基于分级诊疗和健共体建设目标的考核机制,既符合上级考核要求,又实现管委会制定的改革目标任务。

8. 以信息化为支撑,实现互联互通互享一体化

加强健共体信息平台规范化、标准化建设,依托区域全民健康信息平台推进健共体内各级医疗机构信息系统的互联互通。建立市一嘉定健共体互联互通信息化路径,依托专业网络、互联网医院等基础设施,建立"市一嘉定健共体"的互联互通信息化路径,利用 5G、人工智能、大数据等新技术,实现医疗资源、诊疗数据、检查检验、后勤服务等互通互享,打造智慧型健康共同体。

四、下一步发展思路

市一嘉定健共体的建设强调以区属医院为代表的基层集团为重点,通过各级医疗机构功能

定位的明确,实现相关医疗机构的平衡发展。通过卫生、医保、财政的联动,实现部门整合;通过不同类型、不同层级、服务水平的医疗机构横向和纵向整合,最终实现对居民的一站式服务整合[5]。为保障健共体建设工作的有效推进,建设工作以项目运作的形式进行,确立了五大类重点项目,涵盖改革管理、基础设施、学科人才、公共卫生服务和信息化建设。以项目为载体,配合出台改革配套政策文件或政策操作口径,目标建立可持续、管长远的体制机制,从做好外部支撑和充分激发内生动力两个方面来推动健共体的建设。

参 考 文 献

[1] 梁万年.构建优质高效的医疗卫生服务体系.中国卫生,2019(1):78-78.

[2] 金春林,李芬.整合型医疗卫生服务:实施路径与中国实践.北京:科学出版社,2020:3-7.

[3] 刘海兰,何胜红,陈德生,等.深圳市罗湖区医改的经验及启示.医学与哲学,2018,39(3):74-77.

[4] 罗乐宣.鹏城医改荟.北京:科学出版社,2020:18-27.

[5] 梁万年,王辰,吴沛新.中国医改发展报告(2020).北京:社会科学文献出版社,2020:5-9.

公立医院无形资产在社会资本合作办医中流失的原因及建议

沈　霞　袁式屏

【导读】　为探讨公立医院无形资产在社会资本合作办医中的评估问题并提出建议,通过文献搜集、调研、访谈等方法,借助社会资本合作办医中无形资产评估的案例进行分析,结果显示公立医院资产评估过程中,有的医院笼统地将无形资产纳入评估范围,未涉及具体范围及内容;有的医院没有将无形资产纳入评估范围。基于此,无形资产在社会资本合作办医中流失的原因包括无形资产评估方法不明确、无形资产评估范围狭窄、无形资产核算科目的不完整性、无形资产管理意识淡薄。为了防止无形资产的流失提出完善管理体系、加强无形资产管理、建立无形资产财务战略体系、综合运用评价无形资产总价值法(calculated intangible value, CIA)和层次分析法(analytical hierarchy process,AHP)法测算无形资产的价值的建议。

国务院印发的《关于深化医药卫生体制改革的意见》中指出鼓励和引导社会资本发展医疗事业,形成投资多元化,投资方式多样化的办医体制。《全国医疗卫生服务体系规划纲要(2015—2020)》中明确表明,社会办医是医疗卫生服务体系不可或缺的重要组成部分,是满足人民群众多层次、多元化医疗服务需求的有效途径。随着我国经济社会的发展和医疗卫生事业体制改革的不断深入,社会资本大量涌入医疗卫生领域。在这种背景下,合理评估医院的品牌、医疗技术、优秀人才等无形资产,对医院的发展有着重大意义。

一、在社会资本合作办医中无形资产评估存在的问题

以公立医院吸收社会资本后,医院的产权是否发生变化为标准,公立医院与社会资本合作办医的模式可以分为所有权不变模式和所有权改变模式[1]。所有权改变的社会资本合作办医需要评估机构对医院资产进行评估,医院以评估后的资产价值作为合作办医的入股资产。然而在评估资产的过程中,有的医院将无形资产纳入评估范围,但没有准确到单项无形资产的价值;有的

基金项目:加强公立医院无形资产管理的思路研究(课题编号:厅局2020HP23)。
第一作者:沈霞,女,会计师。
通讯作者:袁式屏,女,高级会计师。
作者单位:上海市第六人民医院东院财务处(沈霞、袁式屏)。

医院直接忽略无形资产,只评估固定资产的价值。

镇江市润州区的公立医院以所有权改变的模式与社会资本合作办医,在改制过程中以医院前3年营业额的10%~15%作为无形资产的评估价值[2],但是未涉及无形资产的具体范围和内容;张家港市某医院采用中外合资的方式,在资产评估时只评估了有形资产,未将无形资产纳入评估范围,最后评估结果:医院资产2 600万元,医院债务3 100万元[3]。上述两个案例可以看出,无论是将无形资产纳入了评估范围还是将无形资产排除在外都没有真正体现无形资产的真实价值,导致无形资产的流失。

二、在社会资本合作办医中无形资产流失的原因

(一)评估方法不明确

在现代医院财务管理中,无形资产价值体现显得尤为重要,科学的评估方法有利于优化资产配置,提高资产运营效益[4]。目前无形资产价值评估的基本方法有3种:市场比较法、重置成本法、收益现值法,但是各自存在局限性[5];《政府会计制度》改革虽然完善了无形资产的价值界定、初始计量、核算方法,但对非专利技术等的价值评估方法尚未明确,无形资产评估的政策性规定中都未涉及无形资产评估细则,医疗机构无形资产的评估办法实际上是缺乏的;国有企业作为公立医院在改制中的主要借鉴对象同样面临着无形资产大量流失的问题,医院无形资产评估无经验可循[6]。

(二)评估范围狭窄

无形资产根据其性质及医疗特性可分为5类:① 知识类,是指法律赋予的,通过智力劳动创造的专有权利,如专利权、商标权、著作权等。② 人才类,是指医院的人力资源,通过以人为载体的技能、知识、能力、影响力、经验等为医院带来利益。③ 关系类,是指一种商业关系,包括医联体关系、医患关系、共建单位关系等,这种关系能为医院带来持续的经济利益。④ 授权类,是指国家、政府、法律授权的无形资产,如税收优惠、各地卫生健康委授予的培训基地等。⑤ 组合类[7],是指必须与单位组织共同存在,无法单独辨认的一种无形资产,如商誉、医院文化、医院精神等[8],这类无形资产可以为医院带来高于资产价值总和的额外价值[9]。而因现行会计准则的局限性,只有知识类的无形资产被纳入会计核算范围内,其他几类的无形资产都体现为表外无形资产;而作为知识密集型组织的公立医院,最大的竞争优势往往在于这些无法纳入财务的无形资产。无形资产的账面价值与实际价值相差甚远,必定会导致管理层无法准确地判断医院的运营状况,甚至出现短期行为。

(三)核算科目不完整

《医院会计制度》设立"无形资产"科目,核算能为医院带来经济利益的,不具有实物形态的非货币性资产,以购买时确认的成本借"无形资产"。《政府会计制度》规定,自行研究开发的无形资产,研究阶段的支出计入当期费用,开发阶段至达到预定用途前所发生的支出总额计入无形资产成本。这一规定在符合谨慎性的同时违背了无形资产确认原则[10]。在实际核算中,很

多与研究、开发相关的支出都被费用化,无法计入无形资产的成本。例如,与开发有关的测试费、培训费,在估值阶段聘请的律师费等都没有对应的无形资产科目,明显低估了无形资产的价值。

(四)管理意识淡薄

目前,公立医院对资产管理的主要精力在有形资产,对无形资产的管理不够重视。无形资产的管理出现管理混乱,权责不清等情况。某些医院购入的无形资产由于立项前期缺乏充分的论证,出现尚未达到预期产出指标、经济效益、社会效应便处于闲置状态的现象。又因为资产管理部门缺乏对无形资产管理的认知,对闲置的无形资产不做入库,也不做处置,从而导致资产的浪费,无形资产的流失。

三、建议

(一)提高认识,完善管理体系

公立医院无形资产管理应完善全面、全员、全流程的无形资产管理体系。首先,实现全面管理,无形资产管理应该与预算、绩效、内控管理相结合。在市场经济高速发展的今天,公立医院在重视项目建设、学科发展资金投入时必需高度重视项目绩效目标评价,保障无形资产达到预期的经济效益、社会效益。同时,结合分级审批、分级核算、不相容岗位分离等内部控制管理管控无形资产管理的风险。其次,无形资产管理应该实现从普通职员到院级领导共同参与。一方面,全员应加强市场化观念,促进科研技术成果向应用型转化;探索公立医院无形资产管理与开发模式,盘活和加大现有无形资产利用。另一方面,由院级领导为组长成立国有资产管理工作领导小组,下设医院资产综合管理部门,在这个部门再设无形资产管理专员,专员对无形资产统一监督、分类管理。最后,实现全流程管理。无形资产全流程有购置、验收、盘点、处置。医院资产综合管理部门负责全流程的监督及信息管理,资产归口部门负责归口无形资产全流程业务,建立无形资产信息档案并建立台账,定期与资产管理专员核对。

(二)加强医院影响力、专业医疗技术能力等无形资产管理

首先,品牌是医院账外无形资产重要部分,它是集医院文化、社会影响力、优秀人才、医疗技术、服务理念等多个因素组成,具体包括医疗服务质量的改善、患者满意度的提升等,这类无形资产的价值是医院的宝贵财富,要激励全体员工懂得珍惜;其次,随着医疗服务水平的提升,医院应不断加大科技投入,鼓励医务团队开发新技术、新项目,提高医院竞争力。例如,以区域医疗中心建设项目为契机,派驻不同优势学科众多专家在社区服务中心开设专家门诊,打造新片区优质医疗资源高地,努力为区域内居民提供优质医疗服务。

(三)建立无形资产财务战略体系

对财务战略的研究至今已有 30 余年,这个战略是由 Harrison and John 首先在《组织战略管理》中提出[11]。财务战略是指为了实现企业总体战略目标,在分析企业内外部环境的基础上,对

企业进行全局的、长期的、有创造性的政策规划,并确保其每一步的执行情况。公立医院的无形资产也可以参照企业的财务战略,制定无形资产财务战略体系。该体系分为两部分:第一部分是目标系统,以实现医院的价值最大化为总目标,为了更好地操作,将医院价值最大化的长期目标转化为以年为单位医院价值最大化的短期目标,再根据医院年价值最大化的目标制定预算指标,预算指标主要包括无形资产的配置及无形资产带来的收益。第二部分是规划系统,根据总目标制定政策规划,进而分类编制无形资产的开发、配置和利用方案(如图1)[12]。规划需要流程来实施,流程则需要制定具体的预算指标。两个系统相互依存,目标是导向,规划为目标提供支撑,即约束了总目标也为总目标提供了资源支持。建立无形资产财务战略体系能引起管理者对无形资产的关注;从战略的角度探索无形资产,更有利于无形资产计量、分类、信息披露的研究和创新。

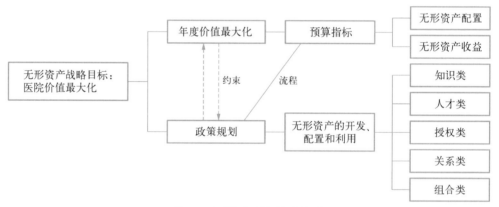

图 1　无形资产财务战略体系

(四)综合运用评价无形资产总价值法和层次分析法测算无形资产的价值

由于现有评估方法的局限性,建议运用 CIA 法及 AHP 法相结合的方法来评估无形资产的价值。首先,用 CIA 法测算无形资产的总价值;其次,用 AHP 法计算出各类无形资产的权重,进而得出各类无形资产的价值。

CIA 法是一种评价无形资产总价值的方法,是由美国伊利诺斯州 NCI 研究所提出[13],这种方法的主要思路是:企业无形资产是企业有形资产获得超额收益的来源。这种方法通过会计报表上的数据进行计算,相对比较可靠。公立医院也可以参照这种方法,将收益中超出行业平均收益的超额收益看作为无形资产的价值。

AHP 法即层次分析法,由 20 世纪 70 年代初美国运筹学家 Saaty 提出,该方法是解决多方案或多目标的定性与定量相结合的决策分析方法。这个方法运用到公立医院的无形资产中,将确定公立医院各类无形资产在医院中超额收益(无形资产的价值)中的权重为总体目标,作为最高层;以引起超额收益的原因作为准则层的因素;以各类不同的无形资产作为方案层中的各不同要素。确定了各层次的因素之后对同一层次的不同因素进行两两比较构成判断矩阵,通过层次单排序及其一次性检验和层次总排序及其一次性检验后,得出无形资产对总目标的权重,从而确定无形资产的价值(结构如图2)。AHP法的运用有两个关键点：一是以访谈的形式,邀请专业人士对引起无法纳入财务的无形资产价值的因素进行认定和判断,分析和预测。也可以设计反应层次间各要素相互关系的判断矩阵调查表,邀请有关专家和院内各部门领导根据他们的经验与预期填写调查表。二是搜集、整理访谈记录和调查表并进行分析。

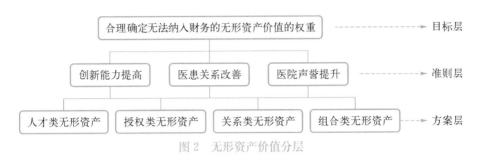

图 2 　无形资产价值分层

四、结语

在市场经济和知识经济时代,无形资产的地位比以往任何时代都显得重要。无形资产既能带来巨大的经济效益,又是增强技术及经济实力的重要途径,更是公立医院用于社会资本合作办医的重要方式。加强医院无形资产的研究,对于新形势下医院的发展具有十分重要的意义。完善管理体系、加强无形资产管理,从战略的层次来研究无形资产的制度和理论,是当今公立医院的重要课题,结合科学的无形资产评估方法才能将无形资产的价值充分地表现出来,使社会资本进入医疗行业时,公立医院在得到其应有的份额。

参 考 文 献

[1] 魏超,叶睿,孟开,等.我国社会资本举办医疗机构模式研究.中国医院,2014,18(12)：17-20.

[2] 王永其,徐翠云,李昌元.镇江市润州区医院产权制度的改革与思考.中华医院管理杂志,2002,18(6)：10-11.

[3] 岳荣荣.我国公立医院产权改革股份制模式研究.南京：南京中医药大学,2012.

[4] 田文华,李捷伟,段光峰,等.医院无形资产研究进展.中国卫生经济,2006,25(9)：71-72.

[5] 徐玉红.大型公立中医院无形资产投资模式实践：以S中医院为例.中国医院,2019,23(7)：65-66.

[6] 马琦,周金玲,孔北华.社会资本合作办医中无形资产评估问题及建议.中国医院,2017,21(10)：18-19.

[7] 汪丹梅,阎星云.公立医院无形资产分步管理模式研究.卫生经济研究,2019,36(9)：10-13.

[8] 屠芳青.医院无形资产的类型与管理.卫生经济研究,2005,20(10)：50.

[9] 田文华,孙庆文,李捷伟,等.无形资产与医院价值创造.中国卫生经济,2006,25(10)：58-60.

[10] 郑颖.医院无形资产会计制度设计的新构想.中国卫生经济,2008,27(3)：76-77.

[11] 向显湖,刘天.论表外无形资产：基于财务与战略相融合的视角——兼析无形资源、无形资产与

无形资本.会计研究,2014,14(4):3-9,95.

[12] 高洁,蒋冲,向显湖.企业知识资产及其战略体系构建——基于财务的视角.财经科学,2013,12(6):71-79.

[13] 胡穗华.企业非市场类无形资产价值评估方法研究.现代管理科学,2010,15(8):111-113.

新时期公立医院改革发展路径研究

张　天　陈　慧　郭　瑞

【导读】　文章基于公立医院发展中面对的新形式、出现的新情况、面临的新问题,从国家宏观政策和医药卫生体制改革(以下简称"医改")政策及其趋势两方面进行现状分析,提出要坚持公立医院的公益性、明确三级医院的服务定位、加强公共卫生疫情的常态化防控,为促进医院稳定健康发展提供参考。

随着社会的进步与发展,现阶段卫生系统主要矛盾体现在人民群众日益增长的多样化、多层次、个性化的医疗卫生服务需求和卫生资源的投入不平衡。公立医院需深入剖析远期的医院健康发展需求和近期的医院改革现状,探索医院改革发展新路径。

一、研究背景

2015～2017 年,公立医院的药品分 3 次实施降低加成率直到全部取消;2016～2019 年,医用耗材加成从最高限价到加成 10％、5％直到全部取消。这两项政策的实施,对公立医院的收入带来了极大的影响。随着几次服务价格的调整,药品加成率取消带来的影响基本抵消,但是对于耗材取消加成的影响却难以弥补。另外强化公立医院绩效考核、医疗保险(以下简称"医保")付费制度改革试点、电子票据、医保脱卡支付等政策层出不穷,对公立医院的发展提出了新要求。

2020 年年初,一场突如其来的疫情席卷我国甚至全世界,公立医院首当其冲,病区关闭到开放、强化防疫管理、就诊人次剧减、"长处方"导致药占比急剧上升、肺炎筛查胸部 CT 和核酸检测导致检查费用上升等,经济运行状况恶化,使得公立医院的发展又面临着新形势、新挑战。

二、公立医院发展现状

(一)国家宏观政策

根据国家"十四五"规划,明确提出 2035 年基本实现社会主义现代化的远景目标,并且其主

基金项目:2020 年上海市卫生健康委员会卫生健康政策研究课题项目"新时期公立医院改革发展路径研究"(项目编号:2020HP07)。
第一作者:张天,女,会计师。
通讯作者:郭瑞,男,正高级会计师,上海申康医院发展中心委派上海市胸科医院总会计师。
作者单位:上海市胸科医院(张天、陈慧)、上海申康医院发展中心(郭瑞)。

要矛盾变化为日益增长的美好生活需要和不平衡不充分的发展之间的矛盾。在这个总目标当中，具体到公立医院需要紧跟国家宏观政策，加快现代化医院的发展建设，满足老百姓日益增长的医疗需求与健康需求。健康中国明确提出，过去以医疗为中心，要转化为以健康为中心，公立医院是健康整个全生命周期中的关键枢纽，要在全生命周期中发挥主导作用。

公立医院的高质量发展，由注重规模发展转为内涵质量发展。第一，从盲目扩张到适当的功能定位，其重点是分级诊疗，三级医院应以疑难危急重患者为主，普通患者应小病到社区，大病到医院，康复再到社区。第二，从粗放式往精细化管理，主要包括全面预算管理、全面质量管理、绩效考核分配、内部控制建设的精细化转型，由碎片式管理模式向集成化、全面化发展。第三，从利润中心变为成本中心，在推行基于大数据按病种付费和疾病诊断相关分组付费改革的趋势下，医院的每一笔医疗收费都不再是收入，而是成本，医院的管理重心，将向全成本核算、成本分析、成本考核与评价转移。

（二）医改政策及其趋势

"三医联动"的医改方略，是指医疗、医保、医药3个方面的改革联动。近几年，药品零差率、集中采购等政策的实施，三医联动明显加强[1]。在深化医改过程中，公立医院要抓好5项制度建设，将分级诊疗制度、现代医院管理制度、全民医保制度、药品供应保障制度、综合监管制度落实到位，这是医院的改革发展重点领域和关键环节。

在2019年3月，国家卫生健康委官网发布《关于印发医院智慧服务分级评估标准体系（试行）的通知》（国卫办医函〔2019〕236号），明确表达了智慧医疗、智慧服务、智慧管理已成为现代化医院建设发展过程中各阶段的重要分水岭。在智慧医院建设的大环境中，推进业务与财务融合，让数字经济赋能医院精细化管理，已成为医院管理发展面临的大趋势[2]。

2020年，各大公立医院经历了飞行检查，同时医保对公立医院的审计力度明显加强，且审计要求更加精细。目前，医保正在推进智能医保，对所有数据进行监管与分析，强力监管各种医疗服务和支出是否合理，未来将逐渐延伸到对医疗行为的监管。

三、公立医院改革发展过程面临的问题

（一）公立医院运行压力加大

目前，中国经济受国内人口红利消失、国外贸易保护主义政策等因素影响，经济增速持续下行，同时受高质量发展转型下的供给侧结构性改革影响，财政支出的刚性需求不断上升，导致财政收支矛盾不断加剧。《中华人民共和国预算法（2018修正）》中多处提及贯彻勤俭节约的原则，在此背景下，财政补助金额占公立医院总收入比例逐年持续降低，加上药品零加成、卫生耗材零加成、互联互通互认、推进分级诊疗、医保支付方式改革等一系列外部政策叠加影响下，市级医院经济运行压力加大。据国家卫生健康委统计，2019年业务收支负结余的公立医院数量达2 916家，占全国公立医院总数的33%，负结余资金总量达313亿元。此次在新冠肺炎疫情的冲击下，对于医院医疗服务业务量更是断崖式剧减，使得公立医院经济运行又面临着巨大的挑战。

（二）人民健康需求增多

人口结构问题（人口老龄化）是我国现阶段医改面临的最大问题。2010 年,我国正式迈入老龄化社会。截至 2017 年,65 岁及以上人口达到 15 831 万人,占总人口的 11.4％,社会老年抚养比近 16％。同时,人口结构变化也带来了疾病谱的变化。慢性病患者已是门诊复诊患者的主要构成部分,在 2018 年我国 65 岁及以上老龄人口的慢病患病率已达到 64.5％。根据《2019 年全国最新癌症报告》显示,癌症发病人数分布主要集中在 60 岁以上,到 80 岁年龄组达到高峰。人口老龄化进程的加快所引起的对医疗服务需求的增加,对公立医院改革发展过程中医疗质量和服务能力带来了严峻的考验。

（三）重大公共卫生事件防控救治体系的建设需求

在今年的抗击新冠肺炎疫情过程中,医疗卫生系统发挥了决定性支柱作用,有超过 3 000 家的医院（包括妇幼保健院）被定为新冠肺炎疫情定点医疗机构,在最高峰时有 230 万人直接参与了防控的救治工作。随着疫情防控进入常态化阶段,公立医院建设重大公共卫生事件防控救治体系要求平战结合并且迅速转化,其主要内容包括健全预警响应机制、提升防控和救治能力、完善物资供应保障体系等。在遇到突发重大公共卫生事件时,如何实现整个病区甚至整个医院的迅速转化,已成为公立医院建设的重点内容之一。

四、公立医院改革发展建议

（一）公立医院总体发展方向

1. 坚持公立医院公益性

在公立医院改革发展过程中,由于政府投入不足、补偿机制不及时,公立医院为了获得更多的医疗资源（优秀的人才团队和前沿的医疗技术设备）不可避免地出现了公立医院公益性减弱的现象,需通过强调回归公益性,从医疗质量、患者满意度、费用控制等多个维度保障医疗卫生服务能力、提供患者受益的健康服务体系[3]。一方面,通过医院自身发展,提升医疗服务能力、完善运行机制,推进智慧医院建设;另一方面,推动公立医院管理转型,加强全面预算绩效管理,向精细化、集约式管理方向发展,调整医疗收入结构、降低医疗服务成本、控制医疗收费价格。

2. 明确三级医院服务定位

在医改政策不断深入、医保控费日趋严苛、社会办医发展迅速的环境下,公立医疗机构面临的经济困难也日益突出,同时伴随着人口老龄化进程加速和慢性病发病率逐年升高,医疗服务压力日趋加大,三级医院需积极响应医疗服务供给领域改革,以医联体为抓手,建立以三级医院为核心,上下联动二级医院和基层医疗机构,形成区域内的医疗资源整合与共享。三级医院应根据服务定位,借助优势学科,进行区域化的联动运行,提升基层医疗机构医疗服务能力。通过协助社区医院开展慢病诊疗、外派骨干医生社区出诊等服务,实现诊桌下沉;通过建立区域内的医疗服务中心,如消毒供应中心、医学影像中心、病理诊断中心、医学检验中心、精准医学中心、药物毒物检测等,实现医疗资源下沉[4]。

3. 加强公共卫生疫情常态化防控

突发公共卫生事件具有突发性、传播性、高频化、多样性、严重危害性等基本特征。公立医院作为抗击公共卫生事件、保障人民群众生命健康安全的主力军,其运行管理能力的强弱直接决定了公共卫生事件的发展方向。公立医院除了要加强预警机制的快速响应、提高医护人员的救治能力,还要提升医院的运行管理能力。在疫情常态化防控过程中,收支管理、资金管理、物资管理、人员管理等都发生了较大变化,财务、采购、绩效等相关部门如何兼顾业务效率和风险防范,为医院经济运行提供保障已成为医院改革发展的重点之一。

(二)公立医院改革发展的战略建议

1. 建立内部指标体系

2019 年,国务院办公厅发布《关于加强三级公立医院绩效考核工作的意见》(国办发〔2019〕4号),要求公立医院发展方式需向质量效益转型、医院管理模式需向全方位的绩效管理转型,实现效率提高和质量提升。公立医院应当坚持公益性质,所有收支均纳入预算管理,以国家、市级绩效考核为导向,并根据自身发展特点,从工作质量、工作效率、费用控制、患者满意 4 个维度进行设计、架构医院内部指标体系,实施精细化、差异化的医院绩效管理模式。在持续优化内部指标体系过程中,需以"提高质量、提升效率"为目标导向,合理设置服务量目标值,指标权重重点突出病例组合指数的提高,内部管理关注每单位产出成本的数据变化。

2. 建设互联网医院

目前互联网医院主要以实体医院为核心开展线上医疗服务,依靠公立医院自身强大医疗资源优势,在服务深度、覆盖广度和服务连续性 3 个方面,为患者提供更好更便捷的医疗服务。

从医院改革发展角度,互联网医院扁平化的特点可以促进医联体、医共体、医疗联盟等组织形式上的业务协作。部分医院资产将向轻量化发展,医院的服务定位将向服务科创中心发展,通过基本医疗服务与个性化精准医疗服务的融合,成为医疗科技创新的载体。

从患者需求角度,通过线上复诊、电子处方、药品配送等服务,解决患者就诊排队时间长、往返次数多的切实问题,同时也为普及医学教育、科普服务、医疗健康服务提供信息化平台。

从疫情常态化防控角度,通过提供无接触医疗服务减少医院人流聚集,并且借助大数据分析技术优势,关联患者健康码,为医院的防疫排查提供预警系统。

3. 智慧医院的数字化发展

公立医院面对成本管控和医疗质量提升的双重压力,急需建立物流、资金流、信息流的集成与共享,以创新服务模式和管理理念为出发点,加快建设发展智慧医院。根据欧盟网络和信息安全机构 2016 年发布的智慧医院报告,认为智慧医院是依靠基于信息通信技术环境,尤其是基于物联网的优化和自动化流程,改善现有患者护理程序并引入新功能的医院[5]。通过对基础信息的统一管理,将数据进行统一化、标准化、规范化处理,将"业务流程"与"价值流动"进行精准匹配,将"业务流"与"财务流"进行集成应用,从医院资源的精细化管控作为切入点,为医院的高效运行和技术创新保驾护航。

参 考 文 献

［1］李轩.新医改形势下地市级三级公立医院战略规划和医疗业务结构调整.中国总会计师,2020,18(1)：128 - 129.

［2］杨鸿洋,吕婕,翟晓婷,等.医疗保险支付方式改革背景下大型公立医院发展策略.中国卫生资源,2020,23(3)：254 - 257.

［3］王莹,倪紫菱,周利华,等.基于利益相关者分析的现代医院管理制度实施策略.中国医院管理,2018,38(7)：5 - 7.

［4］张国静,高桦,韩轩.城市区域纵向医联体探索与思考——以天津市和平区—医科大学总医院医联体建设为例.天津科技,2020,47(8)：77 - 80.

［5］张建忠,李永奎,曹玲燕,等.国内外智慧医院建设研究.中国医院管理,2018,38(12)：64 - 66.

公立医疗机构发展规划
制定及实施效果分析
——以上海市某区域中心医院为例

石建伟　黄晓静　金　花　王朝昕　肖宇轩

周慧宁　史晓晓　陈　宁　于德华

【导读】　公立医院合理规划是发展的前提基础,文章以上海某区域中心医院10年规划发展为例,通过定性定量研究,系统梳理规划制定依据和规划实效。综合考虑居民健康需求、自身功能定位、区域内医疗机构整体布局等多重约束,该医院在制度建设、人才引进培养、医疗服务质量提升等进行了科学规划。医院10年间获得上海市重点学科支持4项,卫生技术人员平均增长速度5.14%,万元以上设备增长256台。医院平均病种指数>1,平均住院日下降4.25日,患者满意度增加。通过科学规划,医院较好地实现了既定目标,但仍需加强规划约束的各类重点内外要素分析,包括政府支持、社会需求、竞争对手、医院内部制度建设等。

公立医院作为我国医疗卫生服务的提供主体,担负维护人民群众健康的重任[1]。2010~2019年,我国公立医院床位由301.38万张增加到497.56万张,增幅高达65.1%。2019年公立医院诊疗32.7亿人次,占全国医院诊疗总人次85.2%[2,3]。在同类医院竞争激烈的情况下,很多医院选择以扩张规模和提升服务量来促进医院发展[4,5],但是"重规模、轻效率""重临床、轻管理"现象屡见不鲜[6,7]。在有限资源条件下,如何对公立医院开展科学有效规划制定,成为政策制定者、管理者关注的难题[8,9]。文章以上海市某区域中心医院为样本医院,梳理该医院卫生规划的制定及实施效果,力图为其他医疗机构制定科学规划提供借鉴。

一、样本医院卫生规划的制定依据

(一)样本医院简介

样本医院是上海市某区域中心医院,在2011年成功晋升为三级乙等综合性医院,并创建成

基金项目:上海市卫生健康委员会政策研究课题(课题编号:2020HP26);上海市领军人才项目(项目编号:YDH-20170627);上海市卫生系统优秀青年人才项目(项目编号:2018YQ52);上海市卫生和计划生育委员会课题(课题编号:201840132);上海市医药卫生发展基金会课题(课题编号:Se1201931)。

第一作者:石建伟,女,助理研究员。

通讯作者:于德华,男,教授。

作者单位:上海交通大学医学院公共卫生学院(石建伟、王朝昕、肖宇轩、周慧宁),同济大学附属杨浦医院全科医学科(石建伟、金花、史晓晓、陈宁、于德华),徐州医学院(黄晓静),上海市全科医学与社区卫生发展研究中心(金花、史晓晓、于德华)。

为大学附属医院,实现了医院的跨越式转型发展。2014 年,医院合并了一所二级综合医院作为其分院。截至 2020 年 12 月,医院核定床位为 1 056 张,核定人员编制 1 600 名。该医院是能够提供综合性医疗和保健专业技术、开展多层次教学与人才培养、承担临床科学研究任务的现代化三级综合性医院和大学附属医院。

(二)样本医院"十二五"规划前存在的问题

1. 学科体系比较薄弱、技术特色不明显

该医院学科在"十二五"之前发展主要面临的困境包括:一是缺乏具有影响力的学科,学科发展的综合实力不强;二是诊疗项目与三级甲等医院存在一定差距;三是缺少技术特色,缺乏竞争优势。此外,平台建设也是对学科影响较大的问题。该医院由于过去长期处于二甲医院水平,因此在平台建设方面需根据学科特征进行建设,以便对学科发展进行支撑。

2. 人才数量和结构亟待优化

人才方面,该医院面临两个困境:一是人力资源绝对短缺,如儿科、营养和医技方面医务人员属于绝对数量短缺;二是人才结构问题,高质量人才比例低,2010 年硕士以上占比仅为 25.7%。

3. 科研教学实力不足

由于尚未建立较为完备的科研和教学体系,在转型成为大学附属医院后仍旧比较弱,国家级、省部级科研立项和成果总体偏少。同时,师资缺乏,硕博士导师等数量不足,使得承担整建制临床教学任务的经验不足。此外,科研教学的空间也非常局限。

4. 医院管理有待加强

医院在"十二五"规划前,现代化医院管理水平方面的工作仍较为落后,各级各类管理制度仍不健全。

(三)样本医院规划方案的定位

综合考虑居民健康需求、自身功能定位、区域内整体布局等,医院在政府政策导向下,围绕社会需求、内部发展等进行了科学规划。在"十二五"期间旨在进一步大力建设完善研究型功能医院。"十三五"卫生规划时,进一步升级调整目标定位,扮演好建成三甲医院、完善建设区域医疗服务中心等角色。

二、样本医院卫生规划执行的效果分析

本部分以结构—过程—结果评价模型为基本框架,对该医院卫生规划的执行效果开展评价。

(一)结构变化

1. 制度建设

10 年间,伴随医院从二甲医院到三级医院的建设,医院新增各级各类医疗、科研、教学等制度文件 38 项,覆盖了医院运行的各个方面。有的管理部门根据发展趋势、自我发展需要,制定了具有自身特点的管理制度。例如,院内感染制度具有鲜明的发展指向和自我特点;医院设备管理部建设了一套效

益分析标准,以便考量设备使用对卫生服务量提升的作用,同时为推进学科建设做好基础性工作。

2. 卫生技术人员变化情况

医院整体人力资源总量呈上升趋势。2019年较2010年,医院人力总数上升57.04%,卫生技术人员平均增长速度5.14%。2015年全院人力总量有较明显上升趋势,较2014年环比增长34.83%。但是,其他人员尤其是管理人员,10年间仅增长13人(图1)。

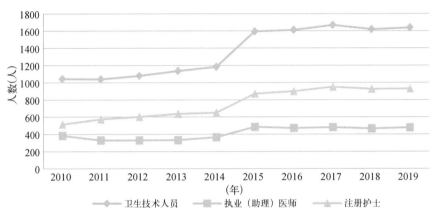

图1 2010~2019年样本医院卫生技术人员、执业(助理)医师、注册护士人数

医院医护比总体趋势也呈上升趋势。国家"十三五"规划要求医护比为1∶1.25[10],医院在"十二五"期间医护比已高于国家标准(图2)。

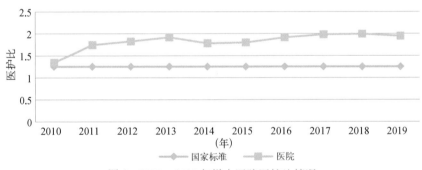

图2 2010~2019年样本医院医护比情况

3. 床位变化情况

2010~2017年,医院床位绝对数量保持平稳,在700张床位水平上小幅度波动。2018年医院床位增长到1 000张床位以上。从床位使用率来看,除2018年使用率未超100%,其他年份床位使用率均在100%以上(图3)。

4. 医疗设备变化情况

"十二五"期间,医院依托政府专项支持,投入约9700万元进行医用设备更新和添置,其中,更新数字减影血管造影仪(DSA)1台,新增心脏专用数字减影血管造影仪(DSA)1台,更新3.0科研型磁共振仪(MRI)1台,更新64排计算机断层扫描仪(CT)1台,配置多项前沿性学科专用医疗设备,万元以上设备增加256台。

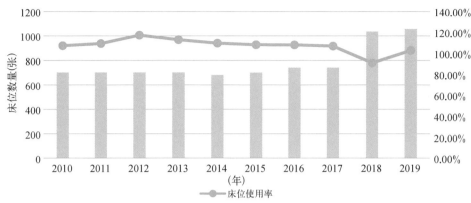

图3　2010～2019年样本医院床位数量及床位使用率

（二）过程变化

1. 人才发展

10年间,医院坚持人才培养和人才引进并举方针,初步建成三级医院人才队伍。高级职称人数由"十一五"末的125人增至2020年9月底的214人,临床医技科室医师高级职称比例大于20%,硕博士医师比例由"十一五"末的36%提高到2020年9月底的57.85%。"十二五"期间,医院引进各类学科带头人和中青年骨干20余人,对提高学科整体实力、增强科学研究能力、建立硕士博士研究生培养点发挥重要作用。

2. 学科发展

各科室均被要求对辖区内居民的就医疾病谱进行定期分析,从而聚焦自身优势开展自身学科布局和发展顶层设计。"十二五"期间,4个学科为上海市重点学科,包括骨科、胃肠外科、神经内科、全科医学科。6个学科成为杨浦区卫生系统重点学科,包括心血管内科、普外科、肾脏科、临床药学科、医学影像科和眼科。这些学科积极建设学科技术特色,提高科学研究水平,大力培养学科人才,学科实力有了明显提升。

3. 科学研究和教学

为进一步推进重点学科建设,医院建立妇科微创医学、职业与环境医学、胃肠外科与转化医学3个研究机构,并陆续建立转化医学研究中心、中心实验室及生物组织样本库等科研平台,有力提升了医院学科发展水平。在2018年落成的全科医师临床技能实训中心,进一步助力全科医学发展。同时,医院还承担上海市住院医师规范化培训工作,开展内科学、外科学、妇科学、放射学、超声医学、全科医学、神经病学、急诊医学、麻醉学9个专业的住院医师规范化培训工作。

（三）结果变化

1. 服务改善

医院提供的医疗服务复杂程度不断提高。2010年全院提供的服务针对的病种数为22 482种,2019年为47 331种。医院能为辖区内患者提供医疗技术含量较高的服务。2020年间,样本医院的病种组合指数(case mix index,CMI)除两个季度外,指数水平均超过1(图4)。

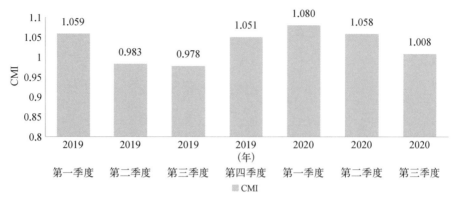

图 4　2019～2020 年样本医院各季度 CMI 值

注：CMI 的统计口径根据上海市要求 2019 年开始全市统一，故统计从 2019 年开始

2010～2019 年，样本医院全院和上海市重点科室的感染发病率均呈现不断下降趋势（表 1）。

表 1　样本医院与部分科室的感染发病率

年份（年）	全院（%）	普外科（%）	骨科（%）	神经内科（%）	全科（%）
2010	4.13	—	—	—	—
2011	3.75	—	—	—	—
2012	3.66	3.53	4.56	6.07	—
2013	4.19	3.29	4.65	5.87	—
2014	3.17	3.02	4.94	3.95	—
2015	2.89	2.67	4.90	3.13	1.81
2016	2.68	3.01	4.42	3.94	1.58
2017	2.59	3.17	3.11	3.59	1.47
2018	2.13	2.65	3.31	3.21	1.52
2019	2.09	2.12	1.95	4.86	1.36

样本医院收治的住院患者人数不断上升，病种数量不断上升（表 2）。在病种复杂程度、手术人数的增加和价格水平作用下，患者的平均住院日有较明显下降趋势，2019 年相较 2010 年下降 4.25 天（图 5）。

表 2　2010～2019 年样本医院平均住院日、收治病种数和手术人次数的情况

年份（年）	平均住院日（天）	收治病种数（种）
2010	13.13	—①
2011	13.07	—
2012	10.40	—
2013	12.59	1 324
2014	9.89	1 517

续　表

年份(年)	平均住院日(天)	收治病种数(种)
2015	9.25	1 786
2016	8.94	2 007
2017	8.70	2 175
2018	8.80	2 218
2019	8.88	2 299

① 数据缺失。

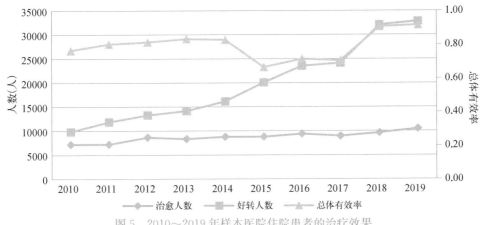

图 5　2010~2019 年样本医院住院患者的治疗效果

　　患者对医疗服务的体验感改善。样本医院全院及上海市重点学科科室的医院满意度评价多在 80 分以上(表 3)。

表 3　2010~2019 年样本医院全院及上海市重点学科科室的患者满意度

年份(年)	全院平均(%)	骨科(%)	普外科(%)	神经内科(%)	全科①(%)
2010	98.13	97.50	97.40	99.00	
2011	98.87	97.70	97.75	99.10	
2012	91.00	85.45	95.06	84.50	
2013	77.28	85.45	86.80	84.50	
2014	99.49	99.08	99.90	99.95	
2015	83.33	82.26	82.19	82.35	84.29
2016	84.97	81.00	82.64	82.11	88.39
2017	83.85	80.02	80.13	80.00	80.56
2018	82.45	80.20	80.34	80.27	80.40
2019	83.44	80.30	80.47	79.80	80.37

① 因全科设立年份始于 2015 年,故相关统计数据从 2015 年开始。

2. 样本医院规划的差距分析

整体来看,样本医院两个五年规划基本上在期末时完成了既定目标。但规划执行过程及结果,仍旧反映了一些尚未解决的目标。

(1)人才结构仍欠理想。一是缺乏科学研究人才,特别是高学历的科研人才(博士、博士后);二是临床专业技术特色的人才数量不多;三是紧缺专业人才(超声、核医学、营养、病理科、急诊)缺乏;四是对标三级甲等医院,医师硕士比例需要从现有水平提升至70%。此外,管理人员增长幅度也极小,反映人才结构的不匹配问题。作为三级综合性医院,医疗队伍固然很重要,但整体发展离不开各类岗位的优秀人才。

(2)科研实力仍旧有待提升。虽然该医院有院级、区级、市级、大学、省部级人才培养项目,但是有含金量的国家级项目匮乏,表明医院在学科建设和人才建设方面,相关规划离三甲医院的研究型医院建设还存在一定差距。

(3)部分医院管理指标仍有待优化。从10年发展变迁中,样本医院对于来自政府的约束指标方面达标情况较好。例如,床位数量、医护比、床护比的基本指标一直保持按照国家的标准对医院进行建设和发展。但医院发展指标的某些项目有一定浮动,如医院感染管理指标尽管按照国家标准是达标的,但有的科室该指标有一定浮动。

三、讨论

(一)公立医院制定卫生规划必须考虑政府支持

医院制定卫生规划时需特别关注外部政府支持[11],应在对政府卫生规划和导向有明晰认识基础上,制定医院发展规划并加以执行。医院包括人员引进、重大项目开展、医院设备准入、学科的评级评奖等,都受制于政府硬性或弹性的管理。因此,医疗机构在制定卫生规划及运行建设时,首先应了解政府各类约束和支持政策及措施,更好地在政府支持大环境下谋求发展点。

(二)公立医院卫生规划应考虑社会需要

患者的需求、物理空间的限制、时代变化带来的各种技术发展和理念的变化,都会影响医疗机构的规划决策[12]。样本医院在制定卫生规划时,对区域内居民就医疾病病种的变化进行了循证分析,部分重点学科建设发挥了学科核心优势,实现与其他医疗机构的错位发展。这些提示,公立医院规划应以区域内社会健康需求为基本点,结合自身优势专长实现医院发展及医疗服务提供的双目标。

(三)公立医院内部制度的有效建立及执行是科学规划实现的基础

样本医院10年间通过现代医院管理制度的完善,同时对标国家标准,有效促成了规划的实现。但医院考核结果显示,某些项目存在一定浮动,如医院感染管理指标尽管按照国家标准是达标的,但有的科室在该指标的完成方面并不稳定,提示医疗机构仍需加强相关医院管理活动的持续监督与管理。

（四）公立医院对人才引进仍需重点着力

虽然样本医院力求实现向综合性教学型研究型医院的发展，但整体来看，出现了大学附属建设相对薄弱，以及国家级项目少、人才结构欠合理等固有问题，这些均折射出样本医院在大的医疗环境下，面临较大的人才引进竞争。当前，人才的引进成为最大难题，特别是医院的临床学科发展更应注重团队发展。建议公立医院在规划制定和落实中，应建立完善灵活的人才引进机制和激励机制，加大人才引进的投入。

参 考 文 献

［1］李雅娟.基于新医改背景下西藏公立医院财政补偿机制改革的思考.西藏发展论坛，2019(3)：55-59.

［2］国家卫生健康委员会.中国卫生健康统计年鉴2019.北京：中国协和医科大学出版社.

［3］中华人民共和国卫生部.中国卫生统计年鉴2011.北京：中国协和医科大学出版社.

［4］郑阳晖.大型公立医院扩张型战略模式原因分析.中国卫生经济，2012，31(12)：27-29.

［5］李习平，武淑琴，张华容.基于DEA模型现代医院规模有效性的拓展研究.统计与决策，2011，27(3)：65-67.

［6］林小军.资源与质量约束下三级公立综合医院效率评价与影响因素研究.武汉：华中科技大学，2019.

［7］饶志强.县级医院精细化管理的实践.赤壁市人民医院［2016-11-07］.

［8］李万春.新医改背景下公立医院的全成本核算及成本控制问题研究.昆明：云南财经大学，2015.

［9］王颖.山东省县级公立医院医疗服务效率评价研究.济南：山东大学，2015.

［10］国务院.国务院关于印发"十三五"卫生与健康规划的通知.http://www.gov.cn/zhengce/content/2017-01/10/content_5158488.htm［2020-11-08］.

［11］于翠翠.SL公立医院大型医疗设备投资效益考核体系构建研究.合肥：安徽大学，2016.

［12］陈志宏.广西地级市"十二五"期间政府卫生投入现状研究.南宁：广西医科大学，2017.

多准则决策分析在卫生决策中的应用研究

唐　密　杨　燕　胡善联　操　仪

耿劲松　徐　菲　何江江

【导读】　多准则决策分析(multi-criteria decision analysis，MCDA)是系统考虑多种相互冲突、不可公度准则的决策工具，能同时将多个准则纳入决策，考虑多方利益相关者的偏好，使得决策过程更加一致、透明和公平。文章主要介绍 MCDA 在卫生决策领域应用的理论基础，梳理 MCDA 的应用现状和挑战并提出发展的建议，为推动 MCDA 在中国卫生决策中的应用提供参考。

近年来，卫生领域越来越多的决策者意识到，传统的卫生决策方法在决策准则的选择、评价不同准则间的相对重要性等过程中面临着一些挑战。MCDA 作为一个工具，可以帮助决策者在多种准则中做出取舍，将决策理念和决策实践进行整合，通过一系列方法对卫生技术进行排名，从而确定最佳选择。文章主要介绍 MCDA 在卫生决策领域应用的理论基础，梳理 MCDA 的应用现状和挑战并提出发展建议，为 MCDA 在中国卫生决策中的应用提供参考。

一、MCDA 应用于卫生决策的理论基础

(一) MCDA 的定义

1993 年，Keeney 与 Raiffa[1] 的著作《多目标决策：偏好和价值权衡》将 MCDA 定义为："MCDA 是在包含多种相互冲突准则的决策中，将多种准则合并成一个整体进行评估的方法学。"2002 年，Belton 与 Stewart[2] 的著作《多准则决策分析：一种综合的方法》将 MCDA 定义为："在个人或团体进行决策时，协助考量多个准则的一系列分析方法的集合。"总体来说，MCDA 是一种能够帮助决策者系统考虑多种相互冲突、不可公度准则的工具，能同时纳入客观测量和主观

基金项目：国家自然科学基金项目(项目编号：71904126)；上海市卫生健康委员会卫生行业临床研究专项计划(项目编号：201940319)。

第一作者：唐密，女，研究实习员，硕士研究生。

通讯作者：何江江，男，副研究员，上海市卫生和健康发展研究中心(上海市医学科学技术情报研究所)卫生政策研究部主任。

作者单位：上海市卫生和健康发展研究中心(上海市医学科学技术情报研究所)(唐密、杨燕、何江江)，复旦大学公共卫生学院(胡善联)，上海市疾病预防控制中心(操仪)，南通大学医学院医学信息学系(耿劲松)，凯西医药咨询(上海)有限公司(徐菲)。

本文已发表于《中国卫生资源》2020 年第 23 卷第 4 期。

判断进行综合考量，帮助决策者在评价不同准则的相关性、重要性及如何利用已有信息来评价备选方案等方面达成共识，提高决策的一致性、透明性和合理性。

（二）MCDA 的构成

MCDA 主要包括问题构建和模型构建两部分[3]。问题构建是指利益相关者定性地识别政策目标和决策准则的过程，根据不同的决策目标可以设置不同的评估准则。模型构建是指构建一个能够定量表示利益相关者偏好或价值判断行为的模型，主要由偏好估计和整合准则两部分构成，即对每个单独准则估计偏好值，然后整合已估计偏好值的准则，通过聚合模型来进行比较，从而建立备选方案的偏好顺序。MCDA 构建方法通常分为 3 类：价值测量法；优序法；目标、意愿和参考水平法[2]。价值测量法是对每个备选方案进行评分，以分值高低作为决策依据；优序法则通过了解备选方案之间的优序关系支持决策；目标、意愿和参考水平法是在预先设定的约束条件下，从多个备选方案中找出与预期水平最接近的方案作为决策依据。在进行决策时，决策者可根据实际情况选择模型构建方法。

（三）MCDA 的执行步骤

根据国际药物经济学与结果研究协会（International Society for Pharmacoeconomics and Outcome Research，ISPOR）MCDA 工作小组 2016 年发布的报告[4]，MCDA 的执行可分为 8 个步骤：明确决策问题，选择和建立评估准则，测量绩效，对备选方案打分，对准则赋权重，计算总得分，处理不确定性，报告撰写及结果审查。尽管不同的 MCDA 建模方法在使用上会有一些差异，但这些方法的执行步骤中几个主要要素都是相同的。在实际应用中，执行步骤能以不同的顺序进行，这些步骤可以"手工"执行，当 MCDA 方法在执行过程中过于复杂时，可考虑使用 MCDA 软件工具进行协助。

二、MCDA 在卫生决策领域的应用现状

近年来，MCDA 在卫生决策领域的应用呈上升趋势，已在包括中国在内的 20 多个国家或地区的卫生决策领域有所应用[5]，文献发表较多的国家或地区是美国、加拿大、英国、荷兰及中国台湾地区，发表时间集中在 2010 年以后，主要应用于临床诊断和治疗、卫生技术评估、医疗保险报销等决策领域中。

（一）临床诊断与治疗

MCDA 在卫生决策中应用最广的领域是临床诊断和治疗。面对临床上愈加多样的治疗方法和诊断方式，其决策也变得复杂。有研究已将 MCDA 应用于心理疾病、乳腺癌等早期诊断中，并广泛应用于临床上不同治疗方案（手术、药品等）的价值评估。有研究指出，合理的临床决策应该基于现有临床证据并考虑患者的价值观和偏好。一项对膝骨关节炎的治疗方案的选择中，通过量化患者对治疗方案的偏好发现，外用辣椒素（最安全但有效性最差的药物）是最优选择；当患者需要承担全部药物费用时，关节炎患者使用最广泛的非甾体抗炎药是最差的治疗选择，即使减

少与非甾体抗炎药相关的溃疡风险或提升其疗效,也并不改变其优先级别的排序[3]。当患者偏好与临床广泛使用的治疗方案存在较大差异时,应有效识别和测量患者偏好,在临床决策过程中,MCDA 提供了有效的方法和手段。

(二)卫生技术评估

MCDA 在卫生技术评估(health technology assessment,HTA)中的应用主要集中在药品、医疗器械、干预措施的评估。2018 年,国家卫生健康委员会启动了药品临床综合评价体系建设工作,提出需要围绕药品的安全性、有效性、经济性、创新性、适宜性和可及性 6 个维度对药品价值进行综合判断。MCDA 目前已在儿科用药和肿瘤用药的临床综合评价方面有所探索,在罕见病、心血管疾病及神经系统疾病治疗药品的价值评估应用较多。有研究通过将 MCDA 纳入孤儿药的价值评估发现,部分在传统 HTA 评估过程中未被考虑到的准则,如治疗的公平性、未满足的需要、疾病的罕见性、已发布的 HTA 建议等,在 MCDA 对药品价值的评估中发挥了重要作用[6]。在医疗器械方面,主要应用于 X 线计算机断层摄影、磁共振扫描、手术机器人等大型医疗设备、辅助检查设备、耗材等 HTA 过程。评估的卫生干预措施主要包括公共卫生规划、初级保健规划、疾病预防筛查、医疗护理等。

(三)医疗保险报销

目前,已有不少国家或地区将 MCDA 应用于医疗保险报销的决策中。2008 年,意大利伦巴第地区医疗卫生局将 MCDA 方法作为新兴技术是否纳入报销的依据,并开发了一个 HTA - MCDA 程序。2011 年以来,伦巴第地区一直使用 HTA - MCDA 程序来辅助卫生技术的报销决策[3]。2009～2010 年,泰国管理全民保险方案的国家卫生安全办公室与两个独立研究机构开展合作研究项目,使用 MCDA 指导卫生干预措施是否纳入国家保险方案的决策,对 17 项干预措施进行了排序和筛选[7]。2013 年,哥伦比亚首次开展了将 MCDA 用于 4 项卫生干预措施是否纳入医疗保险报销范围的决策试点[3]。近年,我国医疗保险目录的调整已逐步从"专家定性评价"向"专家定性评价与证据支撑的定量评价相结合"的模式转变,有学者已初步构建了新技术的医疗保险报销MCDA 支持系统[8],为探索 MCDA 在我国医疗保险目录调整中的应用奠定了良好的基础。

MCDA 在卫生决策领域中的应用十分广泛,除了临床诊断和治疗、卫生技术评估、医疗保险报销决策领域外,还在药品监管、临床指南的开发、卫生研究经费的分配等方面有所涉及[3]。

三、MCDA 在中国卫生决策领域的应用挑战

目前,MCDA 在中国卫生决策领域的应用已有了初步探索,但也面临着一些挑战。第一,在MCDA 方法的应用前提方面。MCDA 方法适用于什么具体决策情境? MCDA 方法能否带来决策效率的提升或成本的节约? MCDA 方法如何在中国特定卫生决策环境下落地、实现方法的本土化? 目前,MCDA 方法在中国卫生决策领域尚未广泛运用,且缺乏相应指导和监督。第二,在MCDA 方法的使用过程方面。如何保证 MCDA 方法的科学性、可靠性和一致性? 如何处理MCDA 方法带来的不确定性? 首先,辅助决策的数据是否正确真实且具有代表性? 该选用怎样

的 MCDA 模型方法？其次，决策准则该如何挑选和权衡？决策准则是否满足了相关性、可测量性、非冗余性、独立性、完备性及可操作性？纳入的准则是否具有代表性及可推性？最后，利益相关者该如何选择？挑选的利益相关者样本是否可以代表总体？利益相关者在理解数据和评估过程、提供判断方面是否存在困难？在利益相关者对决策准则进行赋予权重和打分时如何保证其科学性？决策准则和权重在不同的决策环境中是否应该不同？第三，在 MCDA 方法的结果应用方面。MCDA 是辅助决策的工具，在有限理性的情况下，决策者如何根据 MCDA 方法得出的初步结果对最终决策进行考量，也是 MCDA 方法应用过程中面临的挑战。

四、MCDA 在中国卫生决策领域的应用建议

（一）制定 MCDA 方法学指南

为科学引导和规范 MCDA 在中国卫生决策领域中的应用，提升卫生决策过程的科学性，制定适合中国卫生决策领域的 MCDA 方法学指南至关重要。因此，建议借鉴 ISPOR 的前期工作经验，依托国家机构、学会、协会、高校或研究机构，成立专门的 MCDA 工作小组，在 ISPOR 发布的两份 MCDA 方法指导报告的基础上，制定符合中国卫生决策领域的 MCDA 方法学指南，明确使用 MCDA 方法应该遵循的一般框架和规范，促进 MCDA 方法在中国卫生决策领域的标准化应用。

（二）加强 MCDA 方法能力建设

目前，MCDA 相关理论与方法学在国内高校和科研机构等学术机构中的认知程度较高，而在决策者层面的认知与应用程度较低，在卫生和健康领域的发展较为落后，且缺乏相应的指导性参考材料。建议继续加强 MCDA 方法的能力建设，开发 MCDA 方法支持软件和教材，开展培训，扩大宣传，拓展机构应用性研究活动，提升国内卫生决策者在药品、医疗器械、诊疗方案等医疗资源配置领域的优选和决策能力，提高卫生决策者的应用意识，保证学术研究和实际应用的科学性和规范性。

（三）扩大 MCDA 方法实践

MCDA 方法已在国内药品临床综合评价、医疗保险报销决策、临床诊断与治疗、医院管理等方面进行了初步探索，建议继续扩大 MCDA 方法在中国卫生决策领域的实践，在实践中对 MCDA 方法进行持续验证和测试，发现 MCDA 方法在使用过程中存在的问题，不断修正和完善，以适应政策环境、决策偏好及技术发展水平的变化。同时在实践中不断比较 MCDA 方法与其他决策方法，评估 MCDA 方法对卫生决策产生的实质性影响，促进 MCDA 方法的发展和在卫生决策领域的应用。

参 考 文 献

［1］ Keeney R L, Raiffa H. Decisions with multiple objectives: preferences and value tradeoffs.

Cambridge，U. K. ：Cambridge University Press，1993.

［2］ Belton V，Stewart T J. Multiple criteria decision analysis：an integrated approach. Massachusetts，U. S. ：Kluwer Academic Publishers，2002.

［3］ Marsh K，Goetghebeur M，Thokala P，等. 多准则决策分析在卫生决策中的应用. 何江江，译. 上海：上海交通大学出版社，2019.

［4］ Thokala P，Devlin N，Marsh K，et al. Multiple criteria decision analysis for health care decision making-an introduction：report 1 of the ISPOR MCDA emerging good practices task force. Value Health，2016，19(1)：1 - 13.

［5］ Glaize A，Duenas A，Di Martinelly C，et al. Healthcare decision-making applications using multicriteria decision analysis：A scoping review. J Multi-crit Decis Anal，2019，26(3)：62 - 83.

［6］ Kolasa K，Zwolinski K M，Zah V，et al. Revealed preferences towards the appraisal of orphan drugs in Poland-multi criteria decision analysis. Orphanet J Rare Dis，2018，13(1)：67.

［7］ Youngkong S，Baltussen R，Tantivess S，et al. Multicriteria decision analysis for including health interventions in the universal health coverage benefit package in Thailand. Value health，2012，15(6)：961 - 970.

［8］ 何德福，董建成，耿劲松，等. 医疗保险报销多准则决策支持系统的初步构建. 中国卫生资源，2018，21(3)：224 - 226，231.

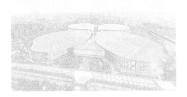

第五章

随着我国经济社会的发展，以及人民生活水平和健康素养的提高，人民群众的健康服务需求日益增加且日趋多元化。这些需求的满足得益于医疗大数据的发展，以及科学的医疗服务评价体系和健全完善的医疗卫生监督管理体制机制。本章收录了11篇文章：《基于大数据的公立医院医疗服务评价体系研究与实践》构建了"制度＋科技"的公立医院医疗服务评价的上海模式。《上海市国际化医疗服务发展现状与对策思考》分析了上海国际化医疗服务发展现状，以期加快推进上海国际化医疗服务发展，发挥上海医学科创中心的作用。《促进上海市医疗人工智能产业发展的政策研究》《上海市医疗卫生机构人工智能应用现状研究》聚焦上海市医疗人工智能产业发展政策和医疗机构人工智能应用现状，并提出对策建议，以推进医疗人工智能与健康产业深度融合。《上海市三级医院与康复疗养机构转诊的现状与对策研究》《上海市三级医院与康养医院转诊瓶颈及对策思考》《分级康复医疗服务体系建设现状与对策思考》聚焦基于各级医疗卫生机构间转诊机制的连续性康复服务，剖析上海市三级医院与康复疗养机构、康养医院之间转诊的现状及瓶颈，为健全和完善分级康复医疗服务体系建设提供决策参考。《医疗机构监管效果评价的研究路径探析》创新性地使用回顾性队列研究评价医疗机构监督管理效果，为效果评价提供了新的方法学路径。《上海市公立医院无形资产管理思路研究》排摸了公立医院无形资产管理现状及问题，对促进医院无形资产管理和治理能力现代化具有积极意义。《上海市医疗卫生行业综合监管制度框架研究》阐释了医疗卫生行业综合监督管理制度的框架和内涵，明确了监督管理主体、责任和监督管理的重点领域。《上海市卫生健康执法领域信用监管模式探讨》进一步发挥信用在创新监督管理机制、提高监管能力方面的基础性作用。

医疗服务与监管

基于大数据的公立医院医疗服务评价体系研究与实践

冷熙亮　许　速　汤仲夷　薛雄峰

张晓溪　吴丹枫　杨　波

【导读】　上海市以实施"健康上海2030"规划为契机,推进信息化与医疗卫生体系深度融合,加强健康大数据管理和应用创新,文章开发了基于大数据的现代医院医疗服务评价体系,构建了"制度＋科技"的公立医院医疗服务评价的"上海模式",推动了公立医院高质量发展。

一、上海市构建基于大数据的医疗服务评价体系的背景

党的"十九大"以来,上海市以建立公立医院医疗服务评价体系、优化医疗服务产出评价机制为核心和基础,深化医药卫生体制综合改革,促进医院从定性管理到定量管理转变,从粗放管理向精细化、智能化管理转变,从经验管理向循证管理转变,实现公立医院高质量发展。自综合改革试点启动以来,上海市探索形成了具有中国特色的医疗服务评价体系,该体系已用于公立医院绩效评价、公立医院等级复评审等工作,得到了业内外广泛认同。

二、评价体系的特点

(一)建立标准,重构医院管理机制

以大数据方法建立病种组合标准,精确反映每个病种组合的治疗标准、药品标准和耗材标准等资源消耗水平及医疗服务成本,推动优化和构建基于标准的医院运行管理机制与资源配置机制,促进医院从定性管理向定量管理转变,从粗放的经验型管理向精细化、智能化的循证管理转变。实现对医院病例组合指数(case mix index, CMI)、成本产出、医师绩效等的科学评价,引导医院结合自身定位、学科发展等目标,积极提高效率,控制成本,提升服务能级,做强优势学科,推动医院运营管理的科学化、规范化、精细化,切实保障医院高质量发展。

第一作者:汤仲夷,一级主任科员。
通讯作者:冷熙亮,上海市卫生健康委员会医药卫生体制改革处处长。
作者单位:上海市卫生健康委员会(冷熙亮、汤仲夷),上海市医药卫生发展基金会(许速),上海分值科技有限公司(薛雄峰),上海市卫生和健康发展研究中心(上海市医学科学技术情报研究所)(张晓溪),上海市第十人民医院(吴丹枫),上海市浦东新区周浦医院(杨波)。

（二）数据驱动，创新医院管理模式

基于大数据的病种组合来源于临床真实数据，利用大数据方法形成医院数据化、精细化、智能化管理的基础和驱动。从数据中发掘"疾病诊断＋治疗方式"的共性特征，对病案数据进行客观分组，分析数据的特异性，明确影响病种分组的因素，构建病种组合的价格标准体系，规范评判疾病严重程度、疑难复杂技术应用或医疗行为，承托大数据标准落地，夯实医院精确预算、精细管理的基础，契合医疗保险（以下简称"医保"）支付方式改革的要求，促进医院形成价值医疗导向，创新医院管理模式。

（三）全面预算，提升医院管理效能

根据医院定位建立基于全面预算的全业务、全流程闭环管理体系，科学编制业务、医保、财务、成本、绩效预算。通过全面预算明晰医院、科室及医师的权、责、利，充分发挥各方的主观能动性，建立契合医疗业务流程、符合医疗业务发展规律的资源配置体系，实现业务、财务、管理和人员激励的有机统一。利用大数据方法加快事后结果审计向事中过程控制延伸，加强预算编制和执行监督，切实提高医院管理效能和总体能级水平。

三、评价体系的应用

上海市以 CMI 指标体系为核心，开发了公立医院云管理平台与 APP，将评价结果定期在全行业公示，并应用于全市公立医院医疗费用控制、医院绩效考核、等级评审和研究型床位核定等，探索建立资源配置机制及评价体系，提升全行业的精细化治理水平。

（一）支撑基于大数据的病种分值付费改革

2019 年 6 月，上海市启动了城镇职工基本医保住院费用按基于大数据的病种（big data diagnosis-intervention packet，DIP）分值付费试点，上海交通大学医学院附属新华医院、上海市第十人民医院和闵行区、嘉定区成为首批试点单位，通过试点加强了医疗服务质量管理，完善了医疗行为，增加了医保结余。2020 年，试点范围进一步扩大到长宁区、静安区、普陀区、虹口区、杨浦区、浦东新区、奉贤区、松江区、崇明区的所有医保定点机构。

（二）科学评价公立医院医疗服务绩效

上海将 CMI 与医疗费用、药品费用、医保费用、医院成本等关联，在公立医院管理云平台实时展示，以评价公立医院的病种难易程度、资源配置效率、成本结构等。将所有公立医院按等级、专科等分为七大类别，与大数据的平均水平比较，测算医院与同级同类医院指标的偏离度。将医院医疗收入增长率与住院病种指数、药费指数、耗材费指数、诊断费指数单价偏离率等作为全市公立医院绩效评价的重要指标，与绩效工资总量核定等直接挂钩。

（三）控制医疗费用不合理增长

上海市以病种指数单价为核心指标，按年度建立每个 CMI 对应的费用标准、费用构成标准、

以此核定各医院的费用总额、费用结构等,对公立医院实行差异化管理,避免按医院业务总收入"一刀切"控费,从而形成了"升级版"的总量控制、结构调整。通过"晒数据"比较同级、同类医院及同病种、同诊疗手段医疗费用水平的偏离度,引导医院注重内涵式发展,提升能级,合理控制外延扩张。

(四)调控医院床位资源,助力医院等级评审

在核定大型公立医院优势临床专科研究性床位的过程中,上海市依据各级各类公立医院的功能定位,分别设定了医院CMI的合理区间,对照申请医院的CMI,尤其是平均CMI,科学核定研究性床位增量,促进医院内涵式发展,推进分级诊疗。同时,上海市还将CMI指标体系纳入了2019年启动的新一轮公立医院等级复评指标。

四、评价体系案例剖析

(一)市级医院案例

某三级甲等综合医院运用DIP原理构建了兼顾医保支付能力和公立医院发展的平衡机制,以医保支付为核心,对公立医院预算核定、总量指数能级管理、成本费用管控、医院经营行为及医师诊疗行为产生约束,形成了一整套闭环式医保支付体系,有利于为临床科室加强学科建设提供抓手,实现简单病种下沉基层,有利于加强疑难病种诊治水平,体现三级医院功能定位,推动医疗机构从定性管理向定量管理转变,从外延式规模发展向内涵式质量发展转型,有利于实现医院质量有提升、支付有标准、成本有管控、评价有度量、医保有结余、医院有盈利,推动医院现代化和高质量发展。

(二)区级医院案例

某三级乙等综合医院2019年起以大数据技术拓展病种分组分析,利用全量数据客观还原临床病种变化,对数据中的疾病诊断与治疗方式进行穷举和聚类,快速形成分组,挖掘数据内涵,认识病种组合与医疗成本的客观规律,建立疾病与治疗量化标准,确定基于随机均值的定价机制、医保支付方式与基金监管模式。利用大数据及精确算法找到医疗成本的均值,有助于客观反映医院医疗资源消耗的程度,动态反映医保DIP分值付费,形成医保付费支付标准,结合多元化医保支付方式,形成院内医保资金拨付的事前全面预算、过程逐层监控,形成DIP的医院部门联动,建立医保费用质量监控标准体系,从而在医院内部形成科学的医保费用管理体系。

五、评价体系对医改的影响和展望

基于大数据的医疗服务评价体系的深入推进和持续完善,将对医改产生以下几方面影响。

(一)引导公立医院落实功能定位,促进分级诊疗制度建设

基于大数据的医疗服务评价体系可简明直观地反映公立医院资源消耗和技术疑难的平均水

平,通过相对权重系数(relative weight，RW)调节机制引导公立医院落实功能定位,促使市级医院提高危急重症、疑难病症诊疗水平,重视内涵式发展,区级医院发挥区域性医疗中心作用,提升区域内常见病、多发病的诊疗水平,促进分级诊疗制度建设。

（二）落实现代医院管理制度,促进卫生健康行业治理体系和治理能力现代化

现代医院管理制度是在新的公共治理框架下,政府、医院及相关权利人就权责关系形成的一种制度性安排。在宏观层面,现代医院管理制度指医院外部治理体系,针对的是医院与政府之间的管理与被管理的关系问题,重点在于明确政府、医院、社会组织和市场间的权责关系。在微观层面,现代医院管理制度指医院内部管理体系,以医院章程为基础,对医院内部治理进行制度性安排,规定医疗机构运行规范,明确医院内部决策机制,关键是具有科学性、准确性、可操作性的医疗服务评价方法。基于大数据的医疗服务评价体系正提供了这样的方法,使卫生健康行业各主体厘清权责,实现政府对医疗费用和医疗质量的精细化管理,为医院人力资源、绩效考核、人才培养及财务、医疗质量、后勤、科研、信息管理等提供有效工具。

（三）完善激励机制,缓解看病难、看病贵问题

DIP分值付费改革建立了具备可操作性的激励机制,促进公立医院实行全面预算管理,提高医务人员服务的积极性和医疗行为的合理性。对患者而言,分级诊疗制度日趋完善将提高医疗服务的可及性、便捷性及医疗费用的合理性。从而有效缓解看病难、看病贵问题。

下一步,我们将持续完善基于大数据的公立医院医疗服务评价体系实施路径和操作策略,积极拓展评价体系应用的广度和深度,主要有三点建议：一是持续优化公立医院CMI指标体系,建立完善临床医疗服务效果评价,完善基于大数据的公立医院监督管理评价机制,健全分级分类管理和资源配置标准,科学控制医疗费用增长。二是深化医疗费用的全过程、全覆盖、精细化、智能化监督管理。推进医疗卫生行业综合监督管理制度建设,以电子票据试点为契机,构建医疗执业行为的非接触监督管理模式,实现卫生监督管理信息"一屏观上海"和"一网管上海"。三是"标本兼治、综合治理、惩防并举、注重预防",持续加强医疗卫生行风建设和整治,强化公立医院多层面、多维度的动态监测和精细化分析,引导医院落实功能定位。

上海市国际化医疗服务发展现状与对策思考

唐 迪 张 礼 方中书

【导读】 国际化医疗服务是健康服务业的重要领域,也是上海市建设卓越全球城市的重要支撑。随着新一轮高水平对外开放和长三角一体化的深入推进,在沪外籍人士和有高端医疗需求的人群日益增多,国际化医疗服务需求日益增长。上海市作为创新发展先行者,应顺势而为、借势发力,加快推进上海市国际医疗服务发展,发挥上海医学科创中心的重要作用。文章深入分析上海市国际化医疗服务发展现状和未来发展趋势,建议相关机构要积极争取国家有关政策试点,清晰描绘上海市国际化医疗服务的发展路径,在基本医疗服务充分保障的基础上,支持混合所有制社会办医疗机构发展,推动上海国际医学园区、新虹桥国际医学园区、临港新片区国际医疗服务集聚区"三区联动",全面提升上海市的城市吸引力、竞争力和影响力。

一、上海市国际化医疗服务的供需现状

目前,上海市大量外籍患者,特别是需要手术的患者,首选去国外就诊,如部分国内高收入群体和罕见病患者选择去新加坡等地就医,医疗需求外流现象突出,上海市国际医疗服务的供需矛盾凸显。

从需求人群来看,在沪工作的境外人士约为 20 余万,居全国首位。还有长三角乃至全国的高收入人群和疑难杂症患者,这些人群对上海市高质量的医疗服务有着巨大的需求。相关数据显示,在高净值人群快速增长和老龄化趋势下,2017 年国内赴海外医疗机构看病患者人数已经超过 50 万。而 2019 年所有中国海外就医的整个市场在 30 亿人民币左右,增长速度较快[1]。同时,据复旦大学附属华山医院国际医疗中心对在沪住院诊疗的外籍患者进行了分析,2016～2018 年,境外患者数量呈逐年上升趋势,以美籍患者数位居前列;妇产科疾病、呼吸系统疾病、儿科疾病、肿瘤及骨科疾病为患者量排名前五位的特色专科病种。

从供给能力来看,上海国际化医疗服务的提供主体主要有两类:一类是三级医院的国际医疗部门;另一类是社会办医疗机构。虽然上海市大型公立医院的设备、技术和专家力量优势突出,但

基金项目:上海市卫生健康委员会政策研究课题"国际化医疗服务体系建设思路研究"(课题编号:2020HP06)。

第一作者:唐迪,女,讲师。

通讯作者:张礼,男,助理研究员。

作者单位:上海健康医学院、上海市第一妇婴保健院(唐迪),上海申康医院发展中心(张礼),华东理工大学化学与分子工程学院(方中书)。

作为提供基本医疗服务的主力军,公立医院受"用于特需医疗服务的病床数不得超过总床位数10%"的政策限制,供给能力十分有限。2009 年,国家出台的多个文件明确提出"在有效保障基本医疗的前提下开展特需医疗,公立医院提供特需服务的比例不超过全部医疗服务的10%",以中山医院为例,核定床位 1 700 张,能够提供特需医疗的床位数仅 170 张。尽管上海市近年来出台了一系列鼓励社会办医的政策文件,形成了一批以提供高端医疗服务、满足高端人群医疗卫生需求为特色的社会办医疗机构,但服务规模、技术水平、专科领域仍然不能很好地满足现实需求。

二、上海市国际化医疗服务的发展困境

(一)国际化医疗服务政策方面存在障碍

一是国际化医疗与公立医院公益性之间的平衡问题。国际化医疗是城市国际化服务的重要组成部分,是体现城市医疗服务能力和水平的重要标准。公立医院推进国际化医疗服务是在基于国家公益性设备、人员的基础上进行的营利性行为,上海市公立医疗机构的特需医疗服务项目价格(诊查费、护理费、床位费等)实行市场调节价,具体价格标准由医院自主确定。就目前而言,国际化医疗服务的主要群体并非普通老百姓,甚至可能是高净值人群,公立医院在推进国际化医疗服务的同时,必须要处理好公益性问题,避免优质医疗资源过度倾斜[2]。

二是国际化医疗服务体制机制尚未建立健全。政府对市级公立医院补偿机制欠佳,对医院国际化服务的建设和布局带来一定制约;配套政策缺失,缺乏行业准入、与国际接轨的行业标准、保险和金融支付对接平台、相匹配的支付方式等,严重影响国际化医疗服务领域的快速发展。

(二)国际化医疗服务发展投资风险较高

高端社会办医机构前期资本投入回收周期长。虽然患者对服务要求高、看重品牌,为了服务质量可以接受一定的溢价,但囿于就诊患者有限,对于投资巨大的外资医院来说,如此的收费模式很难收回成本。如果患者可以使用医保账户,就会面临和公立医院一样进行医保结算的问题,从药品、检查等各个项目,价格都将受到一定限制,与公立医院相差不会太大。

(三)国际化医疗服务标准认定仍未统一

一是国际化医疗服务的标准与国家医疗服务标准的融合问题。国际医疗质量标准,是开展和推动国际化医疗的重要前提之一。目前国际上主流的国际医疗质量标准,包括国际医疗机构评审联合委员会(Joint Commission International, JCI)医院评审标准、德国医疗透明管理制度与标准委员会(KTQ)医疗质量认证、国际健康照护品质协会(International Society for Quality in Health Care, ISQua)认证、挪威船级社和德国劳氏船级社(DNV GL)国际医院管理评估等。标准之间如何融合、互相认可,从而达到一致性的要求,这些都还需要摸索。

二是国际诊疗方案的对接问题。以溶血症为例,欧美国家 RH 阴性血人口约占总人口的15%,比中国人高出许多,在生第二/第三胎时容易引发新生儿溶血症。

三是相应法律法规和准入标准尚未建立。比如,国际化医疗服务涉及跨境的患者,如何做好患者的隐私保护,还要有相关的规范和标准。

（四）国际化医疗服务人力资源仍然短缺

一是招募优秀外籍医师较为困难。不仅医师不足,中高层管理人才尤其不足。按《外国医师来华短期行医暂行管理办法》规定,外籍医师可在华从事不超过一年期限的临床诊断和治疗业务,一年过后需重新注册。

二是国内公立医院的优秀医师流动意愿不高。虽然相对公立医院,外资医院能够提供更好的薪酬和更优越的工作环境,并具有与国际接轨的职业培训,但对优秀的专科医师而言,他们更看重医院的科研实力、医师编制、医院平台和名誉。在中国,多数时候医师失去了三甲医院的平台也就失去了光环,对患者的吸引力也大大降低。再加上私立医院在市场上的整体差口碑,让优质医师望而却步。尽管体质内一直在推行医师多点执业,实践中却并没有那么顺利,医疗人力资源尚显匮乏。

三是基础医疗服务团队整体国际化程度不高。涉外医疗服务并不只是针对"头疼脑热"的急病问诊,更多体现在系统性服务体系。以语言为例,不仅要求医师,还要包括护士、检查技术科室、药房、结算等各环节;此外,病例档案全英文存档与全程跟踪、国际医保覆盖、患者本身宗教文化契合等看不见的后台服务领域,都是涉外医疗服务是否体系化的重要内容。

三、加快推进上海市国际化医疗服务发展的对策建议

近期,上海市要深入推进健康中国战略,积极争取国家有关政策试点,清晰描绘上海市健康服务业的发展路径,借鉴吸收国际知名医疗服务城市的做法经验,在基本医疗服务充分保障的基础上,支持混合所有制社会办医疗机构发展,推动上海国际医学园区、新虹桥国际医学园区、临港新片区国际医疗服务集聚区"三区联动",加快建立更高水平的国际化医疗服务体系,全面提升上海市的城市吸引力、竞争力和影响力。

（一）在临港新片区和长三角一体化示范区加快推进国际医疗服务集聚区建设[3]

利用临港新片区和长三角一体化示范区深入推进的有利契机,加快布局建设国际医疗服务集聚区。鼓励发展一批高水平、国际化、特色化的社会办综合医疗中心,推动床位费、护理费、诊疗费、门诊费与市场需求及服务水平相适应。加快布局医疗机构尤其高端的医疗机构,以及配套的医技平台产业,如检验检查中心等。积极邀请国内外高端的体检、医疗美容、辅助生殖技术、基因治疗、细胞免疫、干细胞治疗技术、精神心理、人工智能诊断等个性化诊疗特色项目落户集聚区。加强全球推介,遴选一批在国际上有竞争力的医疗服务项目,面向全球推送,培育国际名医、名科、名院。

（二）创新开发机制和运作机制,探索"政府＋公立医院＋国内外医疗集团"新载体

建议由临港新片区管理委员会,长三角一体化示范区涉及的青浦、吴江、嘉善政府,以及国内

外医疗机构与社会资本共同出资,在临港新片区和长三角一体化示范区分别组建混合所有制社会办综合医疗中心,摆脱目前三级医院高端服务受限、社会办医疗机构规模技术不高的现状,利用新机构充分发挥公立医院的人才优势、医疗集团的产业优势、新片区和示范区的政策优势,切实提高疑难杂症的诊治水平和综合实力,着力打造上海市国际医疗服务主力军。探索国际医疗服务的产业化运作机制,率先在医疗体制改革方面深化探索,在医疗服务价格、国际医疗机构准入审批、医疗资源共享、医师多点执业、引进商业医疗保险、国内外医保统一结算等领域试点改革,成为国际医疗服务业发展的生动实践者和示范引领者。建立收益共享的合作机制,推动国有产权属性医疗机构与非公立医疗机构兼容发展。

(三)加快医疗服务模式创新,促进国际医疗服务集聚区高效集约发展

以政府出资或以股份制的形式组建集高档影像诊断、病理分析、中央化验室、中央实验室、保障支付、管理集成、配套服务等多重功能为一体的"医疗资源共享平台",对区内所有医疗机构开放共享,最大限度上减少各家医疗机构的投资成本,避免重复建设,大幅提高医疗资源利用效率,实现医疗资源配置的高效化和集约化[4]。加快第三方专业机构发展,推进国际服务外包,包括医疗抄录、医疗账务与保险、放射影像、临床病理等。加强事中、事后监督管理,做好执业资格、质量认证、事故责任、信息安全等方面检查。

(四)积极推进医疗服务国际认证,吸引外籍医疗人才和本土优秀医师

鼓励有资格的医院获得国际JCI认证,通过药品和器械安全审核[5]。支持能力强的医师获得国际行医资格,打造一流的服务队伍、服务质量和技术水平[6]。积极吸引高素质的海外医师来沪行医,既为本国民众提供高质量的医疗服务,也为在本地工作、旅游的海外人士提供国际一流的医疗服务。适当借鉴加拿大、澳大利亚、新西兰、美国中西部等地的做法,将医师和护士视为技术移民的紧缺人才,吸引海外医师前来执业。通过发放奖学金、共同开展课题研究等形式,吸引国外一流大学毕业的专业人才,将符合条件的外籍医务人员作为上海国际医疗服务的重要补充。加快形成支持医师多点执业的保障方案,在人事管理、绩效管理、风险管理等方面制定操作细则。

(五)大力发展商业医保,提升上海市国际化医疗服务的整体水平

鼓励商业保险公司发展针对非基本医疗服务需求的商业险种,对富裕人群的需求可提高保额。制定鼓励企业及个人参加商业保险的所得税减免政策,对购买商业医保的企业,在一定额度内允许税前列支成本,对个人购买商业医保,给予个人所得税的减免[7]。允许商业保险公司直接投资、参股医院,促进商业医保公司与医疗机构建成联合体,缓解商业健康保险的风险管理难题。对于来沪旅游、留学、商务等短期居留的海内外人群,建立相对强制购买商业保险的制度。鼓励国际通行的商业医保在上海市加快发展,打通国内医疗机构与国外保险机构结算的通道,通过有关协会协调各家医院、国外商业医保机构及患者之间的医疗和支付事务,架起医院、患者和保险公司之间相互联系的桥梁。支持有条件的医疗机构与境外机构合作开发跨境医保产品、开展国际医保结算试点。

参 考 文 献

［1］ 界面新闻.跨境医疗群体不断增加,2019 年中国海外就医市场约 30 亿元. https://www.jiemian. com/article/3600422_qq. html［2019 - 10 - 22］.

［2］ 唐昱,蔡威,金如颖,等.上海市国际化医疗服务发展探讨.中国卫生资源,2011,14(2)：74 - 76.

［3］ 上海市人民政府.关于推进本市健康服务业高质量发展加快建设一流医学中心城市的若干意见. http://www. shanghai. gov. cn/nw2/nw2314/nw2319/nw12344/u26aw56500. html［2018 - 07 - 24］.

［4］ 竺珂,顾静文.上海市某三级甲等医院国际医疗服务模式的探索与实践.中国卫生资源,2013, 16(5)：324 - 325,366.

［5］ 何超.通过 JCI 评审提升医院科学管理水平.中华医院管理杂志,2007,23(9)：609 - 611.

［6］ 于彬,许朔.我院开展国际医疗服务的做法与体会.中华医院管理杂志,2012,28(11)：837 - 838.

［7］ 方欣叶,施莉莉,王贤吉,等.高端医疗服务发展的国际经验与启示.中国卫生政策研究,2015, 8(3)：5 - 9.

促进上海市医疗人工智能
产业发展的政策研究

卢　虹　应晓华　吴文烈　赵　阳　耿文叶　张佳慧

【导读】　加快医疗人工智能与健康服务业的深度融合是推动上海市医疗人工智能产业发展、构建智能化健康服务体系的重要目标,在两者深度融合的背景下,基于核心场景深度应用的相关产业发展政策举措和重大发展项目更是助力上海市打造医疗人工智能产业发展高地的有力保障和切实抓手。文章通过了解目前上海市医疗人工智能研发和应用的基本情况,分析发展过程中存在的主要问题及其原因或影响因素,明确上海市医疗人工智能产业发展的目标和定位,提出解决上述问题,促进上海市医疗人工智能产业发展的相关政策举措和重大发展项目的建议。

推动医疗人工智能产业发展是构建智能化健康服务体系的重要基石,要加强健康服务业与人工智能的联动,联手打造医疗人工智能产业发展高地。上海市应抓住"十四五"的关键战略机遇期,加快制定出台医疗人工智能产业发展政策,以自主研发为基础、集成应用为核心、重大项目为抓手、政策激励为保障,鼓励新技术、新产品、新模式的率先运用,打造政策高地、营造国内最优的医疗人工智能产业发展环境,率先全面布局发展医疗人工智能产业,力争"弯道超车"[1]。

一、研究背景与意义

(一)国外医疗人工智能产业发展概况

近年来,欧美等发达国家相继推出人工智能国家战略,从政府、法律、技术及投资层面形成全方位组织推进模式,并加速推动人工智能在医疗领域的发展,医疗人工智能技术及产业发展正成为全球新一轮科技和产业竞争的重要制高点[2,3]。从全球范围来看,目前人工智能医疗产业仍处于发展早期阶段。随着市场需求不断扩大,向专业化细分领域深化发展,加之各国宏观政策支持和技术进步等,医疗人工智能发展前景广阔。

基金项目:2020年上海市卫生健康委员会卫生健康政策研究课题(课题编号:2020HP05)。
第一作者:卢虹,女,副教授。
通讯作者:吴文烈,男,工程师。
作者单位:复旦大学(卢虹、应晓华、吴文烈、赵阳、耿文叶、张佳慧)。

（二）国内医疗人工智能产业研究现状

田雪晴等总结了我国医学人工智能在医疗机构发展面临的问题,并从医院人工智能平台建设等方面提出了相关政策建议[4]。蒋璐伊等综述了人工智能在医疗领域的应用和准入,建议国内应在法治等方面做好规范[5]。萧毅等总结了医学影像人工智能产业化的现状及面临的挑战[6]。总体来看[7,8],国内尚未形成全方位的组织推进模式及针对医疗人工智能发展的产业化政策,各医疗机构开展的医学人工智能核心场景应用亦不足。

二、上海市医疗人工智能产业发展的现状与不足

（一）上海市医疗人工智能产业的发展基础

1. 科技创新和研发能力较强

上海是长三角地区创新策源地。上海市拥有大量国内外的科学家,集中了全国众多的双一流高校,为创新发展提供了源源不断的人才、信息及知识储备。同时,上海市建立了鼓励科技创新的体制机制,出台了《关于进一步深化科技体制机制改革增强科技创新中心策源能力的意见》(沪委办发〔2019〕78号),全面提升科技创新能力。

2. 国际化特征明显

上海生物医药企业中,外资企业占57.3%。国际TOP 20的药企中,辉瑞等17家企业将中国区或研发总部设在上海。国际TOP 20医疗器械企业中,美敦力等14家企业将中国区或研发总部设在上海。上海涌现了一批走向国际市场的新产品,一批海外背景深厚的企业高管和科学家归国创业。

3. 上海优势资源吸引企业和高端人才

截至2018年年底,上海市共有5 298家卫生机构,其中医院364家,收治了病种繁多、数量庞大的患者,为临床技术改进、创新药物开发提供了优越的平台。上海共有普通高等学校64所,中国科学院上海分院系统有19家机构,高校和科研机构的科研力量和人才优势助推健康产业的发展。

（二）上海市发展医疗人工智能产业面临的瓶颈与不足

1. 整体行业问题的限制

目前我国医疗人工智能行业正处于起步阶段,市场规模偏小,大多数企业的医疗人工智能项目还在试验研发阶段,离项目完全落地还有一定的距离。大部分医疗人工智能企业还没有达到盈利的阶段,医疗人工智能行业对社会资本的吸引力还不足,不利于行业快速发展。相关的行业标准并没有颁布,尚未对医疗人工智能产业快速发展起促进作用。

2. 自身的问题与不足

（1）医疗人工智能产业发展的部门协同不够。医疗人工智能产业属于典型的多部门管理行业,涉及卫生、药品监督管理、经信、科技、医疗保险、人力资源和社会保障、海关等多个部门。目前上海不同部门之间职能划分不清晰,未形成协同联动,出现较多问题,如社会办医和公立医院

的合作落地较为困难，创新药品和医疗器械、临床实验室自建项目审批监管步骤较多、流程较慢，部分外资企业并未与国企享有同等的待遇，没有充分发挥自贸区先行先试的政策优势。

（2）基于"上海特色"的医疗人工智能产业重点领域不清。医疗人工智能产业上游基础层由医疗大数据构成，包括疾病数据等多种数据类型，数据所有者包括个人、医院等，涉及的企业主体主要为数据采集企业和数据处理企业。中游技术层具有高投入、高收益的特点，进入壁垒高，主要由科技巨头布局。下游应用层主要包括医学影像、辅助诊断等应用场景，该环节汇聚了大量医疗人工智能创业公司。目前基于"上海特色"的医疗人工智能产业重点领域不清。

（3）面向医疗人工智能产业的健康大数据平台建设相对滞后。高质量数据获取、标注和更新是医疗人工智能企业的关键能力。上海每年产生规模巨大的医疗健康数据，但是在如此大量的医疗健康数据中，绝大部分是非结构化数据，标准化、统一化、智能化程度非常低，难以进行综合利用，对政府部门、医院、科研院所、大专院校等机构来说也并非有效。目前上海尚未形成面向医疗人工智能产业的健康大数据平台，建设相对滞后。

（4）医疗人工智能产业相关的产学研结合不紧密。上海拥有丰富的高校资源、卓越的医疗卫生资源、数量众多的医疗人工智能企业，但在医疗人工智能产业的发展中，各方资源并没有得到有效的融合，目前上海仍存在公立医院与医疗人工智能企业合作动力不足、公立医院尚未对相关产业园区内社会办医疗机构开放多点执医、部分园区科研成果转化率较低等现象，导致医疗人工智能产业的发展并没有充分借助优秀公立医疗资源和教育科研资源。

（5）医疗人工智能产业空间载体发展相对迟缓。上海土地成本较高，医疗人工智能产业优质载体资源不足，各区域、各相关产业园区之间信息沟通和协同联动相对较少，并存在多个相关产业园区厂房产权不清晰等现象，导致部分医疗人工智能企业并未将上海作为落户首选地，并有部分企业技术产品研发在上海而成果落户在外地等现象，所以未能最大限度发挥上海的优势，造成医疗人工智能产业项目落地不多，产业增量不足。

（6）医疗人工智能产业相关配套政策相对滞后。为了更有效地评估医疗人工智能技术，相关的测试方法必须标准化并创建医疗人工智能技术基准，目前相关技术标准欠缺；医疗人工智能产品成果转化周期长、难度大且产品注册、使用、监管等法律法规正在制定之中，有待完善；当面临复杂的疾病诊断与治疗时，"最终裁决"不能交给人工智能，医疗人工智能还面临着伦理的争议；医疗人工智能的数据保护工作没有法律规定可以规范等。

三、促进医疗人工智能产业发展的政策与建议

（一）政策重点

1. 弥补交叉人才短板

医疗卫生和人工智能两个专业性极强的领域进行融合，医疗人工智能领域始终是以人才为第一生产力要素。政府引导下依托高校培育医疗人工智能复合型人才，着力营造高校医工交叉、医院临床转化和 IT 企业、医药企业人才成长的协同生态，吸引国内外具备医学背景和人工智能技术的复合型交叉人才来沪工作，支持举办医疗卫生领域和人工智能领域的相关跨界交流活动。

2. 破解医疗数据难题

积极探索发挥上海健康大数据平台信息汇集的先行优势，以医疗人工智能产学研为牵引，打通"医师—科研—数据"整合渠道，筹建以患者为核心的多病种临床数据中心，创新患者隐私保护和数据信息安全技术，梳理汇总上海市健康大数据资源体系目录，制定"分级、分域、分类"开放应用政策规范，积极筹备构建面向医疗人工智能技术及产品训练和测试的医疗标准数据库。

3. 鼓励医药行业参与

借助医药行业的药物研发核心优势，聚焦优势重点领域，鼓励制药企业与大专院校、科研院所及医疗机构合作研究，利用人工智能技术有效破解新药研发耗时长、成本高、风险大、回报率低及国内仿制药研发难等问题，加速上海医药产业发展的高端化、智能化和国际化，力争取得更多智能制药自主研发成功上市的成就。

4. 加强医药监管职能

依托上海健康大数据平台，利用互联网和大数据技术开发医药智能监管系统，建立风险预警和评估机制，加强医疗卫生行业的综合监管，降低药物不良事件，同时基于物联网等技术进行数据广泛采集和医疗流程的闭环管理，覆盖全医疗流程的物联网应用，包括婴儿防盗、人员资产定位、医疗废弃物监管、消毒供应、医用织物管理等，充分利用智能监管技术提高医药监管安全系数。

5. 发展医用传感技术

上海老龄化严重、慢性病年轻化，可针对老人、儿童这两大特殊群体，重点发展医用传感技术，带动相关集成电路产业发展，攻克医疗机器人等智能机器人核心零部件、专用传感器，完善硬件接口标准、软件接口协议标准及安全使用标准，针对儿童和老人的身体情况（如糖尿病）和心理情况（如自闭症、抑郁症）研发远程实时监控的可穿戴智能医疗设备。

（二）推进建议

1. 强化政府医疗人工智能产业"掌舵人"角色，加强各部门沟通，协同联动

建议上海充分发挥政府的引导作用，强化政府责任，或建立政府下属机构，对医疗人工智能产业顶层设计、制度建设、产业培育、基础设施建设、提供公共服务等进行专门的研究并提供服务，例如成立公共服务平台、孵化中心和监测认证中心，为创业企业提供安全、便利、舒适的工作空间。

2. 加强医疗人工智能领域人才引进和落实人才待遇

重点培养和引进一批具有世界前沿水平的医疗人工智能人才。组织骨干企业与重点高校院所联合引进海内外高层次人才，积极推行"双聘"机制。引进和培养熟悉国际医疗人工智能产业法律法规和市场环境的注册人才。通过项目扶持等方式，造就一批具有国际影响力的医疗人工智能领域优秀企业家群体。

制订有利于卫生人才引进的政策措施，满足其对环境、居住、教育、医疗、商业等各方面需求，重点针对人才落户、住房保障、医疗保障、子女就学、个人所得税等方面加大支持力度，优化人才落户及居住证加分政策，适度降低落户标准与要求，对国外优秀专家及人才在出入境上提供更为便利的管理和服务。

3. 加强政策突破创新、简化审批程序，强化融资渠道和专项资金支持

由于医疗人工智能行业的特殊性，常规审批窗口往往不具备相应快速审批或反馈的能力，因此亟须深化"一站式"服务模式，设立生物医药行业专项服务窗口，节省各项审批过程时间，提升行政服务、科技服务效率。开通创新药品和医疗器械绿色快速通道审批渠道、授予高新技术企业认定权、优化海关流程、试点 CAR-T 商业化产品出口、试点临床实验室自建项目制度等。

由于医疗人工智能行业高投入、高风险的特点，前期研发的投资资金和风险巨大，因此医疗人工智能产业专项资金和金融支持的模式应当更加多元化。多关注小微和初创企业的发展，对于不同阶段企业设置分段扶持政策：在知识产权转化初期给予立项补助；临床前阶段给予专项研发费用或房租补贴；临床阶段对临床费用按一定比例配套补贴；对取得注册证书的研发成果给予不同程度的奖励。对于获得上海市专项资金项目的新片区企业予以一定比例的配套，并加大支持力度。建立专业的园区企业融资服务平台，降低企业融资成本，进一步落实知识产权抵押融资模式。同时，优先支持符合条件的医疗人工智能企业上市，探索符合条件的金融主体设立专业科创保险与担保公司。

参 考 文 献

［1］卢虹,伍蓉,吴文烈,等.基于工业互联网的广东省医药食品及轻工材料产业升级思路研究.网信军民融合,2019(8)：37-41.

［2］Wahl B, Cossy-Gantner A, Germann S, et al. Artificial intelligence (AI) and global health：how can AI contribute to health in resource-poor settings? BMJ Global Health, 2018, 3(4)：e000798.

［3］Brismi T S, Xu T, Wang T, et al. Predicting chronic disease hospitalizations from electronic health records：an interpretable classification approach. Proceedings of the IEEE, 2018, 106(4)：690-707.

［4］田雪晴,游茂.我国医学人工智能在医疗机构发展面临的问题及政策建议.卫生软科学,2019, 33(10)：42-44.

［5］蒋璐伊,王贤吉,金春林.人工智能在医疗领域的应用和准入.中国卫生政策研究,2018,11(11)：78-82.

［6］萧毅,刘士远.医学影像人工智能产业化的现状及面临的挑战.肿瘤影像学,2019,28(3)：129-133.

［7］袁紫藤,陶金婷,谈莹,等.国内外医疗人工智能应用现状及相关政策.医学信息学杂志,2019, 40(5)：2-9.

［8］胡可慧,陈校云,宋杨杨,等.美国、欧盟、英国、日本和中国医疗人工智能相关政策分析.中国数字医学,2019,14(7)：34-38.

上海市医疗卫生机构人工
智能应用现状研究

蒋璐伊　冯　骏　唐怡雯　金春林

【导读】　在中国经济增长放缓、人口老龄化、医疗健康消费升级的背景下,人工智能为解决医疗资源分配不均衡、结构不合理等问题提供了可能的方案。文章聚焦医疗卫生机构,对上海市医学人工智能的应用研发现状进行了多维度分析,并结合当前发展的主要问题提出参考建议。

中国经济增长放缓的背景下,人口老龄化、医疗健康消费升级正在推动医疗支出持续、显著增长。医疗需求总量巨大,在结构上呈现出多样化、多层次、个性化、动态化等特征。同时,医疗供需不平衡、医疗资源错配等问题依然严重。人们开始倡导价值医疗、优化资源配置。医疗健康服务也逐步引入数字化技术,从满足基础功能需求向提供个性化、智能化的诊疗服务发展。其中,人工智能技术已在医疗行业进行了诸多探索,呈现出巨大的应用发展潜力[1]。

上海正面向未来塑造城市核心竞争力,全面推进数字化转型,要求结合新技术和新制度的供给,以数字化推动公共卫生、健康等基本民生保障更均衡、更精准、更充分,打造智慧医院等一批数字化示范场景[2]。上海兼具医学和人工智能的基础优势。医学方面,上海是我国生命科学和医学研究重地,高校和科研院所众多,科研实力雄厚,人才优势显著。目前,上海从事生物医药研究的人员超过 8 万人,其中两院院士 80 余位,国家杰出青年科学基金获得者 240 余位[3]。人工智能方面,2017 年一季度全球人工智能领域专业技术人才超过 190 万,中国人工智能领域专业技术人才总数超过 5 万人,上海人工智能技术人才占全国人工智能技术人才比例的 33.7%,超过1/3,仅次于北京。同时,上海的人工智能企业数量位列全球第四,中国第二[4]。

在医疗人工智能的应用场景方面,上海已有诸多探索,本研究对上海医疗卫生机构的相关项目进行了梳理分析,帮助了解上海医疗卫生机构人工智能发展的重点方向以及遇到的主要问题。

一、上海医疗人工智能项目分布情况

上海共计 54 家医疗卫生机构及相关单位上报了医疗人工智能项目,共计项目 260 项。首先

基金项目:上海市卫生健康委员会政策研究课题"促进本市医疗人工智能产业发展的政策研究"(课题编号:2020HP04)。
第一作者:蒋璐伊,女,实习研究员。
通讯作者:金春林,男,研究员,上海市卫生和健康发展研究中心(上海市医学科学技术情报研究所)主任。
作者单位:上海市卫生和健康发展研究中心(上海市医学科学技术情报研究所)(蒋璐伊、金春林),上海市卫生健康委员会(冯骏、唐怡雯)。

235

从机构分布、项目阶段和合作单位对医疗人工智能项目进行概况了解。

（一）机构分布

从机构的分布情况来看，大部分项目集中在三级医疗机构，共207项，占总项目数的79.62％（表1）。项目数排名前10的医疗卫生机构除上海健康医学院附属嘉定区中心医院外，其他均为三级甲等医院。具体来看，上海交通大学医学院附属仁济医院项目数量最多（23项），其次为上海交通大学医学院附属第九人民医院（21项）、上海市肺科医院（13项）、上海市第一人民医院（13项）、上海交通大学医学院附属瑞金医院（13项）、上海交通大学附属第六人民医院（11项）、复旦大学附属眼耳鼻喉科医院（9项）、上海市胸科医院（9项）、上海儿童医学中心（8项）、上海健康医学院附属嘉定区中心医院（8项）。

表1 上海医疗人工智能项目的机构分布情况

排 名	机 构 类 型	数量（项）	占比（％）
1	三级医院	207	79.62
2	二级医院	31	11.92
3	未定级医院	9	3.46
4	医学院校	8	3.08
5	卫生事业单位	5	1.92

（二）项目阶段

从项目所处阶段来看，处于研究阶段的项目数最多，共117项，占45.01％，其次为起步、试点和推广阶段（表2）。可见，上海在人工智能兴起的早期已经开始了医疗领域的探索和实践，项目的推进效果明显，已有将近27.30％的项目进入成熟完善期（包括试点阶段和推广阶段）。同时，医疗人工智能的研究方兴未艾，有较多的新兴项目开始起步，可预见未来几年中，上海的医疗人工智能应用将更加活跃、普及和成熟。

表2 上海医疗人工智能项目所处阶段情况

项 目 阶 段	数量（项）	占比（％）
起步阶段	72	27.69
研究阶段	117	45.01
试点阶段	44	16.92
推广阶段	27	10.38
合 计	260	100.00

（三）合作单位

在260项医疗人工智能项目中，只有17项（6.54％）项目是自主研发，其他243项（93.46％）

项目均由不同单位联合研发。整体来看,每项项目的平均合作单位1.15个,其中合作数量最多的是上海交通大学,参与了34项(13.08%)项目的研发(表3)。

表3　上海医疗人工智能项目的合作单位分布情况

排　名	机　构　名　称	数量(项)
1	上海交通大学	34
2	万达信息股份有限公司	9
3	科大讯飞	8
4(并列)	北京邮电大学	7
4(并列)	依图科技	6
4(并列)	平安科技	6
7(并列)	上海森亿医疗科技有限公司	6
7(并列)	上海联影	5
7(并列)	复旦大学	5

从合作机构的类型来看,以一家机构参与一项项目计一次统计,企业参与度最高(65.44%),其次为高校(20.47%)、医疗卫生机构(包括基层)(8.72%)、政府机构(包括监督管理机构)(3.36%)、科研机构(2.01%)。总体来看,上海医疗人工智能项目研究呈现产—学—研—政互动的良好局面,其中上海交通大学体系内部有非常良好、深入、广泛的医工合作。

二、上海医疗人工智能研发领域分布情况

从领域分布来看,上海医疗人工智能研发主要集中在智能辅助诊疗(154项)和医院管理(72项)领域,辅助药物研发领域最为薄弱(1项)。具体到细分领域,研发较多集中在医学影像辅助诊断、临床决策支持系统以及科研/知识管理(表4)。值得注意的是,上海在医用机器人领域也进行了较多的探索,特别是难度较高的手术机器人领域有19项。

表4　上海医疗人工智能研发领域分布情况

领域大类	细分领域	数量(项)
智能辅助诊疗($n=154$)	医学影像辅助诊断	85
	数字病理辅助诊断	11
	生理信号辅助诊断	11
	临床决策支持系统	38
	智能语音辅助	9
医用机器人($n=39$)	手术机器人	19
	诊断机器人	6
	康复机器人	2
	服务机器人	12

续　表

领 域 大 类	细 分 领 域	数量(项)
公共卫生智能化(n=23)	健康监测	8
	健康宣教	2
	疾病筛查	12
	环境危险因素监测	1
辅助药物研发(n=1)	真实数据研究	1
医院管理(n=72)	病案质量控制	11
	流程优化	12
	智慧医疗(含诊疗、急救、重症监护)	10
	知识/科研管理	23
	财务管理	1
	医疗设备管理	11
	病房管理	1
	绩效考核	1
	后勤管理	2
医学教育(n=5)	虚拟患者模型	1
	虚拟病例构建	1
	虚拟手术培训	2
	沉浸式病案诊疗学习系统	1

综合领域分布可以看出,上海医疗卫生机构非常注重医疗质量和智慧医院建设,关注患者就医体验,致力于优化就医流程,同时十分注重科学研究。研发领域分布上未呈现低水平重复的现象,但是辅助药物研发领域非常薄弱,需加大政策扶持,鼓励临床与药企加强合作。

三、问题与挑战

虽然上海凭借良好的医疗、人工智能的人才和技术优势,医疗人工智能的发展具有先发优势,但是通过临床开展研究的实际情况来看,还存在较多困难和问题,主要涉及研发实力、培育环境、数据安全和数据标注四大方面。

(一)医疗卫生机构研发更多依赖外部力量

研发力量薄弱主要从内部和外部两方面来看。首先从内部来看,医院普遍存在人才和资金缺乏的问题。当前许多医院发展医疗人工智能项目,主要还是依托与外部公司合作,对外依赖性强。但是随着项目结束,与外部公司的合作也会相应结束,不易于有效、长期地发展。其次,从外部来看,缺乏完善的人工智能应用开发合作厂商筛选和管理体系。医疗人工智能的开发和应用是一个长期的服务过程,需要供应商长期相伴、合理开发投入、技术能力强,但是目前创业公司多,资本逐利的压力大,缺乏合作培育医疗人工智能应用的机制。

(二)医疗卫生机构尚未形成良好持续的培育环境

当前,医疗机构还缺乏医学人工智能研发的培育环境。首先,医院普遍缺乏在医疗业务中嵌入人工智能研发的管理、评价、质量控制和安全保障体系;其次,缺乏对医疗人工智能研发团队配置的设计;最后,还缺乏快速迭代需要的开发支持。

(三)医疗卫生机构尚未完善数据管理和保护机制

医疗人工智能研发存在数据安全和数据资产管理问题。医院尚未建立完善的数据安全管理和技术体系,尚不能实现全生命周期的数据安全管理。大多数医院没有梳理自身的数据资产,没有进行全院层面的数据整合,也缺乏与企业合作的数据共享和使用的管理机制和办法。

(四)数据标注高要求增加工作负荷

医疗人工智能的研究需要大量的、高质量的标注数据集。但是人工标注难度大,并受限于医师水平、操作认真程度等因素,医师工作负荷较大。

四、对策建议

(一)鼓励复合型人才的培育和引进

针对医院自身研发力量有限的问题,可以从两方面着手解决。首先,在医学生的培养方面,建议高校进行教育改革,探索复合型人才的培养,整合高校内部医学和工科的优质资源,进行医工交叉培养。其次,鼓励医院引进复合型人才,也可先对相关的医务人员进行规范化、专业化的技能培训。

(二)鼓励政府投资、加强院内支撑

医疗人工智能项目研发难度大,需较多的人力、物力投入,鼓励政府择优选择项目,支撑重点项目。建议医院内部构建医疗人工智能研发的管理和评价系统,合理配置研发团队,建立相应的管理办法和分配机制,激励医师加入医疗人工智能的研究工作。

(三)树立资产理念,做好数据治理

医院应加强数据资产理念,完善院内的数据规范和保护条例。在智慧医院建设和医疗人工智能研发等方面,应将数据看作资产进行合理的整合、规划和利用。做好数据治理工作,促进医疗数据标准化,加强病案质量控制,加强日常医疗数据的结构化录入。整合信息中心、法务部门、科研管理处等多部门,打造数据利用和保护的闭环。

参 考 文 献

[1]罗兰贝格.以人为本,人工智能助力医疗体系科学发展,2019.

［2］上海市经济和信息化委员会.权威发布！关于全面推进上海城市数字化转型的意见公布. https：//www. sheitc. sh. gov. cn/zxxx/20210105/7ac079592d654ele8dcd4a＋9bb5celec.［2021－ 01－05］.

［3］上海市科学技术委员会.上海市临床医学研究中心发展规划(2019—2023 年)(沪科合〔2019〕5 号),2019.

［4］上观新闻. 数读上海这一年④：三分之一的人工智能行业人才在上海. https：//www. shobserver. com/news/detail. do?id＝122617［2018－12－19］.

上海市三级医院与康复疗养机构
转诊的现状与对策研究

钱明平　彭　程　滕宏飞　张　戟　胡龙军

【导读】　党的十八届三中全会提出推进医疗分级诊疗，新一轮医药卫生体制改革已将康复医疗纳入医疗卫生体系基本组成部分，三级医院与康复疗养机构间转诊是康复医疗的重要环节。文章对国内外三级医院和康复疗养机构诊疗转诊机制进行梳理，调研分析上海市康复疗养现状，总结三级医院和康复疗养机构转诊的经验和不足并提出对策建议。文章认为应多元发展、增加各级医疗卫生机构优质康复医疗资源供给；完善三级医院和康复医院、基层医疗卫生机构之间的转诊机制；从医疗保险（以下简称"医保"）、物价、考核来推进康复转诊；推进"互联网＋"康复建设，提高社会康复意识，建立智慧康复转诊体系。

随着我国经济发展和医疗水平的提高，康复医疗服务快速发展，三级医院与各级康复机构逐步建立起康复转诊体系。2019 年，上海市人民政府印发了《关于推进健康上海行动的实施意见》（沪府发〔2019〕16 号），明确通过加强建设康复和疗养设施，支持社会力量投资康复机构建设，合理配置康复资源，建立和完善三级医院与康复机构双向转诊机制，推进社区康复，减轻了疾病致残对家庭和社会的负担，但实际仍然存在康复资源分布不平衡和分级康复落实不到位的情况，影响患者的康复疗效。因此，需要进一步完善三级医院与康复疗养机构间的转诊机制。

一、康复疗养专业发展与康复患者转诊现状

在发达国家，康复疗养服务蓬勃发展，大多是社会保障部门按基层社区卫生服务中心辖区人口数，将医保资金分配给社区，由社区主导安排患者在大医院和社区医疗机构间就诊，转诊在减少伤残发生率、提高患者生活质量、节约医疗费用、降低社会负担等方面，具有明显的经济和社会效益[1,2]。

以美国心脏疾病康复经验为例，对实施心脏内、外科手术后的患者，急性期在大医院心脏康复中心进行床旁康复，接下来转诊到居住地附近的社区医疗机构进行后续的心脏康复诊疗，进入

基金项目：上海市卫生健康委员会 2020 年卫生健康政策研究课题"建立三级医院与康复疗养机构之间转诊机制的研究"（课题编号：2020HP11）。
第一作者：钱明平，男，副教授，副主任医师，上海市第十人民医院行风办主任。
通讯作者：张戟，男，副主任医师，上海市第十人民医院医务处处长。
作者单位：上海市第十人民医院（钱明平、滕宏飞、张戟、胡龙军），上海市静安区卫生健康委员会（彭程）。

稳定期后,转诊到健身机构进行中长期康复护理,该康复模式在减残、减负方面获得成功[3]。

我国正在打造一个产权多种形式并存、布局合理、上下联动、运转高效的金字塔型康复医疗服务体系,体系包括落实分级诊疗、畅通转诊和急、慢性病分治,提高了医疗资源的利用效率和效益,但三级医院和康复医院之间的双向转诊并不理想,存在"医疗顶端优势"现象。

二、上海市三级医院与康复疗养机构间的转诊实践

上海市作为全国经济、文化中心,医疗水平国内领先。截至 2018 年底,上海市医疗卫生机构共有 5 298 所,人均康复床位超过 0.25 张/千人,良好的卫生基础为康复转诊提供了可能,并积累了丰富的经验。

(一)康复人才培养加强,医疗服务能力提升

康复医学教育有所加强,3 所院校开设了康复医学博士或硕士学位授权点,5 所院校开设了康复医学专业,康复医师培养纳入住院医师规范化培训。同时,建立了康复治疗质控管理体系,加强了上海中医药大学附属岳阳中西医结合医院康复医学专业国家临床重点专科建设,神经康复等康复医学重点学科得到了发展,康复医学先进适宜技术项目得到推广,科技创新能力不断提高,一批康复医学项目获得国家和上海市科技奖项。

(二)区域医联体和医疗服务圈缓解"看病难"

规划实施了 58 个医疗服务圈和 55 个区域医联体,三级医院引领所有二级公立医院和政府办基层医疗卫生机构参加医联体和医疗中心建设,康复护理类、社会办医机构等均可参与医联体建设。"新华-崇明""华东-静安""瑞金-卢湾""六院-金山""九院-黄浦"等多个三级医院—区卫生健康委员会医联体建设取得重要成果,形成基层首诊、上下联动、双向转诊的分级康复医疗模式,医疗服务圈和医联体为康复学科的合作提供了载体。

根据《卫生部办公厅关于开展建立完善康复医疗服务体系试点工作的通知》(卫办医政函〔2011〕777 号),上海市在静安区、徐汇区、宝山区和松江区 4 个区开展康复医疗服务体系试点工作,建立康复患者在各级医疗卫生机构间的双向转诊、分级康复医疗机制。复旦大学附属华山医院永和分院与上海市杨浦区老年医院等 6 家二级综合医院转型为康复医院,以"华东医院-静安区康复医疗联合体"为代表的"政府领导、部门配合、医疗机构主体参与、实施行业管理"的康复转诊体制取得了显著成效,上海市同济医院与上海市徐汇区龙华街道社区卫生服务中心之间的心脏康复医疗联盟转诊模式获得了成功。多种康复转诊模式有助于发挥三级医院医疗技术上的优势,优势互补、资源共享,带动基层康复协同发展。

三、上海市三级医院与康复疗养机构间转诊的不足

(一)康复医疗资源总量不足,分布不均,服务能力有限

现有三级医院康复场地小、床位少,康复专科医院数量不足,虽然二、三级医院和多数社区卫

生服务中心设有康复科,但医院本身不够重视,人才培养机制不够完善,康复服务周期较长,医疗服务补偿机制不合理,医务人员劳务价值不突出,这些因素导致康复人员数量不足,结构不够合理,服务能力有限。

(二)康复医疗服务转诊机制不够完善

三级医院医疗资源集中,大医院出于自身利益考虑,不希望康复患者向外转出。康复医疗机构数量不足,水平参差不齐。患者对综合医院依赖度较高,对康复专科医院和基层医院的康复技术水平心存疑虑。很多患者直接从三级医院转往社区,二级机构康复功能得不到有效发挥。

(三)康复转诊技术标准执行不到位

2013 年,国家卫生和计划生育委员会公布了《脑卒中等 8 个常见病种(手术)康复医疗双向转诊标准(试行)》(卫办医政函〔2013〕259 号),明确了不同康复病种的双向转诊标准,由于缺乏激励约束和考核机制政策,缺乏明确的转诊程序和医疗保险等政策支持,"转上"容易"转下"难,形成"医疗顶端优势",使患者得不到早期康复干预,导致康复治疗不足,影响患者的康复恢复效果。

(四)认识不足影响转诊需求

社会对临床治疗与康复治疗结合的重要性认识不足,部分医务人员和患者忽视早期康复的重要性,患者术后或度过急性期后,医师不对后续康复进行建议。患者自身也缺乏康复意识,"重治疗、轻康复",忽略康复转诊延伸康复对患者的重要意义,严重影响了患者的康复疗效。

四、对策建议

(一)多元发展,增加各级医疗卫生机构优质康复医疗资源供给

将康复医疗事业发展纳入上海市医疗卫生"十四五"规划,市、区两级政府落实建设主体责任,加大投入,统筹康复医疗资源配置,鼓励社会资本进入康复医疗服务领域,合理布局规划区域性医疗中心建设,鼓励康复医师多点执业。

发挥三级医院康复医学科的支撑作用,加强康复临床重点专科建设,发展康复医学诊疗新技术,制定行业技术规范[4]。鼓励条件成熟的二级乙等医院和企业医院转型为康复专科医院。加强社区卫生服务中心康复医学学科建设,重视康复医学教育,开展多种形式的康复医护人员培训,加大继续教育和培训基地建设,发挥中医康复优势,扩大康复人员队伍,提升康复技术水平。在康复专科医院和市级医学中心康复科的基础上,完善转诊体系建设,建立集康复医疗服务、科研、教学于一体的康复医学全流程示范平台,形成示范化基地、康复医学人才的培养基地、康复适宜技术的输出基地和康复转化医学学科的孵化基地。

(二)完善三级医院与康复医院、基层医疗卫生机构转诊机制

明确不同类别和层级康复医疗机构的定位,精准界定康复和护理的不同阶段,实现分阶段和

分层级康复。三级医院康复医学科主要承担早期和急性期功能障碍患者的康复治疗,专科康复医院承担中后期康复,基层社区卫生机构负责康复患者回归社会和家庭以后的维持性训练。以2013 年的《脑卒中等 8 个常见病种(手术)康复医疗双向转诊标准(试行)》为依据,制定上海市康复病种转诊标准,以神经康复和骨科康复等学科为重点,建立不同病种的康复转诊路径。建立康复医疗机构与护理照护机构间的转诊机制,探索开展基层医疗卫生机构的延伸康复服务,包括养老机构和居家照护的患者。制定社区卫生机构提供康复医疗服务目录,做好适宜康复技术的遴选与推广,推广上门康复医疗服务[5,6]。

(三)多方面多举措推进康复转诊

加大对康复医疗服务的财政投入力度,启动"物理治疗与康复"等项目价格规范和调整工作,真实反映康复医护人员的技术价值。完善医保支付方式和政策,建立综合医院和康复医院双向转诊的利益平衡机制,增加医保延伸支付,引导患者在综合医院和康复医院合理分流和双向转诊,鼓励患者尽早转入康复医院,缓解三级医院压力,减轻患者疾病经济负担,提高医疗资源利用效率。整合三级综合医院康复科、康复专科医疗机构、社区卫生服务中心和民营医疗机构康复资源,建立医联体和学科联盟,推动双向转诊[7]。市区联动,促进三级医院通过医联体实现优质康复医疗资源下沉、康复学科辐射带动,对康复专科医院和社区卫生服务中心的服务能力与质量进行考核,考核康复患者双向转诊的落实情况。

(四)推进"互联网+"康复建设,提高社会康复意识,建立智慧康复转诊体系

加快互联网医院、"互联网+"康复建设,支持各级卫生医疗机构在确保医疗质量和信息安全的前提下,打造升级版智慧医疗,实现医疗康复服务资源公开,推进网上转诊和跨医联体转诊,运用互联网技术为患者提供部分在线康复服务、随访管理和远程指导,实现患者居家康复。开展多种形式的宣传,树立"大康复"理念,增强全社会的康复意识,让患者认识到康复的医疗和社会双重属性。康复服务是医疗服务体系中不可或缺的重要环节,早期规范康复可以减残、治残,促进康复医学发展,实现健康中国。

参 考 文 献

[1] Christoph G, Jerome B, John M, et al. Strengthening health-related rehabilitation services at national levels. J Rehabil Med, 2018, 50(4): 317 – 325.

[2] Gutenbrunner C, Nugraha B. Principles of Assessment of rehabilit-ation services in health systems: Learning from experiences. J Rehabil Med, 2018, 50(4): 326 – 332.

[3] Arthur R Menezes, Carl J Lavie, Richard V Milani, et al. Cardiac rehabilitation in the United States. Prog Cardiovasc Dis, 2014, 56(5): 522 – 529.

[4] Wallesch C W, Lautenschläger S. In-patient (early) rehabilitation. Bundesgesundheitsblatt Gesundheitsforschung Gesundheitsschutz, 2017, 60(4): 419 – 426.

[5] Fuentes M M, Wang J, Haarbauer-Krupa J, et al. Unmet Rehabilitation needs after hospitalization

for traumatic brain injury. Pediatrics，2018，141(5)：e20172859.

［6］Martinez-Martin E，Cazorla M．Rehabilitation technology：Assistance from hospital to home. computational intelligence and neuroscience，2019(3)：1－8.

［7］沈小夏.上海市康复医院发展比较.解放军医院管理杂志,2020,27(1)：42－44,63.

上海市三级医院与康养医院
转诊瓶颈及对策思考

周兆熊　顾善清　石蔚人　栾　伟　李　劲

【导读】　长期以来,上海市三级医院患者治疗后转诊康复医院存在较大困难,直接导致三级医院部分需要康复的患者非必需住院的时间偏长,造成医疗资源浪费;而康养医院需要转至三级医院就诊的患者大部分有多重疾病,有时会因分诊困难引起诊治拖延,造成康养医院转诊至三级医院困难,加重患者就医不便。此外,患者及其家属缺乏康复理念、三级医院对康复治疗的重视不足,及医疗保险(以下简称"医保")政策不完善对三级与康养医院双向转诊也造成了一定制约。"十三五"期间上海市各区养老康复床位建设已经得到了很大发展,但还存在供需匹配度不佳的问题。根据《"健康中国2030"规划纲要》的战略要求,健全治疗—康复—长期护理的服务链,全面建立成熟完善的分级诊疗制度,这些都需要完善的转诊机制作为保障。文章对三级医院与康养医院双向转诊瓶颈进行了相关调研分析,为破题决策提供了借鉴思路。

一、研究背景

2015年,国务院办公厅印发了《关于推进分级诊疗制度建设的指导意见》(国办发〔2015〕70号),其中指出,建立分级诊疗制度,是合理配置医疗资源、促进基本医疗卫生服务均等化的重要举措,是深化医药卫生体制改革、建立中国特色基本医疗卫生制度的重要内容,对于促进医药卫生事业长远健康发展、提高人民健康水平、保障和改善民生具有重要意义[1]。根据国务院要求,上海市人民政府办公厅印发了《关于本市推进分级诊疗制度建设的实施意见》(沪府办发〔2016〕59号),其中提出,加强康复体系建设,逐步构建由综合医院康复科、康复医院和社区卫生服务机构组成的合理布局、层次分明、功能完善、富有效率的康复医疗服务体系[2]。但是目前康复医疗体系供需失衡问题仍然比较突出,这也是三级医院与康养医院转诊的主要瓶颈。

双向转诊是分级诊疗有序推进的重要环节,分级诊疗制度的建立需要顺畅的转诊机制作为保障。目前,三级医院与康养医院双向转诊涉及临床医疗和康复医疗两个相对割裂的医疗体系,

基金项目:上海市卫生健康委员会2020年卫生健康政策研究课题"建立三级医院与康复疗养机构之间转诊机制的研究"(课题编号:2020HP10)。
第一作者:周兆熊,男,副主任医师。
通讯作者:李劲,女,主任医师,上海交通大学医学院附属仁济医院副院长。
作者单位:上海交通大学医学院附属仁济医院(周兆熊、顾善清、石蔚人、栾伟、李劲)。

而全民健康制度建设要更加注重康复医疗体系建设,这可能是目前解决三级医院与康养医院转诊瓶颈的重要着力点。

二、三级医院与康复疗养机构之间转诊现状及问题

(一)转诊机制缺乏

2013 年,国家卫生和计划生育委员会发布了《关于印发脑卒中等 8 个常见病种(手术)康复医疗双向转诊标准(试行)的通知》(卫办医政函〔2013〕259 号)[3],分别规定了患者从三级综合医院转出及转至三级综合医院的标准,限定了患者转诊时必要的健康状态,从而确保转诊过程顺利安全。同年发布的《关于印发四肢骨折等 9 个常见病种(手术)早期康复诊疗原则的通知》(卫办医政发〔2013〕25 号)[4],则对患者的首次康复评定时间、康复治疗内容和相关防护注意事项等进行规定,特别强调了患者生命体征平稳后,要积极开展康复治疗,对防止误吸、肺部感染和血栓病预防有重要意义。但对于其他病种来说,我国三级医院与康养医院之间尚无切实可行的转诊机制,缺乏统一规范的互联网管理平台。目前的转诊指征不具体、奖惩制度不完善,削弱了三级医院医师下转患者的积极性。

(二)康养医疗资源不足和分布不均

康养医疗资源总体数量不足,根据上海市卫生健康委网站[5,6]公布的信息,目前上海市共有康复医院 16 家,其中 7 家公立医疗机构,9 家社会办医疗机构。截至 2018 年,上海市各级各类医疗机构共有床位 120 787 张,其中康复医学科床位 5 468 张,占比 4.5%;各科出院人数共计 3 958 120 人,其中康复医学科为 61 310 人,占比 1.5%[7]。按每千人 0.25 张康复床位的目标,以及目前上海常住人口 2 428.14 万人[8]进行测算,还需要新增约 600 张康复床位。上海华东疗养院作为仅有的一家三级专科康复医疗机构,床位设置共 500 张,由于远离市区,与临床医疗机构缺乏密切协作关系,无法形成区域化医疗—康复一体化网络体系。

(三)康养医疗服务体系不完善

目前,我国还未对康复机构的设置引起重视,在全国范围内仅有 3 288 家综合医院设置了康复科,占全国综合医院总数的 24.6%,其中只有一半康复科设有病床。其次,康复专业人员结构不合理,按照 2012 年出版的《康复医院基本标准(2012 年版)》(卫医政发〔2012〕17 号)的基本要求,三级康复医院康复治疗师的配备标准是 0.4 名/床,二级康复医院康复治疗师的配备标准是 0.3 名/床,我国现有的康复治疗师数量远远达不到基本要求。综合医院的康复床位不足、医疗资源无法合理利用,这主要是由于目前医院绩效考核不合理,医保给付政策也缺乏对康复医学的必要扶持,人们还没有充分认识到康复医疗在健康管理中的重要性。上海交通大学医学院附属仁济医院(以下简称"仁济医院")针对急性脑卒中患者治疗后出院转诊的调查发现,148 位已经稳定可以出院的患者,都需要进一步接受康复治疗,而有进一步康复治疗意愿的患者的等待出院转诊时间一般为 2～8 天,平均为 3.6 天。缺少康复治疗机构承接患者的康复需求是造成非必需等待时间的主要原因,而在三级医院等候出院时间过长会浪费医疗资源,也将引发候诊者住院困难等一系列问题。

（四）双向转诊宣传不到位，患者缺乏康复意识

以仁济医院为例，2017 年 1 月至 2019 年 12 月，仁济医院收治急性脑缺血患者共计 483 人，其中出院后转诊至康复医疗机构的 72 人，转诊率为 14.9%。造成三级医院下沉转诊率低的原因除经济因素外，对康复机构的信任度不高也是患者继续康复意愿低下的重要因素。三级医院对康复理念的宣教缺位，对早期系统康复训练的重视程度不高。因此，大部分患者不了解双向转诊政策和康复治疗信息，导致转诊难以实现。

（五）医保支付不能有效覆盖

2016 年，人力资源社会保障部、国家卫生和计划生育委员会、民政部、财政部、中国残疾人联合会联合下发了《关于新增部分医疗康复项目纳入基本医疗保障支付范围的通知》（人社部发〔2016〕23 号），将康复综合评定等 20 项医疗康复项目纳入基本医疗保险支付范围，这对康复患者来说是非常有利的医保政策，降低了患者自付比例[9]。但是，有些地区的康复诊疗项目尚未纳入医保管理，可能还存在跨地区、跨级别医保结算问题，如患者进行心脏康复训练无法进行医保报销等。如果能有效解决此类问题，将会进一步提高患者转诊至康养医院的积极性[10]。

三、政策建议

（一）制定和完善三级医院和康养医院转诊规范和标准

由于疾病的多样性、患者需求的差异性、康复标准与治疗技术的复杂性等，各地康养医疗机构要结合实际情况，建立双向转诊支持系统，开辟双向转诊绿色通道，制定和完善康复双向转诊标准和规范，使上下级医院的医护人员都能把握双向转诊的制度与标准，清楚双向转诊的合适时机，确保双向转诊渠道顺畅[11]。

（二）重视区域康复中心建设的必要性

2017 年，国家卫生和计划生育委员会颁布了《关于印发康复医疗中心、护理中心基本标准和管理规范（试行）的通知》（国卫医发〔2017〕51 号），其中明确提出，康复医疗中心以接收经综合医院康复医学科或康复医院住院康复治疗后，病情处于稳定期或后遗症期，功能仍需要缓慢恢复或进一步稳定，虽不需要大量医疗护理照顾，但又不宜直接回归家庭的患者为主[12]。区域康复中心的建设可以整合分散的康复资源，提高三级医疗资源的利用效率。在地理分布上，可选择毗邻三级医院、康复医院的位置，便于及时接收出院待康复患者；也可继续改建原有待转型的二级医院，充分利用既有医疗资源；同时鼓励社会办医，增加供给。区域康复中心可以联合社区卫生服务中心和养老机构，将通过早期筛查而确诊的轻症患者及时送往区域康复中心进行早期干预治疗。以区域康复中心为信息中枢，建立类似于"出生一件事"的"康复一件事"全流程信息平台，避免重复填写信息、重复检查等，也有利于患者转入康复机构后对其进行全程追踪。

（三）重视医保和商业保险参与对康复体系建设的作用

2010年，卫生部、人力资源和社会保障部、民政部、财政部、中国残疾人联合会印发了《关于将部分医疗康复项目纳入基本医疗保障范围的通知》（卫农卫发〔2010〕80号），将部分医疗康复项目纳入基本医保[13]，更好地保障了参保人员特别是残疾人的基本康复需求。2016年，人力资源社会保障部等五部门颁布了《关于新增部分康复项目纳入基本医疗保障支付范围的通知》（人社部发〔2016〕23号），新增了20项纳入医保支付的医疗康复项目[14]。将医疗康复项目纳入医保支付确实减轻了患者的部分经济负担，但是按项目收费的方式本身不利于控制服务质量和费用。上海市即将进入按疾病诊断相关分类付费时代，建议结合康复医疗的特点，根据患者入院时的身心健康测评结果设计不同的临床路径，实行按病例组合打包支付。医保付费标准上可对三级医院和康复专业机构作区分，鼓励患者及时转入康复机构。建议医保部门将转诊情况纳入三级医院考核和财务清算指标，对于积极将待康复患者下沉的医院给予奖励。商业保险领域，亦可参照上海市居民医保的门诊大病医疗模式增设康复保险，由政府统一组织，由于大型商业保险机构承接。

（四）康复理念教育和康复职业教育

全社会对康复理念的认识严重滞后，"重临床轻康复"的现象存在已久，无论是普通民众还是医疗行业专业人士，均缺乏对康复工作的重视。针对医务人员来说，应在高等院校开设更多的康复相关课程，执业后也应将康复纳入继续教育体系中。针对普通民众来说，除了加强医务人员对患者及家属的宣教，还可以借助现有的健康促进机构的力量，加强康复知识推广。

随着经济社会转型、人民生活水平提高和人口老龄化加快，康复医疗专业人才培训变得越来越刻不容缓，政府应积极推动完善康复治疗师准入标准相关政策，支持上海健康医学院等应用型大学主动适应卫生健康事业对康复医学日益增长的需求，积极设置康复医学相关专业及康复医学二级学科和交叉学科，加大复合型康复人才的培训培养力度，拓展康复人才的发展社会空间，不断提高康复医学的诊疗技术和管理水平，为康复医疗体系建设提供更多人才保障。

四、结语

三级医院与康养机构转诊瓶颈存在由来已久，破题关键还是在于对全生命周期健康概念的认识及相关医疗要素的合理均衡匹配。要重视康复医疗能力建设，促进全民健康制度体系建设更加完善。

参 考 文 献

［1］国务院办公厅.关于推进分级诊疗制度建设的指导意见（国办发〔2015〕70号），2015.
［2］上海市人民政府办公厅.关于本市推进分级诊疗制度建设的实施意见（沪府办发〔2016〕59号），2016.

［3］国家卫生和计划生育委员会.关于印发脑卒中等8个常见病种(手术)康复医疗双向转诊标准(试行)的通知(卫办医政函〔2013〕259号),2013.

［4］国家卫生和计划生育委员会办公厅.关于印发四肢骨折等9个常见病种(手术)早期康复诊疗原则的通知(卫办医政发〔2013〕25号),2013.

［5］上海市卫生健康委员会.上海市卫健委审批的公立医疗机构.https://wsjkw. sh. gov. cn/fwjg/20180601/0012－55889. html〔2020－11－15〕.

［6］上海市卫生健康委员会.上海市卫健委审批的社会办医疗机构.https://wsjkw. sh. gov. cn/fwjg/20180601/0012－55888. html〔2020－11－15〕.

［7］国家卫生健康委员会.2019年中国卫生健康统计年鉴.北京：中国协和医科大学出版社2019：83－137.

［8］上海市统计局,国家统计局上海调查总队.2019年上海市国民经济和社会发展统计公报 http://district. ce. cn/newarea/roll/202003/10/t20200310_34455281_2. shtml〔2020－11－15〕.

［9］许方霄.康复医联体前途光明但瓶颈凸显.首都食品与医药,2016,23(13)：26－27.

［10］沈玉芹.互联网＋三级医院与社区卫生服务中心心脏康复转诊模式解析.中国全科医学,2019,22(21)：2548－2550.

［11］姜道新,李娟,谢川,等.社区康复分级诊疗与双向转诊的现状与对策.按摩与康复医学,2019,10(4)：89－92.

［12］国家卫生和计划生育委员会.关于印发康复医疗中心、护理中心基本标准和管理规范(试行)的通知(国卫医发〔2017〕51号),2017.

［13］卫生部,人力资源社会保障部民政部,财政部等.关于将部分医疗康复项目纳入基本医疗保障范围的通知(卫农卫发〔2010〕80号),2010.

［14］人力资源社会保障部,国家卫生和计划生育委员会,民政部,等.关于新增部分康复项目纳入基本医疗保障支付范围的通知(人社部发〔2016〕23号),2016.

分级康复医疗服务体系
建设现状与对策思考

单雪晴　胡　滨　纪　慧　黄海峡　薛建华

【导读】　我国人口老龄化不断加深,慢性病患病率逐年增加,由此导致的康复需求井喷式增长。而目前康复医疗服务体系的行业现状无法满足日益增长的康复需求,这不仅给家庭和社会带来沉重的照护负担,也将成为涉及民生和社会稳定的重大问题。为进一步了解分级康复医疗服务体系现状,文章调查了包含上海地区三级医院及公立、民营康复机构等22家单位,总计460余名医师和230余位患者及家属,并对卫生政策专家、医务人员、患者及家属总计35人进行深度访谈,综合各方意见,力图从精准化建设视角,提出构建分级康复医疗服务体系的政策建议。

随着"健康中国 2030"的加速落地,我国人口老龄化的不断加深,康复医学的重要性正在逐步凸显,老百姓对于康复的迫切需求逐步释放。目前康复医疗机构、康复床位及康复人才严重不足,而三级医院因床位日和床位周转率、医疗保险(以下简称"医保")经费限制,无法承担康复任务,尤其是无法满足早期康复需求,大量早期患者无法得到及时有效的康复医疗服务。我国人民群众康复医疗需求日益增长与康复疗养服务不足相矛盾,分级康复医疗体系建设迫在眉睫。

一、当前分级康复医疗服务体系建设的现状

(一)康复医疗市场供需不平衡

我国康复医疗需求主体数量庞大,主要来自 3 个方面人群:老年人群、残疾人群和慢性病患者。数据显示,2019 年末我国 60 岁及以上人口比例达 18.1%,预计 2020 年末将超过 20%。具有康复需求的老人数量(包括失能、半失能)剧增,同时,约 3 亿慢性病患者需要通过康复改善生活质量。与此同时,我国医疗资源总量不足,结构性问题突出,三级医院人满为患。在此情况下,必须建立分级康复诊疗体系,推动预防、治疗、康复三者有机结合,才能有效缓解医疗结构性问

基金项目:上海市卫生健康委员会 2020 年度卫生健康政策研究课题"建立三级医院与康复疗养机构之间转诊机制的研究"(课题编号:2020HP12)。
第一作者:单雪晴,女,华东疗养院人事处副处长(主持工作)兼科教科科长。
通讯作者:胡滨,女,华东疗养院党委副书记、副院长。
作者单位:华东疗养院(单雪晴、胡滨、纪慧、黄海峡、薛建华)。

题。康复医疗市场需求将呈井喷式增长,供给与需求在很长一段时间内难以平衡,分级康复医疗服务体系建设势在必行。

（二）分级康复医疗扶持的政策驱动

目前,我国相继出台多项政策推动分级康复医疗服务体系建设。2011年,国家卫生部下发《关于开展建立完善康复医疗服务体系试点工作的通知》（卫办医政函〔2011〕777号）,明确提出我国要学习发达国家,建立完善的三级康复医疗体系,包括急性期（综合医院）、康复期（康复医院）、长期随访期（社区卫生服务中心）的三级康复医疗体系。国家卫生健康委逐步实现医联体的要求,网格化布局管理,为网格内居民提供预防、诊断、治疗、康复、护理等一体化、连续性的医疗服务。医药卫生体制改革中的多项政策强调要构建分级诊疗、三级医院医疗资源下沉、防治康协同机制。连续出台的政策为分级康复医疗服务体系提供了政策引导,有利于提高医疗资源利用率,也必将促进康复行业快速发展。

二、当前分级康复医疗服务体系建设中存在的问题

（一）分级康复服务的政策还处于上层搭建阶段,具体实施细则较少

一是政府的目标设置和战略引领比较强,政策的宏观层面多,但是地方政府执行有一定落差。实施层面的指导细则如转诊病种、转诊流程、支付经费结算及数据共享等操作规则较少,仍处于摸索阶段。二是目前对于双向转诊康复患者的诊疗流程、技术运用、疗效评估等缺乏统一的技术标准,没有形成专病康复临床路径,不利于双向转诊的机构准入评估、技术能力评价和规范化运行管理。

（二）康复服务实际床位和能力整体供给不足,难以实施分级转诊

一是三级医院中康复科和康复床位不足,甚至很多三级医院没有康复科和康复病床,造成急性期患者在三级医院未得到早期介入。二是康复疗养机构（公立、非公立）床位严重不足,且转诊机制不畅通,需要等待较长的时间。三是能力恐慌现象,在访谈中发现,如肺癌术后、心脏支架术后患者从三级医院治疗后期望转入康复机构,但是担心康复机构服务能力不行;康复机构自身也担心医疗安全隐患而不接受患者,造成了分级转诊的实际困难。

（三）医保政策和医保支付体系有待提升

一是医保覆盖程度不够,包含的基本费用较多,占支付比例较大的康复辅具费用需要由个人承担。二是医保结算体制缺乏康复医疗报销标准,特别是康复医疗报销时间仅为半年,很难满足大多数康复所需的时间,继而出现很多康复患者未康复就被迫出院回家,或中断一段时间后再次入院的问题。三是目前除了医保,商业保险还未能进入康复医疗体系中发挥作用。

（四）康复人才队伍的相对薄弱制约了双向转诊工作的有效实施

一是人数少,康复治疗师的缺口很大,严重影响康复行业的快速发展。二是能力尚有差距,

康复医疗人才体系培训正处于逐步发展的阶段,康复医师及康复治疗师能力参差不齐。三是行业评价,康复医院收入不高,医院康复科得不到应有的重视,部分康复医学专业的毕业生找不到工作,康复医师、康复治疗师的收入不容乐观,康复医疗从业者薪资与付出不对等,这些都影响了行业整体发展。

三、当前分级康复医疗服务体系建设的政策建议

要破解以上 4 个方面难点和痛点问题,根本的办法是在全面剖析现有政策及市场环境的基础上,探索"四链相衔"的分级康复医疗服务体系建设,即政策支持打造康复产业高速发展链、接续转诊打造全流程康复服务链、人才孵育打造康复事业驱动核心链、技术进步打造康复生态链。

(一)政策支持打造康复产业高速发展链

一是加大康复医院的建设与投入力度,根据服务对象、服务半径、康复资源统筹协调,判断新建康复医院还是原有二级医院转型,同步鼓励社会资本进入,确保康复机构和康复床位的持续供应。二是优化医保和商业保险政策,目前部分地区已经对双向转诊出台"一增、一减、一免"的双向转诊激励制度,未出具相关报销比例规定,由医疗机构自行协商,应充分利用该规则,争取最大化协调转诊,并要求商业保险的参与,争取大幅缩减康复患者开支。三是社会舆论,使医疗机构、医务人员、民众广泛接受分级康复诊疗,确保分级康复诊疗落到实处。

(二)接续转诊打造全流程分级康复服务链

一要建立分级康复转诊专家指南,建议有行业影响力的康复疗养机构联合知名三级医院共同制定统一规范的转诊指征,在行业学术交流会议或专业期刊上公布并推广使用,并提倡早期康复介入治疗。二是依靠互联网技术实现分级康复转诊流程,应探索建立互联互通双向转诊子系统,在疗养康复机构及合作的三级医院分别建立双向转诊中心,统一两者的医师号源和床位资源,由统一的客服中心管理。医师通过授权账户登录系统调取需要转诊的患者的个人电子病历,审核完成后开具转诊申请。应保留系统绿色通道快速转诊,支持急危重症患者向三级医院转诊,支持康复疗养患者向康复疗养机构转诊,解决收治患者的后顾之忧。

(三)人才孵育打造康复事业驱动核心链

一是加大高校体系对康复人才如全科医生、老年医学、老年护理、康复治疗、中医养生等专业人才培养规模,并加强硕博士高学历康复人才的培养,构建康复教育标准体系,扩大康复治疗人才输出。二是政府及医疗机构应搭建康复人才成长平台,加强与医学类高校合作,积极引进康复专业学科带头人和优秀卫生技术人才,采取高年资医师带教的方式培养大批中青年骨干,建立完整的人才梯队,打造"三名"康复医疗机构,涵盖名医、名康复病种治疗能力、名重点专科,力争建立康复疗养人才培养基地。三是适度提升康复医院及康复专业人才的待遇,打造康复人才成长平台,让大家逐步认识到康复专业及康复人才在健康事业中发挥的独特作用,真正做到用事业留住人,用情感留住人,用待遇留住人,促进康复人才成长、成才。

（四）技术进步打造分级康复诊疗服务生态链

一是注重自然资源与康复医疗的整合，注重"互联网＋"健康管理与疾病预防、康复治疗的整合，注重现代康复治疗技术与中医康复治疗的整合，通过三整合搭建优质康复诊疗服务。二是充分利用技术进步加速康复医疗产业发展，关注未来技术进步会对康复医疗产业产生的巨大作用。分级康复医疗不仅需要构建高效的服务体系，也需要引入先进的康复医疗器械及人工智能康复器械，从而为患者提供有效的康复服务。三是打造分级康复网络建设，康复患者从临床到康复的转诊需要全面实现信息化，目标是通过建立区域内各级医疗卫生机构康复数字化诊疗系统，制定统一的康复诊疗数据平台，实现康复信息数字化、共享化，创建区域内患者享受便捷、高质量的远程康复诊疗、转诊等服务的生态圈。

参 考 文 献

［1］费菲，梁万年.整合型医疗卫生服务体系建设是下一阶段医改重心.中国医药科学,2020,10(1)：1-3.

［2］叶江峰，姜雪，井淇，等.整合型医疗服务模式的国际比较及其启示.管理评论,2019,31(6)：199-212.

［3］陈玮，龚震晔，贵健，等.上海市居民对医疗联合体内康复服务需求分析.中国医院,2018,1(22)：3-5.

［4］任艳苹，郭琪，李雨晴，等.我国社区康复医疗资源的现状与需求.中国康复医学杂志,2014,29(8)：757-759.

［5］郭燕红.推进分级诊疗构建连续健康服务.中国全科医学,2017,20(1)：1-5.

［6］周南，龚凌云，吴仕斌.区域三级康复医疗服务体系的构建与实践.中国康复理论与实践,2017,23(3)：370-372.

［7］郑洁皎，俞作伟，张炜，等.上海市康复医疗资源调查报告.中国康复医学杂志,2013,28(12)：143-147.

［8］丁永超，田文华，许苹，等.发达国家及地区康复医疗服务体系的特点及启示.中国卫生质量管理,2013,20(5)：125-128.

［9］励建安.温故知新，开创康复医学新时代.中国康复医学杂志,2018,33(1)：1-3.

［10］何成奇.解读《卫生部建立完善康复医疗服务体系试点工作方案》.中国康复医学杂志,2012,27(6)：494-496.

［11］张淑娥，孙涛.荷兰医改及对我国构建整合型健康服务体系的启示.中国卫生政策研究,2019,12(8)：15-22.

［12］许兴龙，周绿林，魏佳佳.医疗卫生服务体系整合研究的回顾与展望.中国卫生经济,2017,36(7)：17-21.

［13］姜道新，李娟，谢川，等.社区康复分级诊疗与双向转诊的现状与对策.按摩与康复医学,2019,10(4)：89-92.

［14］上海市卫生健康委员会.健康上海行动(2019—2030年)(沪健促委〔2019〕4号),2019.

［15］国务院办公厅.深化医药卫生体制改革2018年下半年重点工作任务(国办发〔2018〕83号),2018.

医疗机构监管效果评价的
研究路径探析

周益众　卢泽昌　杨志峰　刘　静

【导读】　卫生行政监督机构对医疗机构执业活动的合法性进行监督管理是医疗卫生行业规制的一种基本方式。由于缺乏合适的对照,有关医疗机构行政监管效果评价的文献非常有限,且缺乏深入的研究,多以监督执法相关的工作数据来描述监管情况,并借此间接反映监管成效。文章从规制目的、法理分析等角度对医疗机构监管效果的内涵进行阐释分析,即监管效果应体现在医疗机构(被监管方)执业行为的改变(纠正),并在此基础上探索性地提出了实施监管效果评价的研究路径:一是以医疗机构违法行为的发生情况作为核心观察指标,构建评价模型;二是采用合理的研究设计(回顾性队列研究),纳入合适的对照组;三是利用卫生行政监管大数据对暴露组(监督干预组)与对照组医疗机构违法行为的发生情况进行比较(计算相关效应指标),尝试评价卫生行政监督机构对医疗机构实施监管惩戒的效果。

在医疗服务领域,政府监管不可或缺。政府部门对医疗服务的监管作为社会治理的一种基本方式,在确保医疗服务质量、患者安全和医疗卫生保健服务的公平性方面发挥着举足轻重的作用[1-4]。2018年8月,《国务院办公厅关于改革完善医疗卫生行业综合监管制度的指导意见》(国办发〔2018〕63号)中明确提出,强化政府主导责任,充分发挥政府在医疗卫生行业行政执法等方面的主导作用。

一、背景与思考

近年来,上海医疗机构数量不断增加,医疗服务体系趋于复杂。然而,医疗机构对医疗卫生法律规范的依从性不高,尤其一些民营医疗机构,违法违规行为屡有发生,迫使政府部门持续加强医疗服务行业监管[5]。就上海医疗服务监管体系而言,市级与区级的卫生监督机构是重要的监管者,其受同级卫生健康行政部门委托,依据国家医疗卫生法律规定对各级各类医疗机构的依法执业状况开展监督检查,对发生违法违规行为的医疗机构实施相关行政监管干预,如责令改

基金项目:中国—世界卫生组织2016—2017双年度合作项目(项目编号:WPCHN1611348;1.4;63921);上海市卫生健康委员会科研课题(课题编号:201440079)。
第一作者:周益众,男,博士。
作者单位:上海市卫生健康委员会监督所(周益众、卢泽昌),上海市杨浦区卫生健康委员会监督所(杨志峰),海南医学院(刘静)。

正、行政处罚、不良执业行为记分等,从而促使医疗机构及时改正[6]。由于自我管理主体责任落实不到位、内部监管机制不完善、追求经济效益和社会影响、对医疗卫生法律规范的学习以及知识更新掌握不及时等因素,医疗机构在医疗服务中的违法违规行为仍较为普遍,一些医疗机构甚至存在"屡罚屡犯"的情况。因此,行政监管干预(如实施行政处罚)对医疗机构的违法违规行为是否能起到遏制作用值得深入思考和研究。

由于缺乏科学的监管效果评价范式,当前政府卫生行政监督机构对医疗机构的行政监管是否具有积极的效果,能否及时有效地纠正医疗机构的违法违规行为,这些问题尚无法回答。往往监管资源投入较多,而实际监管效果却并不明确。综合文献评阅的结果来看,相关研究大多以卫生监督机构的监督检查户次、监管发现的主要违法行为、行政处罚实施情况以及没收违法所得数额等监管工作数据来描述监管情况,并间接反映监管成效[7-11]。不少学者认为,由于缺乏合适的对照,医疗领域监管效果的评价较难实施[1,3,12-14],开展监管效果的评价具有一定的挑战性。本文以卫生监督机构对医疗机构实施的行政处罚作为行政监管干预的手段,基于上述背景,从监管效果的内涵分析入手,探索性地提出实施医疗机构监管效果评价的研究路径。

二、关于监管效果的内涵

行政监管与惩戒的首要目的是及时发现并纠正管理对象的违法行为,维护行政管理秩序。设定和实施行政处罚(惩戒),不仅仅是惩罚违法者,更重要的是通过处罚与教育防止其再次违法[15]。因此,基于上述规制目的与法理分析,理想的监管效果(证据)应该体现为政府部门监管惩戒所指向的管理对象违法违规行为的减少或不再发生,即对医疗机构的行政监管效果应体现为医疗机构执业行为的正向改变(即违法违规行为得以纠正)。

三、实施监管效果评价的总体思路

综上,实施医疗机构监管效果评价的总体思路为:观察一组医疗机构队列的执业情况,对其中某段时间内(A时间段)因某违法行为而被卫生监督机构处罚过的医疗机构(暴露组)进行追踪,观察其在未来一段时间内(B时间段)同一违法行为的发生情况;同时,以A时间段内该队列内的其余医疗机构(未因发生该违法行为被卫生监督机构监督处罚的医疗机构)为对照,同样观察对照组医疗机构在B时间段内上述同一违法行为的发生情况,将上述两组医疗机构在B时间段内违法行为发生情况进行比较,从而判断卫生监督机构的处罚惩戒与医疗机构发生该特定违法行为间的关系。

理想的情况是:如果暴露组(监督干预组)医疗机构的特定违法行为发生率低于对照组医疗机构同一违法行为的发生率,那么有理由认为卫生监督机构对这一特定违法行为的处罚惩戒有效。

四、实施监管效果评价的研究路径

(一)以医疗机构违法行为的发生情况作为核心观察指标

基于前述规制目的和法理分析,监管效果应体现为医疗机构执业行为的改变(纠正)。因此,实施监管效果评价须以医疗机构特定违法违规行为的发生情况作为核心观察指标,进而比较暴露组与对照组医疗机构在同一时间段内上述违法违规行为的发生情况。在实施过程中,可利用上海卫生监督机构的全市监督检查、行政处罚数据库,对近年来卫生监督机构对医疗机构实施监管、行政处罚和医疗机构主要违法违规行为数据进行回顾性分析;并综合考虑医疗机构违法行为是否常见以及违法行为是否可及时纠正(处罚后医疗机构短期内难以进行改正的违法行为不纳入,如医疗机构违反《护士条例》,护士配备数量低于国务院卫生主管部门规定的护士配备标准),通过对上述违法违规行为的分析,确定纳入研究的医疗机构特定违法执业行为,并观察比较其在特定时间段内的发生情况。

(二)研究设计及主要步骤

队列研究的基本原理是选定暴露及未暴露于某因素的两组人群,随访一段时期,观察并记录对象有关的研究疾病或健康状态的结局(发病或死亡),比较两组人群结局的发生率,从而判断该因素与疾病或健康状态的发生有无关联及关联大小[16,17]。本文提出的监管效果评价总体思路与队列研究基本原理一致。因此,采用回顾性(历史性)队列研究设计,将纳入队列的医疗机构根据特定时期内是否因特定违法违规行为被卫生监督机构处罚惩戒分成暴露组和对照组,通过跟踪观察两组医疗机构在后续观察期限内是否发生上述同一违法行为,比较两组违法行为(结局)的发生情况,进而分析评价卫生监督机构的监管处罚惩戒(暴露因素)与医疗机构再次违法之间的关系。

实施步骤主要包括:确定回顾性队列研究的 PICO(即:研究对象 P、干预或暴露因素 I、对照组 C、终点事件结局指标 O)问题[18]。

1. 研究对象的确定

研究对象,即纳入监管效果评价的医疗机构队列。根据实际工作需要,可将需要重点考察监管效果的医疗机构作为研究对象(如营利性医疗机构),并将在特定时间段内(A、B 两个时间段)正常执业的医疗机构纳入,同时将医疗机构在上述两个时间段内均被卫生监督机构监督检查过作为研究对象的纳入标准(因未被监督检查的医疗机构,卫生监督机构一般难以判定其是否存在特定违法违规行为)。

2. 干预或暴露因素的确定

暴露是指研究对象接触过某种待研究的物质,具备某种待研究的特征或行为等[16,17]。本研究的暴露因素为:研究对象因发生特定违法违规行为在 A 时间段内被卫生监督机构予以行政处罚。

3. 暴露组与对照组

根据上述暴露因素的定义,暴露组是医疗机构队列中因发生特定违法行为在 A 时间段内被卫生监督机构予以行政处罚的医疗机构。对照组(非暴露组)采用内对照方式,即在 A 时间段内该队列内的其余医疗机构,即未因上述特定违法行为被卫生监督机构予以行政处罚的医疗机构。

4. 终点事件(结局指标)

终点事件的观察开始时间为 B 时间段的开始时间,终点事件的观察终止时间为 B 时间段的结束时间。研究对象(暴露组和对照组医疗机构)在 B 时间段内发生同一特定违法行为(以被卫生监督机构行政处罚为表征），即进入观察终点。

（三）相关效应指标的计算

采用相对危险度（relative risk，RR）即暴露组的特定违法行为发生率与对照组（非暴露组）的同一特定违法行为发生率之比作为效应指标。

$$RR = \frac{I_E}{I_{\bar{E}}} \qquad \text{（公式 1）}$$

公式 1 中，I_E 表示暴露组医疗机构的违法行为累积发生率，$I_{\bar{E}}$ 表示对照组医疗机构的违法行为累积发生率。

本研究中 RR 的意义为：在 A 时间段内发生某特定违法行为被卫生监督机构处罚的医疗机构，在 B 时间段再次发生同一违法行为的概率是 A 时间段内没有因发生同一违法行为被处罚医疗机构的多少倍。

暴露组和对照组累积发生率差异的统计与检验采用 χ^2 检验。

$$\chi^2 = \frac{n(ad - bc)^2}{(a+b)(c+d)(a+c)(b+d)} \qquad \text{（公式 2）}$$

公式 2 中，a 为暴露组发生违法行为的医疗机构数，b 为暴露组未发生违法行为的医疗机构数，c 为对照组发生违法行为的医疗机构数，d 为对照组未发生违法行为的医疗机构数，n 为队列中医疗机构的总数。

RR 的 95% 可信区间（confidence interval，CI）采用 Woolf 法计算，以分析样本统计量所构造的总体参数的估计区间。使用公式 3 和公式 4 计算 lnRR 的 95% CI，再用公式 5 求反自然对数得到 RR 的 95% CI。

$$\text{Var}(\ln RR) = \frac{1}{a} + \frac{1}{b} + \frac{1}{c} + \frac{1}{d} \qquad \text{（公式 3）}$$

$$\ln RR_U, \ \ln RR_L = \ln RR \pm 1.96 \sqrt{\text{Var}(\ln RR)} \qquad \text{（公式 4）}$$

$$RR_U, \ RR_L = RR \times e^{\pm 1.96\sqrt{\text{Var}(\ln RR)}} \qquad \text{（公式 5）}$$

公式 4、公式 5 中，RR_U、RR_L 分别为 95% CI 的上限和下限。

如果暴露组的特定违法行为发生率与对照组（非暴露组）的同一特定违法行为发生率之比 $RR < 1$，且 $p < 0.05$，则暴露组的特定违法行为发生率低于对照组（非暴露组），即有理由认为卫生监督机构对这一特定违法行为的行政处罚惩戒有效。

四、讨论

卫生行政监管机构依法对医疗机构的执业活动实施监管，对违法行为予以惩戒，既是落实医疗卫生行业综合监管制度的具体体现，也是推进医疗卫生治理体系和治理能力现代化的重要内容,而行政监管实际效果究竟如何,值得医疗卫生行业的决策者、监管者与研究者共同关注。本文从规制目的、法理分析等角度对医疗机构监管效果内涵进行阐释分析,并在此基础上探索性地提出了实施监管效果评价的研究路径:一是以医疗机构违法行为的发生情况作为核心观察指标;二是采用回顾性队列研究设计,确定合适的暴露组(监督干预组)与对照组;三是通过计算相关效应指标,对暴露组与对照组医疗机构违法行为的发生情况进行比较分析,进而尝试评价卫生监督机构对医疗机构实施监管惩戒的效果。

就队列研究本身而言,其作为常用的分析性研究设计方法具备固有的特点与优势,如可节约时间和经费,得出结果可对所研究的暴露因素与结局事件发生之间的关系进行因果推断。然而,回顾性队列研究也会存在基线数据不全、随访期间不等、失访率高等问题,需要良好的研究设计克服这些缺陷,才能得出可靠的结论。就本文提出的研究路径而言,一是基线数据资料来源于政府监管机构掌握的医疗机构违法执业行为和处罚记录,这是可靠的基础资料,较大程度地避免了回顾性队列研究过程中的信息偏倚,且易于获取;二是观察对象医疗机构总体趋于稳定,所以能在相当程度上避免失访问题;三是采用内对照方式,研究可比性较好。

当然,这一监管效果评价模型能否真正适用还有赖于后续的实证研究。需要指出的是,基于上述医疗机构监管效果的分析结果,还应通过专家咨询、专题讨论等方式,深入剖析医疗机构执业过程中和现有医疗监管模式存在的问题及原因,以在此基础上科学调整卫生监管部门的监管策略,进一步提升行政监管效率。

参 考 文 献

［1］ Field R I. Health care regulation in America: complexity, confrontation, and compromise. New York: Oxford University Press, 2007.

［2］ Walshe K. Regulating healthcare: a prescription for improvement? Maidenhead: Open University Press, 2003.

［3］ Busse R, Hafez-Afifi N. Harding A L. Regulation of health services//Harding AL, Preker AS. Private participation in health services. Washington D. C.: World Bank, 2003: 219 - 334.

［4］ Walshe K, Shortell S M. Social regulation of healthcare organizations in the United States: developing a framework for evaluation. Health Services Management Research, 2004, 17(2): 79 - 99.

［5］ Zhou Y, Lu Z, Yang Z, et al. Overseeing health care facilities in Shanghai, China: regulatory regime, activities and challenges of the governmental regulatory system. International Journal for Equity in Health, 2019, 18(1): 75.

［6］ 宋茂银.卫生监督体系建设必须依法进行.中国卫生事业管理,2006,22(1): 29 - 31.

［7］ 黄志坚,杨北兵,刘志锋.深圳市某区规范医疗机构执业行为监管现状与对策.海峡预防医学杂志,2011,17(4): 56 - 57.

［8］ 张琦.2009 年上海市卢湾区医疗机构执业现状调查分析.中国卫生监督杂志,2010,17(6): 565 - 567.

［9］ 董振军,李晓军,张建华,等.河北省部分医疗机构依法执业现状调查与对策.现代预防医学,

2009,36(11)：2144 – 2146.

［10］徐智裕.江山市医疗机构执业行为现状调查.浙江预防医学,2007,19(11)：69 – 70.

［11］丁伟,陈竞,冯少雄.南宁市医疗机构卫生监督的现状和对策.内科,2007,2(1)：113 – 115.

［12］Bravo G, Dubois M F, Demers L, et al. Does regulating private long-term care facilities lead to better care? a study from Quebec, Canada. International Journal for Quality in Health Care, 2014, 26(3)：330 – 336.

［13］McGregor M J, Cohen M, Stocks-Rankin C R, et al. Complaints in for-profit, non-profit and public nursing homes in two Canadian province. Open Medicine, 2011, 5(4)：e183 – e192.

［14］Walshe K, Shortell S M. Social regulation of healthcare organizations in the United States：developing a framework for evaluation. Health Services Management Research, 2004, 17(2)：79 – 99.

［15］法律出版社法规中心.中华人民共和国行政处罚法注释本.北京：法律出版社,2008.

［16］徐飚.流行病学原理.上海：复旦大学出版社,2007.

［17］赵耐青,陈峰.卫生统计学.北京：高等教育出版社,2008.

［18］王小钦.临床医生如何利用回顾性临床资料进行回顾性队列研究.协和医学杂志,2019,10(1)：76 – 79.

上海市公立医院无形
资产管理思路研究

王 寅 许 卓 赵 靓 王华梁 李 羽 王琛琤

【导读】 文章通过文献检索、现况调查、专家座谈等形式对上海市公立医院无形资产管理情况进行排摸,从公立医院涉及的具体的可以入账的无形资产(包括软件、专利权、非专利技术、商标权和著作权)和无法入账的无形资产(包括商誉等)入手,分析不同视角下(包括国有资产管理视角、科研转化管理视角)的无形资产管理现状,发现无形资产制度不完善、入账方式不明确和医院自身对无形资产管理的认识不到位等问题,通过研究提出完善无形资产制度、明确账务处理方式和加强医院自身的无形资产管理等改进意见。

　　加强公立医院品牌、专利等无形资产管理,是促进卫生健康行业治理能力现代化的重要内容,对提升公立医院竞争力、打响上海市健康服务品牌具有重要意义。本研究通过文献检索、现况调查、专家座谈等形式对上海市公立医院无形资产管理情况进行排摸,发现公立医院无形资产管理中的问题,并提出建议,以期为医院无形资产的良好管理提供思路。

一、本市公立医院无形资产调查现状

(一)问卷调查

　　本研究对医疗机构无形资产管理情况进行了问卷调查,了解其无形资产的制度建设情况、管理情况、账务情况、盘点情况、评估情况和转化情况,有219家上海市的医疗机构对问卷进行了反馈,包括15家三级医院、63家二级医院和141家社区卫生服务中心,还有4家外地的公立医院对问卷进行了反馈。

1. 制度建设

　　在参与问卷的219家本市医疗机构中,只有153家医疗机构有现行有效的无形资产管理制度,占本市医疗机构的69.86%。单独制度、与别的制度合并和没有制度各占17%、53%和30%。

基金项目:2020年上海市卫生健康委员会政策研究课题"加强公立医院无形资产管理的思路研究"(课题编号:2020HP33)。
第一作者:王寅,女,助理研究员。
共同第一作者:许卓,女,中级审计师。
通讯作者:赵靓,女,高级会计师。
作者单位:上海市临床检验中心(王寅、许卓、王华梁、李羽、王琛琤),上海市卫生健康委员会(赵靓)。

2. 无形资产管理

在参与问卷的 219 家本市医疗机构中,有 4 家医疗机构并未设置无形资产管理部门,在设置了无形资产归口管理部门的 215 家医疗机构中,单设资产管理部门的医疗机构有 28%,把无形资产的归口管理放在后勤部门、信息部门、财务部门、院长办公室、科教部门的分别占 32%、23%、11%、3%和 1%。其中,只有 66%的部门建立了无形资产管理台账,其中有 80%是信息化台账。

3. 无形资产盘点

在参与问卷的 219 家本市医疗机构中,64%的医疗机构有定期盘点的机制,1 年及以内盘点 1 次的占参与问卷医疗机构总数的 61%,2 年及以上盘点 1 次的占 3%。

4. 无形资产评估

在参与问卷的 219 家本市医疗机构中,仅 29 家对无形资产开展过评估工作,占 13%,其中会定期开展评估工作的 22 家,评估方式以自行评估为主,由第三方评估机构进行评估的只有 5 家。

5. 无形资产转化

在参与问卷的 219 家本市医疗机构中,会进行无形资产转化的医疗机构仅 9 家,而转化也主要是以临床应用为主,其次是医疗器械相关的研发,转化后对研发人员的奖励基本无既定的标准,有既定标准的 4 家医疗机构,对研发人员的奖励金额所占相应研发转化金额的比例为 1%~80%不等。

6. 无形资产账务

在参与问卷的 219 家本市医疗机构中,无形资产的入账内容以外购为主,占 80%,接受捐赠、无偿调入和置换取得的无形资产占 17%,而自行研发开发形成的无形资产只占 3%,无形资产入账价值的确定主要以成本法和公允价值来确定。

(二) 专家访谈

调研访谈了医院、审计局、上海市科学技术委员会、会计事务所、资产管理机构的专家,除确定了现有无形资产的问题外,对管理制度也进行了讨论。

1. 无形资产的认定依据不足

目前,我国公立医院无形资产的会计处理执行的是《政府会计准则第 4 号——无形资产》和《政府会计制度——行政事业单位会计科目和报表》,其中对无形资产的界定为:"政府会计主体控制的没有实物形态的可辨认非货币性资产,如专利权、商标权、著作权、土地使用权、非专利技术等。即资产同时满足下列条件的,应当予以确认:一是与该无形资产相关的服务潜力很可能实现或者经济利益很可能流入政府会计主体;二是该无形资产的成本或者价值能够可靠地计量。"

但是在实际的账务处理中,仅根据定义很难清晰地认定是否为无形资产。比如无形资产认定条件中的"服务潜力"方面,由于公立医院的事业单位非营利性的单位性质,医院行为可以认为都是基于服务目的产生的;"经济利益的流入"作为考虑因素,如果仅从"收入支出表"中收入增加来认定经济利益的流入的话,将会排除掉一些目前不产生收入但是未来有可能产生收入的内容,并且无法定量一些间接因素在多大程度上导致了服务潜力和经济利益的流入。

在医院实际的账务处理中,对不同的无形资产的认定的时机和方式差异较大,但没有具体的制度条款来规范这些差异化的内容,往往是根据相关人员的经验判断或本单位的历史惯例来执行。

现有的对医疗行业无形资产的认定方面的内容的学术研究和规章制度,都并未能具体到操作层面,还是停留在理论层面,所以需要有一份能具体到实际操作的指导规范,来确定公立医院相关政策解读的统一标准。

2. 无形资产摊销无统一标准

对预计使用年限和摊销方法的确定,在制度参照时往往停留在理论层面,缺乏可具有实际可操作性的指导规范,较大程度上依赖于相关人员的经验判断。

3. 无形资产制度执行情况不理想

由于无形资产认定和后续处理的不确定性因素太大,对于在医院层面建立无形资产制度无从下手,使部分医院对无形资产制度的执行力不从心。

二、无形资产管理问题

(一)无形资产的认定依据不足

无形资产认定依据不足造成公立医院除外购无形资产进行了财务确认外,自行研发的无形资产几乎未进行资本化。公立医疗机构目前执行政府会计准则,会计准则中只确认可辨认的无形资产及可靠计量的无形资产,在此条件下,根据政府会计准则第七条"政府会计主体自创商誉及内部产生的品牌、报刊名等,不应确认为无形资产。"商誉品牌、人力资源,不会在财务账上确认,均列为不可辨认的无形资产。而在技术转化和科研创新中人力资源和商誉品牌的价值需要有所体现[1]。

如果需要对自行开发的无形资产计量,可以采取资本化和费用化并举的办法,对研发费用进行分类,资本化或者费用化处理的内容和计量不仅包括研发过程中的实际支出量,还应包括后期投入量,必要时还需评估、确认其市场价值。

(二)技术转化类无形资产管理的问题

《关于进一步加大授权力度促进科技成果转化的通知》(财资〔2019〕57号)和市科委提出的科改25条指出,科技成果转让、许可或者作价投资,除不需国资管理部门前置审批外,不强制资产评估。公立医院可按照财政部及上海市的文件,制定适合医院的科技成果转化文件。科技成果转让、许可或作价投资应按照各医院的科技成果转化文件进行管理。

对于医院而言,根据2019年3月修订的《事业单位国有资产管理暂行办法》,要求非经营性资产转经营性资产,要按照《国有资产评估管理办法》进行评估,核定其价值量,作为国家投入的资本金,并以此作为占有、使用该部分国有资产的保值、增值考核基础。而在制度未完全衔接的当下,首要的工作是建立和完善科研转化制度,明确技术转化的归属,完善技术转化的材料和档案的管理、对涉及商誉等相关内容理清界限和权责。

（三）无形资产评估有助于推进资产的确权

对于无形资产的管理者和监督者，需要知晓无形资产价值的评估方法、评估结果以对无形资产价值做出合理判断。但本研究发现公立医院开展无形资产定期评估的很少，只有明确无形资产的价值，才能在后续科研合作、商誉冠名中了解自身价值，才能更准确地体现医疗机构的价值，才能使国有资产保值增值[2]。

三、无形资产管理建议

（一）财务方面

根据政府会计准则，政府会计主体自行研究开发项目的支出，应当区分研究阶段支出与开发阶段支出。据此，政府会计主体自行研究开发项目研究阶段的支出，应当于发生时计入当期费用。

财务管理方面，应该收集及审核无形资产开发支出作为无形资产入账依据。同时，在无形资产的后续计量中，要进行摊销，年限应根据无形资产的受益年限来确定。关于受益年限的确定，可以依据无形资产的法律保护年限、合同约定年限及结合专业人员关于无形资产经济寿命年限综合进行判断。当然，无形资产的价值衰减不一定是按照直线平均衰减，对其更科学、合理的方法并不一定是直线摊销法，也可以选择加速摊销或其他方式。

（二）登记方面

目前，公立医院的无形资产由各个科室管理，没有统一的无形资产管理台账，使管理者对无形资产信息无全方面的概念。由于受到会计准则的限制，较多无形资产无法资本化入账，无形资产登记管理台账的设立显得尤为重要。由此建议：如果需要对自行开发的无形资产计量，可以采取资本化和费用化并举的办法对研发费用进行分类。分类时，既要遵循会计原则中的稳健性原则和配比原则，明确划分收益性支出和资本性支出，又要看其是否能为医院带来预期的经济利益的流入，是否能可靠计量，可以参考一些发达国家企业的做法，专设一个会计科目来核算无形资产研发支出，该科目类似于"在建工程"科目，专门用于核算正处于研究开发过程中的无形资产，若研发成功即转入"无形资产"账户，若研发失败则转入当期损益类账户。另外，资本化或费用化处理的内容和计量不仅包括研发过程中的实际支出量，还应包括后期投入量，必要时还需评估、确认其市场价值。

将所有无形资产信息进行信息化管理，除上述无形资产台账的基本信息外，可以添加包括无形资产具体的信息（如专利的具体内容），并不断更新完善。

（三）管理方面

1. 设立专门的无形资产管理部门及配备专职人员，定岗定员

目前，医院的日常管理分散，影响了医院无形资产管理的效率。细节管理可由不同科室完成，但是要有一个部门对所有无形资产汇总并牵头管理。

2. 无形资产的过程管理

(1) 无形资产的产生管理。无形资产产生的管理包括外购和自行研发。外购无形资产的管理参照医院现行的资产购买制度。本研究所提到的自行研发无形资产,主要为专利、专有技术及著作权,针对的是所有权归于医院的无形资产(如专利的职务发明创造)。可以通过自行研发项目的申报,理清自行研发无形资产的权属,完善自行研发管理档案和记录自行研发无形资产应将成果申报资料交由医院无形资产管理部门,进行项目专利申请等工作。

(2) 无形资产的使用转化管理。针对医院无形资产的利用率很低,多数专利未被使用、信息不透明、缺少平台的问题,可以通过科研转化信息平台将医疗机构所有无形资产信息化统一管理,医院在后台可不断更新医院所有并可以对外使用的无形资产信息,另一端为有医院无形资产信息需求的企业,双方可以将无形资产的供需信息放在平台上。

医院品牌输出及品牌许可使用也是目前无形资产利用的重要部分。医院应逐步建立健全对外合作业务的系列管理制度,明确分管领导,加强对外合作全程管理,具体业务内容可由对外管理部门进行管理,但是在冠名许可时需将无形资产管理部门及院领导审批同意。对外合作项目应以院方名义与合作方签订书面合同、协议,协议中要明确合作各方的权利、义务和违约责任。品牌许可使用或冠名费用建议采用费用收取为基础,一般不建议采用利润形式(由于影响利润的因素过多,不利于监管控制)。在制定费率水平时,需考虑医院品牌使用的深度和广度,可参考医院历史的许可费率,以及横向比较其他医院的许可费率。品牌许可事宜应同时向上级主管部门进行报备,以利于主管部门积累各个医院的许可费率水平,得出较为合理的许可费率的区间,给予下属医院指导。

(3) 无形资产的数据管理。数据资产是指由特定主体通过合法的方式拥有或者控制,依托于载体,经过加工处理可在市场上进行交换,通过符合法律法规的方式使用并且能带来经济利益的数据资源,也是被忽视的无形资产。医院数据包括医院的就诊人数、用药数据、诊治数据及医院经营数据等,这些医疗数据对于医疗产业来说是宝贵的无形资产。应加强对数据资产的范围界定,开展资产评估,做好数据的脱敏处理,数据资产的转让或作价投资需经过无形资产管理部门及院领导的审批同意,同时上报上级主管进行审批。

(4) 无形资产的日常管理。无形资产信息进行登记归集后,无形资产管理部门应持续跟踪资产情况,包括商标、专利等年费的缴纳,每年年末应进行统一摸排,查看是否有遗留或失效,对转出或失效的无形资产应及时登记管理。财务部门对已资本化的无形资产,注意是否出现无形资产减值的情况。同时加强无形资产的保密管理。

参 考 文 献

[1] 陈丽. 医院无形资产管理存在的问题与对策研究. 中国乡镇企业会计,2020(1):111-112.

[2] 刘许欢,向前. 基于超额收益法的公立医院无形资产评估. 卫生软科学,2018,32(4):33-36.

上海市医疗卫生行业综合监管制度框架研究

张震巍　熊昊棱　张　帆　张　浩

【导读】　医疗卫生行业综合监管制度是国家五项基本医疗卫生制度之一,也是推进医疗卫生行业治理体系和治理能力现代化的重要内容。上海市在把握超大城市公共卫生安全治理特点和医疗卫生事业发展规律的基础上,出台了《关于改革完善医疗卫生行业综合监管制度的实施意见》。文章从制定背景、主要措施和主要特点3个方面,对上海市医疗卫生行业综合监管制度的框架与内涵进行了阐述。通过进一步明确监督管理(以下简称"监管")主体和责任,形成多元共治格局,强调政府、医疗机构、办医主体、各行业和社会的多方责任;聚焦重点领域,强化全过程严格监管,切实解决好医疗卫生机构运行、医疗质量安全等问题,不断提升上海市卫生健康治理体系和治理能力现代化水平。文章还针对制度建设过程中遇到的问题,提出了未来工作方向。

推进国家治理体系和治理能力现代化是国家全面深化改革的总目标[1]。医疗卫生行业综合监管制度是国家五项基本医疗卫生制度之一,也是推进医疗卫生行业治理体系和治理能力现代化的重要内容。2018年5月,中央全面深化改革委员会第二次会议审议通过了《关于改革完善医疗卫生行业综合监管制度的指导意见》。同年7月,国务院办公厅印发了《关于改革完善医疗卫生行业综合监管制度的指导意见》(以下简称《指导意见》)。上海市重点围绕国务院办公厅印发的指导意见,在把握超大城市公共卫生安全治理特点和医疗卫生事业发展规律的基础上,出台了《关于改革完善医疗卫生行业综合监管制度的实施意见》,对各项监管要求进行系统整合,推动形成了较为完整的医疗卫生综合监管制度框架体系。

一、制定背景

近年来,上海市医疗卫生资源和服务量迅速增长,医疗卫生服务新产业、新业态、新模式不断涌现,特别是随着发展非公有制经济和多元办医格局的形成,所有制的成分更加多元。同时伴随着医疗卫生领域"放管服"改革不断深化,技术手段不断进步,人民群众对健康服务有了新的更高

第一作者:张震巍,男,上海市卫生健康委员会综合监督处四级调研员。
通讯作者:张浩,男,上海市卫生健康委员会副主任。
作者单位:上海市卫生健康委员会(张震巍、熊昊棱、张帆、张浩)。

期盼,医疗卫生行业监管面临新的机遇和挑战。然而,目前的监管模式与此还存在着一定的不适应、不协调。一是在监管机制上。虽然卫生健康、市场监管、医保、药品监管、公安、人力资源社会保障部门之间,监督机构与质量控制机构之间,已经在实践中建立了联合执法、联合督导、联合培训等多种监管形式,但是,尚未建立起一套系统、互通、共享的综合监管模式,难以对医疗卫生机构进行"综合评价",监管结果缺乏联合惩戒的威慑力。二是在监管方式上。目前医疗卫生监管方式多以专项执法、专项整治、专项抽查等"运动式执法"为主,对于医疗服务行为缺乏整体、动态、连续的监管,也不能完全达到公平公正。三是在监管手段和监管能力上。目前仍是以现场执法为主,与医疗技术的更新迭代和信息化、技术的快速发展日益不相适应,尚未实现"智慧监管""全过程监管"[2],监管手段与上海市建设亚洲医学中心城市的定位不相匹配。

2018 年以来,上海市围绕贯彻实施《指导意见》,制定了一系列医疗卫生监管方面的文件,涵盖了公立医院党的建设、医疗机构主体责任的落实、"放管服"改革、医疗质量和安全、行业秩序监管、信用监管等领域。在坚决贯彻落实国家要求的基础上,上海市践行"人民城市人民建,人民城市为人民"的理念,结合本地特点和推进建设亚洲一流医学中心城市的目标,并注重与医疗体制改革、健康上海行动、长三角区域一体化发展在时间阶段、工作任务方面相匹配,编制了《关于改革完善医疗卫生行业综合监管制度的实施意见》(以下简称"《实施意见》"),以期能够转变监管理念,增强监管合力,创新监管手段,提升监管效能,坚持全面监管、严格监管、科学监管,进一步规范和优化医疗卫生服务供给,更好地保障人民群众健康权益。

二、主要措施

(一)总体要求

明确改革完善医疗卫生行业综合监管制度的主要方向,提出实现"四个转变":从重点监管公立医疗卫生机构转向全行业监管;从注重事前审批转向注重事中事后全流程监管;从单项监管转向综合协同监管;从主要运用行政手段转向统筹运用行政、法律、经济和信息等多种手段。结合"健康上海行动计划",确立推进卫生健康治理体系和治理能力现代化建设的总体目标:到2022年,构建比较完善的法治化、规范化、常态化的医疗卫生行业综合监管制度,建立专业高效、统一规范、文明公正的卫生健康监督执法队伍;到 2030 年,建成与超大城市公共卫生安全治理相适应、与具有全球影响力的健康科技创新中心和全球健康城市典范相匹配的医疗卫生行业综合监管制度。

(二)明确监管主体和责任,形成多元共治格局

明确"谁来管",健全"五个主体"的监管体系。坚持和加强党的全面领导,加强公立医院党的建设,强化对公立医院党建工作的领导和指导,充分发挥公立医院党委领导作用,基层党支部战斗堡垒作用和党员先锋模范作用。强化政府主导责任,明晰部门权责清单和监管责任,坚持谁审批、谁监管,谁主管、谁监管,落实属地管理,医疗卫生机构由所在地卫生健康行政部门统一监管,建立由市卫生健康行政部门牵头,多部门参与的医疗卫生行业综合监管会商机制。落实医疗卫生机构主体责任和办医主体管理责任,推动医疗卫生机构对本单位依法执业、规范服务、服务质量和安全、行风建设等承担主体责任,落实主要负责人第一责任,不断健全管理制度,完善医院章

程。提升行业自治水平,支持社会组织在行业规范、自律管理、权益保护、纠纷调处、失信惩戒等方面积极发挥作用。发挥社会监督作用,推进普法教育,建立医疗卫生机构及其从业人员依法执业教育制度,畅通投诉举报渠道,健全投诉举报奖励制度,坚决曝光违法典型案件,充分发挥检验检测、审计、鉴定、评估等专业机构的监督作用。

(三)聚焦重点领域,强化全过程严格监管

明确"管什么",从原来以机构、人员、技术、设备为主要监管内容,转向医疗质量安全、医疗卫生机构运行、从业人员、收费行为、公共卫生服务、重大疫情防控和公共卫生应急、行业秩序7个方面全过程监管。

(1)在医疗质量安全监管方面:健全以医疗机构自我管理为基础,以依法执业监督、质量控制检查、评审评价、信息监测为手段的医疗质量安全评价制度和组织体系,严格落实医疗质量安全管理核心制度,完善市、区两级医疗质量控制管理体系,落实社会办医疗机构和公立医疗机构在医疗质量安全管理方面的评审评价采用同等标准;加强对医疗机构采购和使用药品、耗材、医疗器械等医疗相关产品的监管,全面实施临床药师制度,健全医疗机构药事管理与药物治疗学委员会组织架构和工作制度,强化药品质量监管,建立完善临床用药超常预警制度。

(2)在医疗卫生机构运行方面:推进以医疗质量安全、运营效率、持续发展、满意度为基础的公立医疗机构绩效考核,加强医疗、医保、医药联动,健全公立医疗机构激励约束机制,推进全流程全面预算管理,严格执行非营利性和营利性医疗机构分类管理要求。

(3)在从业人员监管方面:推进医务人员电子化身份(certificate authority, CA)认证,强化全流程执业行为规范监管,完善公立医疗机构门诊医师出诊管理制度,加大医疗卫生行业行风建设力度,严肃查处医务人员违法违规和违反医德医风行为。

(4)在收费行为监管方面:加强医疗机构价格公示、提供费用清单等制度执行,探索将医保监管延伸到医务人员医疗服务行为,健全卫生健康、市场监管、医保、商业保险监管信息共享机制,实现联合惩戒,严厉打击欺诈骗保行为。

(5)在公共卫生服务监管方面:依法加强对公共卫生服务监管和对各级各类医疗机构完成公共卫生服务的指导和考核,加强对国家基本公共卫生服务和重大公共卫生服务项目实施情况的绩效考核和监管。

(6)在重大疫情防控和公共卫生应急监管方面:构建平战结合、快速响应、联防联控、精准监督的重大疫情防控和公共卫生应急综合监管机制。

(7)在行业秩序监管方面:建立多部门联合执法和综合治理机制,深化扫黑除恶专项斗争工作,进一步完善医疗纠纷预防和处理机制,推进平安医院建设。

(四)深化"放管服"改革,创新长效常态监管方式

明确"怎么管"。优化医疗卫生服务要素准入,依托"一网通办",加快推进医疗卫生领域审批制度改革,优化营商环境。完善新技术新业态监管机制,支持健康领域新技术研发与临床应用,强化对医疗卫生机构临床研究的监管,推动健康旅游、互联网医疗、医疗人工智能等新产业新业态的健康发展。推进以信用为基础的新型监管机制,建立完善以信用监管为基础,"双随机、一公

开"监管和重点监管相结合的监管机制。健全综合监管结果协同运用机制,推动综合监管结果与医疗卫生机构、单位主要负责人和相关责任人、从业人员考核相挂钩。以信用风险分级为基础,依法建立医师、医疗机构执业退出机制。

(五)提升信息化监管水平,提高协同高效智能监管能力

完善医疗卫生监管信息平台,推动市、区两级医疗卫生监管信息互联互通互认及社会办医疗机构与卫生健康部门间的信息平台对接,对接"一网统管"建设标准,加强卫生健康监督信息化建设。推进智能监管,依托"一网统管"信息平台,实施"智慧卫监"信息化项目,建立"1+16"信息化、可视化监管平台,拓展实时在线监测监控等应用范围,探索推行以数据监测、远程监管、预警防控为特征的"非接触式监管"。加强重点风险预警和评估,建立健全医疗风险监控和评价制度,开展医疗质量安全、费用、风险监测评估工作。加强长三角区域卫生健康监督执法一体化发展,建立执法联动协调机制,逐步统一裁量基准,互相支持和配合调查取证、线索共享,联合查处跨省市重大违法违规案件,互通违法违规案件查处情况。

三、主要特点

上海市综合监管制度旨在推进"四个结合",将巩固深化与改革完善相结合,严格执法与优化环境相结合,微观治理与系统治理相结合,全面监管与精准监管相结合,建立"制度+科技"的医疗卫生行业创新监管"上海模式"。

(一)部门协调联动机制更实

针对医疗卫生监管中存在"散"的现象(检查部门多,协同机制不健全,检查结果信息共享度不高),建立综合监管相关部门会商机制、结果协同运用机制、年度评估报告制度、多部门联合执法和综合治理机制;推进医疗卫生机构多部门联合抽查,实现"进一次门,查多项事"。

(二)监管覆盖内容更全

针对医疗卫生监管中"专而不全"(单一性的监督检查多)的不足,综合监管内容覆盖医疗卫生行业的全要素,涵盖事前、事中、事后的全流程。

(三)监管措施手段更严

针对医疗卫生监管结果威慑力"软"的现象(处罚力度低,处罚手段有限),建成医疗卫生行业信用记录数据库,加强对失信行为的记录、公示和预警;完善医疗执业告诫谈话制度、重大疫情防控和公共卫生应急综合监管机制;加强联动监督执法,加大对危害疫情防控行为执法司法力度;推动将扰乱医疗秩序和涉医违法犯罪行为纳入社会信用体系;依法建立以信用风险分级为基础的执业退出机制。

(四)监管理念方式更新

压实医疗机构主体责任,提升医疗卫生社会组织自治水平;建立医疗卫生机构依法执业教育

制度;发挥专业机构、行业组织和媒体舆论的监督作用;坚持包容审慎有效原则完善新技术新业态监管机制;积极运用信用监管、风险监管、协同监管和智能监管的方式。

(五)监管目标重心更准

落实"一网统管"要求,加快提升医疗卫生智能监管水平;完善医疗卫生监管信息平台,拓展实时在线监测的应用范围,对高风险医疗卫生行为开展重点监测和监管,提高防范和识别重大风险、重大违法行为的能力。

四、未来工作方向

(一)强化立体化监管体系,完善部门协同机制

目前市级综合监管制度基本建立,但各区发展仍不平衡,各项协调机制需进一步细化。未来将继续细化、实化各项工作机制,厘顺衔接流程,畅通信息渠道,实现线索全推送、信息能互通、处置齐出动、证据有着落、要案快通报的全过程立体化综合监管。

(二)技术手段赋能智能监管,打造新型监管方式

针对人员和机构的信用监管机制和联合惩戒体系尚不完善,监管方式仍以现场检查为主,存在滞后性和效率不高等情况。上海市深化医改领导小组办公室已印发《"智慧卫监"一期信息系统建设方案》,打造卫生领域"一屏观全域、一网管全城"信息平台,强化部门信息共享,用大数据推动监管创新,打造新型监管方式。

(三)强化培训落实保障,加强队伍能力建设

在卫生监督执法人员数量方面,国家要求的每万人口配备 1～1.5 人的标准[3,4],上海市卫生监督员配置仍有差距,监督执法队伍的执法职能、执法装备等保障措施尚需进一步加强。下一步将完善卫生监督员配置,强化基础设施功能用房和信息化保障,加强卫生监督实训基地建设。开展卫生监督系统岗位练兵和技能竞赛,利用卫生监督宣传周,加强医疗卫生综合监管工作宣传力度。

参 考 文 献

[1] 中国共产党中央委员会.中共中央关于全面深化改革若干重大问题的决定.北京:人民出版社,2013.

[2] 乐虹,陶思羽,贾艳婷,等.健康中国背景下构建医药卫生综合监管制度的思考.中国医院管理,2016,36(11):14-17.

[3] 国家卫生健康委员会.中国卫生健康统计年鉴(2020).北京:中国协和医科大学出版社,2020.

[4] 国家卫生部.卫生部关于切实落实监督职责,进一步加强食品安全与卫生监督工作的意见(卫监督发〔2010〕103 号),2010.

上海市卫生健康执法
领域信用监管模式探讨

谢洪彬　蒋收获　谢作帆　孙心怡　卢　伟

【导读】　自《社会信用体系建设规划纲要(2014—2020 年)》发布以来,社会信用体系建设在全国范围内开展得如火如荼。2019 年 7 月,国务院办公厅发布了《国务院办公厅关于加快推进社会信用体系建设构建以信用为基础的新型监督管理机制的指导意见》,明确"加强社会信用体系建设,深入推进'放管服'改革,进一步发挥信用在创新监督管理(以下简称'监管')机制、提高监管能力和水平方面的基础性作用,更好地激发市场主体活力,推动高质量发展。"创新卫生健康执法领域信用监管模式是完善医疗卫生行业综合监管制度的重要内容。

一、卫生执法领域信用监管的原则

《上海市社会信用条例》第六条规定:"社会信用信息的归集、采集、共享和使用等活动,应当遵循合法、客观、必要的原则。"作为社会信用体系的重要组成部分,信用监管同样应遵循合法、客观、必要 3 项基本原则,同时也应该遵循整合、量化、动态 3 项方法学原则。

(一)整合原则

整合原则包括两个维度,一是对零星散在的数据进行整合评价并输出量化结果;二是对同一法人户不同条线的数据进行整合。即以信用主体为中心,整合所有相关的结果信用信息,避免重复多方评价。一个信用主体可能对应不同的业务条线,甚至不同的主管部门,如一家医疗机构同时对应医疗执业、传染病防治监督、放射卫生监督、妇幼保健监督等多个条线和医保、药品监管、市场监管等多个部门。为了避免同一主体在不同条线或不同部门得到不同的结果,以及繁杂的信息收集和评价过程导致的信用评价流程过长,进行信用评价时需要将各个业务条线零碎的信息整合在一起,产生整合效应。前期,已经通过"双公示"机制(行政许可、行政处罚数据公示)将相关信息进行了社会公示,但是这些零星散在的数据对于社会监督或社会评价信息的传

基金项目:上海市卫生健康委员会卫生行业临床研究专项项目"卫生监督信用监管体系构建研究"(项目编号:201940355)。

第一作者:谢洪彬,男,上海市卫生健康委员会监督所办公室主任。
通讯作者:卢伟,男,二级教授,上海市卫生健康委员会监督所所长、二级巡视员。
作者单位:上海市卫生健康委员会监督所(谢洪彬、蒋收获、谢作帆、孙心怡、卢伟)。
本文已发表于《中国卫生监督杂志》2020 年第 27 卷第 5 期。

递效果并不好,需要通过信息的整合来扩大影响力提高效率。对同一信用主体进行评价时,应该归集该主体相关的所有条线的信用信息进行综合评价。对同一违法行为的各种行政措施数据,在归集数据时也只计算一次,确保不会出现同一主体、同一违法行为被多次重复评价的情况。卫生监督信用评价避免多种数据来源综合归集带来的数据过度利用,提高评价的公平性和公信力。

(二)量化原则

量化原则即将信息主体抽象的信用状况以可测量、可比较的等级或数值等具体形式来展示,以实现分类监管。《国家发展改革委办公厅关于进一步完善"信用中国"网站及地方信用门户网站 行政处罚信息信用修复机制的通知》(发改办财金〔2019〕527 号)规定:"按照失信行为造成后果的严重程度,将行政处罚信息划分为涉及严重失信行为的行政处罚信息和涉及一般失信行为的行政处罚信息。"这种分类方法将所有行政处罚信息进行二分类,不同类型的失信信息的公示期限与修复机制不同。《上海市地方标准》(DB 31/T 968.2—2016)全过程信用管理要求第 2 部分行为清单编制指南中规定:"根据行为的失信程度,可分为极严重、严重和一般"。医疗机构不良执业行为记分的量化规则更为复杂,也更符合信用评价的理念,《上海市医疗机构不良执业行为记分管理办法》将不良执业行为根据性质和后果定为 0~12 分,较二分类更为量化。上述量化的措施是开展信用评价的重要方法学基础和原则。

(三)动态原则

动态原则即及时性,应及时将信息主体最新的信用信息进行归集,尽可能实现评价结果的实时调整、及时披露与公示。滞后的卫生信用信息无法体现信用评价制度风险警示的价值与功能。现有的一些信用监管存在信用评价滞后和信用修补机制不全的问题[1],比如很多地方在实践过程中,设定更新周期为 4 年或 2 年,无法及时反映市场主体的信用状况。这与评价方法也有一定关系,如专家打分的评价方法很难实现及时更新。滞后的评价结果会使评价信息发布主体的公信力受到一定的质疑,也有可能造成公众的利益受损。另外,信用修复机制不全也是评价结果滞后的一个表现。修补机制的缺失或者修补机制不合理都会导致有过不良信用记录主体较长时间的信用低估,对该信用主体的正常经营活动造成负面影响。动态原则的实现有赖于高效的监管、科学的评价方法、高质量的信用信息数据库与信息技术的支撑。《浙江省公共信用信息管理条例(2018 年)》第三条规定:"公共信用信息的归集、披露、使用及其管理活动,应当遵循合法、安全、及时、准确的原则。"《上海市行政许可和行政处罚等信用信息公示工作总体方案(2016 年)》明确本市行政许可和行政处罚等信息自作出行政决定之日起 7 个工作日内上网公示。这些都可以作为动态及时公布信用状况的参考和依据。

二、卫生执法领域信用监管的基本步骤

(一)信息归集是前提

信息归集回答的是归集哪些信息(归集范围)、怎么归集(归集机制)两个问题。

1. 明确卫生监督信用信息范围

应明确卫生监督信用信息的范围,特别是失信行为认定信息的范围。社会信用体系的不同应用场景、不同应用主体,对失信信息的界定会有出入。我国的社会信用体系是否应当涵摄违法行为,答案不言自明,法律是民众公共选择的结果,承载着社会的最大公约数,是民众应当共同信守的契约,守法是守信者的底线要求[2]。卫生监督信用监管考量的是相对人卫生健康领域的公共信用信息,可以分为守信信息(正面信用信息)与失信信息(负面信用信息,又有规范性文件称为不良信用信息)。卫生行政部门在履职中获取的主要是相对人的负面信用信息,即违反卫生相关法定义务的信息,包括相关的违法、违规及违约(不包括私约)信息,无负面信用信息记录即为守信。

2. 确定卫生监督信用信息归集要求

在归集机制方面,应设定卫生监督信用信息目录,并予以公开释明。将何种事项纳入公共信用信息目录,应有法律依据与充分的理由,并及时公开目录内容,释明公共信用信息的来源、获取途径、公开方式、保存期限、更新频率等内容,保障相对人的知情权,使其合理确定行为预期[3]。信用信息的归集应该和国家相关的数据标准相衔接,如已有的"双公示"(行政许可、行政处罚)数据标准、正在制定中的"互联网+监管"数据标准等。部分省市也制定了地方标准,如上海市制定了《上海市地方标准》(DB 31/T 968.2—2016)全过程信用管理要求,包括数据、行为、应用3个方面清单,确定了数据归集要求。

(二)信用评价是关键

信用评价是信用监管的逻辑起点,其科学性与合理性直接影响到信用监管的实践效力及相对人的权利、义务与声誉。准确的评价能够纠正市场信息不对称、提高市场效率和监管效率,不实的评级不仅不能真实反映被评级对象的信用状况,而且能给市场造成重大打击[4]。从文献和各地实践情况来看,已有很多地区在卫生监督及其他行政执法领域开展了信用评价,做出了诸多有益探索与实践,积累了丰富的经验,但通过比较也发现从对信用信息范围起对信用评价制度的理解就存在较大的差异性,对于信息归集的类型、来源、评价方法等都存在争议。因此,在卫生监督信用评价制度设立之初,应从信用监管制度定位角度厘清基本原则。

(三)应用共享是目的

应用共享是实现信用监管目的重要环节。信用信息的归集与评价并不会对相对人产生法律影响与实质上的声誉影响,而应用共享环节则是信用监管"长出牙齿"的过程,相对人将被增加(受损)或免除(受益)新的法律义务与责任,并受到经济与社会等多方面影响,这是声誉机制产生效应的环节。应用共享主要包括卫生行政部门基于信用状况实施差异化事前事中事后监管措施的内部应用、其他行政部门或行业组织基于信用状况采取的联合奖惩措施、信用信息与信用状况的社会公示与披露几种方式。这几种方式使相对人受到行政性奖惩、市场性奖惩、行业性奖惩和社会性奖惩。

(四)修复反馈是纠偏

惩戒并非信用监管的最终目的,纠正不良信用行为,消除影响,恢复秩序,预防风险事件再次发生,形成良性循环才是信用监管制度的最终价值。修复反馈即相对人基于所受声誉机制的影响,对其违法违规违约行为进行纠偏,重建信任。信用修复是对失信惩戒的有益补充,是完善事后监管的重要一环[5]。根据失信行为的不同类别,有相应的修复条件和方式,基于一定程序,失信主体在规定期限内履行行政处罚决定、纠正失信行为、消除不良影响的,通过作出信用修复承诺,缩短行政处罚信息公示时间等。反馈则是从社会监督和市场主体两个方面对信用主体的信息反馈,主要包括了投诉举报信息反馈和生产经营监管信息反馈。同时,信用主体对信用评价结果的异议与申诉也包括在反馈环节中。修复和反馈的信用信息进一步被归集,成为新一轮信用评价的组成部分,形成信用监管的完整闭环。

三、卫生执法领域信用监管的评价方法

(一)信用评价方式:大数据抓取

已有文献报道,卫生相关评价方式主要采取专家打分,评价的结果以"信用分数+黑名单"的形式为主,也有采用信用等级的形式[6,7]。专家评价的方式难以避免主观性和滞后性,为发挥信用监管声誉机制的边际效用,评价结果应及时动态更新。信用评价方法应跳出以人为中心的评价模式,转为以信息系统为中心。信息评价系统与卫生行政处罚系统、卫生行政审核系统相关联。设定各信用等级的具体条件后,一旦系统发现并抓取到相应信用信息,将自动触及信用等级的调整变化,如增加一条行政处罚严重程度为严重的信息,系统可根据预先设定的标准对该单位的信用等级进行自动调整。同理,也可自动启动信用修复程序,重新上调其信用等级。

(二)信用评价计算方法:条件式

采用"条件式"的计算方法删繁就简,具有客观、机动、直接的特点。对每个评价结果等级进行条件设定,满足条件即被纳入该等级,具体条件可以根据各业务条线的特点,如直接使用不良执业行为记分信息;或者根据违法行为严重程度来设定,如制定数据清单、行为清单,根据案由将每一条违法行为的严重程度判定为一般或严重。"条件式"的评价方法无法从各个不同的角度对特定信息主体进行综合评价,但其优势在于及时反映相对人的违法状况,实施差异化精准监管。

(三)信用评价结果:4+1的分级形式

评价结果采用4+1的分级形式:诚实守信单位(A级)、信用良好单位(B级)、信用警示单位(C级)、失信单位(D级)4个等级。基于包容审慎监管理念,经营或执业未满1年的未有相关信用信息设定为未定级单位(M级)。为了避免不同等级评价条件交叉或者缺位的情况,仅对A级、C级、D级进行了条件设定,剩下的单位均为B级。A级单位为在评价时间段内未出现任何失信信息。C级和D级失信条件则需详细列举,出现条件中某一条失信信息,即进入该等级。

以上信用评价通则充分体现了合法、客观、必要、整合、动态、量化等原则,避免信用监管的滥用和泛化,保障了信息主体的合法权益。从行政成本和效率来看,整个信用评价体系建立在日常监督检查之上,是对卫生监督机构日常监督检查结果的再次利用,除前期搭建评价体系和信息系统之外,并非另起炉灶,不消耗额外的人力物力成本,可常态化开展。但信用评价的实施建立在

信用信息有效归集的基础上,该方法对信息平台的要求较高。因目前全国卫生信用信息平台的水平还较为滞后[8],在实际操作时还会面临技术性问题。

参 考 文 献

[1] 吴咏梅,吴宏伟,刘苹,等.《省级卫生计生信用信息推送机制研究》项目研究报告.中国卫生监督杂志,2017,24(6):508-529.

[2] 罗培新.遏制公权与保护私益:社会信用立法论略.政法论坛,2018,36(6):170-180.

[3] 袁文瀚.信用监管的行政法解读.行政法学研究,2019,27(1):18-31.

[4] 陈新年,信用论.北京:经济科学出版社,2017:20-21.

[5] 吴晶妹.开展信用修复工作的现实意义与路径.中国信用,2019,3(8):110-112.

[6] 时玉昌,徐贻萍,彭翔,等.开展涉水产品卫生信用评价体系的构想与实践.中国卫生监督杂志,2017,24(3):249-252.

[7] 邹涛,苗嘉魁,陈文雄,等.卫生信用视角下公共场所卫生监督场景化综合监管方法探讨.中国卫生法制,2019,27(6):81-84.

[8] 陈凌昔,王晖,李雪,等.全国社会信用网站建设现状及对卫生计生信用信息网站建设的启示.医学信息学杂志,2015,36(2):13-18.

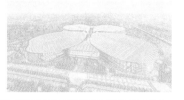

第六章

基层卫生与老龄健康

为落实《健康上海行动(2019—2030年)》相关要求,上海市需要进一步推动社区健康服务体系建设。基于此,本章收录的文章研究上海市功能社区的社区卫生推进策略,探讨上海市社区卫生服务综合评价结果,分析上海市家庭病床服务现状,调查上海市社区居民对家庭医生签约服务的认知及其影响因素。伴随着老龄化和高龄化的加剧发展,给老龄健康带来严峻挑战。因此,本章收录的文章探讨上海市老年照护统一需求评估标准的实践及思考,研究上海失能失智老人健康服务保障体系,调查分析上海市老年健康服务需求、长期护理床位配置及安宁疗护试点工作现状,探究医务人员安宁疗护知信行和培训需求测量量表。

上海市功能社区的社区卫生
服务推进策略研究

张天晔　钟　姮　杨　超　汤真清
孙欣然　万和平　何江江

【导读】　为落实《健康上海行动(2019—2030年)》相关要求,上海市需要进一步推动社区健康服务体系建设,逐步将服务从居住社区延伸至功能社区。基于文献梳理、供需调查、多方座谈和案例分析,文章明确了功能社区的定义与人群健康服务特点,梳理国内外发展现况,并结合上海实际情况,总结主要模式与实施经验、共性问题与难点,从总体目标、覆盖人群、服务内容、服务提供主体与模式、筹资来源与分配、组织管理、监督与考核等方面提出上海市功能社区的社区卫生服务推进策略,同时从思想认识、筹资保障、人力配备和宣传引导等方面提出配套政策建议。

2015年6月10日,上海市政府召开社区卫生服务综合改革推进会,标志着新一轮社区卫生服务综合改革试点启动。目前,上海市已全面开展社区卫生服务综合改革,为居民提供"1+1+1"家庭医生签约服务,基本实现对生活社区重点人群的全面覆盖,而对于职业人群这种以"单位人"的身份工作生活的群体,由于其与生活社区的关联度较小,工作地所在的功能社区卫生服务尚处于发展探索阶段。提高这部分人群的健康水平,实现全人群全生命周期的健康覆盖,对创造更具竞争力的就业和营商环境,以及落实"保基本、强基层、建机制"和分级诊疗制度建设具有重要意义。本研究基于前期的文献梳理、供需调查、多方座谈和案例分析,形成了调研报告,以期为下一步开展上海市功能社区的社区卫生服务工作提供政策参考。

一、功能社区定义与人群健康服务特点

功能社区是具有中国特色的社区概念,与行政/地域社区相对应,不由政府划定,而是由其功能决定区域划分。功能社区多由学校、企业、机关等相同处境人群构成,是青少年和劳动力人群聚集的场所。功能社区的人群特点决定了开展功能社区诊疗和健康管理服务的必要性。

基金项目:2019年度上海市卫生健康委员会政策研究课题"促进本市功能社区家庭医生服务发展的政策研究"(课题编号:2019HP21)。
第一作者:张天晔,男,上海市卫生健康委员会基层卫生健康处副处长。
通讯作者:何江江,男,副研究员,上海市卫生和健康发展研究中心(上海市医学科学技术情报研究所)卫生政策研究部主任。
作者单位:上海市卫生健康委员会(张天晔、钟姮、杨超),上海市卫生和健康发展研究中心(上海市医学科学技术情报研究所)(汤真清、何江江),上海市健康促进中心(孙欣然、万和平)。

（一）功能社区人群更适宜开展健康服务

功能社区人群收入稳定，普遍享有基本医疗保险，部分功能社区人群同时享有补充型商业医疗保险，具备开展健康服务的经济可及性。此外，同一功能社区人群通常具有相似的文化程度、生活作息和规律的健康体检，因此该人群健康问题和健康需求也具有一定的相似性。针对不同功能社区，立足于该人群特征制定措施，能达到事半功倍的管理效果。

（二）功能社区人群在居住地社区卫生服务机构难以获得可及性、连续性的健康服务

功能社区人群多需遵守工作、学习时间表，本次调研发现，工作时间限制被认为是影响到居住地社区就诊和健康管理服务的最主要原因。上海市常住非户籍人口流动性较大，居住不稳定性、户籍和地域限制等导致以家庭为单位的社区健康服务较难提供长期有效的管理和服务。

（三）功能社区人群的心理健康、慢性病和"新型"职业病防治需求迫切

在上海市企事业卫生保健管理协会的支持下，调研组针对上海市不同类型的功能社区进行了1995份健康需求问卷调查，结合多方访谈发现，"楼宇型"功能社区人群因工作节奏快、心理压力大，存在明确的心理健康服务需求，同时因为电脑等电子劳动工具的使用，普遍存在"新型"职业病（视频显示终端综合征），如引发颈椎、腰椎、腕管、下肢的慢性躯体性疾病，以及视力疾病和皮肤疾病等。"生产型"功能社区人群对职业危害相关性疾病的预防保健存在明确需求。另外，因为不健康的行为生活方式，功能社区不同人群普遍存在慢性疾病防治需求。

（四）功能社区人群对家庭成员健康状况有重要影响

功能社区人群一般是家庭核心成员，其健康状况、健康知识、健康行为会对其他家庭成员的健康和疾病状况产生重要影响，进而对人群整体健康水平和分级诊疗制度建设产生影响。

二、国内外推进功能社区卫生服务的发展现状

（一）国外功能社区卫生服务发展现状

国外与"功能社区"类似的有"工作场所健康促进"（Workplace Health Promotion，WHP），这是为实现WHO提出的"人人享有职业卫生保健"的一项战略措施。目前，澳大利亚、新加坡、美国、荷兰等国已经取得了显著的效果[1]。欧盟、加拿大、日本、瑞士、泰国、南非也取得了较好的效果。国际上基于特定工作场所的健康干预项目对于上海市功能社区卫生服务模式具有一定的参考意义。

（二）国内功能社区卫生服务发展现状

我国功能社区开展基本卫生服务由来已久。从20世纪90年代末开始，北京、武汉、西安等城市的高校和企业功能社区的医院或医务室就逐步开始向社区卫生服务体系转型，特别是2006

年以来,社区卫生服务体系建设步入快速发展。随着功能社区概念的引入以及功能社区卫生服务的提出,北京、上海、深圳等城市从 2010 年开始,先后在党政机关、企事业单位、学校和商业楼宇等功能社区展开实践,建立功能单位与社区卫生服务机构和医院之间的良好协作[2]。主要服务模式和做法有四种,分别是企事业设置医疗机构转型模式、属地社区卫生服务机构覆盖模式、医疗健康公司购买服务模式和资源融合型社区卫生服务模式等。主要服务内容包括开展功能社区卫生诊断、健康教育与健康促进活动、人群健康管理、转诊预约服务等。

目前国内各省市没有专门出台功能社区卫生服务相关文件,均处于探索发展阶段。基于上海市 16 个区的案例调查,上海市功能社区卫生服务主要有四种发展模式:一是社区卫生服务中心与功能社区协调共建;二是以白领人群为重点,开展功能社区楼宇健康管理;三是以家庭医生服务为契机,统筹开展功能社区卫生服务;四是以村卫生室、健康驿站为平台,提高功能社区人群健康水平。

三、上海市推进功能社区卫生服务的共性问题与难点

国内外在功能社区卫生服务模式发展中遇到一些共性问题[3]。第一,人员认识不到位,服务理念需转变,服务提供与需求不完全匹配。第二,缺少功能社区建设持续、稳定的投入机制,补偿模式需进一步改革与完善。第三,功能单位卫生服务提供机构(内设医疗机构)独立于卫生系统管理之外,全行业和属地化管理未能得到有效落实[4]。第四,社区医务人员工作负荷较重,有效激励机制尚未建立。第五,功能社区信息化建设滞后,严重影响服务便捷性和后期监管。

上海市各区推进功能社区卫生服务面临以下一些共性难点。例如,社区机构单体或家庭医生个人推进功能社区服务比较困难,同时服务对象的人员流动大;服务提供范围缺乏明确的指导性服务清单与政策引导;功能社区提供的服务场所较难达到卫生监督部门要求的服务软硬件条件;功能社区健康服务的投入、收付费、购买等方面缺乏相应的标准,包括功能社区自购的职工商业保险不覆盖社区卫生服务机构或家庭医生服务等;服务信息传递不流畅、人群需求时间不一致、可允许接受服务的时间短、场所距离的远近以及费用的支付等各方面均影响服务人群的扩展;现有的服务质量保证与监管政策框架在一定程度上限制了服务提供的范围,服务提供机构的管理者存在质量安全管理压力[5]。

四、上海市推进功能社区卫生服务的建议方案

为贯彻落实《国务院办公厅关于推进分级诊疗制度建设的指导意见》(国办发〔2015〕70号)[6]、《关于印发推进家庭医生签约服务指导意见的通知》(国医改办发〔2016〕1 号)[7] 和《关于进一步做好本市家庭医生签约服务工作的通知》(沪卫办基层〔2019〕002 号)[8] 要求,拟在上海市推进功能社区卫生服务方面提出以下建议方案。

(一) 总体目标

在保证服务质量的基础上,根据基层服务能力和保障政策落实情况,各区卫生健康委要协同

各区教育局、工会及街镇政府等多方资源,探索多种形式功能社区卫生服务模式,逐步将社区卫生服务向学生、在职人群等延伸,促进卫生服务覆盖全人群全生命周期,为其提供综合、连续、协同的基本医疗卫生服务。

（二）覆盖人群

根据不同功能社区类别开展工作,结合各地服务能力进行卫生服务供需分析,设计有针对性的诊疗服务、健康管理与健康促进项目,分阶段有序覆盖功能社区全人群,建议优先覆盖功能社区重点人群(如女性职工和学生群体)和高危人群(如慢性病患者、职业健康风险高的群体等)。

（三）服务内容

采用"规定动作＋自选动作"的模式,鼓励各区在提供基本服务后拓展符合区域特色的诊疗和健康管理服务。建议从功能社区基本服务项目、职业病防治服务项目、学校卫生健康服务项目和个性化健康管理服务项目等四个方面开展。鼓励与社区卫生服务中心形成紧密合作关系的功能社区推进家庭医生签约服务,逐渐把家庭医生作为功能社区人群签约服务的第一责任人和其他服务转介(采购)人,实行团队签约服务和"1＋1＋1"的医疗机构组合签约服务模式。养老服务机构作为一种特殊形式的功能社区,建议按照方便就近、互惠互利的原则,鼓励养老机构与周边医疗卫生机构开展多种形式的签约合作,为入住老年人提供医疗、康复和健康管理服务。

（四）服务提供主体与模式

功能社区卫生服务主要由辖区内各类基层医疗卫生机构覆盖提供,同时鼓励社会办基层医疗机构(包括功能社区内设医疗机构、私立诊所和外资医院等)对接社区卫生服务平台,采取公私合作方式(PPP)实际开展服务。

1. 坚持功能社区属地政府办社区卫生服务机构覆盖为主

以政府办社区卫生服务机构设立的社区卫生服务站/村卫生室、楼宇/厂房/学校/军营/养老机构/产业园区责任医生、健康驿站或结合智慧健康小屋服务为基础,提供基本服务。同时在专业疾控机构的指导下,推进职业病防治服务与学校卫生健康服务。

2. 促进功能社区内设医疗机构服务能力提升为辅

提升功能社区内设医疗卫生机构和医务人员的服务能力,并将内设机构及其相关家庭医生队伍逐步纳入上海市整体社区卫生服务体系,统一组织管理。

3. 发展社会办功能社区健康管理服务提供机构为补充

社会办医疗机构或健康管理公司可以根据不同类别、不同层次的健康服务需求,提供多元化的健康服务,提供个性化的服务内容或补充型服务包,由政府或企业购买。

4. 鼓励功能社区以需求为导向发展资源融合型健康管理服务

资源融合型模式是指综合利用功能单位内设医疗机构、属地政府办社区卫生服务中心以及社会办医疗机构或健康管理公司等,以需求为导向,提供具有针对性的初级卫生保健服务[9]。不同性质的功能单位可以根据自身筹资水平及需求选择不同的服务模式组合比例。

（五）筹资来源与分配

功能社区卫生服务筹资来源和方式与其建立模式和服务项目类别进行综合考虑。由原有社区卫生服务机构提供的基本服务项目,由医保基金、基本公共卫生服务经费和功能社区人员付费等分担。职业病防治服务项目和学校卫生健康服务项目由财政支持或功能社区自行采购的职业卫生和学校卫生相关公共卫生服务项目经费支持。功能社区根据自身特点开展的个性化健康管理服务项目等以商业保险覆盖、企业自行采购或个人自费等形式支付费用。企事业单位内部的医务室等协助家庭医生团队提供基本服务,根据服务数量和质量支付一定费用。鼓励社会办医疗健康公司进入功能社区健康管理服务领域,引入社会资源与市场竞争机制,优化卫生资源配置、减轻财政负担、激励服务水平提升。

（六）组织管理

加强功能社区卫生服务的组织领导和统筹协调,形成"党建引领、工会协调、街镇支持、企业参与"的工作机制,加强与营商环境建设措施的联动,形成叠加效应和推进合力。各地要建立定期调研督导机制,加强相关评估、培训等工作;要充分利用各种信息媒介,广泛宣传卫生服务的政策与内容,重点突出签约服务便捷、有效、价廉的特点。

（七）监督与考核

各地卫生健康行政部门对辖区内功能社区的社区卫生服务工作实施考核,建立考核指标体系,考核结果与机构绩效工资增量和主要负责人薪酬增量挂钩,并建立服务反馈渠道,及时处理签约人员的投诉与建议。注意监控购买服务提供方的服务资质和服务质量等。

五、上海市推进功能社区卫生服务的配套政策建议

（一）提高认识,转变理念,将功能社区卫生服务逐步纳入全市社区卫生服务体系

政府和相关部门应明确开展功能社区卫生服务的作用与意义,将其纳入社区卫生服务体系中。在服务提供过程中,转变观念,进一步丰富社区卫生服务,促进体系建设的完善,在基层卫生和健康服务中发挥更大的作用。

（二）明确政府责任,加强统筹协调,完善筹资与补偿机制

一是明确责任,加强领导,坚持属地化管理,卫生健康行政部门应承担起主要管理责任,提供有力的政策保障,协调其他部门适当放宽对于功能社区卫生服务机构的准入标准(包括硬件标准和技术标准),扩展功能社区卫生服务内容和供方资格;二是明确各相关部门和机构的职责,加强统筹规划和综合协调,逐步建立协调联动的工作机制;三是建立长效稳定的经费保障机制,建立合理的投入政策和筹资机制;四是改革和完善补偿机制,逐步建立"费随人走"或"费随事走"的补偿机制,医保基金和公共卫生服务经费的划拨要将功能社区纳入考虑范围,企事业单位和员工购

买的商业保险也要对社区机构的诊疗和健康服务进行报销。

（三）加强人才队伍建设，注重信息化建设，着力提升功能社区健康管理能力和水平

应对功能社区卫生服务人员开展理论培训和实践训练，建立相匹配的人力资源配置。同时，应重视卫生信息系统建设，注重功能社区内设医疗机构和社会办医疗机构信息系统的整合和利用，建立起以健康档案为基础、区域互联互通的信息化管理体系。

（四）注重健康需求开发与宣传引导，提高功能社区参与度

应科学分析功能社区人群的健康问题，合理开发人群的健康需求，探寻健康服务需求与提供的有效契合点，制定行之有效的服务提供方案；同时应加大宣传和引导，使功能单位领导者和功能社区成员充分认识到健康管理的重要性，提高功能社区成员参与度[10]。

参 考 文 献

［1］徐金平,李朝林,周安寿.工作场所健康促进工作进展.中国工业医学杂志,2010,23(5)：360 - 363.

［2］王婷,贾建国.我国发展功能社区卫生服务的意义及建议.中国全科医学,2017,20(25)：3075 - 3078.

［3］王芳,李永斌,丁雪,等.功能社区卫生服务发展现状与问题分析.中国卫生事业管理,2012, 29(12)：894 - 896.

［4］王红伟,杨文秀,骆达.基于业务流程再造理论的家庭医生团队分工协作管理流程重组研究.中国全科医学,2015,18(1)：23 - 26.

［5］张荣荣,李晓春.我国家庭医生制服务中存在的问题及对策分析.中国药物经济学,2018,13(6)： 105 - 108.

［6］国务院办公厅.国务院办公厅关于推进分级诊疗制度建设的指导意见(国办发〔2015〕70 号),2015.

［7］国务院医改办.关于印发推进家庭医生签约服务指导意见的通知(国医改办发〔2016〕1 号),2016.

［8］上海市卫生健康委员会.关于进一步做好本市家庭医生签约服务工作的通知(沪卫办基层〔2019〕002 号),2019.

［9］刘娜娜,王朝昕,石建伟,等.产城融合背景下功能社区健康服务供给能力分析：以上海市科技园区为例.中国卫生资源,2018,21(3)：240 - 245.

［10］李永斌,王芳,丁雪,等.上海市闸北区功能社区卫生服务模式探析.中国社会医学杂志,2012, 29(6)：405 - 407.

上海市社区卫生服务综合评价与发展

钟 姮 杨 超 张静雅 韩裕乐 万和平

吴舒窈 何碧玉 毕 嫒 汤真清 何江江

【导读】 上海市社区卫生服务综合评价开展 6 年以来,其结果反映了上海市社区卫生服务中心现状,也凸显了当前社区卫生服务发展过程中的问题和难点,为下阶段工作提供依据。文章从社区卫生机构资源配置、医疗业务、公共卫生服务、签约服务、机构管理以及满意度 6 个方面选取具有代表性的指标,分析 2019 年度上海市社区卫生服务综合评价结果,并提出相应的建议。

2019 年度上海市社区卫生服务综合评价纳入了国家"优质服务基层行"指标、国家基本公共卫生服务项目评价指标、满意度第三方测评 3 套指标体系,包括 6 个一级指标、39 个二级指标、151 个三级指标。本文从社区卫生机构资源配置、医疗业务、公共卫生服务、签约服务、机构管理以及满意度 6 个方面选取具有代表性的指标进行描述分析,并提出相应的建议。

一、资源配置情况

(一) 机构布局

2019 年,全市参评社区卫生服务中心 243 所,分中心 101 所,服务站 825 所,村卫生室 1 195 所。基层卫生机构业务用房面积 158.59 万平方米,平均每家基层医疗卫生机构业务用房面积 6 553.46平方米。平均每中心(含分中心)服务人口数 6.89 万人,平均每服务站服务人口数 2.87 万人。2019 年上海市及各区基层医疗卫生机构布局情况见表 1。

表 1 2019 年上海市基层医疗卫生机构布局情况

行政区划	中心(含分中心) 平均服务人口(万人)	万人口业务用房 面积(平方米)	基层财政投入 (亿元)	基层财政投入 占比(%)
上海市	6.89	669.39	81.66	31.43
黄浦区	4.01	886.91	3.53	26.24

第一作者:钟姮,女,一级主任科员。
作者单位:上海市卫生健康委员会(钟姮、杨超),上海市健康促进中心(张静雅、韩裕乐、万和平、何碧玉、毕嫒),上海市黄浦区打浦桥社区卫生服务中心(吴舒窈),上海市卫生和健康发展研究中心(上海市医学科学技术情报研究所)(汤真清、何江江)。

续　表

行政区划	中心(含分中心)平均服务人口(万人)	万人口业务用房面积(平方米)	基层财政投入(亿元)	基层财政投入占比(%)
徐汇区	8.34	1 030.43	4.51	28.64
长宁区	7.05	568.99	2.06	22.27
静安区	7.24	522.03	4.44	29.20
普陀区	9.73	599.26	2.18	16.81
虹口区	6.11	717.97	1.31	12.17
杨浦区	10.80	376.48	3.55	23.02
闵行区	8.14	655.67	5.72	22.86
宝山区	9.54	475.25	6.42	34.92
嘉定区	7.41	686.15	6.06	37.49
浦东新区	8.01	615.21	16.89	34.74
金山区	5.04	868.41	4.16	43.33
松江区	8.80	697.01	6.26	41.75
青浦区	6.10	674.52	5.65	49.38
奉贤区	4.78	821.37	4.83	39.58
崇明区	1.92	1 274.41	4.11	38.31

注：全市共有 246 家社区卫生服务中心,其中徐汇区天平街道社区卫生服务中心和湖南街道社区卫生服务中心合并填报,嘉定区金沙新城社区卫生服务中心和江桥镇社区卫生服务中心合并填报,静安区彭浦镇第二社区卫生服务中心未参评。

（二）床位设置

2019 年,全市社区卫生服务中心床位共 15 973 张,较 2018 年的 15 178 张增长 5.24%,其中护理床位 13 184 张,护理床位中安宁疗护床位 1 073 张。2019 年建立家庭病床 6.45 万张,较 2018 年的 6.21 万张增长 3.86%。2019 年上海市社区卫生服务中心床位设置情况见表 2。

表 2　2019 年上海市社区卫生服务中心床位设置情况(单位：张)

行政区划	每千人口实际开放床位数	每千人口护理床位数	每千人口安宁疗护床位数	每千人口家庭病床建床数
上海市	0.67	0.56	0.05	2.72
黄浦区	1.40	1.40	0.05	6.87
徐汇区	1.09	0.93	0.07	4.64
长宁区	0.80	0.73	0.07	5.95
静安区	0.41	0.41	0.06	4.45
普陀区	0.91	0.91	0.10	4.66
虹口区	0.13	0.09	0.02	6.63
杨浦区	0.41	0.41	0.04	4.00
闵行区	0.65	0.59	0.05	3.14

行政区划	每千人口实际开放床位数	每千人口护理床位数	每千人口安宁疗护床位数	每千人口家庭病床建床数
宝山区	0.21	0.20	0.03	2.01
嘉定区	0.72	0.70	0.03	1.75
浦东新区	0.52	0.39	0.03	1.62
金山区	0.73	0.44	0.06	2.07
松江区	0.97	0.65	0.03	1.11
青浦区	0.40	0.32	0.06	1.22
奉贤区	1.26	1.00	0.07	0.74
崇明区	1.54	0.97	0.06	2.05

（三）人员配置

2019 年，全市社区卫生服务中心职工编制总数 3.52 万人，职工总数 3.64 万人，其中卫生技术人员数 3.13 万人，执业（助理）医师 1.31 万人，注册全科医师 8 352 人，药学专业人员 2 803 人，康复医师 194 人，注册护士 11 874 人，公共卫生医师 2 043 人。2019 年上海市社区卫生服务中心人员配备情况见表 3。

表 3　2019 年上海市社区卫生服务中心人员配备情况（单位：人）

行政区划	每万人口卫生技术人员数	每万人口执业（助理）医师人员数	每万人口注册全科医师人员数	每万人口注册护士人员数
上海市	13.19	5.51	3.53	5.01
黄浦区	20.69	7.42	4.72	9.17
徐汇区	17.25	7.03	4.87	7.09
长宁区	15.10	6.31	4.24	6.55
静安区	14.64	6.20	4.25	5.66
普陀区	12.08	4.90	3.28	5.04
虹口区	14.14	5.97	3.88	5.31
杨浦区	10.89	4.57	3.28	4.31
闵行区	12.87	4.97	3.41	5.38
宝山区	11.83	4.59	2.86	5.25
嘉定区	12.95	6.07	4.24	4.57
浦东新区	10.86	4.83	3.22	3.85
金山区	15.96	6.89	3.57	4.80
松江区	13.27	5.14	2.72	4.77
青浦区	11.52	4.98	3.13	4.22
奉贤区	14.56	6.34	3.59	4.61
崇明区	22.58	9.55	4.64	7.51

二、医疗业务情况

（一）全科医师日均门诊量

2019 年全市社区卫生服务中心全科医师门诊量为 6 636.82 万人次，较 2018 年的 6 771.34 万人次降低 1.99％。2019 年上海市社区卫生服务中心全科医师日均门诊量见图 1。

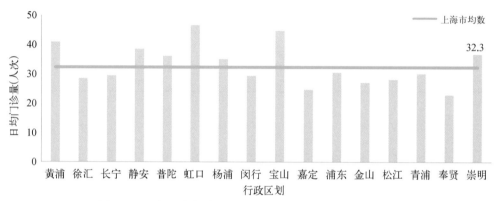

图 1　2019 年上海市社区卫生服务中心全科医师日均门诊量

（二）床位使用率

2019 年全市社区卫生服务中心床位使用率徐汇区最高，为 98.24％，青浦区最低，为 54.31％（图 2）。

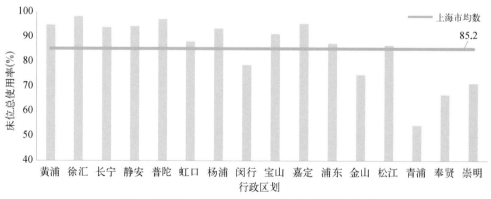

图 2　2019 年上海市社区卫生服务中心床位使用率

三、公共卫生服务情况

（一）重点人群健康管理

2019 年全市健康档案建档率 83.10％，较 2018 年的 83.18％降低 0.08 个百分点；2019 年全市老年人健康管理率 61.76％,较 2018 年的 52.45％升高 9.31 个百分点;全市孕产妇系统管理率 93.43％,较 2018 年的 95.86％降低 2.43 个百分点;全市 0~6 岁儿童健康管理率 98.47％,较 2018 年的 98.59％降低 0.12 个百分点(表4)。

表 4　2019 年上海市社区卫生服务中心重点人群健康管理率(单位：％)

行政区划	健康档案建档率①	老年人健康管理率②	孕产妇系统管理率③	0~6 岁儿童健康管理率①
上海市	83.10	61.76	93.43	98.47
黄浦区	98.97	66.97	95.49	99.21
徐汇区	76.20	73.40	93.85	99.50
长宁区	90.34	23.74	96.71	93.07
静安区	79.70	78.01	97.13	99.38
普陀区	85.44	64.57	96.66	99.59
虹口区	93.32	68.62	96.08	99.67
杨浦区	85.33	48.22	93.11	99.15
闵行区	69.65	56.63	91.49	99.63
宝山区	85.31	67.49	91.22	99.33
嘉定区	80.78	68.18	95.14	99.91
浦东新区	92.88	55.57	91.15	97.72
金山区	82.55	68.85	95.89	99.94
松江区	64.31	70.24	95.23	99.37
青浦区	80.75	68.93	95.91	99.16
奉贤区	83.74	70.53	92.03	88.25
崇明区	78.79	62.82	92.18	97.51

① 数据来源于国家基本公共卫生服务项目管理平台。② 数据来源于上海市 2019 年度国家基本公共卫生项目绩效自评报告。③ 数据来源于综合评价各社区填报表格。

(二)慢性病患者健康管理

2019 年,全市高血压患者规范管理率较 2018 年的 87.19％降低 2.42 个百分点,2 型糖尿病患者规范管理率较 2018 年的 86.84％提高 0.53 个百分点,肺结核患者规范管理率较 2018 年的 97.53％提高 0.40 个百分点,严重精神障碍患者规范管理率较 2018 年的 98.38％提高 0.18 个百分点(表5)。

表 5　2019 年上海市社区卫生服务中心慢性病患者健康管理率(单位：％)

行政区划	高血压患者规范管理率	2 型糖尿病患者规范管理率	肺结核患者规范管理率	严重精神障碍患者规范管理率
上海市	84.77	87.37	97.93	98.56
黄浦区	84.77	82.36	100.00	98.72

续　表

行政区划	高血压患者规范管理率	2型糖尿病患者规范管理率	肺结核患者规范管理率	严重精神障碍患者规范管理率
徐汇区	89.10	91.53	98.95	98.01
长宁区	88.44	86.34	99.22	95.71
静安区	72.83	75.75	98.91	98.88
普陀区	93.56	93.02	100.00	99.47
虹口区	82.25	79.79	92.83	99.63
杨浦区	88.80	85.72	99.20	98.89
闵行区	81.70	81.85	99.32	98.49
宝山区	90.16	89.10	99.42	98.87
嘉定区	87.08	88.21	98.78	98.71
浦东新区	79.60	90.39	95.14	97.47
金山区	95.21	95.61	96.40	99.06
松江区	91.32	82.65	99.13	99.75
青浦区	92.17	91.04	98.50	99.25
奉贤区	69.58	75.32	98.32	99.48
崇明区	90.56	91.67	99.44	99.58

注：数据来源于国家基本公共卫生服务项目管理平台。

四、签约服务情况

（一）签约覆盖率

2019年，全市家庭医生常住居民签约覆盖率较2018年的30.25％提高1.57个百分点，重点人群签约覆盖率较2018年的54.63％提高1.99个百分点，65岁及以上老年人签约覆盖率较2018年的69.41％提高2.12个百分点（表6）。

表6　2019年上海市社区卫生服务中心签约覆盖率

行政区划	签约人数（万人）	常住居民签约覆盖率（％）	重点人群签约覆盖率（％）	65岁及以上老年人签约覆盖率（％）
上海市	753.89	31.82	56.62	71.53
黄浦区	19.29	30.07	38.05	43.53
徐汇区	36.95	34.06	54.79	64.88
长宁区	28.42	40.31	41.77	51.94
静安区	34.70	34.22	54.95	56.45
普陀区	45.53	39.01	61.74	70.12
虹口区	25.72	32.40	55.03	58.85
杨浦区	39.87	30.77	47.00	55.54

行政区划	签约人数 （万人）	常住居民签约 覆盖率（%）	重点人群签约 覆盖率（%）	65 岁及以上老年人 签约覆盖率（%）
闵行区	80.59	33.02	63.05	88.92
宝山区	62.54	32.78	69.12	92.37
嘉定区	47.27	30.36	52.92	83.08
浦东新区	179.33	32.44	63.28	81.86
金山区	27.95	34.63	58.23	76.10
松江区	44.31	25.19	47.83	75.40
青浦区	24.16	19.82	43.21	72.62
奉贤区	31.90	29.03	58.06	86.05
崇明区	25.37	37.74	64.97	81.51

注：数据来源于上海市社区卫生综合改革云管理平台。

（二）签约居民就诊率

2019 年，全市签约医疗机构组合内就诊率较 2018 年的 70.53% 降低 0.43 个百分点，签约社区就诊率较 2018 年的 46.37% 降低 0.37 个百分点（表 7）。

表 7 2019 年上海市社区卫生服务中心签约居民就诊率（单位：%）

行 政 区 划	组合内就诊率	签约社区就诊率
上海市	70.10	46.00
黄浦区	61.33	43.15
徐汇区	69.40	43.07
长宁区	59.34	38.04
静安区	63.32	41.69
普陀区	62.97	39.53
虹口区	70.89	47.93
杨浦区	66.28	38.07
闵行区	74.80	47.25
宝山区	69.59	44.51
嘉定区	72.77	48.51
浦东新区	70.65	44.64
金山区	83.13	60.41
松江区	76.63	48.30
青浦区	66.77	44.76
奉贤区	72.31	56.88
崇明区	83.60	67.63

五、机构管理情况

（一）抗生素处方比例

2019 年，全市社区卫生服务中心的抗生素处方比例为 6.17％，其中最高的是青浦区（9.86％），最低的是宝山区（4.20％），全市 16 个区的抗生素处方比例均低于市考核要求上限值的 20.00％（图 3）。

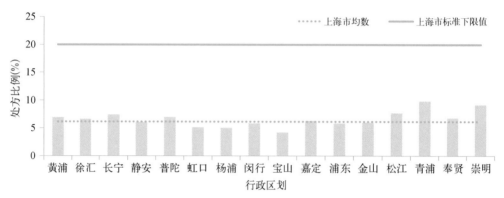

图 3　2019 年上海市各区抗生素处方比例

（二）静脉点滴处方比例

2019 年，全市社区卫生服务中心的静脉点滴处方比例为 2.75％，其中最高的是崇明区（7.42％），最低的是黄浦区（1.33％），全市 16 个区的静脉点滴处方比例均低于市考核要求上限值的 20.00％（图 4）。

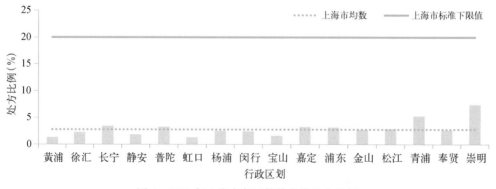

图 4　2019 年上海市各区静脉点滴处方比例

（三）基本药物使用金额占全部药品总金额比例

2019 年，全市社区卫生服务中心基本药物使用金额占全部药品总金额比例平均为 87.24％，其中最高的是浦东新区(97.47%),最低是杨浦区(74.89%),全市有10个区该指标达到市考核要求下限值的85.00%,有6个区未达标(图5)。

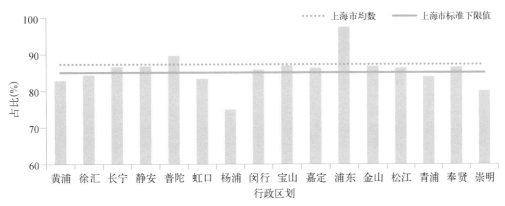

图5 2019年上海市各区基本药物使用金额占全部药品总金额比例

六、满意度测评

2019年上海市社区卫生服务中心服务质量满意度及员工满意度调查以电话调查、现场问卷发放和访问的形式开展,共采集内、外部测评样本19 877份,其中内部员工样本1 018份,外部病患、周边居民样本18 859份,覆盖本市244个社区卫生服务中心。

结果发现:① 外部受访者对于本市社区卫生服务质量的满意度为90.95分(满分100.00分),处于满意至较满意区间。② 门诊服务、住院服务、基本公共卫生服务、家庭医生服务的评价结果分别为97.11分、97.22分、97.17分、97.59分,各项具体服务内容的评价都较高。③ 家庭医生的签约情况知晓度相对较低,近半数外部受访者不知道自己是否签约,知晓签约的受访者中,四成电话外部受访者和两成现场外部受访者无法说出家庭医生名字,表明未使用过相关服务。仍需加强推广和落实该项服务。④ 在已接受家庭医生服务的外部受访者中,家庭医生服务的满意度评价结果为87.32分,处于满意水平。⑤ 内部员工测评的满意度总体评价结果为90.84分,处于满意水平。不同区之间存在一定差异,普陀、长宁、奉贤的评价结果较高,而黄浦、金山、浦东新区则稍低。⑥ 工作环境和权益保障是内部员工较为看重且满意度较高的指标;薪酬福利是内部员工较为看重但评价较低的方面,应引起重视,优先改进提升。⑦ 高学历、高职称人群对薪酬福利、工作成就、工作认同评价较低,应加强人才队伍培养,充分发挥其才能。⑧ 26~35岁、博士及以上文化程度、正高职称特征的全科医生,18~25岁、大专学历、无职称特征的护士,26~35岁、高中/中专学历、初级职称特征的公共卫生人员评价结果相对较低。

2019年上海市及各区外部病患、周边居民满意度评价结果见图6。2019年上海市及各区内部员工满意度评价结果见图7。

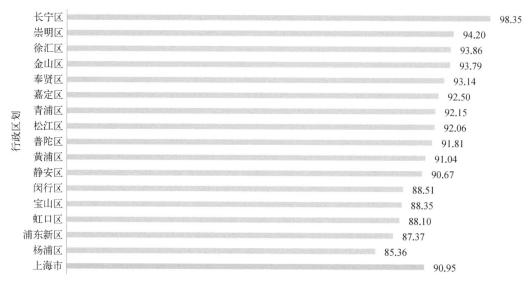

图 6　2019年上海市及各区外部病患、周边居民满意度评价结果（单位：分）

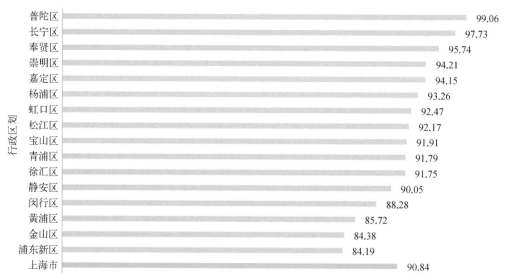

图 7　2019年上海市及各区内部员工满意度评价结果（单位：分）

七、讨论和建议

（一）建立社区卫生治理模式，提高卫生健康供给质量和服务水平

创新社区卫生治理方式，建立有效的治理结构和运行机制，完善社区卫生治理体系，建立效率与公平相互协调且可持续性的社区卫生服务体系。

（二）根据功能建设指导标准，继续加大政府基层卫生投入

通过本次综合评价发现，一些区的基层财政投入占比低于全市平均水平，根据《上海市社区

卫生服务机构功能与建设指导标准》中的建议，服务人口少于 5 万的社区卫生服务中心，建筑面积最低不少于 4 000 平方米，建议达到 5 000 平方米以上。本次评价发现部分社区卫生服务中心面积未达到该标准。各区政府可以根据城乡不同区域，合理布局社区卫生服务机构，鼓励邻近社区卫生服务中心共享资源和社会资源参与，建设符合城乡特点、均衡发展的社区卫生服务体系，提升基层医疗卫生机构服务能级。

（三）合理转换基层用人机制，加强基层卫生人才队伍建设

本次评价发现，社区卫生服务中心康复科、儿科、口腔科、眼耳鼻喉科等专业的人才紧缺，同时高学历、高职称等人才紧缺。建议各区通过加强规范化培训、全科转岗培训等多种途径，充实社区医务人员队伍，加快紧缺专业人员的培养，鼓励和引导医学背景的相关人员积极参加紧缺专业的职业技能培训。

推动由身份管理向岗位管理转变，转换用人机制，整合人才资源，完善按需设岗、按岗聘用、以岗定薪的岗位管理制度，形成能进能出、能上能下的灵活用人机制。依托社区卫生服务中心，由各区卫生健康行政部门统筹建设具备全科教学门诊接诊区的住院医师规范化培训（含中医）全科医学社区教学基地、全科医生技能实训评估基地、社区卫生能力提升基地等人才培养基地，配备足够的全科带教师资，不断丰富社区及乡村医务人员能力提升与拓展渠道。

（四）依托大数据互联网技术，提升社区卫生服务能力和管理效率

建议社区卫生服务中心利用信息技术，建立衔接服务项目、服务流程与运行管理各环节的信息平台。依托互联网技术，促进服务模式转变和服务流程优化。与本市各类医疗健康信息互联互通互认，充分应用"上海健康云"等平台，强化信息融合，拓展对居民端的服务应用。建议有条件的社区卫生服务中心可根据国家及本市相关标准建设互联网医院。推动互联网与社区健康服务深度融合，丰富服务供给，开展"互联网＋"社区诊疗服务、社区公共卫生服务等项目，提升社区卫生服务能力和管理效率。

（五）根据区域居民实际需求，提供以人为核心的整合型服务

本次综合评价发现部分社区卫生服务中心的安宁疗护服务、转诊等服务的利用率不够高，说明在一些区域还存在供给大于需求的情况。建议这些机构能够依托区域性医疗中心、医疗联合体，通过需求调查、健康档案大数据分析等方式进行社区诊断，了解辖区居民和患者的实际健康需求，根据健康评估结果，整合基本医疗、公共卫生等服务资源，指导社区居民开展慢性病、心理健康等自我管理小组活动，促进全方位、全周期的整合型健康管理。加强社区卫生服务机构以全科为基础，以常见病、多发病规范诊疗为特点的基本医疗服务能力，提高基本和重大公共卫生服务的质量和效率。提升以人为核心的综合健康管理服务能级。社区卫生服务中心可设立与资源整合管理相关的部门，如双向转诊办公室、资源整合办公室等，不断拓展社区卫生服务功能，构建多元化社区卫生服务机构网络。

上海市家庭病床服务现状研究

吴晓霞 陈 翔 杨 超 张天晔 晏嫦君

【导读】 文章以调研 2019 年上海市家庭病床服务现状为视角,多维度分析家庭病床服务供给、检查和护理项目的提供、提供服务的医务人员构成以及管理情况等,并提出持续推进家庭病床服务,加强家庭病床服务质控管理,继续将家庭病床服务和家庭医生签约服务深度融合等相关建议。

作为国内家庭病床服务的先行者,上海市数十年来积极探索,受到社区居民的广泛认可和欢迎。继 2010 年制订地方标准《家庭病床服务规范(DB31/T487 - 2010)》[1],上海市卫生健康委员会于 2019 年底再出台规范性文件《上海市家庭病床服务办法》[2],并成立上海市家庭病床服务质量控制中心,扩大服务供给,规范服务质量。本研究以调研 2019 年上海市家庭病床服务现状为视角,多维度分析家庭病床服务供给、检查和护理项目的提供、提供服务的医务人员构成以及管理情况等,并提出相关政策建议。

一、资料与方法

通过编制发放统计表格、收集整理数据资料,对全市 16 个区开展家庭病床服务的共 249 家医疗机构开展调研。利用 Excel 2016 处理数据,分析全市家庭病床服务现状。

二、调研结果

(一)基本定义

家庭病床服务是指对需要连续治疗,但因本人生活不能自理或行动不便,到医疗机构就诊确有困难,需依靠医护人员上门服务的患者,以居家、居住的养老服务机构为主设立病床,由指定医护人员定期查床、治疗、护理,并在特定病历上记录服务过程的一种卫生服务形式。家庭病床服务对象是居住在本市辖区内提出建床需求,并由医师评估后经所在医疗机构审核通过的符合家庭病床收治范围的患者[2]。

第一作者:吴晓霞,女,上海市卫生健康委员会四级调研员。
作者单位:上海市卫生健康委员会(吴晓霞、杨超、张天晔),上海市虹口区嘉兴路街道社区卫生服务中心(陈翔),上海市徐汇区枫林街道社区卫生服务中心(晏嫦君)。

（二）服务开展时间

全市中心城区社区卫生服务中心开展家庭病床服务普遍较早，郊区较晚；2000 年以前开展家庭病床服务的社区卫生服务中心有 55 家，2001～2010 年有 69 家，2011 年及以后有 122 家。

（三）服务管理模式

非社区医疗机构开展家庭病床时间不尽相同。家庭医生是开展家庭病床服务的主力队伍，多数社区卫生服务中心已将这一工作纳入家庭医生签约服务基本项目，少数社区卫生服务中心仍设置专职家庭病床医生。全市有 162 家社区卫生服务中心由全科团队开展服务管理，有 65 家独立设置家庭病床科，有 19 家由预防保健科进行服务管理。

非社区医疗机构中，有的设置独立的家庭病床科和专职家庭病床医生。也有的设置独立的家庭病床科，由家庭医生开展服务管理。

（四）服务覆盖与服务量

1. 建床总数

家庭病床服务已覆盖全市 16 个区，6 014 个居（村）委。2019 年，共建家庭病床 76 947 张，其中新建 56 391 张，较 2018 年的 72 236 张增加 4 711 张，增幅为 6.52％（表 1）。全市常住人口建床率为 3.29‰，较 2018 年的 3.01‰有一定提高，有更多的居民享受到家庭病床服务。

全市常住人口建床率最高的为长宁区，最低的为奉贤区。中心城区建床率整体好于郊区，与中心城区开展家床服务普遍较早、业务状况较郊区成熟，而郊区地域较广、开展家床服务不便、人口导入增加等因素有关。

表 1　2019 年上海市家庭病床建床情况

行 政 区 划	建床数（张次）	常住人口建床率（‰）
长宁区	6 427	12.50
虹口区	6 904	8.97
黄浦区	4 408	6.87
徐汇区	6 386	5.88
普陀区	5 986	5.000
静安区	4 990	4.72
杨浦区	5 451	4.21
闵行区	8 285	3.39
崇明区	1 769	2.60
宝山区	4 752	2.49
金山区	1 966	2.35
浦东区	11 619	2.13

续　表

行　政　区　划	建床数（张次）	常住人口建床率（‰）
嘉定区	2 970	1.89
青浦区	1 702	1.46
松江区	2 356	1.34
奉贤区	976	0.99
合　计	76 947	3.29

2. 患者病种情况

全市家庭病床服务患者主要为社区老年居民，其中 60 岁及以上建床 73 753 张，占 95.85%。2019 年新建 56 391 张家庭病床的患者中，心血管疾病患者、脑卒中患者、慢性支气管炎患者、晚期肿瘤患者、骨折患者和其他患者分别为 35 109、10 705、1 749、1 026、477 和 7 325 人次。

3. 患者转归情况

2019 年，全市共撤床 55 408 张，其中患者治愈 375 人次（0.68%），好转 12 470 人次（22.51%），稳定 36 373 人次（65.64%），转院 2 970 人次（5.36%），家属要求撤床 3 063 人次（5.53%），死亡 157 人（0.28%）；治愈、好转、稳定共 49 218 人次，占总撤床数的 88.83%，符合家庭病床主要为病情稳定的社区患者提供建床服务的功能定位，满足了行动不便患者的居家医疗需求。

4. 医护人均服务家庭病床数量

目前，全市广大的家庭医生已承担起家庭病床服务，签约居民可优先获得这一便民的社区卫生服务。2019 年，各个区之间的医护与家庭病床床位数量配比情况差异较大。以医师人均服务床数为例：长宁区人均服务床数最多，奉贤区最低；整体来看，中心城区医护人均服务床位数高于郊区（表 2）。从中可以看出，中心城区和郊区家床服务发展不均衡，建床比率与数量差异较大。建床多的区，部分家庭病床医护人员每人每年需要建立和服务管理数十张家庭病床，工作量负荷较大。

表 2　2019 年上海市各区医护人均服务家庭病床数量

行政区划	医师数（人）	护士数（人）	家庭病床建床总数（张次）	医师人均服务床数（张次）	护士人均服务床数（张次）
长宁区	144	123	6 427	44.63	52.25
虹口区	244	148	6 904	28.30	46.65
徐汇区	244	153	6 386	26.17	41.74
普陀区	261	82	5 986	22.93	73.00
黄浦区	204	45	4 408	21.61	97.96
杨浦区	268	111	5 451	20.34	49.11
静安区	253	128	4 990	19.72	38.98
闵行区	560	282	8 285	14.79	29.38
宝山区	419	410	4 752	11.34	11.59

行政区划	医师数（人）	护士数（人）	家庭病床建床总数（张次）	医师人均服务床数（张次）	护士人均服务床数（张次）
金山区	215	131	1 966	9.14	15.01
浦东区	1 271	731	11 619	9.14	15.89
崇明区	195	239	1 769	9.07	7.40
松江区	262	172	2 356	8.99	13.70
嘉定区	332	194	2 970	8.95	15.31
青浦区	263	224	1 702	6.47	7.60
奉贤区	205	203	976	4.76	4.81
合　计	5 340	3 376	76 947	14.41	22.79

5. 医护服务诊疗比

2019 年全市家庭病床住床总床日数 7 358 308 天，医护赴家庭病床总诊疗 716 397 人次，各区诊疗比（以符合家床服务在连续性和安全性方面的要求，一般访视间隔天数不高于 14 天）从 7.61 到 22.55，全市平均为 10.27（图 1）。

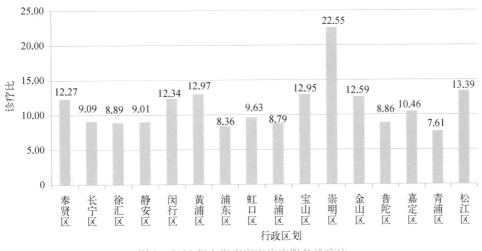

图 1　2019 年上海市家庭病床服务诊疗比

（五）家庭病床服务项目提供情况

社区卫生服务中心和非社区医疗机构均全面开展原上海市地方标准"家庭病床及上门服务项目"中 6 个检查项目、44 个治疗项目。

1. 检查项目

社区卫生服务中心的检查项目推广率总体高于治疗项目，各区的推广应用率均为 100%，按服务人次数以多到少排序，前六位依次为血常规、上门测血糖、上门抽血化验、尿常规、心电图、粪常规（表 3）。

表 3　2019 年上海市各区家庭病床检查项目开展人次（单位：人次）

行政区划	血常规	上门测血糖	上门抽血化验	尿常规	心电图	粪常规	总计
浦　东	22 077	1 776	1 424	10 119	3 504	1 493	40 393
静　安	8 026	7 389	1 409	4 814	318	843	22 799
闵　行	1 194	7 997	10 757	937	139	220	21 244
杨　浦	962	1 793	1 629	829	385	86	5 684
长　宁	444	2 419	1 898	135	729	43	5 668
徐　汇	618	2 639	763	502	125	129	4 776
宝　山	777	2 096	794	647	53	310	4 677
虹　口	410	974	2 122	368	61	93	4 028
黄　浦	364	1 106	518	410	68	165	2 631
普　陀	183	1 403	577	137	21	25	2 346
松　江	148	933	589	107	69	10	1 856
金　山	93	1 241	259	87	33	43	1 756
嘉　定	167	822	204	151	122	44	1 510
崇　明	545	213	200	163	135	30	1 286
奉　贤	289	235	52	267	162	143	1 148
青　浦	15	180	19	11	7	8	240
合　计	36 312	33 216	23 214	19 684	5 931	3 685	122 042

非社区医疗机构开展检查项目，按服务人次数以多到少排序，前六位依次为血常规、尿常规、粪常规、心电图、上门测血糖、上门抽血化验。

整体来看，社区卫生服务中心基本都能按照本市家庭病床工作要求，为社区患者提供较多的检查项目；中心城区开展的项目较郊区多。服务项目以血液化验、心电图检测、血糖检测居多，切实解决了居民往来医疗机构就诊检查的不便。

2. 治疗项目

44 个治疗项目推广应用率差异较大。2019 年上海市家庭病床护理治疗项目开展人次见图 2；2019 年上海市家庭病床中医治疗项目开展人次见图 3；康复特殊检查项目中，理疗、康复治疗、动态血压、动态心电图、康复指导、眼底检查分别开展了 8 219、6 801、935、218、204、45 人次。

可以看出，家庭病床患者对创伤性用药、卧床护理、针灸、推拿等中西医治疗需求较多、接受度好，这类治疗项目可作为社区着力持续加强的工作方向。

3. 其他服务项目

有 72.5% 的社区卫生服务中心开展其他服务项目，护理指导、预约出诊、康复指导、热线电话、代配药和送药、代取化验单、心理咨询、节假日服务、点名服务项目数量依次为 216、109、204、202、190、189、149、124 和 109 人次。

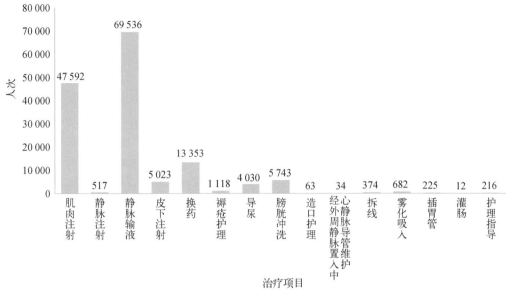

图 2　2019 年上海市家庭病床护理治疗项目开展人次

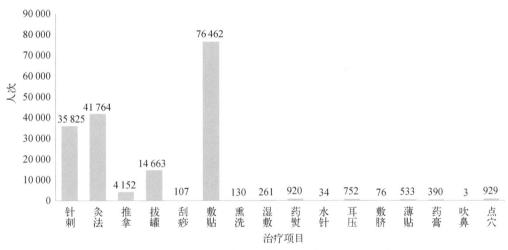

图 3　2019 年上海市家庭病床中医治疗项目开展人次

（六）患者费用与业务收入情况

1. 家庭病床患者医疗保险费用

2019 年全市家庭病床患者人均费用 2 427.33 元,平均住床时间 150 天、平均费用 16.18 元/天,这与收治患者的病情程度、病程长短、用药种类及数量等因素有关。总体看来,家庭病床作为一项便捷且价低的医疗服务,在一定程度上有效缓解了社区患者的就医费用负担。

2. 家庭病床业务收入占比

2019 年全市家庭病床总收入 13 468.08 万元,占业务总收入的 0.52%,低于 2018 年的 0.59%。可以看出,家庭病床服务的收入虽然占比很低,却是社区卫生服务中心很重要的便民项目,需要继续给予足够的重视与支持。

（七）家庭病床医护人员组成

全市 246 家社区卫生服务中心的家庭病床服务队伍中,具有本科及以上学历有 6 970 人(76.40%);中级职称 5 470 人,初级职称 3 121 人,高级职称 532 人。31～40 岁、41～50 岁、30 岁及以下、51～60 岁、61 岁及以上者分别占 40.43%、34.14%、18.47%、6.86% 和 0.62%。

全市家庭病床医护人员队伍以中高级职称、本科及以上卫生技术人员为主,初级职称的医师也都具有 3 年以上临床经验,这使得本市家庭病床服务质量得到有效保障;人员年龄结构以中青年为主,使得家庭病床服务具有较好的工作活力和可持续性。

（八）家庭病床服务的工作特色

1. 优化服务流程

全市各区都以信息化为依托,开展多种形式的家庭病床服务创新,优化家庭病床服务流程,提高家庭病床医生工作效率、减轻医师负担;同时将家庭病床服务覆盖到更广的人群,增加受益居民范围。例如,宝山区淞南社区卫生服务中心开发的"互联网＋家庭病床"应用模式,建立智慧家庭病床诊疗服务体系;徐汇区在家庭病床移动平台基础上增加的全科和专科云联合诊疗;静安区利用"互联网＋"新思维,通过"健康静安"应用程序开展的智慧医疗服务,依托区家庭病床信息化系统,在手机或电脑上完成各类操作。

2. 提升服务内涵

各区在已有家床服务内容的基础上,结合家庭医生团队,探索开展各种形式的服务内容,发挥家庭医生团队的多元化、全程化、全方位的服务优势;同时结合自身业务特色,积极探索家庭病床精细化、个性化服务。例如,虹口区曲阳社区卫生服务中心将药事服务融入家庭病床工作;嘉定区为特服家庭开展"人性化"家庭病床服务,为建床家庭定制便捷服务举措;黄浦区依托区域康复三级网络建设,推进社区康复医疗服务站同质化管理和标准化建设,在家庭病床工作中引入居家康复服务。

3. 引入社会资源

大部分区均能以家庭病床为基础,主动开展居家舒缓疗护服务;结合医养结合工作,与家庭病床服务进行对接,同时充分引入多方资源、积极探索购买第三方服务供给满足日益增长的医疗需求。例如,静安区正在试点非医疗保险参保患者的家庭病床建床和居家护理康复工作,并联合民营医疗和第三方服务机构,将居家照护、养老评估和家庭病床工作有机结合;青浦区通过建设医养结合云平台,实现老年人医疗信息互联互通,开展家庭病床服务;黄浦区核准上海全程玖玖健康门诊部增加"家庭病床"服务方式,纳入区家庭病床质控对象。

三、政策建议

（一）提高同质化水平,促进内涵发展

继续实施《上海市家庭病床服务管理办法》的新要求,持续推进家庭病床服务,加强家庭病床服务质控管理,着眼中心城区和郊区家庭病床服务发展不均衡的情况,着力加强郊区家庭病床服务工作,推进全市家庭病床服务同质化发展,争取使全市范围内的常住居民都能享有这一上海品牌特色医疗服务。同时,继续将家庭病床服务和家庭医生签约服务深度融合,利用家庭医生签约服务不断深化推进的契机,带动和促进家庭病床服务的内涵发展。

（二）完善服务模式,满足居民需求

作为医养结合的重要组成部分和缓解住院难的有效手段,上海市家庭病床服务深受广大社区居民的欢迎。因此需要顺应社会发展趋势,结合社区居民动态需求情况,创新基于"互联网＋护理"的家庭病床服务模式,规范和完善上门护理、中医药适宜技术、康复、远程会诊等服务,将更多适宜在家庭中开展的健康服务延伸至居民家中。例如,利用信息化手段进一步提高居民享有家庭病床服务的便捷性,使居民能够在线上操作提交护理申请并由正规医疗机构在线审核,继而足不出户就能享有线下上门护理服务。同时,继续鼓励社会办医疗机构参与家庭病床服务,扩大市场供给以满足社区居民对居家医疗服务的多样化需求。

参 考 文 献

［1］上海市卫生健康委员会.关于遵照上海市地方标准《家庭病床服务规范》开展家庭病床服务的通知(沪卫基层〔2010〕16号),2010.
［2］上海市卫生健康委员会.关于印发《上海市家庭病床服务办法》的通知(沪卫规〔2019〕009号),2019.

上海市社区居民家庭医生签约服务的认知及影响因素研究

张静雅　万和平　钟　姮　王　冬　何碧玉　苏丽娜　孙欣然

【导读】　家庭医生签约服务助力分级诊疗制度,居民对签约服务的认知是签约利用的基础。为了了解社区居民对签约服务的认知及其影响因素,为提高居民认知度提供切实可行的建议,课题组于 2019 年 5～7 月,采用随机抽样方法,选择上海市 16 个区 50 家社区的 2 500 名居民,采用自行设计的调查问卷进行调查。调查结果显示,85.96% 的社区居民了解签约服务相关政策,84.18% 的社区居民了解签约服务内容,影响居民家庭医生签约服务认知情况的因素有户籍、居住地、文化程度、月收入、患慢病情况。调查表明,上海市社区居民家庭医生签约服务的认知水平较高,但宣传方式单一,应丰富宣传方式和途径,针对不同人群制定不同宣传方案,实现真实有效的宣传,提高居民对签约服务的认知。

　　开展家庭医生签约服务是我国深化医药卫生体制改革的一项重要举措,是实现分级诊疗的重要抓手[1]。上海市于 2015 年启动以家庭医生制度为基础的新一轮社区卫生服务综合改革,推行"1＋1＋1"医疗机构组合签约。截至 2019 年底,全市家庭医生"1＋1＋1"签约超过 756 万人,常住居民签约率超过 30%,虽达到国家相关要求,但仍存在对签约服务的认知率较低、签约意愿不强、"签而不约"等问题,而居民对签约服务的认知是实现签约利用的基础[2],是建立签约履约的桥梁。居民能够正确认识家庭医生签约服务的形式与内涵是做实签约服务、顺利推行分级诊疗制度及实现有序就诊格局的前提。因此,本研究通过对上海市社区居民进行问卷调查,了解其对家庭医生签约服务的认知情况,探讨影响认知的因素,为提高居民对签约服务的认知,激发签约积极性和主动性提供建议与对策。

一、调查对象与调查方法

(一)调查对象

　　本研究于 2019 年 5～7 月,选取上海市 16 个区的 50 家社区卫生服务中心进行调查,每家社

第一作者:张静雅,女,科员。
作者单位:上海市健康促进中心(张静雅、万和平、何碧玉、苏丽娜、孙欣然),上海市卫生健康委员会(钟姮、王冬)。

区卫生服务中心发放居民调查问卷 50 份,共计发放 2 500 份,回收有效问卷 2 314 份,有效率为 92.56%。

(二)调查方法

采用自制的《社区居民对家庭医生签约服务认知情况调查表》,问卷主要内容涉及居民基本情况、对家庭医生签约服务相关政策和服务内容的认知。采用 Cronbach's Alpha 系数和 KMO 系统对调研问卷进行内部信度和效度的检验,社区居民问卷 Cronbach's Alpha 系数和 KMO 系统为 0.986 和 0.980。

(三)统计学方法

采用 SPSS22.0 软件建立数据库进行统计学分析。分析方法包括描述性分析、χ^2 检验和 logistic 回归分析,检验水平 $\alpha = 0.05$。

二、调查结果

(一)调查对象基本情况

调查社区居民 2 314 人,其中女性较多,为 1 440 人,占 62.23%;社区居民 50 岁以下仅占 12.23%,65 岁及以上老年人占 59.68%;多为本市户籍人口,仅 4.19% 的被调查者为非本市户籍;郊区社区居民为 1 565 人,占 67.63%;社区居民的学历以中学/中专的比例最高,为 56.09%,大专及以上仅占 19.62%;从家庭月收入来看,多数在 6 000 元以下,占 80.81%(表1)。

表 1　调查对象基本情况

人口学特征	人数(人)	构成(%)	人口学特征	人数(人)	构成(%)
性别			居住地		
男	874	37.77	城区	749	32.37
女	1 440	62.23	郊区	1 565	67.63
年龄			文化程度		
<50	283	12.23	小学及以下	562	24.29
50～64 岁	650	28.09	中学/中专	1 298	56.09
65～74 岁	819	35.39	大专及以上	454	19.62
≥75 岁	562	24.29	月收入		
婚姻状况			≤3 000 元	719	31.07
未婚	70	3.03	3 001~6 000 元	1 151	49.74
已婚	2 163	93.47	>6 000 元	444	19.19
离异或丧偶	81	3.50			
户籍					
本市户籍	2 217	95.81			
非本市户籍	97	4.19	合　计	2 314	100.00

（二）社区居民对家庭医生签约服务的认知情况

85.96％的社区居民了解家庭医生签约服务相关政策，84.18％的社区居民了解家庭医生签约服务内容。不同户籍、居住地、文化程度、月收入和患慢病情况的社区居民对家庭医生签约服务相关政策、签约服务内容的认知比较，差异有统计学意义（$P<0.05$）（表2）。

表 2　上海市社区居民对家庭医生签约服务认知情况的单因素分析

人口学特征	相关政策（%）		χ^2	P	服务内容（%）		χ^2	P
	不了解	了解			不了解	了解		
合计	14.04	85.96			15.82	84.18		
性别			1.599	0.206			2.249	0.134
男	15.22	84.78			17.28	82.72		
女	13.33	86.67			14.93	85.07		
年龄			2.728	0.435			1.426	0.700
<50 岁	16.25	83.75			18.02	81.98		
50～64 岁	15.08	84.92			15.85	84.15		
65～74 岁	13.06	86.94			15.02	84.98		
≥75 岁	13.17	86.83			15.84	84.16		
婚姻状况			1.728	0.421			0.762	0.683
未婚	17.14	82.86			15.71	84.29		
已婚	14.10	85.90			15.95	84.05		
离异或丧偶	9.88	90.12			12.35	87.65		
户籍			11.536	0.002			10.983	0.001
本市户籍	13.53	86.47			15.29	84.71		
非本市户籍	25.77	74.23			27.84	72.16		
居住地			78.297	<0.001			40.814	<0.001
郊区	18.47	81.53			19.17	80.83		
城区	4.81	95.19			8.81	91.19		
文化程度			44.200	<0.001			35.557	<0.001
小学及以下	22.24	77.76			23.67	76.33		
中学/中专	12.25	87.75			13.87	86.13		
大专及以上	9.03	90.97			11.67	88.33		
月收入			38.717	<0.001			34.086	<0.001
≤3 000 元	20.58	79.42			22.25	77.75		
3 001～6 000 元	11.82	88.18			13.64	86.36		
>6 000 元	9.23	90.77			11.04	88.96		

人口学特征	相关政策(%)		χ²	P	服务内容(%)		χ²	P
	不了解	了解			不了解	了解		
是否患有慢性病			5.664	0.019			4.384	0.036
否	17.01	82.99			18.56	81.44		
是	13.05	86.95			14.90	85.10		

(三)社区居民了解家庭医生签约服务的途径

调查结果显示,社区居民中有1 555人(67.20%)了解家庭医生签约服务的途径是通过医务人员介绍,其次是通过熟人介绍,占13.14%。仅62人(2.68%)是通过网络、微信或短信等新媒体了解家庭医生签约服务。

(四)社区居民对家庭医生签约服务认知的多因素分析

以是否了解签约服务相关政策、服务内容为因变量,以单因素分析差异有统计学意义的变量,即户籍、居住地、文化程度、月收入和患慢病情况为自变量,进行多因素 logistic 回归分析。

结果显示,社区居民对相关政策的认知方面,有上海户籍是非上海户籍的2.328倍;文化程度为中学/中专、大专及以上的社区居民是小学及以下的1.566倍、2.081倍;月收入6 000元以上是3 000元以下的1.576倍;患有慢性病的社区居民是未患有慢性病的1.665倍。社区居民对服务内容的认知方面,上海户籍居民是非上海户籍居民的2.247倍;文化程度为中学/中专、大专及以上的社区居民是小学及以下的1.554倍、1.769倍;月收入6 000元以上是3 000元以下的1.702倍;患有慢性病的社区居民是未患有慢性病的1.510倍(表3)。

表3 上海市社区居民对家庭医生签约服务认知情况的多因素分析

变 量	相 关 政 策			服 务 内 容		
	B	P	OR(95%CI)	B	P	OR(95%CI)
户籍(0=非上海户籍)	0.845	0.001	2.328(1.328,3.884)	0.810	0.001	2.247(1.379,3.662)
居住地(0=郊区)	1.258	<0.001	3.518(2.419,5.116)	0.643	<0.001	1.903(1.407,2.573)
文化程度(0=小学及以下)						
中学/中专	0.448	0.002	1.566(1.171,2.093)	0.441	0.002	1.554(1.174,2.057)
大专及以上	0.773	0.003	2.081(1.274,3.399)	0.571	0.012	1.769(1.133,2.763)
月收入(0=3 000元以下)						
3 001~6 000元	0.218	0.139	1.244(0.932,1.6161)	0.281	0.048	1.324(1.003,1.747)
6 000元以上	0.455	0.049	1.576(1.000,2.484)	0.532	0.014	1.702(1.115,2.598)
慢性病(0=未患有)	0.510	<0.001	1.665(1.251,2.217)	0.412	0.003	1.510(1.152,1.979)
常量	−0.165	0.568	0.848	−0.119	0.666	0.887

三、讨论

（一）上海市社区居民家庭医生签约服务认知水平较高

本研究显示,85.96%的社区居民了解签约服务相关政策,84.18%的社区居民了解签约服务内容,高于其他地区相关研究结果,如高于徐州市城区居民(56.19%)[2]、佛山市城镇居民(56.1%)[3]、北京市西城区居民(84.9%)[4];但低于上海市本地研究结果,如低于 2018 年某研究对上海市 6 所社区卫生服务中心的调查结果(86.10%)[5]、低于 2016～2017 年上海社会调查研究中心 88%的认知率的调查结果[6]。自 2015 年以来,上海市对家庭医生签约服务的推广有了较大的提升,社区居民对签约服务的认知也有所提升,大部分社区居民对签约服务相关政策和签约服务内容有了基本的认知,而认知是实现签约利用的基础[7],提高居民对家庭医生签约服务的认知是扩大签约覆盖和深入开展服务的基础和前提,但仍有部分居民对签约服务不了解。此外,大部分社区居民通过医务人员了解家庭医生签约服务,仅 2.68%和 3.76%的社区居民通过网络、网络等新媒体和电视、广播等传统媒体了解家庭医生签约服务。有研究显示,主要通过社区医生对来诊患者进行宣传,难以达到有效的宣传效果,宣传的内容大多为概念式的答疑,对签约服务实质性内容及益处的宣传不足。

因此,为提高居民对家庭医生签约服务的认知,应由政府引导,在居委会、社区和智慧健康驿站等多种宣传阵地展开宣传,加大对家庭医生签约服务的宣传[8]。一方面,在社区营造更好的宣传氛围,如组织家庭医生主题活动、健康教育讲座及志愿者服务等,用社区居民喜闻乐见的形式提高对家庭医生签约服务的认知[9,10];另一方面,借助多种媒体加大对家庭医生的服务宣传力度,让更多的居民了解家庭医生和签约服务,如上海市举办的"谢谢侬"大型家庭医生活动,在电视频道、腾讯视频等多种平台上播放,利用微信、微博等多种渠道宣传、推广,提高家庭医生签约服务的知名度。

（二）影响社区居民对家庭医生签约服务认知的因素

多因素分析结果显示,影响社区居民对家庭医生签约服务认知情况的因素有户籍、居住地、文化程度、月收入和患慢病情况。本市户籍居民对签约服务的认知度明显高于非本市户籍居民,其原因可能是本市户籍居民常年居住在本地,无明显的地区流动,更容易和固定的家庭医生签约,能够主动了解签约服务相关政策和内容;但非本市户籍居民流动性较大,不易固定在某个社区或者家庭医生处,增加了签约的难度,对签约服务也知之甚少。居住在城区的居民认知度较高,这可能是因为城区的宣传力度较大,人口密度较小,更易接受签约服务相关的宣传。与小学及以下文化程度相比,文化程度高的居民对签约服务的认知较高,可能是因为学历较高的居民对社会信息把握度较高,对国家发展相关政策文件也较为关注,更善于分析签约后的给自己带来的影响,这与李秋栗等人的研究结果[2]相似。月收入在 6 000 元以上的人群对家庭医生签约服务比较了解,这可能是因为高收入人群有更强的经济能力接受更多医疗服务,对自身健康有更多的关注,因而有更多机会接触到家庭医生签约服务,而低收入人群认知率低,除了家庭医生签约服务未在社区得到很好的宣传外,居民没有更多精力去关注家庭医生签约服务,也是一个重要原因,这和居民原本的就医习惯有关[9]。慢性病患者的认知度较高,有研究显示,不同健康状态的居民对于卫生服务的关注度是不同的[2],患有慢性病的居民更关注便捷政策,同时签约服务优先覆盖慢性病等重点人群,慢性病患者接触签约服务的机会增加,认知度也随之提高。

因此,应针对不同人群制定宣传方案,提高对签约服务的认知。一是家庭医生有义务告知相关协议相关内容[11]。二是针对非户籍居民,应研究将功能社区与社区签约服务相融合,从单位角度加大对签约服务推广、宣传。三是针对文化程度低、月收入低和居住在郊区的居民,应通过家庭医生主题活动、健康讲座等,让家庭医生与居民面对面交流,由家庭医生告知居民签约是免费的、签约后可享受一系列便捷服务,从而提高对家庭医生签约服务的认知度。

综上所述,上海市社区居民对家庭医生签约服务的认知度较高,但仍需加强对签约服务实质性内容的推广、宣传。卫生健康行政部门应从多角度进行家庭医生签约服务宣传,从而推进家庭医生签约服务的有效覆盖和推广。

参 考 文 献

［1］王梦莹,张国凤,陈昭君,等.家庭医生签约服务现状及影响因素分析——以济南市部分社区为例.中国初级卫生保健,2019,33(6):26-28.

［2］李秋粟,赵宏亮,黄文昊,等.徐州市城区居民家庭医生签约服务知晓情况及影响因素研究.中国全科医学,2019,22(31):3797-3804.

［3］温天朗,陈敏生,杜庆锋.佛山市乡镇居民对家庭医生签约服务的认知与需求调查.医学与社会,2019,32(1):93-95,112.

［4］王敏,李鹏,何志宏,等.北京市西城区社区居民签约家庭医生式服务的现状及影响因素分析.中国社会医学杂志,2016,33(2):162-165.

［5］张晓俊,鲍勇.上海市社区就诊人群"1+1+1"医疗机构组合签约现况及影响因素研究.中华全科医学,2018,16(8):1227-1230,1382.

［6］史生铭,汪娟,黄耀庭,等.上海市某社区家庭医生签约服务现况.医药论坛杂志,2020,41(4):95-97,101.

［7］王良晨,葛敏,江萍,等.社区居民对家庭医生签约服务的认知与意愿研究.中国全科医学,2018,21(4):401-406.

［8］芦炜,张宜民,梁鸿,等.基于需方的家庭医生签约服务实施效果评价——以慢性病为重点.中国卫生政策研究,2016,9(8):23-30.

［9］王小娜,李鹏瑞,马国芳,等.城市社区居民家庭医生签约服务认知及意愿调查研究——以乌鲁木齐某区居民为例.卫生软科学,2019,33(12):52-59.

［10］张晓奇.某社区卫生服务中心家庭医生签约服务知晓率和签约率.郑州:郑州大学,2018.

［11］上海市卫生健康委员会.上海市家庭医生签约服务规范(2020版)(沪卫基层〔2020〕007号),2020.

上海市老年照护统一需求评估标准的实践与思考

丁汉升　曹宜璠　薛　佳　万铃珊

【导读】　在长期护理保险(以下简称"长护险")试点中,需求评估是连接护理服务需求和供给的重要环节,是试点工作能否有序、平稳、可持续的关键因素之一。由上海市卫生和健康发展研究中心(上海市医学科学技术情报研究所)[以下简称"中心(所)"]研制的"上海市老年照护统一需求评估"(以下简称"统一需求评估")标准是上海市长护险试点所采用的唯一标准,在近3年的试点中作为"守门人"实现了照护服务与老年人照护需求的合理匹配,促进养老资源的公平有效配置,为上海长护险试点的顺利推进保驾护航。文章从标准的研制和实践两方面总结长护险标准制定的经验并提出思考,为国家在"十四五"期间实现基本形成长护险政策框架的目标提供循证依据和建议。

一、国内长护险政策

(一)国家长护险政策

党的十八届五中全会和"十三五"规划纲要提出了"探索建立长期护理保险制度"和"开展长期护理保险试点"的任务部署。2016年6月27日,人力资源社会保障部办公厅印发《人力资源社会保障部办公厅关于开展长期护理保险制度试点的指导意见》(人社厅发〔2016〕80号)[1],"推动探索建立长期护理保险制度,进一步健全更加公平更可持续的社会保障体系",并选定15个城市作为长护险试点地区,标志着我国正式开展长护险制度的探索。

2020年9月16日,国家医疗保障局会同财政部印发《国家医保局 财政部关于扩大长期护理保险制度试点的指导意见》(医保发〔2020〕37号)(以下简称《意见》)[2],将14个城市纳入了扩大试点的范围。《意见》明确长护险属于独立险种,可独立设计、独立推进,并对基金、服务、经办三方面管理服务工作提出了要求,明确基金管理参照现行社会保险基金有关制度执行;建立健全长护险管理运行机制,明确保障范围、相关标准及管理办法;引入社会力量参与长护险经办服务,提高服务能力和效率。

第一作者:丁汉升,男,研究员,上海市卫生和健康发展研究中心(上海市医学科学技术情报研究所)书记、副主任。
作者单位:上海市卫生和健康发展研究中心(上海市医学科学技术情报研究所)(丁汉升、曹宜璠、薛佳、万铃珊)。

（二）各试点地区长护险政策

各试点地区也陆续出台了一系列关于长护险的实施意见（表1）。

表1　15个试点城市的长期护理保险实施意见

城　市	文　件　名　称	发　布　日　期
山东省青岛市	关于建立长期医疗护理保险制度的意见（试行）	2012 年 6 月 19 日
上海市	上海市长期护理保险试点办法	2016 年 12 月 29 日
江苏省南通市	关于建立基本照护保险制度的意见（试行）	2015 年 9 月 30 日
吉林省长春市	关于建立失能人员医疗照护保险制度的意见	2015 年 2 月 16 日
湖北省荆门市	荆门市长期护理保险办法（试行）	2016 年 11 月 22 日
河北省承德市	城镇职工长期护理保险制度的实施意见	2016 年 11 月 23 日
江西省上饶市	上饶市开展长期护理保险试点工作实施方案	2016 年 12 月 1 日
江苏省苏州市	苏州市长期护理保险制度试点办法	2017 年 6 月 28 日
广东省广州市	广州市长期护理保险试行办法	2017 年 7 月 31 日
安徽省安庆市	安庆市人民政府办公室关于安庆市城镇职工长期护理保险试点的实施意见	2017 年 1 月 12 日
重庆市	重庆市长期护理保险制度试点意见	2017 年 12 月 11 日
四川省成都市	成都市长期护理保险制度试点方案	2017 年 2 月 13 日
浙江省宁波市	宁波市长期护理保险制度试点方案	2017 年 9 月 26 日
黑龙江省齐齐哈尔市	齐齐哈尔市长期护理保险实施方案（试点）	2017 年 7 月 28 日
新疆维吾尔自治区石河子市	关于建立长期护理保险制度的意见（试点）	2017 年 3 月 10 日

（三）现阶段国家对长护险的展望

《意见》解读明确提出："探索建立长期护理保险制度是党中央、国务院积极应对人口老龄化的重大制度安排。长期护理保险制度在管理链条、管理环节、保障内容上都有自身的独特性，保障功能通过现有社会保险制度拓展无法实现。《意见》着眼于建立独立险种，明确制度试点目标，提出力争在'十四五'期间，基本形成适应我国经济发展水平和老龄化发展趋势的长期护理保险制度政策框架，推动建立健全满足群众多元需求的多层次长期护理保障制度。""结合当前经济社会发展实际和群众基本保障需求，从促进制度长远可持续考虑……坚持独立运行，推进制度独立设计、独立推进。"

二、上海实践

（一）标准的研制历程

2009 年起，中心（所）的上海市老年照护需求评估标准研制项目先后获得上海市浦江人才计划项目"建立基于护理需求分级的老年护理保险制度研究"(项目编号：09PJC082)、2011 年国家自然科学基金资助项目"基于护理需求度评估量表的老年护理服务对象分级模型研究"(项目编号：71073104)、2015 年国家财政部委托项目"我国养老产业发展研究"、上海市加强公共卫生体系建设三年行动计划(2011—2013 年)项目"上海市老年护理需求及老年护理保险制度研究"(课题编号：43)、上海市加强公共卫生体系建设三年行动计划(2015—2017 年)项目"上海市医养结合体系建设研究"(课题编号：GWIV-37)等十余项项目支持。

2013 年起,课题组连续 7 年跟踪调查了 20 000 余人,包括 20 家老年护理机构的 5 000 余位老年人、20 家养老机构中的 5 000 余位老年人,以及 1 个社区的 10 000 余位老年人。基于大数据研究得出的老年照护需求评估标准整合了医疗服务、养老服务需求评估,可以避免对老年人重复评估,节约时间和成本,在划分照护等级的同时,综合考虑老年人的需求和公共资源配置的公平性,推动探索共建、共治、共享的社会治理方式,形成人人有责、人人尽责的局面,有利于实现公共利益最大化。

2015 年,上海市卫生和计划生育委员会同上海市发展和改革委员会、上海市人力资源和社会保障局、上海市民政局等部门委托中心(所)研究制定统一需求评估标准。2016 年,统一需求评估标准得到运用和推广。2017 年,统一需求评估标准在金山、徐汇、普陀 3 个区先行试点。2018 年,上海开始全面试点长护险。

(二) 标准的特点

1. 统一性与可区分性

统一需求评估标准的作用是筛选出最需要照护服务的老年人,使得社会资源利用最大化。标准的核心是"统一",即用同一把"尺子"丈量所有的老人。但同时,标准又要"可区分",即将不同失能程度的对象精确划分为不同等级,使其享受对应待遇。因此,为保障长护险基金的合理有效利用,评估标准的客观性、科学性极为重要。

2. 基于人工智能决策树原理的分级模型

分级模型计算过程使用了基于人工智能算法的贝叶斯分类器(Bayesian classification)、神经网络(neural network, NN)、马氏距离(Mahalanobis distance)和支持向量机(support vector machine, SVM),将所有 1 000 余个评估变量按照一定的设定规则在高维空间中进行投影,根据变量的离散程度进行分割区块,通过变量的聚落综合判断分级。

3. 双盲方法

统一需求评估运用的技术有别于其他评估技术,评分和计算过程均为双盲状态,即评估员与被评估对象均不知每个项目的得分权重,且不能现场知道评估结果。这一做法在一定程度上避免了评估员主观因素造成的结果偏差,也可有效避免因评估结果与期望不符而引发评估人员与被评估对象间不必要的矛盾。

4. 结果稳定,标准可调整

统一需求评估已评估了近 60 万上海老年人,评估结果总体稳定。在后期应用时,统一需求评估标准可根据需求微调局部权重,但不会对最终的评估结果造成很大的影响。

5. 标准设计达到国际先进水平

统一需求评估标准通过整合国际主流的照护需求评估量表,充分结合国内实际情况,细化评估标准、服务获得等维度,具有创新性、实用性和可操作性(表2)。

表 2　不同国家/城市/组织的老年照护标准比较

国家/城市/组织	评估工具	评估维度数量(个)	指 标 内 容	评估结果(获得服务)
上海市	上海市老年照护统一需求评估表	7	对象和家庭、ADL①、iADL②、智力、情绪、精神、总体状况和疾病诊断	27项基本生活照料服务和15项常用临床护理服务
日本	老年护理需求认定调查表	8	麻痹和关节受限、活动和出行复杂动作需特别护理相关项目、日常照顾、交流、不良行动、医疗、日常生活自理程度相关	8个不同服务组
澳大利亚	老年照护评估表	4	躯体能力、认知状况、社会支持、可获得的老年护理服务和社区服务	7个不同等级的家庭护理服务
德国	资格审查和照护需求等级评估	3	身体功能状态、生活自理能力、社会交往能力	3个不同级别的照护程度
美国	最小限数集	5	身体功能、健康状况、认知状况、评估目标、付费	—
The interRAI Organization	interRAI③ 照护评估系统	4	功能表现、认知和心理健康、社会生活、临床问题	不同成员国不完全相同

注：① 日常生活能力(activities of daily living，ADL)；② 工具性日常生活活动量表(instrumental activities of daily living scale，iADL)；③ 国际居民评估工具(international resident assessment instrument，interRAI)。

(三)标准运用情况

统一需求评估标准被全国多地应用于对当地老年居民照护需求分级的判定,包括浙江省嘉善县、桐庐县及义乌市,江西省上饶市,以及江苏省常州市,累计覆盖 9 556 586 人次,其中浙江省累计评估 6 385 人次,均取得不错的反响。

三、上海经验提炼

(一)统一评估标准

在上海市实施长护险前,原市卫生和计划生育委员会、民政局及人力资源和社会保障局 3 个部门均有一套评估老年人失能失智状况的工具,分别是《上海市老年护理医院出入院标准》《DB 31/T 684 - 2013 老年照护等级评估要求》《高龄老人医疗护理保障计划》。实施长护险首先要整合卫生健康、民政、医疗保障 3 个部门,2014 年起,上海市将 3 个部门的 3 套评估标准进行整合,根据 3 个部门分管的领域共同制定标准,形成一套统一的评估标准和照护等级,做到分级结果互认,根据结果开展各自工作,统一度量是长护险顺利实施的先决条件。

(二)评估标准分级计算过程使用"黑盒"模式

如果评估结果直接显示分数,调查员也许可以通过长期评估的经验预估出量表的勾选与最终结果之间的关系,进而控制分级结果,这在实践中会带来很多问题。例如,评估对象知道调查员可掌控分级结果后,会胁迫、利诱或者利用调查员的同情心得到想要的结果。长此以往,分级结果的信效度势必会降低,最终影响整个长护险项目的开展。评估标准的分级环节采用"黑盒"模式,能够最大限度地保证评估结果不受评估对象和调查员的人为影响,减轻了调查员上门评估的压力,调查员只关注评估本身,无法得知确切的分级结果,评估对象也能更好地配合评估。

(三)评估标准具有一定的复杂性和逻辑校验

评估所使用的量表应具有一定的复杂性,通过多个维度刻画评估对象的状态。同时,维度之间、调查角度之间应具备一定的逻辑性,可通过不同选项之间的对应印证评估对象的诚信度和调查员评估时的客观性。评估对象无法了解评估的内容,也就无法通过一定的安排和布置误导调查员。

(四)标准具备可调整性和扩展性

标准的可调性是国内长护险项目开展的重要抓手之一。长护险项目开始前,所有政策法规、管理办法、享受的待遇情况均已向社会公布,调查员的培训工作、评估标准的设计也基本完成。一旦长护险开展的过程中发生参保人数过多导致基金压力过大或者标准过严、纳入人群不足等情况,再进行调整是非常困难的,牵扯到因素较多,社会反响较大,更可能使政府公信力受损。因此,评估标准具有相当的复杂性,可在后台计算分级时调整相关的参数设置,达到实时调整的目的,而其他相关的因素保持不变,对社会层面的影响较小。此外,标准有一定的扩展性,可在主体架构不变的前提下,按照长护险实施的实际情况进行扩展和补充,确保标准的稳定性。

(五)评估标准与服务提供的关系

应由评估标准决定服务提供,而不是确定服务项目后再制定评估标准。上海市正在积极探索建立照护服务计划,拟用失能评估采集到的指标数据为评估对象构建虚拟形象,通过计算机决策从项目库中抽选服务项目,确定服务强度和服务周期,进一步将评估标准与服务提供正向结合。

(六)评估标准有健全的实施框架支撑

在评估标准的使用中,亟待制定一套实施框架对相关部门进行监督和管理,评估机构的日常工作运营,调查员上门评估的行为准则,评估对象后续接受的照护服务的规范情况,应不断健全和完善实施框架,保证评估标准发挥其应有的作用。

参 考 文 献

[1] 人力资源社会保障部办公厅.人力资源社会保障部办公厅关于开展长期护理保险制度试点的指导意见(人社厅发〔2016〕80号),2016.

[2] 国家医保局,财政部.国家医保局 财政部关于扩大长期护理保险制度试点的指导意见(医保发〔2020〕37号),2020.

上海失能失智老人健康
服务保障体系研究

胡亚琼　邵志民　万　曜　张庆洋

【导读】　文章提出要加快形成科学预防、慢病管理、积极干预、居家护理、有效康复的老年人健康管理和保障体系。医疗卫生机构要突出"专"的特色和功能,使"专"业性服务更下沉,培树的"专"技化队伍增数量、提质量,带动相关行业的"专"门性提升和改良,有力调动医养结合相关行业在为老性、适老性、宜老性上发展的积极性、保障的支撑性、资源的公平性、管理的有效性,促进全社会在尊老、孝老、敬老方面的软件升级、硬件改造和政策支持。

为提升长期护理保险的社会效益、运行效率和受益覆盖面,增进高龄、失能老人的生命尊严、生存质量和健康福祉,课题组以长期护理保险中 42 项护理服务项目为基础,结合上海市家庭病床 64 项服务,以及与失能失智高度相关的老年慢性病的护理实践指南,通过文献检索和专家咨询,梳理形成六大类上门照护服务——医疗类、家政类、清洁类、生活类、移动类、看护类,23 个具体服务项目,并开展需求调研。

一、调研情况

(一)对象与方法

受新冠肺炎疫情影响,选取与课题组所在单位有共建合作关系的老龄服务行业主管部门或机构的服务对象。自制调研问卷,了解老人基本情况、身体状况、医疗服务需求、照护情况、费用情况、智慧养老。在问卷星平台上编制调研问卷,通过微信发布,以随机偶遇的方式发放 401 份问卷,共回收 401 份问卷,有效率为 100%。

(二)结果

1. 三组老人长期照护保险使用和服务需求情况
失能失智老人对比健康高龄老人、健康低龄老人在长期护理保险使用比例上占比较高,对

基金项目:2020 年上海市卫生健康委员会政策研究课题"失能失智老人健康服务和保障体系建设研究"(课题编号:2020HP22)。
第一作者:胡亚琼,女,助理研究员,复旦大学附属华东医院文明办主任。
通讯作者:邵志民,男,研究员,复旦大学附属华东医院党委副书记。
作者单位:复旦大学附属华东医院(胡亚琼、邵志民、万曜),复旦大学公共卫生学院(张庆洋)。

"上门照护服务"需求的比例也较另两组老人需求高，且具有统计学意义，P 值<0.05（表1）。

表 1　三组老人长期照护保险使用现状和上门照护服务总体需求

项 目	分 类	健康低龄老人（人）/占比（%）	健康高龄老人（人）/占比（%）	失能失智老人（人）/占比（%）	P
长期护理保险使用现状	没有	187 89.0	18 75.0	91 67.4	0.000
	有	23 11.0	6 25.0	44 32.6	
上门照护服务总体需求	不需要	103 49.0	9 37.5	26 19.3	0.000
	需要	107 51.0	15 62.5	109 80.7	

2. 三组老人对六大类上门照护服务需求情况

健康低龄老人、健康高龄老人、失能失智老人在六大类上门服务需求比例有明显差异，健康低龄老人在六大类上门服务需求比例均高于其他两组老人，且具有统计学意义，P 值<0.05（表2）。

表 2　三组老人六大类上门服务的需求差异

项 目	分 类	健康低龄老人（人）/占比（%）	健康高龄老人（人）/占比（%）	失能失智老人（人）/占比（%）	P
医疗类	不需要	137 65.2	18 75.0	119 88.1	0.000
	需 要	73 34.8	6 25.0	16 11.9	
家政类	不需要	112 53.3	17 70.8	116 85.9	0.000
	需 要	98 46.7	7 29.2	19 14.1	
清洁类	不需要	107 51.0	17 70.8	116 85.9	0.000
	需 要	103 49.0	7 29.2	19 14.1	
生活类	不需要	90 42.9	12 50.0	108 80.0	0.000
	需 要	120 57.1	12 50.0	27 20.0	
移动类	不需要	98 46.7	12 50.0	109 80.7	0.000
	需 要	112 53.3	12 50.0	26 19.3	

续　表

项　目	分　类	健康低龄老人（人）/占比（%）	健康高龄老人（人）/占比（%）	失能失智老人（人）/占比（%）	P
看护类	不需要	108 51.4	15 62.5	108 80.0	0.000
	需　要	102 48.6	9 37.5	27 20.0	

为排除其他干扰因素，对三组老人在六大类上门服务的需求比例上进行排序，发现健康低龄老人组服务需求前三位是生活类、移动类、清洁类；健康高龄老人组服务需求前三位是生活类、移动类、看护类；失能失智老人组服务需求前三位是生活类、看护类、移动类。其中，失能失智老人较健康低龄、健康高龄老人在看护类需求上明显排序靠前（表3）。

表3　三组老人在六大类上门服务需求上的排序比较

分　类	具　体　内　容	健康低龄老人占比（%）	排序	健康高龄老人占比（%）	排序	失能失智老人占比（%）	排序
医疗类	医生服务、基础护理、宣教指导、配药、康复等	34.8	6	25.0	6	11.9	6
家政类	煮饭烧菜、房间整理、代办服务、账户管理等	46.7	5	29.2	4	14.1	4
清洁类	使用厕所、穿衣梳洗、身体洗浴、衣服清洗等	49.0	3	29.2	4	14.1	4
生活类	进食喂饭喂水、定时提醒吃药喂药等	57.1	1	50.0	1	20.0	1
移动类	翻身坐起、室内行立、室外移动、陪同就医等	53.3	2	50.0	1	19.3	3
看护类	异常行为监管、聊天解闷、搭乘交通等	48.6	4	37.5	3	20.0	1

3. 三组老人对筛选出的23个上门照护服务项目需求情况

健康低龄、健康高龄、失能失智老人在筛选出的23个服务项目需求中，比例差异具有统计学意义，所有 P 值＜0.05。健康高龄老人在检查检验等多项中的比例高于健康低龄老人和失能失智老人。健康低龄老人在代配药物等多项中的比例高于健康高龄老人和失能失智老人。

4. 按其他个体因素、家庭和社会支持系统分组的需求差异情况

性别、子女数量、居住方式（是否独居）、收入情况在筛选出的23个服务项目需求中，比例差异没有统计学意义，所有 P 值＞0.05。

照护精力是否足够、是否做过评估在筛选出的23个服务项目需求中，比例差异大多数具有统计学意义，分别为20项、14项，所有 P 值＜0.05。

照护精力是否足够、是否做过评估在"上门照护服务""是否有长期照护保险""六大类上门服务"需求比例上大多数有明显差异，且具有统计学意义，分别为7项、8项，所有 P 值＜0.05。

5. 是否患有慢性病在医生服务上的需求差异情况

有无慢性病仅在"医生服务"项目需求上，比例差异大多数统计学意义，P 值为0.019。是否有慢性病在"上门照护服务""医疗类上门服务（医生服务、基础护理、宣教指导、配药、康复等）"中的需求比例差异具有统计学意义，P 值＜0.05（表4）。

表 4　有无慢性病在医生服务需求上的差异

项　　目	分　类	无慢性病人数（人）/占比（%）	有慢性病人数（人）/占比（%）	P
医生服务	不需要	35	228	0.019
		13.3	86.7	
	需　要	25	81	
		23.6	76.4	
医疗类上门服务	不需要	37	237	0.023
		13.5	86.5	
	需　要	23	72	
		24.2	75.8	
上门照护服务	不需要	34	104	0.001
		24.6	75.4	
	需　要	26	205	
		11.3	88.7	

二、分析和讨论

（一）需求的相关性

是否高龄、是否失能失智的生物学特征是老年人对医养结合上门照护服务项目需求上的重要影响因素,而老人的个体差异等因素不是医养结合上门照护服务项目需求的必要影响因素。因此,在为老年人推荐医养结合上门照护服务项目时,首先要对其生物学特征进行评定入组,按照其所在群组特点,精准对接,分类施策。例如,看护类上门照护服务是失能失智老人组首要的需求,而在另两组老人的需求中排名比较靠后。生存条件较艰巨的高龄健康老人、失能失智老人,对法律咨询维护自身权益上具有明显的需求。

（二）需求的差异性

不同生物学特征的老年人在各类照护服务项目需求上存在一定的偏好。健康低龄老人首选的医疗类服务是基础护理等,首选的生活类服务是室内移动等,首选的精神文化类服务是文化娱乐等。健康高龄老人首选的医疗类服务是基础护理等,首选的生活类服务是喂水喂药等,首选的精神文化类服务是读书读报等。失能失智老人首选的医疗类服务是中医技术等,首选的生活类服务是安宁疗护等,首选的精神文化类服务是法律援助等。

（三）需求的一致性

患有慢性病的老年人对医疗类医养结合上门照护服务需求具有一致性,包括医生服务、基础护理、宣教指导等。无论是失能失智老人伴有慢性疾病,还是因慢性疾病导致失能失智状态,都离不开专业的医疗、护理、康复等服务,使慢性病维持稳定、控制进展、防止其他并发症的危害。生活类、移动类上门照护服务是三组老人在需求中都靠前的需求类别,是满足日常生活最基本的需求。三组老人在精神文化需求也有一定的需求,说明精神赡养也要得到关注,是老年人幸福感的来源。

(四)需求的动态性和偏移性

"医养结合"上门照护服务项目的提供上要兼顾共性需要和个性特色。项目清单应根据申请后的使用情况、老年慢性疾病谱的变化、社会经济和生活的实际、业内专家和从业人员的意见,实施定期调整,不断丰富项目内容和社会效益,提升满意度、实效性、覆盖面和利用率,发挥出社会福利的性质,因此我们更要关注这部分老年弱势群体的实际诉求和生存状态。

三、思考和建议

失能失智老人健康服务保障体系要从资源优化配置和公共产品性质的角度,从全局的角度出发,发挥好政府政策主导、市场杠杆调节的作用,实现按需供给、注重公平、优先保底、广泛受益的目标。

(一)医养方式保障:以家庭医生签约制为关键,做好健康守门人

上海家庭医生签约制自 2011 年实行至今,已覆盖上海所有街道社区,签约居民 780 万人,其中 60 岁以上老年人超过 400 万,经长护险需求评估的失能老人签约率达到近九成。因此,可以向家庭医生为基础的分级诊疗借力,按照老年人的自理能力、慢病情况、家庭照顾的实际情况,分门别类按需提供更有针对性的健康管理医疗服务,为失能失智老人选择合理可靠的医养结合方案制定科学可行的工作路径(图 1)。

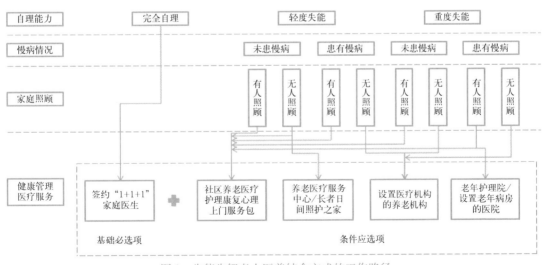

图 1　失能失智老人医养结合方式的工作路径

(二)医疗急救保障:以互联网医疗为创新驱动,做强线上联络人

2020 年新冠肺炎疫情发生以后,互联网医疗的业态发展突然提速,互联网医疗是将互联网

作为载体和信息技术作为手段的线上医疗服务方式,与传统的医疗行为和健康服务深度融合,形成一种新型的医疗健康服务业态。上海已有100多家医院增加了互联网医院第二名称或者新办了互联网医院执业登记。充分运用互联网医疗的优势,可以解决失能失智老人行动不便的困境,促进了医疗服务能力提升,既理顺分级诊疗的工作机制,又提高了服务的效率和质量(图2)。

宗旨	管日常 保障生活需要	重经常 保护生存质量	抓非常 保证生命通道
目的	日常康养	定期随访	异常指标 急危重症
举措	医养结合上门照护服务 专业评估 + 需求偏好	互联网医疗 连线(必要时) + 家庭医生 上门(常态化)	面诊一站式服务 + 住院绿色通道

图2　失能失智老人健康服务管理的工作框架

(三)福利政策保障:以长期护理保险制度为依托,做活资源调拨人

长期护理保险制度是对优质医疗资源的补偿机制,医护人员要在制度的贯彻落实、试点探索、更替演进中提供智力资源和专业优势。同时,要立足于本职岗位,做好老年人预防保健、大病筛查、慢性病管理的基础性工作。医疗机构要与社区联动,形成信息共享、服务共管、社会共办的工作机制。借鉴城镇居民和职工基本医疗保障制度的经验,从公共服务的视角和范畴,理顺工作流程,明确责任分工,构建定价机制,加快推进长期护理保险服务项目的市场化、社会化、科学化的发展进程(图3)。

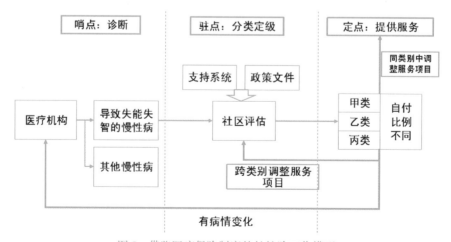

图3　借鉴医疗保险制度的长护险工作模型

（四）人力资源保障：以专业化、职业化为发展方向，做实行业局内人

技能低、薪酬低、地位低、工作强度大、流动性高、从业年龄高的现象，使养老服务人才供需矛盾显著。大多数护理人员只经过简单的培训就直接上岗，未受过专业知识和技能培训，缺乏相关专业知识和经验。建立以品德、能力和业绩为导向的职称评价制度，提升养老服务专业人员职业发展空间和薪酬福利待遇。加强养老服务队伍质量管理、扩大养老服务从业人员规模、完善养老服务从业人员激励褒扬机制，才能更有利于失能失智老人健康服务体系的人力资源保障（图4）。

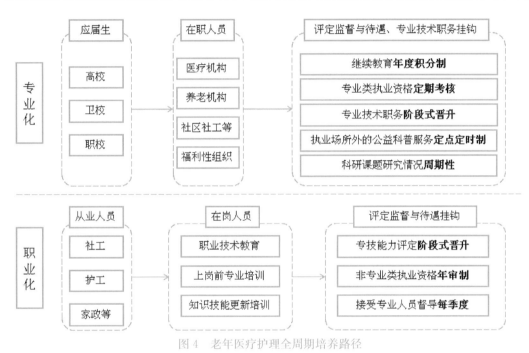

图4　老年医疗护理全周期培养路径

（五）综合照护保障：以非正式照顾为补偿机制，做细资源对接人

"医养结合"上门照护服务项目的提供上要兼顾共性需要和个性特色，更要着眼于在不久的将来能成为全社会老人的福利政策。同时，我们也发现低龄健康老人在部分需求比例上要高于高龄健康老人、失能失智老人，提示上门照护服务项目还具有很大的潜在市场。

（六）创新模式保障：以发掘市场潜能活力为抓手，做深改革挖矿人

上海国际大都市生活品质相适应的失能失智老人健康服务保障体系的完善，需要进一步依靠全面落实养老服务设施布局供给、完善长期护理保险制度、推广综合照护服务模式、深化医养结合工作、健全养老服务质量综合评价机制和行业监管制度、养老服务支付能力提升计划。

（七）依法治理保障：以加快长护险运用推广为导向，做实维权代言人

生存权、健康权是老年人应该拥有的基本权益之一，也要通过立法、建立规章、出台政策的方式进一步维护。长期护理保险作为一项新的社会保险制度正在逐步推开,相继推出了老年照护统一需求评估、个人负担费用补贴、服务标准规范等配套和衔接政策措施。长护险面临的一系列问题。要在试点、扩大和推进中,不断积累经验,逐步形成适应经济发展水平和老龄化发展趋势的上海方案。

参 考 文 献

[1] 姚红,罗力,蒋曼,等.长期护理保险中社区居家服务的思考.中国卫生资源,2019,22(1):47-51.

[2] 唐文湘.加强顶层设计构建失能失智老人养老保障体系.社会福利,2016(3):24-25.

[3] 黄晨熹,汪静,陈瑛,等.家庭长期照顾者的特征需求与支持政策——以上海市失能失智老人照顾者为例.上海城市管理,2016,25(5):70-76.

[4] 郭丽君,鲍勇,黄春玉,等."医养结合"养老模式的国际成功制度与政策分析.中国老年学杂志,2019,39(4):975-981.

[5] 彭晨,吴明.我国老年人失能失智及长期照护的现状.解放军预防医学杂志,2016,34(3):382-384,388.

[6] 黄银丽.失能老人居家照护的支持性策略应用研究进展.健康周刊,2018(15):283-284.

[7] 钟志晖,冯辉.基于OREM自护模式下失能老年人社区居家服务需求分析.智慧健康,2017,3(3):32-34.

[8] 孙国根.复旦复华药业倡导"传播脑科学,促进脑健康"建立失智老人服务体系和辅助体系.上海经济,2014(10):50.

[9] 董红亚.养老服务视角下医养结合内涵与发展路径.中州学刊,2018(1):59-64.

[10] 肖建英,姜土生,青秋蓉,等.中国养老护理员职业能力提升路径——基于养老照护工作的科学性、技术性、服务性、社会性视角.中国老年学杂志,2019,39(8):2034-2038.

[11] 吕学静,许东黎.国外经验对我国探索建立长期护理保险制度的借鉴.中国人力资源社会保障,2017(6):21-23.

[12] Library WP. Ministry of health, labour and welfare. International review of mission, 2011, 15(3):515-532.

[13] 梁惠连.失能老年人对长期照护志愿者的需求及影响因素研究.全科护理,2016,14(22):2357-2359.

[14] 徐萍,钟清玲.社区居家式失能老人长期照护服务研究进展.中国老年学杂志,2016,36(12):3076-3078.

[15] 陈柳柳,邓仁丽,陈苏红,等.养老机构失能老人护理服务需求调查研究.护理与康复,2016,15(6):531-535.

上海市老年健康服务需求调查与分析

葛振兴　葛燕萍　史济峰

【导读】　为了解上海市老年人健康服务需求,保障老年人健康权益,加强老年健康服务体系建设,课题组对上海市老年健康服务需求现状进行了调查分析,并提出关于建立和完善本市老年健康服务体系的对策和建议。

　　上海是我国最早进入人口老龄化社会的城市,也是人口老龄化程度最高的城市,近年来更呈现出加速发展的趋势。截至 2019 年底,60 岁及以上户籍老年人口已达到 518.21 万,占全部户籍人口的 35.22%,其中 80 岁以上的高龄老人有 81.98 万,占户籍老年人口的 15.82%,占全部户籍人口的 5.57%;2010 年至 2019 年,上海户籍老年人口规模增长了 56.55%,高龄老年人口规模增长了 37.02%[1]。伴随着老龄化和高龄化程度的加剧,失能失智老年人群体规模也在逐步增长,老年人健康服务刚性需求不断叠加释放,给老年健康服务带来严峻挑战。

一、老年健康服务需求现状

　　通过前期对 2 500 名老年人进行问卷调查,分析老年群体不同层次健康服务需求。

（一）老年人健康促进与教育活动参与度有待提升

　　调研表明,参与问卷调查老年人中,没有参加过健康促进与教育相关活动的老年人达 62%,老年人参与度明显较低。在健康促进与教育活动形式中,老年人参与知识讲座和培训的比例较高,对于其他形式的活动参与度较低,反映出老年人对于讲座等面对面的传统健康教育宣传方式接受度比较高,但也从侧面表明,现有的能为老年人乐于接受的健康教育宣传方式和手段还比较有限,健康促进与教育活动形式仍有待创新。此外,出行不便的高龄、健康状况较差以及在机构住养老年人的健康促进与教育活动参与度较低,但其参与意愿却很强,这可能与目前的健康促进与教育活动场所多设置在户外或其他还不能达到无障碍要求的场所有关。因此,在开展健康促进与教育活动时,应充分考虑失能老年人需求,有针对性地设计活动形式,全面提高老年人活动参与度。

第一作者:葛振兴,男,主管医师,四级主任科员。
作者单位:上海市卫生健康委员会(葛振兴、葛燕萍),上海市老龄事业发展促进中心(史济峰)。

（二）老年人健康体检及心理健康干预有待强化

调研发现，多数老年人对于健康体检比较重视，受访老年人中每年体检一次的占 64％，但仍有 36％的老年人没有每年进行健康体检。健康体检对于发现健康异常指标具有重要作用，一项对 65 岁及以上老年人体检结果的研究表明，慢性病是目前影响老年人身体健康状况的重要因素，而健康体检是筛查出慢性病现患人群或高危人群的重要手段[1]。

调研还发现，老年人心理健康需求较为旺盛，有参与情绪疏导类活动、心理咨询、心理治疗需求的老年人分别达 50.31％、26.49％、14.87％。随着社会发展，老年人健康理念和对健康的要求不断变化，心理健康成为衡量老年人健康水平的关键指标之一。有研究对老年人心理健康的影响因素做出进一步分析，睡眠质量较差、日常活动能力受限、认知能力不高易使老年人反应迟钝、感觉不敏锐、疾病频发、社交活动减少、生活兴趣降低，产生孤独、恐惧、悲伤、绝望等消极情绪[2]。贫困、慢性病等也是影响心理健康的重要因素[3,4]。

（三）基层医疗服务能力与老年人期望仍有差距

调研表明，36％老年人希望社区卫生服务中心的医生更为专业。目前我国全科人才队伍建设还相对滞后，合格的全科医生输入严重不足，制约了基层医疗卫生服务水平，要从多角度对全科医生进行培养，从医疗、公共卫生、人文、科研等方面，特别针对科研和教学等薄弱点，加大投入，提升全科医生综合能力[5]。从需求的角度来看，老年人需要的家庭医生签约服务主要集中在医院预约、健康体检和随访，疾病诊治服务相对不足。近年来，上海在不断推动家庭医生签约服务，稳步扩大签约覆盖面。据统计，截至 2019 年，上海家庭医生"1＋1＋1"医疗机构组合签约居民已超 700 万人，二级以上医院平均每月为家庭医生优先预留 13.8 万个门诊号。家庭医生是分级诊疗的基石，是健康"守门人"，通过家庭医生制度实现防治一体化管理是应对慢性病的有效路径，但目前家庭医生签约服务模式还存在服务体系不健全、团队体系不完善等问题。慢性病患者家庭医生签约率较高，然而"签而不约"现象普遍存在，签约后服务内容与广大人群的偏好仍然存在距离[6]。

（四）社区居家康复护理服务需求有待满足

调研显示，老年人更倾向于在距离养老地点较近的地方接受康复和护理服务，不同失能程度老年人对于康复和护理服务的需求有所不同。上海市已经基本形成"9073"养老服务格局，即 90％居家养老、7％社区养老、3％机构养老，老年人居家社区康复护理服务需求旺盛。上海康复医疗服务体系经过近 30 年的发展已经取得一定成效，初步形成了以三级医院整合下级医院的医联体为主的康复模式，通过双向转诊机制，有利于发挥三级医院优势，提升基层医疗卫生机构水平。但同时也应注意到，康复和护理医疗资源依然有所不足，康复医疗专业技术队伍依然存在缺口。此外，调研还发现，老年人对于康复辅具的需求集中在轮椅、电动代步车、护理床等，康复辅具需求较大。

（五）长期照护服务体系有待进一步完善

上海长护险自 2017 年正式在 3 个区先行试点，2018 年起在全市面上推开。作为全国第一个省级层面全面试点的城市,上海市构建了以《上海市长期护理保险试点办法》为基础、若干配套文件为支撑的长护险"1+X"政策体系,统一受理申请、统一评估流程、统一服务派发、统一支付结算、统一监督管理,多个环节构成有机整体,在全国范围具有较大的开创性。调研表明,老年人享受长护险以高龄人群为主,集中在70~79岁(28%)以及80~89岁(15%)。从上海人口老龄化趋势来看,"十四五"期间高龄化趋势不减,高龄老年人口将不断增长,长期照护体压力也将随之持续增加。此外,调研还发现,重度失能老年人占享受长护险老年人的6%。对于非独立险种而言,重度失能老年人所占比例偏低,显示目前享受长护险服务的标准偏低,长护险可持续性面临一定考验。

(六)安宁疗护知晓度有待提升

安宁疗护指为患有不可治愈疾病的临终患者提供减轻痛苦的医疗护理服务,达到提高患者生命质量、节约医疗成本的目的,它是社会文明发展的产物,也是老年健康服务的重要环节之一[7]。由于安宁疗护的主要受众为癌症患者,因此其具有巨大的民生需求。上海的安宁疗护工作已历时30余年,2017年上海作为首批城市宣布启动全国第一批安宁疗护试点,至今已初步构建以社区卫生服务中心为主体,机构和居家服务相结合的安宁疗护服务网络。

调研表明,安宁疗护知晓度有待进一步提高,没有听说过安宁疗护服务的老年人高达83%。张雪梅等认为我国设立安宁疗护试点时间短,且受到儒家文化影响,社会公众乃至医护人员对死亡和安宁疗护认知度较低,与本次研究结果一致[8]。调研同时显示,"听说过安宁疗护"的老年人中,愿意接受安宁疗护的占66%,提示促进安宁疗护体系建设的重点除了机构建设和人才培养外,对于安宁疗护文化理念的普及至关重要。在服务内容方面,安宁疗护服务的推广应以控制病情、生活照护和心理疏导等作为的重要内容。

二、对策与建议

(一)加强健康促进与教育,提高老年人健康素养

完善老年健康促进与教育工作机制,加强健康教育网络建设,建立健全老年人健康素养监测制度。创新健康教育与健康促进的活动形式,加强慢性病防治、膳食健康、运动健康、心理健康等方面的活动内容,实现服务"进机构""进家庭"。如利用现有"社区养老顾问"等资源,提高养老顾问的健康知识水平;增强互联网在老年人健康知识传播方面的优势,吸引更多的低龄老年人及家庭;针对需要长期照护的非健康或高龄老年人,增强非正式照料体系中的健康知识普及,尤其是心理健康方面,提高其家庭照料者照护能力,提高老年人的健康素养。同时加大健康教育与健康预防的宣传力度,通过电视、广播、互联网、社区教育宣传等方式提高老年群体的参与度,扩大健康教育与健康促进的覆盖面。推进老年人健康自我管理,加强社区健康自我管理小组建设,倡导"每个人是自己健康第一责任人"的理念。开展老年人健康知识普及行动,以健康社区、健康家庭建设为载体,依托各类活动,向老年人及其照护者开展形式多样的健康知识宣教。

(二)加强预防保健,提高老年人生命质量

健全老年人疾病预防控制工作机制,健全老年人疾病预防体系。加强老年人群健康评估,制

定针对老年人的健康干预及评价指标,在常规体检的基础上,对老年人进行系统评估,增加心理健康、认知症等评估内容,实现对老年人健康的全方位、成体系的深度评估。实施老年健康管理,依托社区卫生服务中心,为老年人提供各类健康服务,建立老年健康管理档案。完善老年慢病综合防治服务体系,加强老年人慢性病防控,积极开展老年慢性病综合干预,加强老年人各类疾病早期筛查和健康指导。开展老年人群营养健康行动,为居家老人提供营养膳食指导,完善为老助餐食堂营养标准。促进老年人心理健康,依托公立精神卫生机构,持续推动老年人心理健康与关怀服务。

(三)加强疾病诊治,提升医疗服务能力

完善老年医疗服务模式,依托上海市老年医学中心、老年医学科、基层医疗卫生机构和相关教学科研机构等,构建老年医疗服务网络。优化老年医疗资源配置,积极争创国家老年区域医疗中心,鼓励执业医师、护士到养老机构执业。加强社区和居家诊疗服务,做实做细家庭医生签约服务工作,根据老年人的需求,继续加强医院预约、健康体检和随访等服务,扩大家庭医生职能宣传,促进老年人了解家庭医生职能,在提高家庭医生服务水平的基础上发挥"1+1+1"家庭医生签约制度的作用。提高社区医疗服务水平,改善医疗环境设施和服务水平,借助"1+1+1"家庭签约模式,加强二、三级医院和老年医学中心对社区医生的指导,并通过进修、培训等方式提高医护人员的专业技能。加强老年人用药指导。推广中医药适宜技术。改善老年人就医体验,全面落实老年人医疗服务优待政策,开展老年友善医疗卫生机构创建。

(四)加强康复和护理服务,改善预后功能恢复

完善老年康复和护理服务网络,构建三级联动的康复医疗服务体系,建立完善符合老年人疾病发展规律的康复医疗服务模式和老年护理服务网络。加强老年康复和护理机构建设,加强各级各类医疗机构康复医学能力建设,为不同类型老年人提供有针对性的康复护理服务。加强社区居家康复和护理服务,加强基层医疗卫生机构康复医疗和护理服务能力建设,探索开展"基层卫生服务机构康复人才培养试点计划"以及社区康复辅具租赁推广计划,满足轻度失能老年人和家庭的基本需求。加强对于重度失能老年人的心理关爱,改善其心理康复问题。开展"互联网+护理服务",为老年患者提供延续护理、居家护理。结合民政的康复辅具社区租赁点项目,将轮椅、电动代步车、护理床等辅具纳入重点推广辅具中,同时加快康复辅具产业园区建设,推动康复辅具的研究。

(五)加强长期照护服务,满足失能照护需求

进一步完善长期护理保险制度,为长期失能的参保老年人享有生活照料及与其密切相关的医疗护理服务提供有效保障。完善老年照护统一需求评估标准。加强老年照护统一需求评估管理,加强老年照护统一需求评估员队伍建设,完善评估员培训考核机制。强化评估机构的行业管理,引导和培育社会化评估机构有序规范发展。推动老年照护统一需求评估质控中心建设,加强对各类评估机构的质量控制,确保评估质量。建立健全护理服务标准及质量评价标准,加强质量控制,提升服务水平。

（六）加强安宁疗护服务，倡导普及人文关怀

充分利用健康教育与健康促进网络，加大安宁疗护宣传力度，普及安宁疗护基本知识，提高社会大众接受度和正确认识。通过公益宣传片、公益广告等方式加强社会宣传。鼓励各类社会组织开展知识宣讲等知识普及活动。将生命教育内容纳入中小学课程当中。把控制病情、生活照护及心理疏导作为安宁疗护服务重要内容，满足老年人不同需求。完善安宁疗护工作机制，全面推广机构、社区和居家相衔接的安宁疗护服务，建立各类机构间服务运行机制，规范安宁疗护用药和收费标准。提升安宁疗护服务能力，引导各级医疗机构开展安宁疗护服务的标准化、规范化建设。

参 考 文 献

［1］项丽虹,戴海辉.上海市某郊区 65 岁以上老年人健康体检结果分析.智慧健康,2020,6(25)：73 - 75.

［2］杨红燕,陈鑫,宛林,李凡婕等.老年人心理健康的潜在类别与影响因素.社会保障研究,2020(2)：20 - 28.

［3］童玉林.贫困对老年心理健康的影响及其城乡差异——基于 CLASS 数据的分析.兰州学刊,2020(7)：192 - 208.

［4］刘书文.慢性病老年人心理健康现状及影响因素.中国老年学杂志,2020,7(21)：200.

［5］潘莹,陈宇革,王朝昕,于德华.基于人才培养的上海市某区全科医生综合能力评价研究.中国全科医学,2020(25)：3230 - 3233.

［6］郝莉.家庭医生签约服务模式在社区慢性病高危人群中的干预效果分析.中国社区医师,2019,35(15)：173 - 174.

［7］Glass A P, Chen L K, Hwang E, et al. A Cross-cultural Comparison of Hospice Development in Japan, South Korea, and Taiwan. Journal of Cross-Cultural Gerontology, 2010, 25(1)：1 - 19.

［8］张雪梅,胡秀英.我国安宁疗护的发展现状、存在的问题及发展前景.中华现代护理杂志,2016,22(34)：4885 - 4888.

上海市长期护理床位配置研究

程文迪　丁汉升

【导读】　为了解上海市长期护理床位的配置现状及存在的问题。通过横断面调查获得上海市长期护理床位数据，利用《上海统计年鉴》、经济合作与发展组织（Organization for Economic Co-operation and Development，OECD）官方网站的数据资料，纵向和横向比较有关数据。2018年，上海市每千65岁及以上老年人医疗护理床位数为10.41张，高于OECD国家水平。2017年，上海市的每千65岁及以上老年人养老床位数为44.20张，位居OECD国家中游水平。上海市各区长期护理床位中医疗护理床位的使用率存在较大差异。由此得出，上海市每千老人养老床位数的配置水平与OECD国家存在差距。区域医疗护理床位配置不平衡。建议整合区域医疗资源，完善长期护理体系。构建以社区卫生服务中心为基础，以二、三级综合医院老年科为支撑的医疗长期护理服务体系。构建机构—社区—居家长期护理服务模式。提高床位的使用率、周转率等运行效率，更好地惠及有护理需求的老年人。

截至2018年底，上海市60岁及以上户籍老年人口占全市户籍人口的34.4%，户籍人口预期寿命达到83.63岁[1]。我国超过16.7%的60岁及以上老年人处于失能或者半失能的状态[2]，60%～80%的老年人患有各种慢性病，护理服务需求大[3]。在此背景下，现拟了解上海市长期护理床位的配置现状和存在的问题，提出政策建议。

一、资料与方法

研究涉及的长期护理床位既包括为老年人提供医疗护理服务的医疗机构的护理床位，也包括为老年人提供生活照料等其他长期护理服务的养老机构的床位。上海市医疗机构的护理床位数据来自上海市卫生健康委员会组织的"上海市16个区老年医疗护理服务体系中期评估专项调查"数据，养老机构的养老床位数据来自《上海统计年鉴》。经济合作与发展组织（Organization for Economic Co-operation and Development，OECD）国家的医疗机构和养老机构长期护理床位数据来源于OECD官方网站。收集上海市的长期护理床位数据，并与OECD国

第一作者：程文迪，女，研究实习员。
通讯作者：丁汉升，男，研究员，上海市卫生和健康发展研究中心（上海市医学科学技术情报研究所）书记、副主任。
作者单位：上海市卫生和健康发展研究中心（上海市医学科学技术情报研究所）（程文迪、丁汉升）。

家的长期护理床位数据进行比较分析。

二、研究结果

（一）医疗护理床位比较

1. 上海市医疗护理床位的配置现状

按照《上海市人民政府关于印发〈上海市区域卫生规划〉（2011年—2020年）的通知》（沪府发〔2013〕6号）的要求，规划期内全市医疗机构的护理床位数应达到每千人口1.1张[4]。按照《市民政局关于印发〈关于全面推进本市医养结合发展的若干意见〉通知》（沪民福发〔2015〕19号）的要求，2020年全市老年护理床位数占60岁及以上户籍老年人口数的比例应达到1.5%（医疗机构、养老机构分别应达到0.75%）[5]。

2018年，上海市的医疗护理床位数共计34 785张，平均每千人口医疗护理床位数为2.38张，高于每千人口1.1张护理床位的标准。上海市每千60岁及以上老年人的医疗护理床位数为6.96张。医疗护理床位数占60岁及以上户籍老年人口数的比例为0.70%，与0.75%的目标有一定差距（表1）。

表1　2018年上海市各区医疗护理床位配置及2017年医疗护理床位使用情况

行政划区	2018年					2017年	
	医疗护理床位数（张）	每千人口医疗护理床位数（张）	每千60岁及以上老年人医疗护理床位数（张）	每千65岁及以上老年人医疗护理床位数（张）	医疗护理床位数占60岁及以上户籍老年人口数的比例（%）	医疗护理床位使用率（%）	医疗护理床位周转率（%）
黄浦区	1 703	2.05	5.22	8.15	0.52	91.51	18.46
徐汇区	1 309	1.42	4.27	6.26	0.43	100.73	43.97
静安区	1 916	2.07	5.46	8.42	0.55	87.53	46.04
长宁区	1 487	2.57	6.96	10.55	0.70	100.00	100.00
普陀区	1 404	1.57	4.06	6.32	0.41	96.56	92.88
虹口区	1 815	2.49	6.25	9.61	0.62	105.14	4.40
杨浦区	2 931	2.72	7.49	11.69	0.75	100.00	100.00
闵行区	3 264	2.88	9.40	13.74	0.94	75.13	12.35
宝山区	3 437	3.51	10.36	16.02	1.04	48.12	0.36
浦东新区	6 132	2.02	6.43	9.49	0.64	98.00	98.28
金山区	889	1.70	5.32	7.82	0.53	98.24	—
松江区	1 568	2.43	8.43	12.15	0.84	90.00	80.00
青浦区	1 681	3.44	10.92	15.92	1.09	—	—
崇明区	1 215	1.79	4.92	6.89	0.49	58.00	—
奉贤区	2 296	4.26	13.24	18.95	1.32	78.28	3.11
嘉定区	1 738	2.71	8.09	11.74	0.81	97.65	94.58
合　计	34 785	2.38	6.96	10.41	0.70	—	—

2017 年,上海市的医疗护理床位使用率总体较高,11 个区的床位使用率超过 80.00%。医疗护理床位周转率总体较低,仅 5 个区的床位周转率超过 80.00%(表 1)。

2. OECD 国家医疗护理床位配置现状

2018 年,OECD 国家每千人口医疗护理床位数为 0.02~0.53 张。OECD 国家的每千 65 岁及以上老年人医疗护理床位数为 0.14~4.57 张(表 2)。

表 2 2017~2018 年 OECD 国家的医疗护理床位配置情况(单位:张)

国 家	医疗护理床位数		每千人口医疗护理床位数		每千 65 岁及以上老年人医疗护理床位数	
	2017 年	2018 年	2017 年	2018 年	2017 年	2018 年
奥地利	5 832	—	0.66	—	3.59	—
比利时	1 165	1 165	0.10	0.10	0.56	0.55
加拿大	15 783	15 784	0.43	0.43	2.55	2.47
智 利	91		0.00		0.05	—
捷 克	20 742		1.96	—	10.43	
丹 麦	248	250	0.04	0.04	0.23	0.22
爱沙尼亚	1 203	—	0.91		4.73	
芬 兰	2 248		0.41		1.95	
法 国	31 507		0.47		2.45	
希 腊	6 181		0.57		2.66	
匈牙利	11 952	—	1.22		6.54	
冰 岛	132	125	0.38	0.36	2.78	2.55
爱尔兰	741	—	0.15		1.15	—
以色列	4 732	4722	0.54	0.53	4.74	4.57
意大利	8 526		0.14	—	0.63	
日 本	334 297	—	2.64	—	9.51	
韩 国	259 730		5.05		36.71	
拉脱维亚	1 222		0.63		3.15	
立陶宛	1 403		0.50		2.55	
荷 兰	5 007		0.29		1.58	
新西兰	105	105	0.02	0.02	0.15	0.14
波 兰	652	—	0.02		0.10	
斯洛伐克	4 145	—	0.76		5.09	
斯洛文尼亚	292		0.14		0.75	—
西班牙	23 643	—	0.51	—	2.68	—
瑞 典	1 794		0.18		0.91	
瑞 士	1 075		0.13	—	0.71	—

3. 上海市和 OECD 国家医疗护理床位比较

2018 年,上海市医疗护理床位的配置水平为每千人口 2.38 张,每千 65 岁及以上老年人医疗护理床位数为 10.41 张,配置水平远高于 6 个 OECD 国家(图 1)。

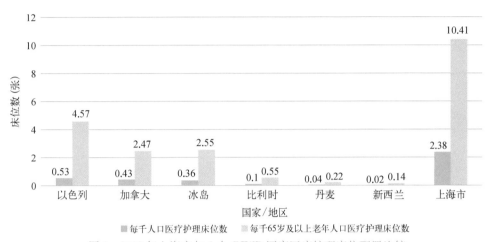

图 1　2018 年上海市与 6 个 OECD 国家医疗护理床位配置比较

(二)养老床位比较

1. 上海市养老床位配置现状

按照《上海市人民政府关于印发〈上海市老龄事业发展"十三五"规划〉的通知》(沪府发〔2016〕85 号)的要求,到 2020 年上海市养老机构的床位数应达到 15.9 万张[6]。2017 年,上海市的养老床位共计 14.04 万张,距离目标仍有 1.86 万张的差距。2017 年,上海市每千 60 岁及以上老年人养老床位数为 29.03 张,养老床位数占 60 岁及以上户籍老年人口数的比例为 2.90‰。2013～2017 年,上海市养老床位数、每千人口养老床位数逐年增长,其余 3 个指标也呈总体上升趋势(表 3)。

表 3　2013～2017 年上海市养老床位配置情况

项　　目	2013 年	2014 年	2015 年	2016 年	2017 年
养老机构床位(万张)	10.84	11.49	12.60	13.28	14.04
户籍人口数(万人)	1 432.34	1 438.69	1 442.97	1 450.00	1 455.13
60 岁及以上老年人口数(万人)	387.62	413.98	435.95	457.79	483.60
65 岁及以上老年人口数(万人)	256.63	270.06	283.38	299.02	317.67
每千人口养老床位数(张)	7.57	7.99	8.73	9.16	9.65
每千 60 岁及以上老年人养老床位数(张)	27.97	27.75	28.90	29.01	29.03
每千 65 岁及以上老年人养老床位数(张)	42.24	42.55	44.46	44.41	44.20
养老床位数占 60 岁及以上户籍老年人口数的比例(‰)	2.80	2.78	2.89	2.90	2.90

2. OECD 国家养老床位配置现状

OECD 国家养老机构床位的统计口径为提供住宿的长期护理机构的床位,不包括专用于长期护理的医院床位和居家床位。2017 年,28 个 OECD 国家的每千 65 岁及以上老年人养老床位数为 41.26 张,39% 的 OECD 国家的床位数在 50.00 张以上(表 4)。

表 4　2013~2017 年 28 个经济合作与发展组织国家每千 65 岁及以上老年人养老床位配置情况(单位:张)

国　　家	2013 年	2014 年	2015 年	2016 年	2017 年
荷　兰	84.70	82.20	78.20	76.00	74.80
瑞　典	69.60	66.10	65.50	65.00	70.60
瑞　士	67.60	66.80	65.90	65.00	65.20
芬　兰	60.50	59.70	59.30	58.90	57.00
冰　岛	60.10	60.10	58.30	57.10	55.50
新西兰	58.90	57.50	55.90	55.90	54.20
斯洛文尼亚	58.10	56.80	56.10	54.70	53.60
法　国	55.10	54.00	53.10	52.00	51.00
澳大利亚	54.10	53.70	52.40	51.60	51.20
挪　威	52.40	50.80	48.80	47.40	46.20
斯洛伐克	50.60	51.20	53.10	51.90	50.30
英　国	50.00	48.70	47.60	46.50	45.60
加拿大	49.80	49.10	48.50	56.90	55.40
爱尔兰	49.30	49.10	49.80	48.70	47.50
匈牙利	48.90	48.10	47.50	46.50	45.70
西班牙	44.90	44.80	44.40	44.20	44.10
爱沙尼亚	43.60	45.00	46.10	45.70	45.10
奥地利	43.20	42.70	42.10	41.90	46.70
捷　克	38.50	37.80	37.20	37.30	36.60
立陶宛	34.80	34.70	35.00	36.60	37.30
日　本	24.40	24.00	24.30	24.00	24.10
韩　国	23.20	24.10	24.50	24.80	24.20
以色列	22.70	21.90	21.10	20.00	18.90
拉脱维亚	20.00	14.70	14.00	13.90	13.70
意大利	18.50	18.40	18.50	18.30	18.60
波　兰	12.50	12.40	12.20	12.00	11.80
土耳其	8.00	7.90	8.00	8.10	8.70
希　腊	1.90	1.90	1.90	1.90	1.80
均　数	43.07	42.29	41.76	41.53	41.26

3. 上海市与 OECD 国家养老床位配置比较

2013~2017 年,28 个 OECD 国家的每千 65 岁及以上老年人养老床位数的平均水平逐年下降,而上海市的养老床位配置水平整体呈上升趋势。2014 年起,上海市每千 65 岁及以上老年人养老床位数始终高于 28 个 OECD 国家(图 2)。

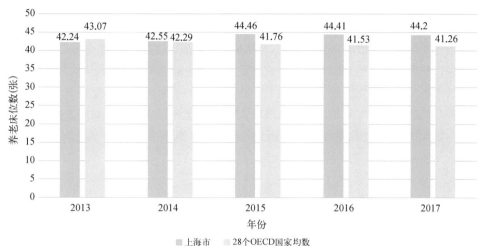

图 2　2013～2017 年上海市和 28 个经济合作与发展组织国家的养老床位比较

2017 年,上海市每千 65 岁及以上老年人养老床位数为 44.20 张,与有统计数据的 28 个 OECD 国家相比,位居第 18 位(图 3)。

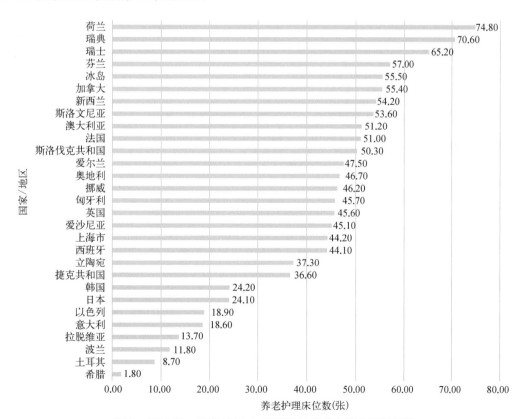

图 3　2017 年上海市与 28 个 OECD 国家养老床位配置比较

三、讨论与建议

（一）进一步缩小上海市养老床位配置水平与 OECD 国家的差距

上海市长期护理床位数处于较高水平，尤其是医疗护理床位数，高于大部分 OECD 国家。上海市养老床位配置水平仍与 OECD 国家存在差距。欧洲国家老龄化进程较为缓慢，以泰国、中国等为代表的亚洲国家老龄化进程较为迅速[7]。欧洲国家的长期护理资源配置、老年福利保障和设施建设等与其经济发展水平相适应。上海市人口老龄化进程快于经济发展进程，长期护理资源的增长速度与老龄化进程不相适应。因此，应进一步缩小上海市在养老床位配置方面与 OECD 国家间的差距，将养老床位建设作为重点工作。

（二）解决上海市区域医疗护理床位配置不平衡的问题

1. 整合区域医疗资源，完善长期护理体系

普陀区作为上海市老龄化程度较高的区域，其医疗护理床位配置相对不足，且以公立医院为主。截至 2020 年，该区社会办医疗机构的医疗护理床位数占该区长期护理床位数的比例仅为 5.5%，仍有较大的提升空间。建议优化区域医疗资源配置，以社区卫生服务中心为医疗护理床位配置的主要载体，根据区域内常住老龄人口占户籍人口的比例，确定合理的床位设置标准；充分发挥区属综合医院和中医医院的区域医疗中心功能，加强老年医学专业人才的外引内育，大力建设老年优势专科，提高老年专病诊治能力；通过政策创新鼓励和吸引社会资本、优质医疗资源，新建高端长期护理医院，与现有的长期护理资源错位发展，形成完善的区域长期护理体系。

2. 构建以社区卫生服务中心为基础，二、三级综合医院老年科为支撑的医疗长期护理服务体系

徐汇区的医疗护理床位数占户籍老年人口数的比例不足 0.75%，辖区内尚无老年病院、护理院。医疗长期护理服务社会力量参与不充分，发展模式、工作理念、服务方式不够活跃。建议构建以社区卫生服务中心为基础，二、三级综合医院老年科为支撑的医疗长期护理服务体系；积极吸引社会力量提供中医药健康养老服务、老年护理服务和康复护理服务；通过体制机制改革和制度政策创新调动社会力量的积极性，形成政府、市场、社会协同供给的多元模式。

3. 构建机构—社区—居家长期护理服务模式

受养老观念的影响，崇明区、金山区的老年人大多愿意居家养老。因此，构建机构—社区—居家长期护理服务模式十分重要，尤其要着重完善居家长期护理服务体系。家庭病床的设置在一定程度上满足了诊断明确且病情稳定的部分老年患者的服务需求，但因两区家庭病床医师的服务能力及服务项目相对有限，治疗、配药等部分服务仍需由医疗机构提供。因此，在增设家庭病床的基础上，仍需通过优惠政策等吸引优秀人才，提升家庭病床医师和护理人员的服务能力，并逐步拓展居家长期护理服务项目，完善居家长期护理服务体系。

（三）提高床位运行效率，更好地惠及有护理需求的老年人

《上海市养老机构评价报告（2018）》显示，外环线以外养老机构的入住率平均为 75.64%。部

分区域医疗护理床位的使用率仍然较低。床位资源空置无法使资源惠及有护理需求的人群[8]。上海市存在长期护理床位总量不足与现有床位空置率较高的结构性矛盾。配置护理床位资源应考虑床位供给数量、质量和效率。长期护理机构应突出自身特色,有针对性地为老年人提供服务,同时注重提升机构管理者和工作人员的素质等,从而使床位资源更好地惠及有护理需求的老年人。

参 考 文 献

[1] 上海市老龄科学研究中心. 2018 年上海市老年人口和老龄事业检测统计信息. http://www. shrca. org. cn/News/detail. aspx? ID=6892&Page=0[2019 - 10 - 23].

[2] 徐佩,王鸿江. 失能老人整合照护模式探析. 劳动保障世界,2019(27): 30 - 32.

[3] 李增芳,杨芬芳,蔡菊芳. 关于养医结合老年护理模式中亟待解决的问题思考与对策. 护理与康复,2016,15(4): 372 - 374.

[4] 上海市人民政府. 上海市人民政府关于印发《上海市区域卫生规划(2011 年—2020 年)》的通知(沪府发〔2013〕6 号),2013.

[5] 上海市人民政府. 上海市民政局关于印发《关于全面推进本市医养结合发展的若干意见》的通知. http://wsjkw. sh. gov. cn/gihztgahz/20201012/5fd1e3ffedcd4309864ee39b3a4b2112. html[2019 - 10 - 23].

[6] 上海市人民政府. 上海市人民政府关于印发《上海市老龄事业发展"十三五"规划》的通知(沪府发〔2016〕85 号),2016.

[7] 刘远立,郑忠伟,饶克勤,等. 中国老年健康研究报告(2018). 北京: 社会科学文献出版社,2019.

[8] 谭唯阳. 我国发展长期护理保险制度面临的问题:基于供给层面的思考. 中国市场,2018(7): 72 - 77.

上海市安宁疗护试点工作现状调研报告

吴玉苗　李水静　杨　超　张天晔　毛懿雯

【导读】　自2019年5月上海市整体纳入全国第二批安宁疗护试点工作以来,上海安宁疗护服务得到进一步发展,取得显著社会效益。文章对2019年9月至2020年8月期间试点一年来,上海市安宁疗护服务的政策措施、制度保障、机构运行、人才队伍建设与服务质量等相关情况进行了调研、收集与分析。经过一年的整体试点推进,上海市安宁疗护事业发展政策及制度逐渐完善、服务体系初具成效,人力资源稳步增长、团队成员多元化发展、服务质量维持在较高水平,同时二、三级医疗机构也正积极引入安宁疗护服务理念。建议持续推进安宁疗护试点工作,完善安宁疗护服务体系,研究制定医保支付方式,加强人才队伍建设,扩大社会宣传。

一、调查方法

本研究运用文献研究、政策分析和问卷调查等方法,分别对全市16个区内共计274家医疗机构及全市34家三级医疗机构进行量性问卷调查和质性问卷调查,共计发放调查问卷308份,有效回收问卷307份,有效回收率99.68%。收集分析2019年9月至2020年8月上海市安宁疗护服务的政策措施、制度保障、机构运行、人才队伍建设与服务质量等情况。

二、调查结果

(一)上海市安宁疗护服务基本情况

1. 上海市安宁疗护机构情况

上海市注册有临终关怀科的医疗机构共236家,占全市医疗机构总数的5.29%,护理院66家,社区卫生服务中心153家,综合医院16家,专科医院1家。

本次共274家医疗机构接受调查(含未注册临终关怀科但已开展安宁疗护服务的机构),其中社区卫生服务中心246家(徐汇区天平与湖南社卫数据合并计算),公办综合医疗机构9家,公办专科医疗机构5家,社会办医疗机构6家,社会办护理院7家和公办护理院1家。社区卫生服

第一作者:吴玉苗,女,全科主任医师,上海市普陀区人民医院党委副书记。
作者单位:上海市普陀区人民医院(吴玉苗),上海市卫生健康委员会(李水静、杨超、张天晔),上海市普陀区长征镇社区卫生服务中心(毛懿雯)。

务中心占主体,达到 89.78%。安宁疗护病房核定床位数 1 305 张。截止至 2020 年 10 月,本市社区卫生服务中心安宁疗护服务全覆盖。

2. 上海市安宁疗护服务团队队伍建设情况

2019 年 9 月～2020 年 8 月上海市安宁疗护服务团队人数为 7 912 人,其中执业医师 2 740 人,占团队总人数的 34.63%,执业医师中兼职人数为 2 458 人。据上海市户籍人口最新数据 1 471.16 万测算,平均每万户籍人口拥有安宁疗护执业医师 1.86 人,较 2018 年环比增长 186.15%;注册护士 2 959 人,占团队总人数的 37.40%,其中兼职人数为 2 148 人,平均每万户籍人口拥有安宁疗护注册护士 2.01 人,较 2018 年环比增长 187.14%;志愿者人数 2 031 人,占团队总人数的 25.67%,团队人数比例趋向合理化(表 1)。

表 1　上海市被调查区域安宁疗护服务团队人员状况表(单位:人)

区 域	安宁疗护团队人员数	执业医师(含执业助理医师)	乡村医生	注册护士	护理员	心理咨询师	医务社会工作者	药师	康复医(技)师	志愿者
宝山区	428	129	13	135	31	8	1	25	13	95
崇明区	109	53	0	51	2	0	0	1	5	2
奉贤区	205	90	10	89	90	5	3	48	9	50
虹口区	122	211	0	116	1	5	0	31	11	16
黄浦区	191	81	0	50	34	10	3	58	12	12
嘉定区	395	310	37	396	38	12	5	42	15	235
金山区	1 216	208	63	186	51	10	7	38	45	675
静安区	500	286	0	586	182	21	13	83	64	130
闵行区	1 208	462	39	394	74	24	9	63	31	112
浦东新区	1 175	249	26	271	118	37	27	81	45	321
普陀区	468	85	0	102	63	14	2	57	33	111
青浦区	161	74	3	72	61	23	6	85	23	84
松江区	628	154	114	158	44	18	20	70	20	30
徐汇区	470	106	0	148	28	19	9	50	21	82
杨浦区	220	110	0	87	22	2	0	28	19	9
长宁区	416	132	0	118	22	30	3	36	26	67
合 计	7 912	2 740	305	2 959	861	238	108	796	392	2 031

3. 上海市安宁疗护服务提供情况

2019 年 9 月～2020 年 8 月上海被调查机构中,开展安宁疗护门诊的为 106 家,共计服务安宁疗护为 5 922 人次;开展居家安宁疗护服务的为 218 家,提供安宁疗护居家服务 1 625 人次;开展安宁疗护病房的有 122 家,共计收入院 4 094 人;安宁疗护住院人数占总住院人数占比为 2.63%。被调查机构总出院人数为 151 972 人,其中安宁疗护出院人数共计 3 814 人,安宁疗护出院人数占总出院人数 2.51%。

4. 上海市安宁疗护服务费用情况

2019 年 9 月～2020 年 8 月上海市被调查医疗机构中安宁疗护患者人均医疗费用是一般患者人均医疗费的 51.24%,其中药费占比最高,占安宁疗护人均医疗费的 47.31%。从人均费用来看,安宁疗护可以减少社会医疗公共资源不必要的浪费。

5. 上海市安宁疗护患者及家属满意度情况

被调查机构中 87.23% 的医疗机构拥有满意度调查制度,2019 年 9 月～2020 年 8 月安宁疗护患者满意度调查平均值为 98.65%,家属满意度调查平均值为 98.69%,较 2018 年持平(表 2)。上海自 2012 年开展安宁疗护"实事项目"以来,各安宁疗护机构不断提升安宁疗护服务能力,患者及家属满意度普遍维持在较高水平。

表 2 上海市被调查医疗机构安宁疗护患者及家属满意度状况表

行政划区	被调查机构数（个）	安宁疗护患者及家属满意度调查制度		安宁疗护患者满意度（%）	安宁疗护家属满意度（%）
		有	占比（%）		
宝山区	17	17	100.00	99.71	99.71
崇明区	18	18	100.00	98.25	98.25
奉贤区	23	18	78.26	99.33	99.28
虹口区	8	7	87.50	100.00	100.00
黄浦区	10	6	60.00	99.97	100.00
嘉定区	13	11	84.62	97.34	97.74
金山区	12	12	100.00	98.08	98.08
静安区	24	22	91.67	93.23	93.26
闵行区	16	16	100.00	98.77	98.99
浦东新区	54	51	94.44	99.49	99.52
普陀区	12	12	100.00	99.12	99.49
青浦区	17	8	47.06	100.00	100.00
松江区	15	7	46.67	96.49	96.24
徐汇区	13	12	92.31	99.85	99.78
杨浦区	12	12	100.00	99.42	99.42
长宁区	10	10	100.00	99.40	99.23
合　计	274	239	87.23	98.65	98.69

(二) 上海市安宁疗护现状及政策情况

1. 上海市现有安宁疗护政策及资金投入情况

上海市 16 个区中,已正式出台区内安宁疗护政策文件的有 12 个,将安宁疗护纳入本区卫生发展规划的有 13 个,安宁疗护纳入本区社区卫生服务发展规划的有 13 个,制定本区安宁疗护发展规划的有 6 个,制定本区安宁疗护试点实施方案的有 16 个,制定本区安宁疗护绩效考核方案的有 11 个(表 3)。75％的区已将安宁疗护工作纳入政府重点工作或重要民生工程予以统筹部署。

表 3　上海市被调查区域安宁疗护政策发展状况

区　域	本区有无出台安宁疗护政策文件	是否将安宁疗护纳入本区卫生发展规划	是否将安宁疗护纳入本区社区卫生服务发展规划	是否制定本区安宁疗护发展规划	本区是否制定安宁疗护试点实施方案	本区是否制定安宁疗护绩效考核方案
宝山区					√	
崇明区	√	√	√		√	
奉贤区		√	√		√	√
虹口区	√				√	
黄浦区	√	√	√	√	√	√
嘉定区	√	√	√		√	√
金山区	√				√	
静安区					√	
闵行区	√	√	√		√	
浦东新区	√	√	√	√	√	√
普陀区	√				√	
青浦区	√	√	√		√	√
松江区	√	√	√		√	√
徐汇区	√				√	√
杨浦区	√		√		√	√
长宁区	√	√	√	√	√	√
合　计	13	13	13	6	16	11

在财政补助和专项资金投入保障方面,制定安宁疗护服务财政补助政策的有 10 个区,有安宁疗护工作财政专项资金的有 8 个区(部分地区无财政补助相关政策,但是有专项资金投入),开展安宁疗护服务所需基本设施设备专项投入的有 10 个区,有慈善事业、社会团体、个人捐赠的有 4 个区(表 4)。

表 4　上海市被调查区域安宁疗护财政补助和专项资金投入保障情况

区　域	本区是否制定本区安宁疗护服务财政补助政策	其　中			
		有无安宁疗护工作财政专项资金	有无开展安宁疗护服务所需基本设施设备专项投入	有无以政府购买服务为患者提供安宁疗护服务的支持政策	有无慈善事业、社会团体、个人捐赠
宝山区					
崇明区					
奉贤区			√		√
虹口区					

续　表

区　域	本区是否制定本区安宁疗护服务财政补助政策	其　中			
		有无安宁疗护工作财政专项资金	有无开展安宁疗护服务所需基本设施设备专项投入	有无以政府购买服务为患者提供安宁疗护服务的支持政策	有无慈善事业、社会团体、个人捐赠
黄浦区	√		√		
嘉定区	√	√	√		
金山区	√	√	√		√
静安区					
闵行区	√				
浦东新区		√	√		
普陀区	√	√	√		√
青浦区	√	√	√		√
松江区	√	√	√		
徐汇区	√	√	√		
杨浦区	√	√	√		
长宁区	√	√	√		
合　计	10	8	10	0	4

2. 上海市安宁疗护服务体系建设情况

被调查各区中建立安宁疗护信息化系统的有 5 个,已经成立安宁疗护中心的 10 个,计划开展安宁疗护中心的有 5 个,区域内有安宁疗护服务延伸的有 12 个,已经成立安宁疗护质控小组的有 12 个(表 5)。16 个区内所辖所有社区卫生服务中心全部开展安宁疗护服务,覆盖率 100%。

表 5　上海市被调查区域安宁疗护服务体系建设情况

区　域	本区是否建立安宁疗护信息化系统	本区是否成立安宁疗护中心	其　中		本区是否所有社区卫生服务中心全部开展安宁疗护服务	本区是否有安宁疗护服务延伸	本区是否成立安宁疗护质控小组
			如果尚未成立是否有安宁疗护中心相关规划	如果尚未成立是否有安宁疗护中心机构选址			
宝山区					√		
崇明区			√	√	√	√	√
奉贤区		√			√	√	√
虹口区		√			√	√	
黄浦区		√			√		
嘉定区			√	√	√	√	√
金山区					√		
静安区	√	√			√	√	√

区　域	本区是否建立安宁疗护信息化系统	本区是否成立安宁疗护中心	其　　中		本区是否所有社区卫生服务中心全部开展安宁疗护服务	本区是否有安宁疗护服务延伸	本区是否成立安宁疗护质控小组
			如果尚未成立是否有安宁疗护中心相关规划	如果尚未成立是否有安宁疗护中心机构选址			
闵行区	✓		✓	✓	✓	✓	
浦东新区		✓			✓		
普陀区	✓	✓			✓	✓	
青浦区		✓			✓	✓	
松江区		✓			✓		
徐汇区	✓		✓	✓	✓	✓	
杨浦区			✓	✓	✓		
长宁区	✓	✓			✓		✓
合　计	5	10	5	5	16	12	12

（三）三级医院安宁疗护现状

本次调查通过开放式问卷针对全市34家三级医疗机构进行定性研究,内容涵盖理念引入、开展情况、特色工作、困难问题、政策建议等5个维度。调查结果显示,有11家三级医疗机构开展安宁疗护相关服务,占三级医疗机构总数的32.35%。另有5家三级医疗机构引入安宁疗护理念。

三、主要发现

（一）安宁疗护政策框架与制度保障逐渐完善

自上海市试点工作开展以后,《上海市人民政府印发〈关于推进健康上海行动的实施意见〉的通知》(沪府发〔2019〕6号)明确提出全面推广安宁疗护服务。此后由市卫生健康委等7部委联合印发了《上海市安宁疗护试点实施方案》,并于今年再次下发《关于推进2020年本市安宁疗护试点工作的通知》(沪卫基层〔2020〕008号),从政府层面为安宁疗护服务保驾护航。

（二）安宁疗护服务体系建设初具成效

本次274家接受调查的机构中有公办综合医疗机构9家,公办专科医疗机构5家,社会办医疗机构6家,社会办护理院7家,公办护理院1家,社区卫生服务中心246家,共计拥有安宁疗护核定开放床位1305张。其中,社区卫生服务中心占主体,达到89.78%。截止至2020年10月,全市所有社区卫生服务中心全部开展安宁疗护服务,覆盖率100%。机构、社区与居家相结合的安宁疗护服务体系有效建立。

全市已经成立区安宁疗护中心的有10个区,计划设立区级安宁疗护中心的有5个区,建成或即将建成区安宁疗护中心的占全市九成比例。建立安宁疗护信息化系统的有5个区,区域内有安宁疗护服务延伸的有12个区,已经成立安宁疗护质控小组的有12个区。全市安宁疗护服务体系建设初具成效。

（三）人力资源稳步增长，缺口逐步缩小

按户籍人口统计，2019 年上海市人均期望寿命达到 83.66 岁，男性 81.27 岁、女性 86.14 岁。上海作为拥有 2 400 万常住人口的特大型城市，经济快速发展的同时，城市人口老龄化加剧，如此庞大的群体产生巨大的安宁疗护服务需求。调查显示上海市安宁疗护服务团队人数目前为 7 912 人，其中执业医师 2 740 人，注册护士 2 959 人，二者占团队总人数的 72.03%。此数据虽然较 2018 年有大幅增长，但医务人员中兼职比例达 80.82%，专职安宁医生和安宁护士较少。

（四）安宁疗护团队成员组成日益多元化

团队在安宁疗护中起着重要作用，临床医生和护士是安宁疗护参与的主体，志愿者、义工及社会人员是重要的参与者。调查显示上海市四分之三的安宁疗护机构组建了包含安宁疗护科医生、安宁护士、社会工作者、心理咨询师、康复医师、药师、志愿者等不同角色的多学科团队，并根据机构需求，成员组成比例各有侧重。为安宁疗护患者提供服务，提高临终患者和家属的生活质量，取得了良好的社会效益。

（五）医疗资源节约，服务质量保持高水准

调查显示，全市医疗机构中安宁疗护患者人均医疗费用为一般患者人均医疗费的 51.24%。费用的减少缓解了患者和家属的经济压力，同时减少了无效医疗资源。根据满意度测评结果显示，患者及家属的满意度始终维持在 98% 以上。

（六）三级医疗机构逐步引入安宁疗护理念

参与定性调查的三级医疗机构中有近半数引入安宁疗护理念。部分三级医院明确表示因功能定位不同，开展安宁疗护病房可行性不高，但会积极了解安宁疗护理念，对潜在受众进行普及性教育，配合上海安宁疗护服务开展。

四、政策建议

（一）持续推进安宁疗护试点工作，落实制度保障

在疫情防控常态化背景下，持续推进安宁疗护试点工作。完善政策制定，对于不同层面及地区的安宁疗护的规划和纲要予以针对性的指导。开展培训，保障从业人员的权利。加大对试点工作经费投入力度，各级政府应对公办医疗机构开展安宁疗护服务投入专项资金。推广以政府购买服务为患者提供安宁疗护服务的支持政策。建立市级安宁疗护质控中心，完善安宁疗护质量评价指标，定期开展集中及飞行质控。

（二）完善安宁疗护服务体系，建立完善安宁疗护多学科服务模式

建设具有区域特点的安宁疗护服务体系，从市、区到街道（镇）、居（村）委上下一体，根据需要

提供形式多样的安宁疗护服务。建立以政府为主导、社区为基础、社区卫生服务中心为依托、居家为单位、医院为支持、社会资源为补充的安宁疗护"六位一体"服务模式。通过家庭医生签约制度推广以家庭病床为载体的居家安宁疗护服务,促进病房、居家服务相衔接,提升社区、居家安宁疗护服务水平。逐步推广多学科协作模式的安宁疗护服务,发挥区级安宁疗护中心作用,合理转介。充分发挥中医药适宜技术、音乐治疗、芳香治疗的应用,探索安宁疗护适宜技术服务包,探索建立安宁疗护科研发展中心。

(三)研究制定医保支付方式,建立按床日收费机制

医保支付政策支持是当前建设安宁疗护服务体系的重要环节,对推进安宁疗护可持续发展至关重要,有利于安宁疗护服务模式的建立与实施。建议相关部门应从上海市情出发,共同研究与安宁疗护服务相配套的收费与医保支付机制,探讨按床日收费机制的可行性,建立适合上海本土的安宁疗护服务收费标准。

(四)加强安宁疗护人才队伍建设

打造师资团队,建立市级安宁疗护培训、教育中心,组织编写安宁疗护分层分级培训教材,由专业机构开展安宁疗护服务能力培训,确保安宁疗护服务质量。根据人才缺口情况,建议高校医疗护理专业加设临终关怀相关必修或选修课程,定向培养硕、博研究型人才。加强各医疗机构肿瘤科、老年医学科、疼痛科、重症监护室等医务人员的安宁疗护知识、理念和技术的继续教育。

(五)进一步扩大社会宣传

安宁疗护工作需要全社会共同关注,推动社会公众树立正确的疾病观和生死观十分重要,应增加安宁疗护宣传渠道,通过线上、线下联动,自媒体新媒体平台加持,营造良好的社会氛围。发掘社会力量主动参与,扩大充实志愿者队伍,对符合要求的志愿者经过专业化的培训开展有效的交流和服务。

参 考 文 献

[1] 上海市卫生健康委员会.关于印发《上海市安宁疗护服务规范》的通知(沪卫基层〔2020〕009号),2020.

医务人员安宁疗护知信行和
培训需求测量量表研究

荆丽梅　滕晓涵　舒之群　许艺帆

赵海磊　李水静　杨　超　许铁峰

【导读】　安宁疗护为生命末期患者及家属提供全方位、全生命周期的健康服务,日益成为广泛关注的公共健康问题。文章旨在研制一套科学测量医务人员安宁疗护知信行和培训需求的量表,内容包括一般情况、知识、态度、工作自信、工作实践、培训需求共6个部分。通过预调查和信效度检验量表具有很好的信度和效度,可广泛用于全国安宁疗护试点推广背景下医务人员相关行为和需求的测量和研究。

一、研究背景与意义

2020年5月,WHO将安宁疗护服务纳入第五版《新冠肺炎临床管理临时指南》[1]。安宁疗护关乎患者及家属的生命质量和尊严,关乎医学价值取向和社会文明进步,日益成为社会广泛关注的公共健康问题[2]。自2017年以来,全国开始逐步推进安宁疗护试点改革,医务人员是安宁疗护理念的有效传播者和服务的直接提供者,他们的知识、态度和行为直接影响安宁疗护服务的提供和患者的服务利用[3],当前缺乏一套科学的医务人员安宁疗护知识、态度、行为和培训需求测量量表。本研究系统参考Rose M M等的PCQN[4]、Frommelt等的FATCOD[5]、Liu W等[6]和Shimizu M等的量表[7]综合研制,形成一套科学完整、信效度较高的医务人员安宁疗护知信行和培训需求测量量表,可为系统测量医务人员的安宁疗护知信行状况,靶向改善医务人员的安宁疗护服务理念、知识和态度,整体促进安宁疗护服务质量提供科学依据。

基金项目:上海市浦江人才计划(项目编号:2019PJC099);教育部人文社会科学研究规划基金项目(项目编号:20YJAZH045);上海市哲学社会科学规划课题(课题编号:2019BGL032)。

第一作者:荆丽梅,女,副研究员。

通讯作者:许铁峰,男,副研究员。

作者单位:上海中医药大学公共健康学院(荆丽梅、滕晓涵、许艺帆、赵海磊、许铁峰),上海交通大学医学院附属第九人民医院(舒之群),上海市卫生健康委员会(李水静、杨超)。

二、量表结构和内容

(一) 量表结构

医务人员安宁疗护知信行和培训需求测量量表包括一般情况、知识、态度、工作自信、工作实践、培训需求共 6 个部分。

1. 一般情况

一般情况包括调查对象的社会人口学特征,以及安宁疗护的客观经历、主观意愿和实际参与情况。

2. 知识

安宁疗护知识量表包括 15 个条目,其中 5 个引自 Ross M M 等研制的 PCQN[4],2 个来自 Liu W 等台湾农村地区基层医务人员量表[6],2 个来自 Beccaro M 等对全科医生的量表[8],6 个为课题组结合专家咨询意见研制的条目。每个条目设置 3~5 个选项,只有 1 个正确选项。

3. 态度

安宁疗护态度量表主要引自 Liu W 等的研究[6],共 5 个维度 25 个条目:面对疾病晚期情况不断恶化的患者(5 项)、对于安宁疗护提升患者生命质量的益处(5 项)、帮助患者及家属做好死亡准备方面的益处(5 项)、提供安宁疗护的主要障碍/瓶颈(6 项)和对于安宁疗护工作的态度(4 项)。每个条目设置了从"很不同意"到"非常同意"5 个选项。

4. 工作自信

安宁疗护行为量表包括工作自信及工作实践两个部分,主要基于 Shimizu M 等[7]的量表,结合我国安宁疗护现状综合研制。工作自信包括 11 个条目,每个条目设置了从"毫无信心"到"很有信心"5 个选项。

5. 工作实践

行为实践在工作自信量表的基础上增加了 3 个条目,共 14 个条目,每个条目设置了从"从来不做"到"总是做"5 个选项。

6. 培训需求

培训需求量表主要基于布鲁姆教育目标分类法[9],参考 Liu W 等的研究[6]以及施永兴等《临终关怀学概论》[10]的相关内容,包括 3 个维度 10 个条目:知识维度(5 项)、情感维度(2 项)、动作技能维度(3 项)[11],每个条目设置了"我已掌握,不需要培训""我未掌握,认为不必要培训""缺乏经验,需要培训"3 个选项。

(二) 量表信效度检验

量表研制完成后,选取上海市某典型社区卫生服务中心 102 名医务人员开展预调查,对量表的信度和效度进行验证[12]。经过信度效度检验,知识量表的难度系数为 0.62,区分度为 0.46,Cronbach's α 信度系数 0.686,KMO 和 Bartlett 球形检验值分别为 0.578 和 250.964($P <$ 0.001);态度量表的 Cronbach's α 信度系数为 0.868,KMO 和 Bartlett 球形检验卡方值分别为 0.770 和 2 421.206($P <$ 0.001);工作自信量表的 Cronbach's α 信度系数为 0.960,Guttman 分半

信度系数为 0.930，KMO 和 Bartlett 球形检验卡方值分别为 0.912 和 1 066.898($P<0.001$)；行为量表的 Cronbach's α 信度系数为 0.981，Guttman 分半信度系数为 0.971，KMO 和 Bartlett 球形检验卡方值分别为 0.866 和 1 053.217($P<0.001$)；培训需求量表的 Cronbach's α 系数为 0.947，Guttman 分半信度系数为 0.906，KMO 和 Bartlett 球形检验卡方值分别为 0.835 和 986.269($P<0.001$)。量表总体具有较好的信度和效度。

（三）量表具体内容

经过科学研制过程形成的医务人员安宁疗护知信行和培训需求测量量表具体内容和条目如下（表 1）。

表 1 医务人员安宁疗护知信行和培训需求测量量表

一、一般情况

1. 您的性别：
(1) 男□ (2) 女□
2. 您的年龄：_____岁
3. 婚姻状况：
(1) 未婚□ (2) 已婚□ (3) 离异□ (4) 丧偶□
4. 您的民族：
(1) 汉族□ (2) 少数民族□
5. 宗教信仰：
(1) 佛教□ (2) 道教□ (3) 基督教□ (4) 天主教□ (5) 伊斯兰教□ (6) 无□
6. 您的工作岗位：
(1) 医生□ (2) 护士□ (3) 行政管理□ (4) 社工□ (5) 医技及其他□
7. 您的学历：
(1) 硕士及以上□ (2) 本科及大专□ (3) 中专、高中及以下□
8. 您的职称：
(1) 正高级□ (2) 副高级□ (3) 中级□ (4) 初级□ (5) 无□
9. 您是否有目睹过临终患者或亲属死亡的过程？
(1) 有□ (2) 无□
10. 您是否参与过安宁疗护服务工作？
(1) 是□ (2) 否，但有打算□ (3) 否，并且无意向□
11. 您目前是否在安宁疗护科室或岗位工作？
(1) 是□ (2) 否□
12. 您是否愿意从事安宁疗护服务？
(1) 是□ (2) 否□
12-1. 若您愿意，主要原因是：
(1) 领导安排□ (2) 职业责任和使命□ (3) 宗教信仰□ (4) 行善积德□
12-2. 若您不愿意，主要原因是：
(1) 面对临终患者压力大□ (2) 担心薪酬待遇低□ (3) 领导不重视□ (4) 工作无意义□
(5) 担忧职业前景□

二、知识量表

请选择您认为正确的选项：

1. 提供安宁疗护服务需要情感上的超脱（分离）。
(1) 对□ (2) 错□ (3) 不确定□
2. 安宁疗护团队最首要的任务是适当地给予对患者及家属心理、社会和精神问题的咨询和管理。
(1) 对□ (2) 错□ (3) 不确定□
3. WHO 癌症疼痛按轻、中、重度 3 级镇痛阶梯疗法的规范用药。
(1) 对□ (2) 错□ (3) 不确定□
4. 安宁疗护团队在患者死后为家属提供居丧护理（哀伤辅导支持）。
(1) 对□ (2) 错□ (3) 不确定□

5. 居家安宁疗护符合我国的民俗习惯。

(1) 对□　(2) 错□　(3) 不确定□

6. 对于儿童的居丧护理,可以让孩子参加葬礼,甚至参与准备工作。

(1) 对□　(2) 错□　(3) 不确定□

7. 在疾病的晚期阶段,可引起呼吸抑制的药物适合治疗严重呼吸困难。

(1) 对□　(2) 错□　(3) 不确定□

8. 芒硝在神阙穴敷贴可缓解腹水。

(1) 对□　(2) 错□　(3) 不确定□

9. 疲劳或焦虑会降低疼痛阈值。

(1) 对□　(2) 错□　(3) 不确定□

10. 男人通常比女人更快地调解他们的悲伤。

(1) 对□　(2) 错□　(3) 不确定□

11. 服用吗啡的个体也应遵循肠内疗法。

(1) 对□　(2) 错□　(3) 不确定□

12. "健康中国 2030"规划纲要内容中有提出加强安宁疗护医疗机构建设。

(1) 对□　(2) 错□　(3) 不确定□

13. 在临终期,吗啡穴位注射可用于缓解癌痛。

(1) 对□　(2) 错□　(3) 不确定□

14. 最具权威性的卫生保健规划指南建议,最适合提供安宁疗护的是:

(1) 一个专门的多专业安宁疗护团队,包括家庭的全科医生□

(2) 全科医生□

(3) 由疼痛治疗专家领导的多专科团队□

(4) 专科护士与麻醉师合作□

(5) 专科护士□

15. 晚期恶性肿瘤终末期音乐疗法的目的在于提高生命质量或日常生活活动能力,作用不包括:

(1) 减轻身体痛苦□　(2) 娱乐交友□　(3) 抒发情感□　(4) 诱发对过去的回忆□

(5) 对悲痛的安慰□

三、态度量表

请选择最能对应您个人态度的选项:

1 很不同意　2 较不同意　3 不确定　4 比较同意　5 非常同意

选　项	1	2	3	4	5
1 面对疾病晚期情况不断恶化的患者,您认为:					
1.1　照顾晚期患者我会感到不舒服	□	□	□	□	□
1.2　晚期患者没有治愈的希望	□	□	□	□	□
1.3　我无法轻易面对临终的过程和痛苦	□	□	□	□	□
1.4　面对晚期患者会让我感到懦弱/无助	□	□	□	□	□
1.5　当我负责的患者死亡时我感到愧疚/遗憾	□	□	□	□	□
2 对于安宁疗护提升患者生命质量的益处,您认为:					
2.1　能够提高生命质量,保障患者的尊严	□	□	□	□	□
2.2　能够使患者平静、安详地死去	□	□	□	□	□
2.3　得到医护团队的照料与协助	□	□	□	□	□
2.4　可以提供情感支持	□	□	□	□	□
2.5　能够得到患者家人的支持	□	□	□	□	□
3 帮助患者及家属做好死亡准备方面的益处,您认为:					
3.1　尊重患者的宗教信仰和埋葬仪式	□	□	□	□	□
3.2　帮助患者在家里离世	□	□	□	□	□
3.3　与晚期患者更好地沟通	□	□	□	□	□
3.4　安宁疗护帮助医护人员更好地照顾患者	□	□	□	□	□
3.5　安宁疗护帮助患者及家属避免安乐死的想法	□	□	□	□	□

续　表

选　项		1	2	3	4	5
4 您认为以下问题是提供安宁疗护的主要障碍/瓶颈么?						
4.1	安宁疗护让人像安乐死一样,缩短患者的生命	☐	☐	☐	☐	
4.2	不针对身体症状进行积极治疗	☐	☐	☐	☐	
4.3	使患者感到绝望	☐	☐	☐	☐	
4.4	晚期患者有许多难处理的症状	☐	☐	☐	☐	
4.5	长期安宁疗护服务使医护人员失去工作热情	☐	☐	☐	☐	
4.6	患者及(/或)家属拒绝接受安宁疗护理念和服务	☐	☐	☐	☐	
5 对于安宁疗护工作,您认为:						
5.1	安宁疗护是一件有意义的事	☐	☐	☐	☐	
5.2	曾经亲身经历亲人的故去,促使我选择安宁疗护	☐	☐	☐	☐	
5.3	安宁疗护本身就是医护人员工作职责的一部分	☐	☐	☐	☐	
5.4	得到单位领导、同事或亲友的认同和支持,促使我选择安宁疗护	☐	☐	☐	☐	

四、工作自信

请选择最能对应您工作自信程度的选项:
1 毫无信心　2 信心不足　3 不知道　4 较有信心　5 很有信心

选　项		1	2	3	4	5
1	减轻临终患者的疼痛和不适(疼痛管理)	☐	☐	☐	☐	☐
2	对患者进行疼痛评估	☐	☐	☐	☐	☐
3	降低不必要的治疗费用	☐	☐	☐	☐	☐
4	满足临终患者的身心需求	☐	☐	☐	☐	☐
5	向患者及家属解释预期的死亡过程	☐	☐	☐	☐	☐
6	告诉家属可以做的具体事情来为患者提供有意义的服务	☐	☐	☐	☐	☐
7	了解家属的意愿、痛苦,以给予帮助	☐	☐	☐	☐	☐
8	在医务人员和家庭成员之间建立良好的关系	☐	☐	☐	☐	☐
9	协调医疗、社会、心理、灵性照护的媒介资源	☐	☐	☐	☐	☐
10	帮助高危哀伤的家属更好地度过哀伤历程	☐	☐	☐	☐	☐
11	指导家属遗体料理及居丧准备	☐	☐	☐	☐	☐

五、工作实践

请选择最能对应您实际工作开展频率的选项(若"一般情况"部分中的"10. 您是否参与过安宁疗护服务工作?"回答为"否",则跳过这一部分):
1 从来不做　2 几乎不做　3 偶尔做　4 经常做　5 总是做

选　项		1	2	3	4	5
1	对病情危重无法逆转的患者,您会主动和患者及家属谈及与死亡相关的话题	☐	☐	☐	☐	☐
2	主动对末期患者及家属推荐临终照护的医疗机构	☐	☐	☐	☐	☐
3	跟患者家属主动谈及"要尊重患者本人的意愿"	☐	☐	☐	☐	☐
4	减轻临终患者的疼痛和不适(疼痛管理)	☐	☐	☐	☐	☐
5	对患者进行疼痛评估	☐	☐	☐	☐	☐
6	降低不必要的治疗费用	☐	☐	☐	☐	☐
7	满足临终患者的身心需求	☐	☐	☐	☐	☐
8	向患者及家属解释预期的死亡过程	☐	☐	☐	☐	☐
9	告诉家属可以做的具体事情来为患者提供有意义的服务	☐	☐	☐	☐	☐

	选 项	1	2	3	4	5
10	了解家属的意愿、痛苦,以给予帮助	☐	☐	☐	☐	☐
11	在医务人员和家庭成员之间建立良好的关系	☐	☐	☐	☐	☐
12	协调医疗、社会、心理、灵性照护的媒介资源	☐	☐	☐	☐	☐
13	帮助高危哀伤的家属更好地度过哀伤历程	☐	☐	☐	☐	☐
14	指导家属遗体料理及居丧准备	☐	☐	☐	☐	☐

六、培训需求

请选择最能对应您实际需求的选项:

1 我已掌握,不需要培训 2 我未掌握,认为不必要培训 3 缺乏经验,需要培训

	选 项	1	2	3
1	安宁疗护基本理论与服务模式	☐	☐	☐
2	常见恶性肿瘤的临终期姑息医疗	☐	☐	☐
3	生死教育和生命关怀	☐	☐	☐
4	社区和居家安宁疗护	☐	☐	☐
5	医疗和社区资源的利用	☐	☐	☐
6	安宁疗护社会工作方法	☐	☐	☐
7	安宁疗护人际沟通的方法和技巧	☐	☐	☐
8	人文关怀知识和灵性关怀方法	☐	☐	☐
9	生前预嘱和法律知识	☐	☐	☐
10	安宁疗护服务中的压力和适应	☐	☐	☐

综上,本研究基于我国安宁疗护发展实际情况,综合国内国际成熟量表,结合专家咨询意见,研制了一套科学完整、信效度较高的"医务人员安宁疗护知信行和培训需求测量量表",可广泛用于全国安宁疗护试点推广背景下医务人员相关行为和培训需求的测量和研究。

参 考 文 献

[1] WHO. Clinical Management of COVID-19 Interim Guidance. WHO Reference Number:WHO/2019-nCoV/clinical/2020. 5.

[2] 荆丽梅,成雯郁,舒之群,等.上海市安宁疗护试点机构服务质量评价//上海市卫生健康委员会,上海市医药卫生发展基金会,上海市卫生和健康发展研究中心(上海市医学科学技术情报研究所).上海市卫生政策研究年度报告(2018).北京:科学出版社,2019:283-291.

[3] Bradley E H,Laura D. Cramer,Bogardus ST,et al. Physicians' ratings of their knowledge,attitudes,and end-of-life-care practices. Academic Medicine,2002,77(4):305-311.

[4] Ross M M,McDonald B,McGuinness J. The palliative care quiz for nursing(PCQN):the development of an instrument to measure nurses' knowledge of palliative care. Journal of Advanced Nursing,1996,23(1):126-137.

[5] Frommelt K H. Attitudes toward care of the terminally Ⅲ:an educational intervention. American Journal of Hospice and Palliative Medicine. 2003,20(1):13-22.

［6］ Liu W, Hu W, Chiu Y, et al. Factors that influence physicians in providing palliative care in rural communities in Taiwan. Supportive Care in Cancer，2005，13(10)：781－789.

［7］ Shimizu M, Nishimura M, Ishii Y, et al. Development and validation of scales for attitudes, self-reported practices, difficulties and knowledge among home care nurses providing palliative care. European Journal of Oncology Nursing, 2016，22：8－22.

［8］ Beccaro M, Lora Aprile P, Scaccabarozzi G, et al. Survey of Italian general practitioners：knowledge, opinions, and activities of palliative care. Journal of Pain and Symptom Management，2013, 46(3)：335－344.

［9］ 王冉.布鲁姆教育目标分类法在急诊科临床带教中的应用.护理学杂志：综合版,2011,26(3)：21－23.

［10］ 施永兴,张静.临终关怀学概论.上海：复旦大学出版社.2015.

［11］ 荆丽梅,李甜甜,舒之群,等.志愿者安宁疗护知信行及培训需求调查研究.医学与哲学,2020,41(21)：30－34.

［12］ Shu Z, Wang Y, Li T, et al. Instrument development of health providers' knowledge, attitude and practice of hospice care scale in China. International Journal of Health Planning and Management，2020. doi：10.1002/hpm.3074.

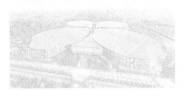

第七章

医学科技创新与人才发展

人才队伍建设和学科建设是"健康中国"和"健康上海"的重要内容。本章选编了上海市医院建设、医学成果转化、临床研究、人才政策等相关文章。在医院建设方面,《2019年度上海市38家三甲医院科研竞争力分析》《2019年度上海市29家区级医院科研竞争力分析》从科研竞争力总得分、强势学科及弱势学科情况、国家级科研项目、论文发表情况、专利情况、获奖情况等方面分析了2019年上海市三甲医院和区级医院的科研竞争力。在医学成果转化方面,《以成果转化为导向的医学创新技术概念验证体系框架研究》通过剖析概念验证入手,结合医学科技成果转移转化特征,基于投入—产出视角,构建了医学创新技术概念验证体系框架。在临床研究方面,《上海市市级医院临床研究中心建设思路展望》《市级医院构建标准化临床研究中心体系的探索与实践》《上海市临床研究中心的现状、主要问题及建议》三篇文章,介绍了上海市临床研究体系的现状与问题,并提出了对策建议;《上海某医院临床研究数据支撑平台建设现状与启示》基于上海市某医院临床研究支撑平台建设实证分析,为市级医院临床研究平台数据支撑平台建设提供思路;《上海市社区临床药师能力建设现况分析》从药政管理角度,对社区临床药师能力提升模式与建设现状进行总结,以期为进一步优化社区临床药师培养模式提供借鉴。在人才政策方面,《新形势下上海市疾病预防控制人才队伍建设思路研究》对上海市、区两级疾控人才发展现况进行分析,指出制约人才队伍建设的主要问题,并提出了完善思路。《基于执业行为数据的全科医生能力评价原则、框架和方法探索》探讨了关于医生执业行为评价的原则、框架和方法,研究认为全科医生能力评价原则在于合格而非择优,同时应兼顾科学实用、客观循证和动态调整;《我国护理学科人才建设与发展的思考》认为应从多角度入手,结合制度化的保障与政策面的倾斜,形成提升护理人才及学科发展的合力,进而为我国公立医院高质量发展提供优质的人才资源。《从物资扶贫到智力扶贫——上海市健康扶贫人才培养发展历程与思考》简要回顾了上海市健康扶贫人才培养的历史发展,聚焦培养需求、人力资源、远程医学教育等问题,提出相应对策建议。

2019 年度上海市 38 家
三甲医院科研竞争力分析

李　娜　牛玉宏　朱婷婷　丁汉升

倪元峰　张　勘　金春林

【导读】　在科技发展日新月异的今天,以"科研促临床"的意识逐渐被普及。医学科技研究是使用先进的科学技术手段,重点解决临床工作中的实际问题,是医院持续、稳步、快速发展的最有力保障。上海市三甲医院科研竞争力评价结果能够客观反映本市医院科技创新研究的真实实力,帮助决策者发现医院发展中的特色优势及存在问题,以此为夯实科研实力、提升科研综合能力提供指引和参考。

上海市卫生和健康发展研究中心(上海市医学科学技术情报研究所)自 2013 年开展对本市三甲医院科研竞争力进行评价,本文介绍了 2019 年上海市三甲医院科研竞争力评价情况。

一、医院科研竞争力得分情况

(一)2019 年度上海市三甲医院科研竞争力总得分排名

2019 年,上海市三甲医院中科研竞争力总得分第一名是上海交通大学医学院附属瑞金医院(以下简称"瑞金医院"),第二名是上海交通大学医学院附属第九人民医院(以下简称"市九医院"),第三名是复旦大学附属中山医院(以下简称"中山医院"),名列其后的另 7 家分别为上海交通大学医学院附属仁济医院(以下简称"仁济医院")、复旦大学附属华山医院(以下简称"华山医院")、上海市第六人民医院(以下简称"市六医院")、海军军医大学第一附属医院(以下简称"长海医院")、同济大学附属东方医院(以下简称"东方医院")、上海交通大学医学院附属新华医院(以下简称"新华医院")、复旦大学附属肿瘤医院(以下简称"肿瘤医院")。具体排名及得分情况见图 1。

专科类医院中,中医类三甲医院科研竞争力总得分排名第一为上海中医药大学附属龙华医院(以下简称"龙华医院"),第二为上海中医药大学附属曙光医院(以下简称"曙光医院"),第三为上海中医药大学附属岳阳中西医结合医院(以下简称"岳阳医院"),第四名为上海中医药大学附属中医

基金项目:上海市卫生健康委员会卫生政策课题(课题编号:2013HP023)。

第一作者:李娜,女,工程师。

通讯作者:金春林,男,研究员,上海市卫生和健康发展研究中心(上海市医学科学技术情报研究所)主任。

作者单位:上海市卫生和健康发展研究中心(上海市医学科学技术情报研究所)(李娜、牛玉宏、朱婷婷、丁汉升、金春林),上海市卫生健康委员会(倪元峰、张勘)。

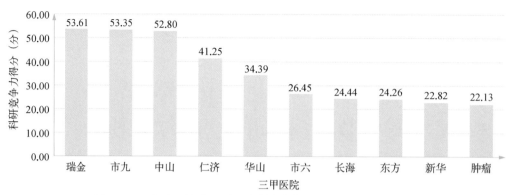

图 1　2019 年度上海市三甲医院科研竞争力总得分排名(前十名)

医院(以下简称"中医医院"),相较前一年,四家中医类三甲医院的排名一致,除龙华医院和岳阳医院外,其他两家医院投入产出比都有所升高。儿科类三甲医院排名第一为复旦大学附属儿科医院(以下简称"儿科医院"),第二为上海交通大学医学院附属上海儿童医学中心(以下简称"儿童医学中心"),第三为上海交通大学附属儿童医院(以下简称"儿童医院"),与前两年的排名保持一致,除儿童医院外,其他两家医院的投入产出比均有所升高。妇产科类三甲医院排名第一为复旦大学附属妇产科医院(以下简称"妇产科医院"),第二为上海市第一妇婴保健院(以下简称"市一妇婴"),第三为中国福利会国际和平妇幼保健院(以下简称"国妇婴"),与 2018 年度的排名保持一致,除妇产科医院外,其他两家医院的投入产出比有所升高。2019 年各类三甲医院科研竞争力总得分排名具体见表 1～表 3。

表 1　2019 年度上海市中医类三甲医院科研竞争力总得分排名

单　位	总得分(分)	投入得分(分)	产出得分(分)	投入产出比	上一年度投入产出比
龙华医院	15.19	10.01	5.18	0.52	0.56
曙光医院	13.61	7.13	6.48	0.91	0.70
岳阳医院	11.1	6.9	4.2	0.61	0.67
中医医院	4.82	2.39	2.43	1.02	0.81

表 2　2019 年度上海市儿科类三甲医院科研竞争力总得分排名

单　位	总得分(分)	投入得分(分)	产出得分(分)	投入产出比	上一年度投入产出比
儿科医院	14.08	5.85	8.23	1.41	1.40
儿童医学中心	10.37	3.84	6.53	1.70	1.55
儿童医院	7.15	4.4	2.75	0.62	1.01

表 3　2019 年度上海市妇产科类三甲医院科研竞争力总得分排名

单　位	总得分(分)	投入得分(分)	产出得分(分)	投入产出比	上一年度投入产出比
妇产科医院	7.60	3.50	4.10	1.17	1.46
市一妇婴	6.32	2.86	3.46	1.21	1.12
国妇婴	4.84	2.37	2.46	1.04	0.72

（二）2014～2019 年上海市三甲医院科研竞争力排名动态变化

总体来说,位居前十名的医院相对比较稳定。值得注意的是,在 2014～2018 年期间,中山医院排名连续四年处于第一、二位,而在本次排名中位居第三,但与第一名相比仅差 0.81 分。市九医院成为一匹黑马,从 2015 年排名第六逐年递增至 2018 年排名第二,并在本次排名中依然稳居第二。肿瘤医院作为其中唯一的专科类医院已经连续六年进入综合实力排名前十名(表 4)。

表 4　2014～2019 年上海市三甲医院科研竞争力总得分排名(前十名)

年份(年)	第一名	第二名	第三名	第四名	第五名	第六名	第七名	第八名	第九名	第十名
2019	瑞金	市九	中山	仁济	华山	市六	长海	东方	新华	肿瘤
2018	中山	市九瑞金	仁济	华山	长海	长征	市六	肿瘤	新华	东方
2017	瑞金	中山	市九	仁济	华山	长海	新华	市六	长征	肿瘤
2016	中山	瑞金	华山	市九	仁济	市六	长海	肿瘤	新华	市一
2015	中山	瑞金	华山	市六	仁济	市九	长征	长海	肿瘤	新华
2014	中山	瑞金	市九	华山	新华	市六	长海	市一	长征	肿瘤

注:市一医院的全称为"上海市第一人民医院",长征医院的全称为"上海长征医院",下同。

二、各学科科研竞争力总得分情况分析

本研究对 2019 年上海市综合性三甲医院各学科的科研竞争力分值进行计算,并对调查范围内前五名的三甲医院按照内科、外科、其他学科进行排名(表 5～表 8)。

表 5　2019 年度上海市综合性三甲医院各内科类学科排名前五名情况

排名	血液病学	心血管病学	内分泌学	胃肠病学	感染性疾病学	神经病学	呼吸病学	风湿病学	肾脏病学
1	瑞金医院	中山医院	瑞金医院	仁济医院	华山医院	华山医院	胸科医院	仁济医院	中山医院
2	市一医院	东方医院	市六医院	长海医院	公卫中心	瑞金医院	中山医院	长征医院	华山医院
3	同济医院	瑞金医院	中山医院	中山医院	瑞金医院	中山医院	瑞金医院	光华医院	瑞金医院
4	华山医院	同济医院	市十医院	长征医院	市九医院	同济医院	肺科医院	华山医院	仁济医院
5	长海医院	仁济医院	市九医院	市十医院市一医院	市六医院	市十医院	新华医院	中山医院	长征医院

注:肺科医院的全称为"上海市肺科医院",胸科医院的全称为"上海市胸科医院",同济医院的全称为"上海市同济医院",东方医院的全称为"上海市东方医院",市十医院的全称为"上海市第十人民医院",公卫中心的全称为"上海市公共卫生临床中心",光华医院的全称为"上海市光华中西结合医院",下同。

表 6　2019 年度上海市综合性三甲医院各外科类学科排名前五名情况

排名	整形外科学	骨外科学	普通外科学	心血管外科学	神经外科学	胸外科学	泌尿外科学
1	市九医院	市九医院	东方肝胆	东方医院	华山医院	肺科医院	长海医院
2	长海医院	市六医院	瑞金医院	中山医院	长征医院	长海医院	市一医院

355

续　表

排名	整形外科学	骨外科学	普通外科学	心血管外科学	神经外科学	胸外科学	泌尿外科学
3	中山医院	长征医院	仁济医院	长征医院	仁济医院	中山医院	中山医院
4	新华医院	华山医院	中山医院	市十医院	长海医院	胸科医院	仁济医院
5	市六医院	同济医院	华山医院	瑞金医院	瑞金医院	长征医院	华山医院

注：东方肝胆的全称为"上海东方肝胆外科医院"，下同。

表 7　2019 年度上海市三甲医院部分其他学科排名前五名情况（一）

排名	口腔医学	肿瘤学	精神病学	眼科学	耳鼻咽喉科学	皮肤病学	医学影像学	临床放射学	实验诊断学
1	市九医院	肿瘤医院	精卫中心	五官科医院	五官科医院	皮肤病医院	中山医院	肿瘤医院	瑞金医院
2	同济口腔	中山医院	同济医院	市九医院	市六医院	华山医院	市六医院	中山医院	仁济医院
3	口腔病防治院	仁济医院	华山医院	市一医院	市九医院	长征医院	华山医院	瑞金医院	市九医院
4	市十医院	东方肝胆	市十医院	眼病防治	新华医院	瑞金医院	市十医院	市九医院	市十医院
5	中山医院	东方医院	东方医院	市十医院	长征医院	新华医院	瑞金医院	长海医院	华山医院

注：五官科医院的全称为"复旦大学附属眼耳鼻喉科医院"，精卫中心的全称为"上海市精神卫生中心"，同济口腔的全称为"同济大学附属口腔医院"，口腔病防治院的全称为"上海市口腔病防治院"，眼病防治的全称为"上海市眼病防治院"，皮肤病医院的全称为"上海市皮肤病医院"，下同。

表 8　2019 年度上海市三甲医院部分其他学科排名前五名情况（二）

排名	药剂学	急诊医学	老年医学	麻醉学	病理学	康复医学	核医学	护理学	营养学	重症医学
1	仁济医院	东方医院	华东医院	仁济医院	肿瘤医院	华山医院	仁济医院	中山医院	新华医院	华山医院
2	儿科医院	瑞金医院	瑞金医院	市九医院	中山医院	瑞金医院	瑞金医院	华山医院	仁济医院	中山医院
3	市十医院	长征医院	东方医院	长海医院	长海医院	中山医院	肿瘤医院	市十医院	市六医院	仁济医院
4	市一医院	新华医院	中山医院 市一医院	中山医院	仁济医院	市六医院	中山医院	儿科医院	市十医院	瑞金医院
5	中山医院	市一医院	新华医院	长海医院	市十医院	新华医院	长海医院	市一医院	中山医院	市十医院

三、上海市卫生系统强弱势学科分析

（一）强势学科情况

本文共涉及 791 个医院学科（分布在 38 家三甲医院中），竞争力分值 10.00 分以上的有 24 个医院学科，占比 3.03%。根据 2019 年各医院各学科竞争力前十位，综合最高值、平均值、中位值得出本市卫生系统强势学科（表 9）。

表 9　2019 年度上海市卫生系统强势学科分布情况

学　　科	最高值（分）	平均值（分）	中位值（分）
肿瘤学	33.77	5.21	1.36
中医学	26.89	4.23	0.70

续　表

学　科	最高值(分)	平均值(分)	中位值(分)
血液病学	20.59	1.77	0.59
心血管病学	17.19	2.90	1.71
内分泌学	14.92	2.50	0.81
妇产科学	14.60	2.87	0.83
骨外科学	12.40	3.94	2.60
眼科学	11.95	2.01	0.55
普通外科学	10.07	3.71	2.67
胃肠病学	9.85	2.42	1.26

(二)弱势学科情况

对上海市卫生系统各学科竞争力进行分析,根据2019年各医院各学科竞争力后十位,综合最高值、平均值、中位值得出本市卫生系统弱势学科(表10)。

表 10　2019年度上海市卫生系统弱势学科分布情况

学　科	最高值(分)	平均值(分)	中位值(分)
病理学	2.79	0.44	0.31
康复医学	1.92	0.41	0.30
针灸学(包括针刺镇痛与麻醉等)	1.79	0.43	0.24
核医学	1.78	0.59	0.36
按摩推拿学	1.61	0.23	0.02
护理学	1.57	0.39	0.27
全科医学	1.57	0.41	0.03
营养学	1.43	0.24	0.03
重症医学	1.25	0.40	0.21
输血科	1.06	0.25	0.01

四、分析与讨论

从2019年度的相关数据来看,上海市38家三甲医院科研竞争实力排名呈现"你追我赶"的激烈态势,尤其市九医院本次排名依然稳居第二,其科研竞争力总得分超过中山医院0.55分。中山医院虽位居第三,但与夺得头冠的瑞金医院仅0.81分之差,可谓实力相当。东方医院自去年首次入榜前十后,今年排名再升二级,位列第八。肿瘤医院作为专科医院连续六年始终入榜前十,展现了雄厚实力。

　　数据显示,上海市三甲医院发展不均衡的情况仍有存在,从医院各学科发展来看,排名前十的强势学科科研竞争力最高平均分值与弱势学科排名后十位的最高平均分值相差 16 分,说明院内强弱势学科差距显著。建议未来加强对弱势学科的扶持,以重点学科、强势学科为龙头,带动其他弱势学科共同发展。

2019 年度上海市 29 家
区级医院科研竞争力分析

牛玉宏　　李　娜　　朱婷婷　　丁汉升

倪元峰　　张　勘　　金春林

【导读】　科研竞争力评价项目是上海市卫生和健康发展研究中心联合市卫生和健康委科教处为加强科研评价和管理开展的延续性项目,建立全部采用客观指标的评价体系,对本市区级医院学科及医院总体科研实力进行评价和对比分析,为医院和管理部门提供参考依据。2019 年度对本市 29 家区级医院的科研状况进行了系统分析和评价。

　　健康上海和区域性医疗中心的建设对区级医院提出了更高的要求,同时也带来新的机遇。区级医院需要不断提高医疗水平,而医疗水平的提高离不开临床科研的支撑和促进,医院的科研水平、科技成果和科技人才是衡量医院医疗和学术水平高低的重要指标。因此本中心根据区级医院的实际情况,建立了区级医院科研竞争力评价的指标体系,旨在对本市区级医院的科研状况进行全面系统的评价,便于管理部门掌握本市区级医院整体科研状况。

　　在三甲医院评价指标的基础上,结合区级医院实际情况,区级医院科研竞争力评价指标体系简述如下。

一、指标体系

　　指标体系分为投入和产出两个一级指标,投入包括人力资源、科研项和人才培养计划、科研基地和学科建设等,产出分为产权性产出和奖励。

1. 投入

　　(1) 人力资源:指标细分为获得博士学位职工数、硕士学位职工数、高级职称人数、院士工作站专家人数、获得博士学位的职工占专业技术人员的比例、高级职称人数占专业技术人员的比例、曾在海外连续受训(进修)1 年及以上者人数占专业技术人员比例以及国内外机构任职数等

第一作者:牛玉宏,女,研究员。
通讯作者:金春林,男,研究员,上海市卫生和健康发展研究中心(上海市医学科学技术情报研究所)主任。
作者单位:上海市卫生和健康发展研究中心(上海市医学科学技术情报研究所)(牛玉宏、李娜、朱婷婷、丁汉升、金春林),上海市卫生健康委员会(倪元峰、张勘)。

三级指标。

(2)科研项目和人才培养计划：科研项目细分为国外项目、国家级项目、国家卫生健康委项目、上海市科委项目、上海市卫生健康委项目以及其他厅局级项目等三级指标；人才培养计划细分为国家级人才培养计划、国家卫生健康委人才培养计划、上海市人保局与组织部人才培养计划、上海市科委人才培养计划以及上海市卫生健康委人才培养计划等三级指标。

(3)科研基地和学科建设：科研基地细分为国家级科研基地、国家卫生健康委科研基地及上海市科研基地等三级指标；学科建设包括国家卫生健康委、上海市教委以及上海市卫生健康委重点学科(专科)等三级指标。

2. 产 出

科研产出方面从产权性产出和奖励两方面进行衡量和评价。

(1)产权性产出：包括论文和专利。本文将论文数量和质量都引入评价指标。专利通过专利授权数和专利转化两个三级指标衡量。

(2)奖励：包括获奖科研项目和人才奖励，获奖项目包括国际奖项、国家级奖励、上海市级奖励、中华医学会奖励、上海医学会奖励等三级指标。人才奖项包括国家卫生健康委"有突出贡献中青年专家"、陈嘉庚奖、何梁何利奖、上海青年科技英才、上海科技精英、上海市科技功臣以及自然科学牡丹奖等三级指标。

二、数据来源及处理

本次参与评价的医院共29家，其中三级乙等医院16家，二级甲等医院13家，具体名单见表1。

表1 2019年度上海纳入科研竞争力评价区级医院名单

行政划区	医　　院	等　级
宝山区	上海市第一人民医院宝山分院(以下简称"市一宝山")	二级甲等
	上海市宝山区仁和医院(以下简称"仁和医院")	二级甲等
崇明区	上海交通大学医学院附属新华医院崇明分院(以下简称"新华崇明")	三级乙等
奉贤区	上海市奉贤区中心医院(以下简称"奉中心")	三级乙等
嘉定区	上海市嘉定区中心医院(以下简称"嘉中心")	二级甲等
金山区	复旦大学附属金山医院(以下简称"金山医院")	三级乙等
	上海市金山区中心医院(以下简称"金中心")	二级甲等
闵行区	上海市闵行区中心医院(以下简称"闵中心")	三级乙等
	复旦大学附属上海市第五人民医院(以下简称"五院")	三级乙等
青浦区	复旦大学附属中山医院青浦分院(以下简称"青中心")	三级乙等
松江区	上海市松江区中心医院(以下简称"松中心")	三级乙等
浦东新区	上海市浦东医院(以下简称"浦东医院")	三级乙等
	上海市浦东新区人民医院(以下简称"浦人民")	三级乙等

续　表

行政划区	医　　　　院	等　级
浦东新区	上海市浦东新区公利医院(以下简称"公利医院")	三级乙等
	上海市浦东新区周浦医院(以下简称"周浦医院")	三级乙等
	上海市浦东新区浦南医院(以下简称"浦南医院")	二级甲等
长宁区	上海市同仁医院(以下简称"同仁医院")	三级乙等
虹口区	上海市第四人民医院(以下简称"四院")	二级甲等
黄浦区	上海交通大学医学院附属瑞金医院卢湾分院(以下简称"瑞金卢湾")	二级甲等
	上海市第九人民医院黄浦分院(以下简称"九院黄浦")	二级甲等
静安区	复旦大学附属华山医院静安分院(以下简称"静中心")	三级乙等
	上海市静安区市北医院(以下简称"市北医院")	二级甲等
	上海市闸北区中心医院(以下简称"闸中心")	二级甲等
普陀区	上海市普陀区中心医院(以下简称"普中心")	三级乙等
	上海市普陀区人民医院(以下简称"普人民")	二级甲等
	上海市普陀区利群医院(以下简称"利群医院")	二级甲等
徐汇区	上海市徐汇区中心医院(以下简称"徐中心")	三级乙等
	上海市第八人民医院(以下简称"八院")	二级甲等
杨浦区	上海市杨浦区中心医院(以下简称"杨中心")	三级乙等

采用医院上报与数据库检索相结合,将两个来源的数据进行核对,以确保数据的准确性。检索数据库包括中国科学引文数据库(Chinese Science Citation Database,简称 CSCD),Web of Science(SCI 数据库)、国家自然科学基金管理信息系统、国家知识产权局专利检索及分析平台、国家科技管理信息系统公共服务平台、国家科学技术奖励工作办公室网站等信息平台。

科室/医院科研竞争力分值总公式,可由具体二级指标展开表示如下:

$$
\begin{aligned}
V &= \sum_{a=1}^{A} \omega_{ia} \times v_{ia} \\
&= \sum_{a=1}^{A} \omega_{ia} \times \left(\sum_{b=1}^{B} \omega_{iab} \times v_{iab} \right) \\
&= \omega_{i1} \times (\omega_{i11} \times v_{i11} + \omega_{i12} \times v_{i12} + \omega_{i13} \times v_{i13} + \omega_{i14} \times v_{i14} + \omega_{i15} \times v_{i15}) + \\
&\quad \omega_{i2} \times (\omega_{i21} \times v_{i21} + \omega_{i22} \times v_{i22} + \omega_{i23} \times v_{i23} + \omega_{i24} \times v_{i24} + \omega_{i25} \times v_{i25})
\end{aligned}
\qquad \text{公式 1}
$$

式中,$\omega_{i1} \sim \omega_{i15}$ 与 $v_{i1} \sim v_{i15}$ 分别为一级指标投入下设的五个二级指标(人力资源、科研项目、人才培养计划、科研基地、学科建设项目)的权重与分值;$\omega_{i2} \sim \omega_{i25}$ 与 $v_{i2} \sim v_{i25}$ 分别为一级指标产出下设的五个二级指标(科技论文、学术专著、专利、获奖科研项目、人才奖项)的权重与分值;其中,$\omega_{i1} \sim \omega_{i15}$ 与 $\omega_{i2} \sim \omega_{i25}$ 已通过德尔菲法确定,为已知值。

公式 1 中最底层指标的分值 v_{iabc},v_{iabcd},v_{iabcde}(在此统一用 v 表示),是由其对应的原始实际分值 v_0 经过标准化处理所得到的标化值,标化过程的计算公式如下:

$$
v = 100 \times v_0 / v_{max}
\qquad \text{公式 2}
$$

式中,v_0 为该参评单位最底层指标的实际分值,可经收据收集和加工处理得出;v_{max} 为所有参评单位最底层指标的实际分值 v_0 中的最大值,可由统计排序找出。

三、2019 年度上海市区级医院科研竞争力总得分情况

上海市 29 家区级医院中,科研竞争力总得分第一名是同仁医院,名列其后的另 9 家医院分别为奉中心、普中心、五院、闵中心、徐中心、浦东医院、静中心、公利医院和金山医院。具体排名及得分情况见图 1。

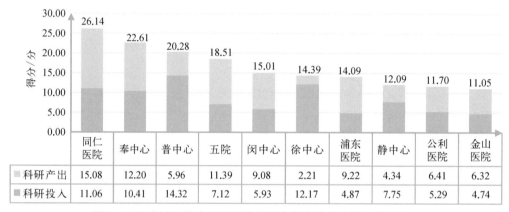

	同仁医院	奉中心	普中心	五院	闵中心	徐中心	浦东医院	静中心	公利医院	金山医院
科研产出	15.08	12.20	5.96	11.39	9.08	2.21	9.22	4.34	6.41	6.32
科研投入	11.06	10.41	14.32	7.12	5.93	12.17	4.87	7.75	5.29	4.74

图 1　2019 年度上海市区级医院科研竞争力总得分排名(前十名)

科研竞争力包含投入和产出两部分,两者之间的权重相等。从图 2 来看,大部分医院的气泡离 45°线有一定距离,说明为数不少的医院投入或产出指标有明显的失分,未来需要均衡发展。

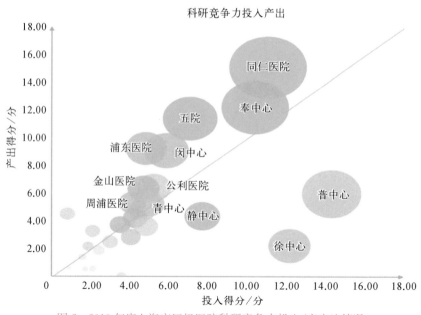

图 2　2019 年度上海市区级医院科研竞争力投入/产出比情况

四、各学科科研竞争力总得分情况分析

将各医院科室按照教育部的学科分类合并处理,统一标化后计算科研竞争力分值,部分学科前五名得分及排名情况见表2。数据显示,在区级医院中,普通外科学、实验诊断学、胃肠病学、骨外科学、妇产科学等学科科研能力相对较强,皮肤病学、营养学、核医学、风湿病学及精神病学等学科科研实力相对较弱,是未来医院需要重点督促和扶持的学科。

表2　2019年度上海市区级医院部分学科排名前五名情况(单位:分)

学　科	第一名		第二名		第三名		第四名		第五名	
	医院	得分	医院	得分	医院	得分	医院	得分	医院	得分
普通外科学	同仁医院	15.15	奉中心	13.5	浦东	9.75	普中心	8.14	闵中心	6.39
实验诊断学	闵中心	14.97	奉中心	11.93	五院	11	徐中心	8.31	公利医院	6.97
胃肠病学	同仁医院	14.75	公利医院	9.48	松中心	6.55	静中心	5.62	闵中心	4.97
骨外科学	奉中心	14.46	浦东	9.27	静中心	8.46	同仁医院	7.77	周浦医院	7.74
妇产科学	奉中心	12.08	同仁医院	6.12	市一宝山	5.16	五院	4.81	闵中心	4.04
中医学	徐中心	10.44	普中心	9	静中心	8.9	九院黄浦	8.2	闸中心	3.29
内分泌学	五院	9.77	奉中心	9.14	周浦医院	7.59	金山医院	7.05	同仁医院	6.03
药剂学	奉中心	7.85	闵中心	4.58	五院	4.13	松中心	3.03	浦人民	2.93
老年医学	普中心	7.67	奉中心	2.38	徐中心	1.37	四院	1.09	瑞金卢湾	0.76
心血管病学	同仁医院	7.38	徐中心	7.03	周浦医院	6.09	嘉中心	5.89	普中心	4.86
泌尿外科学	五院	7.17	公利医院	4.67	浦东	2.9	静中心	2.55	徐中心	2.52
神经病学	静中心	6.65	五院	6.41	四院	6.08	奉中心	4.81	八院	4.43
临床放射学	同仁医院	6.59	瑞金卢湾	3.17	徐中心	0.62	奉中心	0.28	静中心	0.16
康复医学	徐中心	6.17	普人民	4.03	周浦医院	1.53	四院	1.06	同仁医院	0.91
肾脏病学	同仁医院	6.1	五院	5.73	青中心	5.47	普中心	4.17	奉中心	2.67
医学影像学	金山医院	5.98	同仁医院	5.72	浦人民	4.52	嘉中心	3.92	松中心	3.76
血液病学	同仁医院	5.51	青中心	2.26	松中心	2.02	闸中心	1.99	奉中心	1.25
神经外科学	浦南医院	5.21	浦人民	3	五院	2.79	瑞金卢湾	1.22	闵中心	1.06
急诊医学	闵中心	4.97	青中心	4.2	松中心	3.74	普中心	3	嘉中心	2.68
全科医学	杨中心	4.97	同仁医院	0.96	公利医院	0.5	闸中心	0.16	嘉中心	0.16
肿瘤学	同仁医院	4.87	金山医院	4.2	普中心	4.1	静中心	3.31	新华崇明	2.16
眼科学	普中心	4.75	市北医院	3.29	杨中心	1.6	金山医院	1.23	同仁医院	1.18
呼吸病学	徐中心	4.54	五院	3.72	青中心	3.56	浦人民	3.37	周浦医院	3.22
麻醉学	同仁医院	4.46	瑞金卢湾	3.29	奉中心	2.67	公利医院	2.54	浦人民	2.48
护理学	浦东	3.68	同仁医院	2.86	嘉中心	2.67	浦人民	2.19	奉中心	2.11
儿科学	金山医院	3.61	五院	2.13	浦人民	1.44	同仁医院	1.37	公利医院	1.07

学　科	第一名		第二名		第三名		第四名		第五名	
	医院	得分	医院	得分	医院	得分	医院	得分	医院	得分
感染病学	普中心	2.9	松中心	2.58	同仁医院	2.25	五院	2.07	静中心	0.92
口腔医学	五院	2.03	同仁医院	1.09	徐中心	0.97	青中心	0.8	普中心	0.74
胸外科学	同仁医院	1.83	五院	0.9	浦人民	0.76	浦东	0.68	青中心	0.64
病理学	五院	1.78	同仁医院	1.75	青中心	1.3	公利医院	0.76	闵中心	0.67
耳鼻喉科学	公利医院	1.73	四院	1.58	浦东	1.28	普中心	1.2	奉中心	1.19
皮肤病学	浦人民	1.41	同仁医院	1.22	周浦医院	0.73	八院	0.481	杨中心	0.48
营养学	普人民	1.38	奉中心	0.94	同仁医院	0.66	新华崇明	0.22	杨中心	0.16
核医学	徐中心	0.69	普中心	0.19	奉中心	0.17	利群医院	0.15	五院	0.13
风湿病学	同仁医院	0.25	公利医院	0.24	杨中心	0.2	普中心	0.18	—	—
精神病学	杨中心	0.22	嘉中心	0.07	八院	0	徐中心	0.002	四院	0

五、部分重要指标情况分析

（一）国家级科研项目

2019 年上海市 29 家区级医院只浦东医院获得一项国家自然基金重大研究计划，其余均为面上和青年项目，共 63 项，其中获得最多的是同仁医院，共 10 项（表3）。

表 3　2019 年度上海市区级医院获得国家自然科学基金项目整体情况（单位：项）

医　　院	重大研究计划	面 上 项 目	青 年 项 目	总 项 目
浦东医院	1	3	2	6
同仁医院	0	6	4	10
四院	0	4	1	5
五院	0	4	1	5
普中心	0	3	2	5
金山医院	0	3	1	4
新华崇明	0	3	0	3
奉中心	0	2	7	9
徐中心	0	2	1	3
静中心	0	1	3	4
闵中心	0	1	3	4
八院	0	0	2	2
公利医院	0	0	1	1
周浦医院	0	0	1	1

医　　院	重大研究计划	面上项目	青年项目	总　项　目
普人民	0	0	1	1
杨中心	0	0	1	1
总　计	1	32	31	64

（二）论文发表情况

2019 年上海市区级医院发文最多的同仁医院有 124 篇,比上一年度增长 39%,篇均影响因子为 4.087,说明科研论文产出方面有明显进步。SCI 论文发表数量和篇均影响因子排名前十的单位见表 4、表 5,发表中文核心期刊论文情况见表 6。

表 4　2019 年度上海市区级医院发表 SCI 论文数量前十名排名情况

排　名	医　　院	SCI 收录数量(篇)	总影响因子(分)
1	同仁医院	124	506.84
2	五院	96	332.271
3	奉中心	92	408.419
4	浦东医院	75	271.935
5	闵中心	68	330.756
6	金山医院	60	171.491
7	公利医院	52	170.952
8	周浦医院	42	121.369
9	青中心	37	117.468
10	浦人民	37	108.73
合　计		683	2 540.231

表 5　2019 年度上海市区级医院发表 SCI 论文篇均影响因子前十名排名情况

排　名	医　　院	SCI 收录数量(篇)	篇均影响因子(分)
1	普人民	29	6.824
2	闵中心	68	4.864
3	奉中心	92	4.439
4	市一宝山	15	4.106
5	同仁医院	124	4.087
6	松中心	26	3.752
7	普中心	33	3.728
8	金中心	2	3.662

排　名	医　　　院	SCI 收录数量(篇)	篇均影响因子(分)
9	浦东医院	75	3.626
10	徐中心	19	3.546
	合　计	483	平均 4.291

表 6　2019 年度上海市区级医院发表中文核心期刊论文数量前十名排名情况

排　名	医　　　院	核心论文数量(篇)
1	普中心	135
2	新华崇明	100
3	杨中心	98
4	奉中心	93
5	浦人民	92
6	五院	88
7	周浦医院	79
8	嘉中心	78
9	浦东医院 同仁医院	75
10	公利医院	70
	合　计	983

(三) 专利情况分析

2019 年度上海市区级医院授权专利共 419 项,其中国内发明授权专利为 20 项;国内实用新型和外观设计专利授权 399 项(前十名情况见表 7)。杨中心成功实施发明专利转化 5 项;五院成功实施实用新型专利转化 2 项。整体呈现出逐年上升的趋势。

表 7　2019 年度上海市国内专利授权前十名区级医院情况

排　名	医　　　院	国内发明专利授权数(项)	国内实用新型和外观设计专利授权数(项)	总数(项)
1	金山医院	2	48	50
2	周浦医院	1	34	35
3	五院	0	32	32
4	同仁医院	2	28	30
5	杨中心	2	27	29
6	仁和医院	1	27	28
7	公利医院	0	27	27
8	普人民	2	21	23

续　表

排　名	医　院	国内发明专利授权数（项）	国内实用新型和外观设计专利授权数（项）	总数（项）
9	浦东医院	2	20	22
10	嘉中心	0	21	21

（四）获奖情况分析

2019 年上海市区级医院各类科研项目获奖共 16 项，具体情况见表 8。人才奖项没有获得，说明区级医院高端人才相对缺乏。

表 8　2019 年度上海市区级医院获得奖励情况

医　院	上海市科学技术奖（项）	上海市医学科技奖（项）	上海中医药/中西医结合科技奖（项）	总数（项）
浦东医院	1（二等）	0	1	2
同仁医院	1（二等）	0	0	1
浦人民	0	2（三等）	1	3
奉中心	0	1（三等）	0	1
四院	0	1（三等）	0	1
市一宝山	0	1（三等）	0	1
公利医院	0	1（三等）	0	1
徐中心	0	1（三等）	0	1
杨中心	0	1（三等）	0	1
普中心	0	0	3	3
青中心	0	0	1	1
总　计	2	8	6	16

六、分析与讨论

本次评价仍然采用前一年度的指标体系，具有较好的可比性。从科研相关数据来看，区级医院科研状况较去年整体有一定的进步。从投入指标看，科研项目和人才培养计划都有小量增长，从产出指标看，无论是论文总量还是篇均影响因子都有明显提高；专利授权和专利转化数量也明显增多，说明医院知识产权工作逐步得到重视。从投入产出比的趋势来看，大部分医院与等比线有距离，说明医院的科研工作存在某些方面的短板，没有做到均衡发展，需要医院的科管部门具体分析，采取切实有力的措施弥补弱项，以求医院科研水平得到新的提升。

以成果转化为导向的医学创新
技术概念验证体系框架研究

顾文君　朱文舒　李济宇

【导读】　国外医药企业因拥有核心医学专利长期占有中国70％的高端医疗设备市场。上海医疗机构具有雄厚的医学创新前端实力,但成果转化后端能力薄弱,大部分创新成果停留于实验室阶段,未实现产业化。国外实践证明,概念验证对于促进具有市场潜力的技术成果从实验室走向市场应用具有显著的推动作用。但因为医疗机构对该理念的认知相对不足。文章通过对概念验证的内涵概述、主要特征和功能定位等系统剖析,结合医学科技成果转移转化特征,基于投入—产出视角,构建医学创新技术概念验证体系框架,提出对于医学领域的概念验证,在充分考虑其商业化价值的同时,须兼顾公益性的特点;建议搭建医企线上开放式创新平台,为概念验证提供稳定的技术入口和出口。同时,政策支撑对于验证后的医学创新技术最终实现商业化价值是不可或缺的。

医疗机构是上海成为具有全球影响力的科创中心进程中重要的创新主体,是生物医药技术研发、试验、转化与产业化的强大生力军[1],对于破解疑难杂症、提升救治技术能力具有不可替代的作用[2]。创新能力主要包括两个部分,即科技研发前端创新实力和创新成果后端转化能力。医疗机构是医学创新的策源地,具有雄厚的前端创新实力,2005～2014年,Incites数据库收录我国科技论文139.15万篇,其中医学科技论文31.31万篇,占比22.50％,被引频次332.39万次,总被引频次全球排名第十[3];我国医学科技论文数量在全球排名第五,占世界医学科技论文的66.04％;但后端转化能力不容乐观。国外医疗集团因拥有核心医学专利而长期把持中国70％的高端医疗设备市场,我国每年重大科技成果平均转化率仅为20％,其中医学科技成果转化率低于8％[4],而美国和日本该比率可以达到接近70％[5],大部分医学科技创新基础研究与专利技术仅停留于实验室阶段,未实现产业化。

近年来,美国兴起概念验证中心建设,欧盟、新加坡相继在全球实施概念验证计划,实践证明"概念验证"对于促进具有市场潜力的技术成果从实验室走向市场应用具有重要的推动作用。

基金项目:国家自然科学青年基金项目"基于医疗数据支撑的医学专利临床经济价值评估体系研究"(项目编号:71704136);上海市市级医疗卫生优秀青年医学人才(项目编号:2018YQ35);上海市优秀技术带头人计划"创新成果的转化体系构建和实践应用推广"(项目编号:18XD1424000);上海市2020年度"科技创新行动计划"软科学重点项目"上海科技成果转化'三权下放'的实施效果评价与案例研究——'三权下放'在医疗机构中的实施效果评价及基于利益相关者视角的医学成果转化个案研究"(课题编号:20692102300)。
第一作者:顾文君,女,专利工程师。
通讯作者:李济宇,男,研究员。
作者单位:上海申康医院发展中心(顾文君),同济大学附属第十人民医院(朱文舒、李济宇)。

医学科技成果转化具有高知识壁垒、高风险、高投入、长周期的特点,因此作为转化"第一公里"的概念验证成为医学科技创新成果成功转化落地的关键第一步,但医疗机构对该理念相对陌生。本研究通过对概念验证的内涵界定、功能定位和运营模式等相对系统的剖析,结合医学科技成果转移转化特殊性,提出医学创新技术概念验证体系框架,为医疗机构提高医学创新技术质量,加强医企交流互动,提升医学科技创新后端转化能力提供一种新方法和新视角。

一、概念验证的内涵界定

概念验证是对科技成果能否进一步形成全新或改进的产品、工艺或者生产方法以及能否运用新产品、原理和方法解决社会需求的一种以成果转化为导向的验证模式。从实践操作层面,概念验证可包括技术可行性研究、原型制造、特性测评与演示测评、市场测评和竞争分析、知识产权定位评价、生产与组装调查以及知识产权保护策略[6];从技术成熟度层面,依据美国航天局于1995年提出的《TRL白皮书》,概念验证属于第2至第4级,在该层级段,技术的特征为:① 形成技术概念和/或应用方案;② 关键的功能和/或特征得到分析性和试验性的概念证明;③ 组件和/或试验板在实验环境中验证。概念验证阶段技术特征所对应的研究阶段为:① 概念研究;② 应用分析与实验室研究;③ 实验室原理样机[7]。

因此可以认为,概念验证是基础研究成果商业化的首个后续环节,是成果工程化的前序环节,该环节是科技成果转化的"第一公里",是跨越基础研究与产品开发之间"死亡之谷"的新尝试。

二、概念验证核心功能

概念验证首先在美国兴起[8],是设立在高等院校,由多种组织、多个创新主体与高校合作运营,实现科技成果商业化的创新组织模式,即概念验证中心(以下简称"中心")。中心成立初期,初始经费由私人资本和社会捐赠组成,典型代表为加州大学圣迭戈分校的李比希中心和麻省理工学院的德什潘德中心。随着概念验证在科技成果商业化的作用日益显著,各国相继建立了由政府出资的概念验证体系,典型代表为新加坡国立研究基金会推行的《概念验证资助计划》[9]和欧洲研究理事会设立的概念验证基金。虽然各国概念验证中心的人员组成和资金来源存在差异,但中心核心功能表现在三方面:① 融资功能,即为基础研究成果商业化提供种子基金,主要用于技术的商业可行性研究、知识产权战略商业化布局、总体发展规划和成立初创公司的费用;② 科技评价功能,即发现具有商业化价值的科技成果。概念验证中心是风险投资、技术和行业网络中的"枢纽",通过聘请具有专业的技术背景、深厚的企业工作经历,且与当地公司和投资行业具有密切关系的专业人员,识别出具有商业化价值的科技成果,形成以市场为导向的科技成果评估机制[10];③ 学习与交流功能,即提供创新创业培训,促进产学研沟通。科研院所的研究人员在技术商业化方面缺乏经验,不具备商业运营知识和人脉网络,因此大部分概念验证中心通过开设创业培训课程、举办学术界与企业界共同参与的创新交流论坛、沙龙和聚会,促进产学研各界人士的交流。

三、概念验证运营模式

概念验证是跨越技术商业化"死亡之谷"的第一环节,从功能定位角度,它与已相对成熟的技术转移转化办公室既相互关联,又存在差异,因此也决定了其多元化的运营模式。尽管两者运营的目的相同,均是为了促进科技成果的商业化;但是两者运营职责的侧重点不同,技术转移转化办公室在成果转化运营过程中负责机构科技成果整体管理,包括成果披露和统计,承担过程中的法律文档工作;而概念验证中心则侧重于从整体科技成果中,通过科技评价,发现有商业化价值的专利技术或者经技术转移转化办公室推荐,并基于筛选的专利技术,组建商业化工作团队,即组建一支包括技术发明者、产业咨询专家、创业领袖等人员的协同创新专家团队[11],对技术商业化可行性进一步论证。正因为存在职责的差异,概念验证部门在运营方面往往独立于技术转移转化办公室,成立独立的"概念验证中心",避免技术推荐者和技术评审者双重身份的矛盾;也有将概念验证部门内化于技术转移转化办公室的运行模式,主要是以启动"概念验证项目"为抓手,从技术产生的源头评估其商业化的可行性。

四、概念验证应用于医学科技成果转化的必要性

概念验证是医学科技成果转化的关键环节。相较其他领域而言,医学科技成果转化具有高风险、高投入、回报收益周期长的特点。创新医疗器械依据其所属类别,从技术创新至临床应用,投入在 100 万至 1 000 万不等,产业周期为 3～5 年;创新药物投入更是千万量级,产业周期一般为 10 年以上,因此对于大部分中小企业而言,从医学创新技术源头开展概念验证是极为必要的,能大幅度降低研发风险,节约企业资金,明确商业化路径;对于医疗机构而言,能真正发现有市场前景的创新技术,并对该技术进一步开展知识产权布局,提升其商业价值。

概念验证是提高医学创新质量的重要工具。概念验证是一种对基础研究成果商业化可行性验证的有效工具,运用定量和定性相结合的方法,对医学创新成果开展科技评价、知识产权分析、市场需求分析和技术工程化可行性分析等,为提高医学创新技术质量提供客观意见和建议。同时也能甄别一些低水平的科技成果,为医疗机构评价自身科技创新成果提供一种新途径。

概念验证是促进医企沟通的创新模式。概念验证中心基于医学创新技术,组织涵盖技术、产业和金融领域的资深专家对创新成果的商业化进行论证,技术专家侧重于关注创新成果技术可行性及解决临床诊疗问题的能力;产业专家侧重于关注创新成果整体商业化路径;金融领域专家侧重于指导医学创新团队的商业化融资方案。因此,通过概念验证的创新组织模式,医务人员与自身创新成果转化关键相关领域和环节的资深专家得以充分讨论和沟通,能有效增强医务人员的创新和转化意识,了解早期技术商业化进程中的实践问题。

五、医学创新技术概念验证体系框架构建

基于对概念验证相对系统的剖析,课题组结合医学科技成果转化特点,从组织构架和运营模

式两个维度,探索构建医学创新技术概念验证体系框架,助推医学科技成果转化落地。

(一)基于投入—产出视角,构建医学创新技术概念验证体系

从投入和产出角度,能够清晰构建医学创新技术概念验证体系构架(见图1)。概念验证体系的输入端,从技术层面上讲,包括基础研究成果或医务人员基于诊疗经验,对医疗器械的改进;从人员层面上讲,包括技术专家(医务人员)、产业专家(市场需求评估、技术原型样机开发、知识产权分析、商业技能指导和商业化路径规划等)及投融资专家(商业方案策划与完善);体系的输出端为全新或改进的创新医疗器械、创新药、新工艺、全新或改进的制造方法以及是否能运用新医疗产品、原理和方法解决临床诊疗需求。

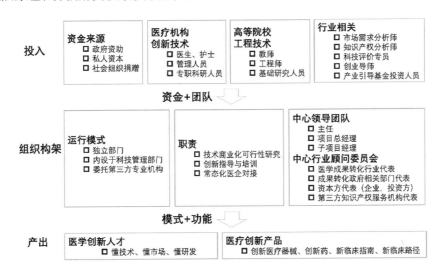

图 1 医学创新技术概念验证体系框架

值得注意的是,在概念验证过程中,对于医学领域的创新成果,需要考虑其公益性,例如孤儿药和罕见病相关的医疗创新器械的研发,对于公益性极为突出的医疗创新技术,由于投入大和回报率低,会存在社会资本和私人资本的缺位,因此概念验证的结论将作为该类医学创新技术获得政府资助的重要依据,而不再以仅关注商业化为目的。

(二)医学创新技术概念验证运营模式与功能

医学创新技术概念验证中心在运营模式方面,可借鉴国外相对成熟的建设经验,对于创新资源较为丰富的三级甲等医疗机构,可成立独立的"概念验证中心",为具有较好社会效益和市场前景的医学创新技术提供成果转化的"起航服务";而相对创新实力较为薄弱的医疗机构,可考虑在原科技管理部门内安排专职人员开展概念验证管理服务。同时,由于医疗机构的主要职责是临床诊疗,因此,另一种运营模式可为医疗机构委托第三方专业服务机构开展成果转化的概念验证。无论上述何种模式,医学创新技术概念验证基本功能都应包括:① 筛选具有临床应用前景的创新技术;② 开展常态化医企对接服务;③ 组织高水平的医学创新指导与培训。

概念验证体系的运行在保障经费和人员的基础上,还需要有稳定的创新技术"入口"和技术

验证后的"出口"。因此,课题组提出可以创造性地通过搭建医企线上开放式创新平台,实现长期、稳定和顺畅的技术流通;同时,也要从资金资源和创业资源层面,助力验证后的创新技术跨越"死亡之谷";值得注意的是,由于医疗领域的特殊性,政策支撑对于验证后的技术最终实现商业化价值是不可或缺的。

促进医学成果转化,利国、利医、利民,是上海成为亚洲医学中心的关键环节,是提升我国医疗机构临床创新能力和诊疗实力的必由之路。本研究通过对概念验证相对系统的剖析,结合医学成果转化的行业特点,探索性地提出医学创新技术概念验证框架体系,为医疗机构加快推进创新成果转化落地提供借鉴和参考。

参 考 文 献

［1］王建峰,张琳.高校附属医院成果转化影响因素调查.解放军医院管理杂志,2018,25(7):624-627.

［2］戴志鑫,张鹭鹭.上海市三级公立医院在健康服务业发展中的定位探讨.中华医院管理杂志,2019,35(8):694-697.

［3］中国医学科学院.中国医学科技发展报告2016.北京:科学出版社,2016.

［4］郑晋鸣,张金凤.小支架的大智慧——南医大二附院消化医学中心转化医学成果纪实.光明日报,2011-1-31(6).

［5］叶儒霏,谭勇.医科院校成果转化现况的思考.科技管理研究,2006,26(10):132-134.

［6］张九庆.欧盟实施概念验证基金推动前沿研究项目商业化.科技中国,2019(8):17-20.

［7］王立学,冷伏海,王海霞.技术成熟度及其识别方法研究.现代图书情报技术,2010(3):58-63.

［8］袁永,胡海鹏,廖晓东等.发达国家概念验证计划及概念验证中心研究.科技管理研究,2018,38(3):51-53.

［9］林宇,何舜辉,王倩倩,胡小立.新加坡创新型城市的发展及其对上海的启示.世界地理研究,2016,25(3):40-48.

［10］张九庆,张玉华,张涛.美国概念验证中心促进成果转化的实践及其启示.全球科技经济瞭望,2019,34(4):38-45.

［11］武学超.美国大学PoCC协同创新组织模式与借鉴——以"李比希中心"为例.学术论坛,2013,36(11):208-211.

市级医院临床研究中心建设思路研究

杜学礼　徐崇勇　蒋小华　倪元峰　许明飞　康　琦

【导读】　上海正在加快推进全球科技创新中心、亚洲医学中心城市建设,生物医药、人工智能等战略新兴产业是重点攻坚领域。文章围绕长三角一体化等国家战略,以及《"健康上海2030"规划纲要》《关于推进健康服务业高质量发展 加快建设一流医学中心城市的若干意见》(简称"健康服务业50条")和《关于进一步深化科技体制机制改革增强科技创新中心策源能力的意见》(简称"科改25条")等改革部署,在对标国际上关于完善临床研究体系的经验探索,通过系统分析上海市级医院临床研究资源的现状与问题,从建设目标、建设主体、基本原则、建设内容、运行机制、保障举措等方面提出具有可操作性的市级医院临床研究中心建设整体思路和基本框架,助力上海市临床研究能级提升、医学创新策源能力提高和医学创新成果转化。

一、临床研究体系现存的主要问题与不足

(一)临床研究人才不足,人才成长通道不畅

面对临床研究越来越专业化的发展方向,一方面临床专家的缺乏临床研究经验,另一方面一般的临床医务工作者/科研人员的专业知识难以满足高质量临床研究的需要,亟须建立适应临床医学研究需要的多元化人才队伍,但目前国内仍然缺乏以临床研究为主要培养方向的专业人才培养机制[1,2]。

(二)临床研究支撑不足,难以有效开展临床研究

目前临床研究体系,呈现多中心布局的特点,这样的规划布局有利于充分发挥各医疗机构的特色专科优势和临床研究方向的创新探索,但"多中心即无中心",这也容易造成"单兵作战、只见树木不见森林"的局面。同时,多中心布局也会导致重复建设、临床研究支撑不足等问题,如目前上海市临床研究缺乏统一的研究数据网络、健康医疗大数据的产权性质尚不明确等。此外,临床

基金项目:上海市卫生健康委员会2020年卫生健康政策研究课题"市级医院临床研究中心建设思路研究"(课题编号:2020HP0014)。
第一作者:杜学礼,男,助理研究员。
作者单位:上海健康医学院(杜学礼),上海市卫生健康委员会(徐崇勇、蒋小华、倪元峰、许明飞),上海市卫生和健康发展研究中心(上海市医学科学技术情报研究所)(康琦)。

研究缺乏统一的评判标准,导致低水平重复研究,尚未形成高质量循证依据的临床实践指南。

(三)临床研究投入和转化相对不足,限制高水平临床研究快速发展

近年来上海市加大了卫生系统临床研究投入,但政府投入绝大部分用于病房、手术室的改扩建,以及重大仪器设备的购置等硬件建设,客观上造成"重硬件轻软件""重有形轻无形"的局面,使得临床研究在内容的持续性、研究队伍的稳定性和研究对象的可获得性等方面得不到应有保障[3~5]。虽然政府部门已出台多项关于知识产权分配、转移或转让的政策举措,但由于转化医学在我国起步较晚,临床研究和成果转化不足[6~8]。

(四)临床研究科研创新水平不高,目标管理有待规范

临床医学是"高峰"建设的重要内容,而高质量临床研究是推动医学科学发展的必经之路[2]。对应国际视,上海临床医学研究在极个别领域处于领跑或并跑状态,但总体而言,大部分临床研究领域处于跟跑状态。具体表现在研究者发起的临床研究较少提出具有开创性的研究假设,更多是以拓展和深化国际前沿研究为主。此外,在临床研究的相关规定中,对临床研究机构的定位落实也缺乏强制性约束措施,临床研究人员的归属与发展不清晰。这一系列问题造成了临床研究科研创新水平不高、目标管理有待规范等问题[9]。

二、对策建议

(一)组织架构

1. 模式设计

借鉴我国产学研结合的技术创新体系中关于技术创新服务平台的实践,结合上海市临床研究资源的分布现状,在卫生健康领域建设市级医院临床研究中心,可以将市级医院临床研究中心等同于"顶级平台",散布于各医疗机构的临床研究中心等同于"区域平台"[10~13]。

2. 功能定位

结合"顶级平台"的优点与优势,市级医院临床研究中心的功能定位,既是临床研究中心,也是临床研究管理平台;既是实体机构,也是虚拟服务平台和枢纽,在实践中可以设计形成多种服务体系和服务管理模式的组合。主要功能:① 整合集聚功能。② 各类创新资源与信息的交流交易功能。③ 协调培育科技创新服务主体的功能[14,15]。

3. 平台性质

基于要赋能市级医院临床研究中心、赋予工作推进抓手的必要性,也为了充分发挥市场机制的灵活性,维系平台的持续发展能力,市级医院临床研究中心的设置应该是挂靠并归行业主管部门的民办非营利性企业或非政府组织(Non-Governmental Organization,NGO)。

(二)运行机制

根据市级医院临床研究中心的组织架构,市级医院临床研究中心应设立理事会,理事会成员应该包括卫生、科技、财政、人社、医保、市场监管等职能部门的相关人员、"区域平台"的负责人,

同时还要成立由 PI* 及市场需求方组成的专家库,并建立定期的理事会联席会议制度(图1),议定市级医院临床研究中心的发展规划、年度工作、资助方向、资助学科发展建设等重大议题。理事会是市级医院临床研究中心最高议事机构。

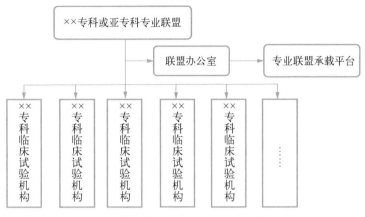

图1　上海市临床研究专科联盟组织框架示意图

(三)经费来源及管理

市级医院临床研究中心在设立阶段初期(3年内),以财政支持或国有企业注资为主、社会资本为辅,待市级医院临床中心在运行进入常态化之后,要积极争取拓宽筹资渠道,争取来自各方的经费支持,形成多元力量支持的长效机制。为方便经费管理,市级医院临床研究中心可通过设立基金会等形式,争取社会资源对平台的支持力度。

(四)项目承接

根据市级医院临床研究中心实际情况,其承接的临床研究项目来源主要有国家或上海市层面设立的公开竞争类临床研究项目、上海市或国家层面设立专项基金资助的阶段性重大临床研究项目、接受高校或医药企业委托的其他临床研究项目或咨询项目等。

三、建设内容

市级医院临床研究中心的建设,除了要明确整体建设框架、提炼共性服务之外,还需要整合优化现有的临床研究资源,搭建技术共享和服务平台、临床研究和信息集成平台、孵化转化平台等。具体建设的主要任务和内容如下。

(一)技术共享和服务平台

关于市级医院临床研究中心的技术共享平台和医学科研公共设施,主要包括临床生物样本

＊　PI: principle investigator,研究员、首席研究员、学术领头人。

库、基因库、专病数据库、标准化菌毒种库、动物实验室、分子生物学实验室、形态学实验室、细胞生物学实验室和综合标本库等相关的实验室子平台。该平台主要有临床研究标准研制和临床数据开发利用两大功能。为服务各"区域平台的"的共性需求、提高临床研究效率和效能、增强上海市临床研究核心竞争力。实现"一体化"流程、"一网式"集成、"一条龙"服务。

（二）临床研究和信息集成平台

临床研究平台是建设市级医院临床研究中心的核心和重点。临床研究平台的建立要着眼于对临床研究项目启动、申报、实施、转化的全链条支撑，聚焦重大临床研究项目和关键支撑项目，围绕新技术、新设备、新器械、新材料和新药等"五新"领域的研发与验证，注重临床性、普遍性、先进性、长期性和规范性，实现共建共享[16]。临床研究信息集成平台的建设要与城市智能化建设同思考、同部署、同落实，与城市科技硬件建设有机结合，充分依托现有信息化网络平台和数据中心，如"一网通办""一网统管"等平台，推进结构化数据库建[17,18]。

（三）孵化转化平台

市级医院临床研究中心孵化转化平台有三大职能：孵化、转化、展示，主要承担国际交流、新技术培训等，为临床研究成果的转化、应用与推广做好宣传介绍，助力临床研究转化人才的培养[19]。

（四）医学伦理审查平台

市级医院临床研究中心作为上海市临床医学研究的核心中枢，要通过在市级层面完善上海市医学伦理审查标准操作体系、质量认证体系、专业培训体系和科研咨询体系，促进上海市临床科研项目伦理审查规范化，提高医学伦理审查水平和效率；要提高医学伦理审查的权威性和影响力，鼓励并引导参与多中心临床试验的成员单位认可市级医院临床研究中心的伦理审查结论，提高医学伦理审查的效率[20,21]。

四、保障措施

（一）加强顶层设计

为加快市级医院临床研究中心的建设，尽快在临床研究关键领域有所突破，首先要有由政府统筹，各部门分工协作，发挥体制优势，形成统一共识与合力。其次要加大对市级医院临床研究中心的财政投入。再次加强顶层设计，形成关于市级医院临床研究中心建设的相关政府支持体系，加强过程及目标管理，减少盲目投入与建设，确保临床医学中心建设的成效。

（二）健全考核激励

人才是推动科技创新发展的最核心要素。因此，在建设市级医院临床研究中心时，要充分发挥已有政策效能，"用好用活科技人才，释放创新潜能"。将临床研究条件和能力纳入三级甲等医疗机构等级评审指标要求，鼓励和引导高水平医疗卫生机构开展临床研究。市级医院临床研究中心要充分发挥自身的平台优势,积极探索临床研究人员与医疗卫生机构共有成果所有权,为临床研究成果主要完成人或对研究成果转化做出重要贡献的人员提供现金或股权激励等举措。

(三)完善人事制度

市级医院临床研究中心要充分发挥自身在本市临床研究体系中的枢纽作用,承担培养和引进专业临床研究人才的责任,在打通临床研究人员职业发展通道等方面,为相关部门优化或制定相关政策输出经验。行业主管部门要转变政府职能,在市级层面制定出台关于临床研究人员的分类分层次评价办法。建设市级医院临床研究中心是完善上海市临床研究体系、提升临床研究能级的重要探索。某种程度上也是对上海市临床研究体系和管理体系的"重塑"。不仅需要诸多资源的协调联动和配套保障,也需要一定的时间积累与沉淀。

参 考 文 献

［1］于灏镭.我国临床医学研究的现状、障碍及对策分析.临床医药文献电子杂志,2017,4(69):13653.

［2］李继胜,厉春,王松灵,等.新形势下医科大学临床诊疗与研究中心建设发展思考.医学教育管理,2018,4(z1):228-231.

［3］许苹,黎爱军,吴宏,等.上海市临床医学中心持续发展的对策研究.成都医学院学报,2009,4(1):53-55.

［4］李巧妹,高月求,王灵台,等.临床医学中心建设及管理初探.中国科技信息,2005,4(9):117.

［5］徐俊华.建设和发展医院优势学科群实现医院可持续发展.中国卫生产业,2015,12(23):180-182.

［6］田月,赵志刚.国内外转化医学及研究机构的发展介绍.药品评价,2015,12(2):15-19.

［7］张勘,夏擎世,许铁峰.上海市临床医学中心建设的探索与实践.中华医院管理杂志,2004,20(11):672-674.

［8］潘姗姗,周文超,汤庆丰,等.医学重点专科科技成果转移转化创新机制探索.转化医学杂志,2017,6(1):39-41,54.

［9］王琳,许腾飞,刘茉,等.国家临床医学研究中心学科建设初探.临床和实验医学杂志,2017,16(19):1873-1875.

［10］王彰奇.地市科技创新服务平台的功能设计与模式构想.现代农业科技,2010,7(15):48-50.

［11］张圣海,陆雯婷,张勘.基于卫生行业转化研究技术创新服务平台建设的实践与思考.中华医学会第十三次全国医学科学研究管理学学术会议暨第四届全国医学科研管理论坛文集,中华医学会:中华医学科研管理杂志编辑部,2012:4.

［12］张勘.上海市临床医学中心建设计划基本思路及实施情况.中国卫生资源,2002,5(5):238-239.

［13］殷环,陈娟,严舒,等.我国国家临床研究网络组织结构研究.科技管理研究,2018,38(8):110-114.

［14］张士靖,秦方,姚强,等。国内外转化医学研究机构的特色分析.华中科技大学学报(医学版),2012,41(3):324-328.

［15］史彤.上海生物医药产业技术创新服务平台的演化、功能与绩效.现代工业经济和信息化,2014,4(8):72-74.

［16］栾冠楠,陈宇飞.国内外转化医学发展态势及发展对策研究.转化医学电子杂志,2017,4(3):59-61.

［17］马彦.生物医药产业价值链的整合化研究.上海:复旦大学,2007.

［18］张凯.基于临床数据中心的医院信息集成平台建设.信息记录材料,2019,20(12):81-82.

［19］屠强,徐冬,平措.国家重点临床研究中心下的健康医疗大数据平台研究建设与发展.中国临床研究,2019,32(5):700-703.

［20］王俪霏,肖杨,宋民宪.药物临床试验伦理委员会职责和法律地位探析.中药与临床,2015,6(4):29-33.

［21］俞华,范骏翔.临床数据中心建设的项目风险管理.中国医院,2020,24(2):63-64.

［22］Bevans M, Hastings C, Wehrlen L, et al. Defining clinical research nursing practice: results of arole delineation study. Clin Transl Sci, 2011, 4(6):421-427.

市级医院构建标准化临床研究中心体系的探索与实践

黄雪萍　吴晓倩　汪洁滢　杨海燕　黄晓钟

周　争　顾东怡　戴慧莉　李卫平

【导读】　为贯彻落实《国家创新驱动发展战略纲要》，结合《关于全面推进市级医院临床研究工作的指导意见》（申康发〔2019〕220号）精神，通过临床研究抽样调查分析研究市级医院临床研究中心的功能定位与分工。在各大医院临床研究中心蓬勃发展的建设期，深入剖析标准化ISO 9001基本原理应用于临床研究领域的关键映射点，探索构建市级临床研究中心建设模型，实施以提升临床研究质量为核心的需求满意度调查，最终形成可支撑高质量临床研究，与标准化质量管理体系要求相适应的市级临床研究中心体系模型，使市级临床研究中心在建设初期即满足以"质量"为核心的标准化运行机制，为促进上海医院临床研究中心提供可持续发展的决策建议。

随着经济社会发展，健康有了新的要求和含义。党的十八届五中全会提出了《"健康中国2030"规划纲要》，明确健康是促进人的全面发展的必然要求，是经济社会发展的基础条件，是民族昌盛和国家富强的重要标志，也是广大人民群众的共同追求。健康的维系高度依赖医学的发展，《关于全面推进卫生与健康科技创新的指导意见》（国卫科教发〔2016〕50号）明确提出全面加强临床医学研究。2017年，《上海市医学科技创新发展"十三五"规划》（沪卫计科教〔2017〕013号）中指出，医学科技创新要与上海城市发展的新定位、新目标相匹配，与人民群众日益增长的健康需求相适应。

面向上海建设亚洲医学中心的城市"环境友好、经济发达、文化多元、安全宜居的城市"的发展目标，以及习近平总书记对上海提出的"强化科技创新策源功能"指示要求，以国际标准化组织（International Organization for Standardization，ISO）质量管理赋能临床研究高质量发展为落脚点，以标准化模型构建临床研究中心体系为推进路径，构筑科技创新发展的战略优势，实现市级医院临床研究中心建设能级全面提升。

基金项目：上海市卫生健康委员会2020年度卫生健康政策研究课题"市级医院临床研究中心建设思路研究"（课题编号：2020HP13）。
第一作者：黄雪萍，女，助理研究员。
通讯作者：李卫平，男，主任医师，上海交通大学医学院附属仁济医院院长。
作者单位：上海交通大学医学院附属仁济医院（黄雪萍、吴晓倩、汪洁滢、杨海燕、黄晓钟、周争、顾东怡、戴慧莉、李卫平）。

一、院内临床研究中心的定义及国内外建设现况

医疗机构临床研究中心是医院开展临床研究的学术支撑和管理部门,医院依托临床研究中心对临床研究实施管理。关于"市级医院临床研究质量管理体系研究"抽样调查结果提示,开展高质量临床研究面临诸多问题(图 1)。如何保障医疗机构临床研究科学、规范、有序开展,提供有效的质量管理和保障,提升研究质量,是医院临床研究中心建设应关注的首要问题,亟待解决。

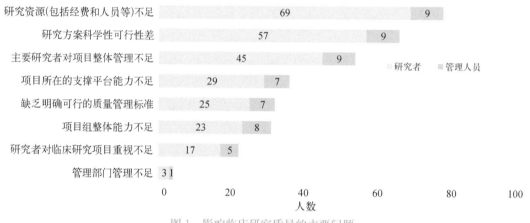

图 1 影响临床研究质量的主要问题

截至 2018 年,法国通过国家卫生与医学研究院认证的临床研究中心有 54 家,分布在 36 个大学医院,其中雷恩临床研究中心(Clinical Investigation Centers, CIC)于 2002 年通过认证。2013 年,雷恩 CIC 启动了 ISO 9001 质量认证项目,通过分解部门、建立交互过程管理及形成一个连贯系统等认证举措,于 2016 年获得法国标准化协会(Association Francaise de Normalisation, AFNOR)的认证,成为法国首家通过 ISO 9001 认证的 CIC,证实了 ISO 9001 可为 CIC 提供明确的收益[1],包括使 CIC 内部质量支持体系进一步整合,指导 CIC 组织架构体系更趋成熟。本文借鉴雷恩 CIC 的建设经验,开展上海市级医院临床研究中心建设思路研究。

使临床研究走上高质量的轨道,建立标准化质量管理系统(System of Quality Management, QMS)或将 ISO 标准化质量管理理念应用到临床研究的推进管理是一种较为常用的解决方案[2,3]。研究证明,用 ISO 9001 质量管理标准开展临床研究项目的推进和管理,完全符合临床研究或临床试验质量标准要求[4-6],可形成新型的基于风险控制的高效的质量管理框架体系[7,8]。当前上海各市级医院临床研究中心蓬勃发展,根据不同医院设置和布局,各市级医院临床研究中心的定位、架构、职责和功能不尽相同,但建设高质量的临床研究支持及监管体系的宗旨和目标是明确的。

从 2014 年《科技部 国家卫生计生委 总后勤部卫生部关于印发国家临床医学研究中心管理办法(试行)通知》(国科发社〔2014〕159 号)到 2019 年上海市《关于全面推进市级医院临床研究工作的指导意见》(申康发〔2019〕220 号),临床研究中心建设的形态、架构、管理评估体系在不断探索、衍生、变化中蓬勃发展。在上海建设亚洲医学中心和具有全球影响力科创中心的号召下,各

市级医院临床研究中心相继成立，但其建设框架并没有既定的模式，尚处于摸索中前行阶段。

二、探索构建市级医院临床研究中心建设模型

本文根据医疗机构临床研究现状及问题，借鉴国际上成熟的、通过 ISO 9001 认证的 CIC 建设经验，立足上海市级医院，对 ISO 质量管理认证体系与临床研究中心建设之间的映射关系[1]（图 2）开展深入分析，构建上海市级临床研究中心组织架构与功能布局的建设模型，并通过市级医院医疗机构临床研究相关人员问卷调研测评进行评估校正。

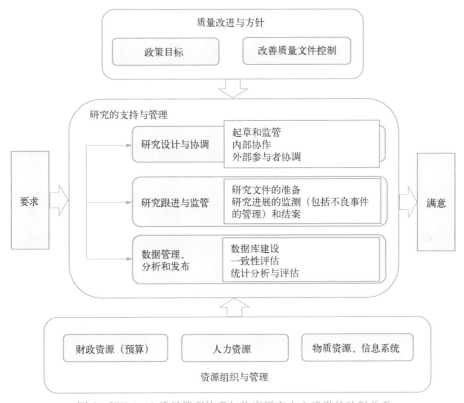

图 2　ISO 9001 质量管理体系与临床研究中心建设的映射关系

ISO 质量管理体系与雷恩 CIC 的映射关系图将临床研究中心对"研究支持与管理"分为三大项八小项，包括"研究设计与协调"，涵盖了"起草和监管""内部协作"及"外部参与者的协调"三个小项；"研究跟进与监管"，涵盖了"研究文件的准备"与"研究进展的监测（包括不良事件的管理）和结案"两个小项；"数据管理、分析和发布"，涵盖了"数据库建设""一致性检查"及"统计分析与评估"三个小项。大项根据临床研究的业务流程分类，小项则涵盖到确保临床研究良好实施的各个方面。

（一）研究设计与协调

雷恩 CIC 的研究报告重点讨论了关于 CIC 是否应具备发起临床研究的功能，讨论结果认为，

CIC可参与临床研究的设计或实施,但不作为研究者发起临床研究。CIC在项目准备及立项阶段承担的是设计的参与起草、监管及研究内外部协作与协调,根据市级医院临床研究中心工作的实际情况,可对应为参与方案设计、行政法规的咨询管理(包括研究注册、保险、协议等)、研究团队及研究计划的协调、成果转化指导、经费预算协调及各研究能力提升培训等。

(二)研究跟进与监测

此过程包含了研究文档建立和研究实施进展的监管。

(三)数据管理、分析和发布

包括数据库构建,对研究数据一致性的校验及统计分析、报告到出版过程,对应临床研究中心的职能应包括临床研究数据平台的搭建、数据质量审查及整理利用等支持。

对位 ISO 9001 质量管理体系与临床研究中心建设的映射关系及市级医院临床研究的实际情况,本文探索构建"上海市级医院临床研究中心建设模型"(表1)。

表 1　上海市级医院临床研究中心建设模型

一级指标	二级指标	指标描述
研究设计与协调	起草和监管	参与方案设计及起草 行政法规的咨询管理 (包括研究注册、保险、协议等)
	内部协作	研究团队及研究计划的协调
	外部参与者的协调	成果转化指导 经费预算协调 研究能力提升培训
研究跟进与监管	研究文件的准备	研究文档建立
	建立、跟踪(包括不良事件的管理)和结案	启动准备 质量控制 研究的绩效管理与考核
数据管理、分析和发布	数据库建设	数据库管理维护
	一致性检查	研究数据的整理和利用
	统计分析与评估	统计分析支持 协助出版

三、市级医院临床研究中心建设现状调查与分析

(一)调研表的设计

为了解上海市级医院院内临床研究人员对市级医院临床研究中心建设需求及其实际获得院内支持情况,以李克特量表开展选择性评价,得分由 0 到 10,重要性随分值递增而递增,对从事或参与临床研究的在职人员进行调查,共回收 390 份有效调研问卷,覆盖上海市 12 家市级医院。

（二）结果

1. 受访者基本情况

受访者包括研究者(临床医师/药师/检验师)、科研管理人员、院内临床协调员(护师等)三类。这三类构成比为 79：8：13；其中，研究者职称正高、副高、中级、初级构成比为 33：29：24：14。职称等级越高，研究者承担或参加过临床研究项目的人数明显增加(图 3)。受访者中承担(参加)过临床研究项目人员占 83.06%。其中，获《药物临床试验质量管理规范》(Good Clinical Practice，GCP)培训证书占 93.66%。从以上数据分布看，受访者意见较好地反映了上海市级医院研究临床研究中心探索模型的用户实际需求，具有一定代表性及普遍性。

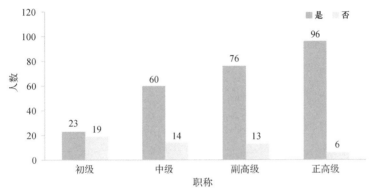

图 3　承担(参加)过临床研究项目与职称人数比

2. 对临床研究支持重要性评价及其获得支持情况

调查中研究者对临床研究中心支持的需求重要性评价均值接近 9 分，全部八项二级指标重要性评价中位数均达到 10 分(极其重要，必须有)；调查中研究者获得过所在医院临床研究中心"起草和监管""内部协作"支持频数略高，获得过"研究文件的准备""数据库建设"支持频数极低。目前各市级医院临床研究中心对研究者提供支撑服务及监管现状与调查所得的需求预期差异显著(图 4)。

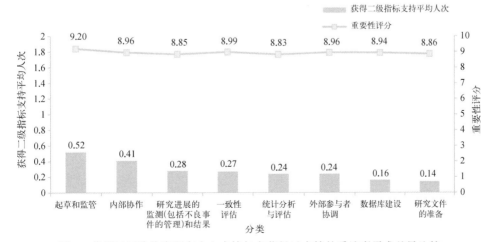

图 4　获得过医院临床研究中心支持与未获得过支持的受访者需求差异比较

3. 获得过医院临床研究中心支持与未获得过支持的需求差异比较

以受访者是否获得过医院临床研究中心支持分别统计两组人群对临床研究中心的需求情况,并比较其差异性(图5)。在获得过或未获得过临床研究中心支持的研究者之间,各项二级指标的重要性评分无统计学差异。

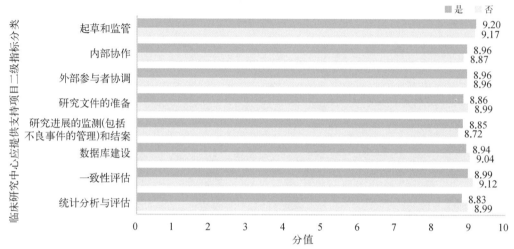

图 5　研究者对临床研究中心提供支持重要性评分及其实际获得支持情况表

四、市级医院临床研究中心建设模型分析

(一)建设模型的设计思路

本文针对开展高质量临床研究面临的问题,围绕市级医院临床研究中心的职责定位,紧扣加强质量监管与支撑的主题,通过法国临床研究中心国家认证制度及雷恩 CIC ISO 9001 标准化认证模型,对标上海市级医院临床研究中心建设关键映射点,引用标准化 ISO 基本原理中的"质量"及"客户满意度"理念,探索设计符合临床研究高质量发展需求、具有高度普适性且可持续完善的创新性标准化建设模型。研究提示,高于市级医院临床研究中心层级的全市层面战略规划、资源分配及财政投入,对上海市级医院临床研究中心建设及生物医药产业创新发展具有不可或缺的重要价值。

(二)建设模型的结果分析

市级医院临床研究中心的定位与角色是多元化的,市级医院临床研究能力提升,对生物医药产业创新发展至关重要。通过对上海市 12 家市级医院的 390 位临床研究相关人员问卷调研,直观描述研究模型的用户需求满意度,得到研究人员无差别评价数据,可知该建设模型所涉及的项目均高度符合研究者实际需求,可充分满足研究者对临床研究全生命周期的支撑、服务及监管需求,反映该模型具备普适化、规范化、合理化的特征,对于上海市级医院临床研究中心建设具有参考价值及一定可推广性。

（三）展望

提高临床研究能力是建设创新型国家、建设一流大学、建设一流医院必须肩负的一份责任和使命。上海交通大学医学院附属仁济医院（以下简称"仁济医院"）临床研究中心成立于2019年8月，承担研究方案设计、统计分析、数据管理、项目质控、培训教育、写作指导等支持，现已建成以医疗数据为基础的科研数据资源池和临床研究管理系统，具有本文建设模型中一级指标的全部功能。仁济医院临床研究中心通过探索标准化建设模型，在实践中不断地修订完善，争取完成ISO 9001认证，形成标准一体化模式，为市级医院提供借鉴和示范引领。

如何让标准化认证模型适用于其他市级医院是本文持续关注的问题，包括在实践中加快建设进度、实现流程优化、协作配合及更有战略意义的整体规划等。以"质量"为核心建立标准化管理体系、强化"用户"满意度及成本效益实时评估的建设思路或可成为临床研究中心发展策略的重要组成，将使临床研究中心持续保持创新动力及活力。

参 考 文 献

［1］ Chesnais J，Fougerou-Leurent C，Laforest C，et al. ISO 9001 certification of a quality management system in a clinical investigation center. Therapies，2018，73(6)：521 – 527.

［2］ Kleppinger C F，Ball L K. Building quality in clinical trials with use of a quality systems approach. Clinical infectious diseases，2010，51(Supplement_1)：S111 – S116.

［3］ Gibouleau C，Padioleau C，Poinas A，et al. Successful completion of an ISO 9001 v 2015 certification process in clinical investigation research. Therapies，2019，74(6)：665 – 674.

［4］ 黄泽泓,陈慎仁,庄明华,等.ISO 9001质量管理标准在药物临床试验机构建设中的应用.中国药房,2005,16(14)：1115 – 1116.

［5］ Dobrova V Y，Ratushna K L，Grintsov I F，et al. The comparative analysis of the ISO 9001：2015 standard and Good Clinical Practice guidelines：the framework for improving management of clinical trials. Klìnìčnafarmacìà，2017，21(2)：4 – 10.

［6］ 吕文文,胡婷婷,张维拓,等.研究者发起的临床研究项目实施过程质量评估指标构建探讨.中国新药与临床杂志,2019,39(1)：17 – 21.

［7］ Sambou C，Guillemaut S，Morelle M，et al. ISO 9001 certification of innovation and clinical research departments：Extending the scope of health assessment. Revue d'epidemiologie et de santepublique，2017，65(2)：159 – 167.

［8］ Hugues C，Charlène D，Annabelle S C，et al. Manuel de bonnes pratiques professionnelles des CIC-version n°2. Therapies，2017，72(5)：525 – 538.

上海市临床研究中心的现状、主要问题及建议

孟晶 杨宇 候琪 王倩

【导读】 我国是全球人口数量最多的国家,人群疾病谱复杂,为增强国民健康,促进"健康中国"战略发展,开展高质量的医学研究必不可少,上海作为我国前沿医学阵地,迫切需要建设国际一流的临床医学研究中心。文章通过资料收集、整理国内外临床研究的现状和高水平医疗机构临床研究中心建设的先进经验,研究上海市临床研究中心建设面临的主要问题,并提出了相应的建议。

一、引言

临床医学研究中心是临床医学研究的重要载体和抓手,是推动临床研究水平提升的重要基地。2017年,科技部、国家卫生和计划生育委员会等四部门联合发布了《国家临床医学研究中心五年(2017—2021年)发展规划》提出,到2021年底,针对重大需求,在主要疾病领域和临床专科统筹建成100家左右的中心,引导建设分中心,完善领域与区域布局[1]。同时,要求构建体制化、机制化的转化推广体系,打造一批规范化、标准化、规模化的健康医疗大数据平台和信息库,搭建国际一流的临床研究公共服务平台。

临床医学研究中心建设是上海市卫生系统学科建设的重要组成部分,其目的是建成国际先进、国内领先、特色优势显著、具有一定国际知名度的临床医学中心[2]。上海作为国际化大都市和前沿医学阵地,推进和建设具有国际水准、国内领先的市级临床研究中心[3],对提高市级医院临床研究能力,加强生物医药产业创新和发展,建设亚洲医学中心城市和具有全球影响力的科创中心,具有重要意义。

二、国内外建设情况

(一)国外现状

20世纪30年代起,以美国耶鲁大学John Paul教授为代表的临床流行病学先驱们,提出用流

基金项目:上海市卫生健康委员会2020年度卫生健康政策研究课题"市级医院临床研究中心建设思路研究"(课题编号:2020HP16)。
第一作者:孟晶,女,助理研究员。
通讯作者:王倩,女,研究员,上海市第一妇婴保健院科教科科长。
作者单位:上海市第一妇婴保健院(孟晶、杨宇、候琪、王倩)。

行病学的方法,以患者个体或群体为研究对象,研究和解决临床实际工作中遇到的问题。临床流行病学的发展催生了"循证病学",他们首先提出临床研究中心的建设。

到目前,很多国家和地区根据其实际情况建立了临床研究中心,美国、欧盟、日本属于高度发展阶段,新加坡、澳大利亚属于中等发展阶段,而我国、印度等有待发展。以美国哈佛医学院为例,其附属的丹娜法伯癌症研究院成立的丹娜法伯/哈佛癌症中心是全美最大的一家综合性癌症研究、治疗和预防中心[4,5]。它的管理体系贯彻设计、审评、启动、实施到最终结题各个环节,并对项目设计、伦理评审、质量管理、数据管理、安全管理、财务管理、损害赔偿等环节设有中心化管理部门,为所有临床研究搭建了一个良好的平台和支持体系[6-8]。

(二)国内现状

2012年,《科技部关于开展国家临床医学研究中心申报工作的通知》(国科发社〔2012〕785号)指出在6个重点疾病防治领域开展国家临床医学研究中心试点工作,截至2018年11月底,我国共布局了50家国家中心和244家省级临床医学研究中心。

在摸索初期,临床医学中心的建设一直处于薄弱环节,在许多方面需要改革创新[9]。临床医学研究一直是我国医学科技创新的薄弱环节,主要体现在:缺少基础研究与临床应用的结合;缺少应用于临床研究的高质量样本库与信息库;缺少技术规范等公共服务产品及网络化服务系统的建设等[10]。

2019年5月,科技部公布第四批国家临床医学研究中心名单,建设国家临床医学研究中心的前50个项目基本完成。从地域分布来看,北京占比最大,共24家,其次为上海,共6家,其余分布于天津、重庆、湖南、广东、浙江等10个省(直辖市)。可见,国家中心分布不均,主要集中在北京、上海等医学科技发达地区。从疾病领域来看,国家临床医学研究中心主要聚焦在神经系统疾病、心血管疾病、恶性肿瘤疾病。

三、上海临床研究中心的建设

(一)优势

上海作为我国生命科学和医学研究重镇,高校和科研院所众多,科研实力雄厚,人才优势显著,重大成果突出,优质医疗资源集聚。目前大部分市级医院已经成立临床研究管理部门,涵盖了专科、病种及医疗技术领域。据统计,上海有17家医院独立设置临床研究中心,6家医院作为依托单位建设有"国家临床医学研究中心"。市政府对上海临床研究机构的发展提出了更为具体的"三个注重"要求,即"注重发挥特色优势,注重形成科学体系,注重拓展合作网络"。2019年10月,市科技委对第一批11个上海市临床医学研究中心项目进行了立项。可见,上海大力建设临床研究中心极具优势。

(二)主要问题

1. 医学期刊临床研究论文质量低,临床研究的理念和能力不高

首先,有一部分研究者急功近利。目前的临床科学研究主要是为了发表文章而科学研究,为

了成果拿奖而科学研究[11]。其次,回顾性论文多,前瞻性论文少。很多临床医生只在评职称或晋升需要论文时才将以前的临床记录整理成一篇文章,导致回顾性论文过多。再次,现有体制下,发表论文与职称和奖金挂钩,出现"大跃进"现象。同时,很多论文以借鉴国外已有成果为主,很少有创新的、有影响力的研究[12,13]。

2. 临床研究管理体系和平台建设不完善

一方面,临床研究管理体系中人员配制缺乏标准,各个环节无专人负责,临床研究各项环节不够清晰。另外,部分管理人员对研究者项目的支持不足,导致项目推进难。另一方面,医院、机构和研究者三者之间缺少平衡机制,某一方对另一方干涉过多,降低了临床研究的效率,一定程度上阻碍了研究者项目的落实。

3. 临床试验服务费分配缺乏明确标准和清晰的流程

首先,由于付款报账流程冗长,核算系统不完善,机构不具备财务权限等问题,导致付款不及时。其次,研究者消费记录不全或者管理粗放,对于研究者团队成员承担的部分无法精确计算,导致分配不明确,团队成员难以获得合理的报酬[14,15]。

(三) 对策与建议

上海是一座国际化大都市,人群流动频繁,对于临床研究而言,既是挑战,也是机会。一方面可以利用大量人群建立来源多样的生物样本库和信息库,同时需要对流行病学数据的累积提前布局;另一方面,利用信息库大数据,整合上海在临床样本资源及政策上的综合优势,成立健康干预指导中心,积极探索临床研究的空白领域,建设国内领先、国际知名的多中心临床中心。

1. 管理制度

明确临床试验机构的定位和职责,从以审批和监督为主的理念转变为更好地为研究者开展临床试验提供服务。提升临床试验基础设施,保障临床医学研究中心资源充足,运行效率高。另外,医院应放权于临床医学研究中心,提高其自主权,使其具备人事管理、财务管理等方面的独立性,鼓励其自负盈亏,从而更好地履行其服务职能。

2. 专科特色

学科建设是提升临床医学研究中心核心竞争力的关键,通过整合资源信息库打造优势学科,完善专科建设,成为该领域的佼佼者。借鉴首都医科大学附属北京友谊医院消化中心的建设和管理经验,形成三个特色方向,利用生物样本资源库在国际上首先提出"早期肝硬化可以逆转"的观点,并率先完成国内无任何辅助戳孔的完全经脐单孔腹腔镜胆囊切除手术。该临床中心整合科室优势资源及特色,搭建会诊平台,解决学科难题,开辟诊治的绿色通道,定期举办研讨会,以优势学科的发展辐射作用带动相关学科的发展,发挥引领带动、协调发展作用,促进医学可持续发展。

3. 科研项目

一方面,增加临床医学研究中心科研经费投入,满足科研需求,促进科研成果向临床实践的转化;另一方面,积极开展前沿性新技术、多学科融合技术研究,加快医疗新技术的推广应用,推动临床研究创新发展。

4. 人才培养

人才队伍建设是支持学科发展必不可少的软件条件,是学科发展的软实力[16]。政府部门可以明确临床医学研究中心专职人员的配置水平,鼓励业内人才交换、研究生培养、技术人员培训等学术交流、培训项目的开展。同时,积极探索临床研究专业人员的晋升机制及绩效评价体系,试点开展相关学位教育与专业队伍培养,形成规模化、国际化的高水平临床研究专业人才队伍。

5. 社会职能

利用网络信息技术,实现医疗数据共建、共享、共研,推进科研项目合作、医疗技术推广、医学知识普及和帮助带动基层医疗机构建设,推动临床医学研究的发展,提升医疗服务水平。

近些年,鉴于各种食源性微生物引起各类疾病,导致食品安全一词进入大众视线,社会越来越重视食品安全与卫生,临床医学研究中心的建设可与食品安全相结合,提高大众对食品卫生的重视,建立良好的食品安全监督体系。同时,可以将国外先进技术与中医结合起来,开创具有中西医特色的临床医学研究中心。

四、讨论

临床医学中心的规划不仅是医学学科发展的需要,也是人民群众医疗保健服务的需要。建立完善临床医学中心评估指标体系,从申报、评审、管理各个环节体现先进性和科学性,紧跟医学科技发展步伐。瞄准国内外学科发展趋势和主导技术,着眼解决常见病、多发病,同时注重新兴、交叉、边缘学科领域,填补学科领域空白,提高学科核心竞争力。我国临床医学研究提升空间巨大,需要研究者突破障碍,转变观念,提高认识,建设强大的人才队伍,加大资金投入,完善研究平台,才能促进我国临床医学研究的发展和进步[17,18]。

参 考 文 献

［1］科技部,国家卫生计生委,军委后勤保障部,等.国家临床医学研究中心五年(2017—2021年)发展规划(国科发社〔2017〕204号),2017.

［2］上海市科学技术委员会,上海市卫生健康委员会,上海市药品监督管理局,等.上海市临床医学研究中心发展规划(2019—2023年)(沪科合〔2019〕5号),2019.

［3］上海市卫生和计划生育委员会.关于加强本市卫生系统学科建设与人才培养工作的指导意见(沪卫科教〔2012〕006号),2012.

［4］DF/HCC. Clinical Trials Audit Manual of Dana-Farber/Harvard Cancer Center,2003.

［5］DF/HCC. Institutional Data and Safety Monitoring Plan of DanaFarber/Harvard Cancer Center,2013.

［6］DF/HCC. Dana-Farber/Harvard Cancer Center Site Management Plan. http://www. dfhcc. harvard. edu/〔2015－04－01〕.

［7］DF/HCC. DF/HCC Practice Differences in Comparison to ICH GCP Guidelines. http://www. dfhcc. harvard. edu/〔2015－04－01〕.

［8］DF/HCC. DFCI PI Initiated Clinical Trials Monitoring Manual Introduction,2011.

［9］王琳,许腾飞,刘茉,等.国家临床医学研究中心学科建设初探.临床和实验医学杂志,2017,16(19):1873-1875.

［10］辛红霞,邵倩倩,何慧娟,等.我国临床医学研究中心现状分析.中国医院管理,2019,39(8):32-35.

［11］赵卫忠,朱明霞,高觉.对临床科学研究存在的问题的思考.医学与哲学,2006,27(7):43-49.

［12］林果为,蔡端.临床科研的选题、设计和论文的撰写(2).外科理论与实践,2002,7(6):附12—附16.

［13］陈汐敏,丁贵鹏,接雅俐,等.国际临床医学研究领域热点论文产出状况分析及对我国医学期刊的启示.中国科技期刊研究,2013,24(6):1079-1084.

［14］樊兴芳,王涛.专职CRC在临床试验中的应用现状调查.现代医药卫生,2016,32(11):1615-1617,1621.

［15］中关村玖泰药物临床试验技术创新联盟,中国药物临床试验机构联盟.临床研究协调员(CRC)行业指南(试行).药物评价研究,2015,38(3):233-237.

［16］于德华,李建刚,杨震,等.临床医学学科建设策略与方法.中华医院管理杂志,2011,27(9):661-663.

［17］于灏镭.我国临床医学研究的现状、障碍及对策分析.临床医药文献杂志,2017,4(69):13653.

［18］何敩林,李莎莎,陆荣柱,等.精准医学背景下关于临床实验研究中心建设的几点思考.中国卫生产业,2017,14(8):88-90.

上海临床研究数据支撑
平台建设现状与对策思考

严华美　张　鑫　张　力

【导读】　临床研究作为医学科技创新链的关键环节,是推动基础生命科学和医学研究成果转化应用的重要支撑。加强高水平临床研究,通过成果转化提高临床诊疗能力,能够有效提升医院核心竞争力。近年来,上海形成了关注临床、围绕临床、聚焦临床的氛围。但是,目前面临临床研究支撑平台优化的问题,尤其是在临床研究数据支撑平台建设上亟须完善。文章结合国内外临床研究支撑平台建设先进经验,从建立续贯式的临床研究项目管理模式、建立符合以临床病种为核心的真实世界研究的数据整合模式等方面进行分析,并基于上海某医院临床研究支撑平台建设实证,为市级医院临床研究平台数据支撑平台建设提供借鉴。

人口老龄化、疾病谱变化、病种多样化是目前人类共同面临的、亟待解决的医疗卫生问题。提高我国医学知识水平和科学研究能力,并将其转化为相应的卫生政策和临床诊疗能力,是解决我国现存的卫生问题、实现医疗改革目标的关键[1]。本文通过结合国内外高水平医疗机构临床研究平台建设的先进经验和市级医院临床研究平台建设现状及某医疗机构建设实证,探索市级医院临床研究数据支撑平台建设的主要思路和政策建议。

一、国内外临床研究数据支撑平台建设现状

(一)国外建设情况

国外一流医院已迈入医疗大数据应用阶段,依托健全的医院信息化建设基础。建设独立的大数据系统,应用医学自然语言处理、机器学习等技术,对多源异构的医疗大数据进行深度治理,为数据挖掘与分析应用提供数据基础,提升医疗大数据在科研上的使用效率,发挥数据价值。

1. 美国

美国国立卫生研究院(National Institutes of Health,NIH)建立8个国家级的生物数据技术

基金项目:上海市卫生健康委员会2020年度卫生健康政策研究课题"市级医院临床研究中心建设思路研究"(课题编号:2020HP15);上海申康医院发展中心临床管理优化项目"基于AI大数据平台的临床科研融合体系建设研究"(课题编号:SHDC12019637)。
第一作者:严华美,女,主管医师。
通讯作者:张力,女,研究员。
作者单位:上海市同济医院(严华美、张鑫、张力)。

研究中心,具备完备的临床诊疗平台和数据库,数据存储格式统一,整个网络信息共享[1]。梅奥诊所在 2003 年开始尝试构建临床大数据系统,并已取得一定成效,其生成的结构化、标准化科研级大数据,已经用于支撑其 4 000 余项临床研究,并已构建 155 种专病诊疗模型,应用于提升诊疗效率。

2. 英国

英国在临床研究资源共享方面形成了较为成熟和完善的数据共享和样本资源建设模式。2012 年 12 月,医疗与社会福利信息化中心(Health and Social Care Information Center,HSCIC)公布了 Care. data 项目,要求英国家庭医生将其开展的临床试验数据和患者的医疗记录上传至中心的数据库,从而将这些新上传的数据和现有的数据进行链接,最终涵盖临床和医院内外所有的临床科研和实践内容[2]。

3. 法国

法国依托巴黎公立医院集团建立了由 54 个临床研究中心(clinical investigation centre,CIC)组成的网络[1]。法国临床医学研究中心作为法国临床医学研究的基础设施,可供研究人员进行临床医学研究,以更好地了解疾病、试验新治疗技术,实现实验室研究结果的转化。

(二)国内建设情况

长期以来,临床研究一直是我国医学科技创新链条的薄弱环节,许多生命科学基础前沿研究领域取得的进展,不能及时有效地转化到临床应用。我国医学研究质量不高,缺少循证医学证据较高的随机对照试验及前瞻性队列研究,创新能力严重不足[3]。

1. 政策支持

国家层面高度重视医疗大数据的分析和利用,已经出台众多政策鼓励医院和企业进行相关方面的应用和探索。《国务院办公厅关于促进和规范健康医疗大数据应用发展的指导意见》(国办发〔2016〕47 号)、《国家卫生计生委关于印发“十三五”全国人口健康信息化发展规划的通知》(国卫规划发〔2017〕6 号)、《国务院关于印发新一代人工智能发展规划的通知》(国发〔2017〕35号)、《全国医院信息化建设标准与规范(试行)的通知》(国卫办规划发〔2018〕4 号)等文件,都倡导利用医疗大数据、人工智能来提升科研水平、优化诊疗方案,实现医疗数据来源于患者服务于患者的宗旨。

2. 医院临床研究平台建设先行者

上海多家三级甲等医院[4~6]对基于临床数据仓库(clinical data repository,CDR)的电子病历等相关标准,构建临床数据中心的数据模型,采用成熟的数据库技术实现业务数据的采集和聚合,临床数据中心平台立足于医院已有的信息系统基础之上,将封闭在多套孤立信息系统中的数据汇集在一起,实现了医院内部各信息系统的数据整合、信息共享和流程协同,满足临床、管理、科研流程业务和对数据分析利用的需求。

四川华西医院[7]拥有一个自定义的数字化医院应用结构模型,并通过建设不同层级的业务系统,实现系统完整数据的采集和有效管理。医院数据平台和数据仓库建设,将生产业务系统中产生的数据汇集于集成平台,并按一定的数据模型结构进行存储管理,形成医院数据仓库。

海军军医大学第三附属医院、福建医科大学孟超肝胆医院等[8]利用电子病历系统、医院信息系统、实验室信息管理系统、医学影像存档与通信系统及样本库等肝癌临床数据,采用动态的数据提取、转化、加载流程,结合临床科研需求及大数据治理标准,构建原发性肝癌大数据,满足肝癌临床与科研需要。

重庆医科大学[9]在医疗大数据平台搭建时综合考虑基础架构、多源异构数据的统一及标准化、智能患者索引技术、数据质量监控与评价技术、医疗大数据平台的分析技术等方面,汇集重庆市多家大型三级甲等医院业务数据,目前已成功上线且运行稳定,基于此数据平台开展了多项数据应用。

二、上海某医院临床研究数据支撑平台建设实证

(一)临床研究项目信息化管理平台建设

为提升临床研究质量,上海某医院探索为建立符合国际标准的、续贯式的临床研究项目管理模式。该医院搭建了临床研究信息化一体化管理平台,将临床研究项目管理融合到平台上,实现项目审核伦理审查、受试者筛选、知情同意、SAE、访视等全流程管理。实现临床研究申报审批网络化,患者招募智能化、临床信息共享化。受试者的个人信息、检验检查数据、病历数据等通过接口对接,实现研究数据的统一存储有效利用。

(二)临床科研大数据平台建设

上海某医院为优化临床诊疗流程,探索建立围绕专病诊疗、符合以临床病种为核心的真实世界研究的数据整合模式。使用基于 HIS 系统的电子化病历(electronic medical record,EMR),采用数据挖掘技术进行大数据研究,形成全流程覆盖的患者诊治及随访的闭环管理系统。借助人工智能的独特优势设计抽取文字、图像和组学大数据多模态信息,在现有临床数据库基础上,整合医院 HIS、EMR、LIS、PACS 和 CDR 等系统,建立科研数据存储库。建立数据治理体系,对数据进行系统的质量控制和清洗,包括应用医学自然语言处理技术对非结构化数据进行自动结构化和标准化,建立起高质量的数据标准。通过提供符合科研流程的临床科研工具集,提升科研效率和产出,推动临床研究队列建立、真实世界研究项目开展。

(三)临床科研专病数据库建设

上海市以医院重中之重学科为试点,探索专科电子科研病历与临床病历衔接模式,建立了骨科及精神科两个专病数据库,对临床科研大数据进行分析和数据挖掘,构建专病诊疗模型,提升诊疗效率。

三、上海市级医院临床研究数据支撑平台建设的政策建议

(一)为临床研究数据支撑平台建设提供政策建议

在探索建设临床研究数据支撑平台的过程中,上海某医院参考借鉴了多家医院建设经验,但仍遇到许多问题和困难。一是临床数据库数据质量问题。由于 HIS、EMR、LIS、PACS 和 CDR

等信息系统由多家公司开发,在数据传输、数据整合时存在困难,对数据使用有一定影响。二是数据使用权限和数据安全问题。目前使用者方便快捷应用平台的需求与临床数据安全监管之间存在一定的矛盾,需要探索数据检索和下载权限的流程管理。因此,建议政府主管部门从政策上鼓励大型医院加快临床研究数据支撑平台建设。一方面,从市级层面制定相关建设规划,明确医疗机构数据支撑平台建设方向;另一方面,制定临床研究平台数据标准、数据使用权限等相关管理细则并加强监督审核,督促提升数据质量,规范临床研究数据使用权限,保障支撑平台数据安全。

(二)规范临床研究数据支撑平台建设,促进数据共享

上海某医院在建设临床研究数据支撑平台过程中,对单中心专病数据库向多中心专病数据库扩展延伸进行了探索,但是面临医疗机构间数据共享难的问题。因此,建议政府主管部门从政策层面解决各医疗机构间数据共享的难题,从市级层面建立临床研究网络体系。以三级医院的优势学科数据平台建设为中心,整合相关资源,逐步建立从点到区、从区到市的大数据融合体系,形成临床科研信息共享平台,通过加强信息和数据处理、开发新技术,整合医疗机构间的临床研究数据,建立各医疗机构研究人员共享的标准化数据系统,提高整个临床研究体系的效率和产出。

(三)推动临床研究数据支撑平台相关人才培养和队伍建设

上海某医院建设临床研究数据支撑平台时,通过信息处、临床研究中心等多部门协调,逐步培训临床科研大数据管理人才,但面临相关专业人才缺乏、队伍不稳定等问题。因而有必要在临床研究体系内逐步培养一支既精通业务,又掌握信息化技术的复合型人才队伍库。因此,建议政府主管部门通过政策引导、规范培训等措施,推动临床研究数据支撑平台相关人才培养和队伍建设。

参 考 文 献

［1］中国生物技术发展中心.中国临床医学研究发展报告2018.北京:科学技术文献出版社,2018.

［2］康迪.国外临床研究资源共享机制的借鉴研究.北京:中国人民解放军军事医学科学院,2016.

［3］王吉耀.我国临床研究的现状和展望.中华医学杂志,2010,90(38):2665-2666.

［4］陆兆辉,何毅,巨华宁,等.医院临床数据中心(CDR)及应用的建设体会.中国数字医学,2016,11(3):116-118.

［5］吴正一,崔迎慧,陆耀,等.以临床数据仓库为核心的医院大数据平台构建.中国医院管理,2015,35(11):13-15.

［6］殷亦超,高炬,何萍.研究型医院的临床大数据管理应用与实践探索.中国数字医学,2019,14(2):34-36.

［7］唐超.黄勇:医院数据平台的建设和应用.中国医院院长,2014,10(23):74.

［8］王垒,郭鹏飞,杨远,等.原发性肝癌大数据建设初步探索.中华肝胆外科杂志,2019,25(9):695-698.

［9］龚军,孙喆,向天雨,等.医疗大数据平台研究与实践.重庆医学,2019,48(14):2504-2507.

上海市社区临床药师能力
提升模式与建设现状

吴文辉　杨　燕　唐　密　朱　琳

胡嘉浩　冯旅帆　戴秋霞　何江江

【导读】　文章从药政管理角度,对社区临床药师能力提升模式与建设现状进行总结,以期为进一步优化社区临床药师培养模式提供思路。上海市社区临床药师专业能力提升主要从专项培训和结对帮扶两个角度开展工作。目前在社区临床药师数量与素质、执业能力上均有明显改善与提升,逐步形成具有特色的药学联盟和家庭药师服务,但社区临床药师发展仍面临着服务提供不充分、支撑环境不佳、职业晋升难度大、激励机制不健全等方面的问题与挑战,下一步需要从知识能力结构、政策环境、团队合作和信息化支撑等方面优化社区临床药师能力的提升工作。

近年来,社区医疗机构逐渐成为人们重要的诊疗场所,社区用药比例高、数量多等问题突出,据卫生健康统计年鉴数据显示,2019年国内社区门诊患者次均药费占比(71.7%)和住院患者人均医药费占比(35.4%)均高于二级医疗机构(分别为42.1%、27.7%)和三级医疗机构(分别为41.8%、27.1%)[1]。为此,有必要借鉴国际经验,为社区医疗机构配备临床药师,发挥其"守门人"的作用,保证患者用药的安全、合理、有效和经济。自2016年起,上海市卫生健康委药政管理处率先开展"上海市社区临床药师专业能力提升项目"[2]和"二、三级医疗机构与社区卫生服务中心药学结对帮扶"工作,帮助社区卫生服务中心完善药事管理、加强人才培养、健全设备设施、提高临床药学整体服务能力。本文从药政管理角度,对社区临床药师能力提升模式与建设现状进行总结,以期为进一步优化"强基层"实践中的社区临床药师培养模式提供思路。

一、上海市社区临床药师专业能力提升模式基本情况

上海市社区临床药师专业能力提升主要从专项培训和结对帮扶两个角度开展工作。一是"上海市社区临床药师专业能力提升项目",该项目采用全脱产、集中理论培训结合基地实践培训

第一作者:吴文辉,男,上海市卫生健康委员会药政管理处处长。

通讯作者:何江江,男,副研究员,上海市卫生和健康发展研究中心(上海市医学科学技术情报研究所)卫生政策研究部主任。

作者单位:上海市卫生健康委员会(吴文辉、戴秋霞),上海市卫生和健康发展研究中心(上海市医学科学技术情报研究所)(杨燕、唐密、朱琳、胡嘉浩、冯旅帆、何江江)。

本文已发表于《世界临床药师》2021年第1期。

的方式。培训周期为480学时,其中集中理论培训为40学时,在区属二、三级医院基地实践培训为440学时,内容涉及专业知识、沟通交流、实践技能等多个维度。经过5年努力,已完成5期592位临床药师(包括2020年未结业的110位学员)的培训工作,并形成以临床实践为主,实行在职岗位培训、临床带教和注重培养学员临床合理用药能力的培养模式。二是"二、三级医疗机构与社区卫生服务中心药学结对帮扶"工作,该项工作采用逐年推进,一对一结对帮扶的模式;双方明确结对负责人与联系人,签订结对协议书,制定结对工作计划和时间表,充分发挥协调指挥、资源整合和紧密对接作用。至2018年底,全市所有240多家社区卫生服务中心与一个二级/三级医疗机构形成药学结对帮扶关系。

二、社区临床药师能力提升的初步成效

(一)临床药师数量与素质提升明显

2011年,《卫生部、国家中医药管理局、总后勤部卫生部关于印发〈医疗机构药事管理规定〉的通知》(卫医政发〔2011〕11号)[3]中指出医疗机构应当根据本机构性质、任务、规模配备适当数量的临床药师。虽未对社区临床药师数量做具体规定,但随着促进合理用药政策的深入推进,社区卫生服务中心临床药师需求不断增长。2020年9月,课题组对上海市16个区的社区卫生服务中心开展问卷调查,收回390份有效问卷。在对这390位社区临床药师的现状摸底调查中发现,上海市至少有81.9%的社区卫生服务中心已经配备了临床药师,平均每家配备1.96人。在配备结构上,目前上海市社区卫生服务中心临床药师本科及以上学历占88.0%,中高级职称占71.5%,高于国内社区卫生服务中心卫生技术人员的平均水平[1]。

(二)临床药师执业能力进步显著

社区医疗机构所涉及的临床药学服务门类繁多,需要临床药师具备多方位的综合素质。有研究显示社区药学从业队伍存在工作者基础药学知识不足[4]、综合分析和判断能力不足、沟通协作能力不足等情况。为此,研究组通过"专门的社区临床药师岗位胜任力"量表对上海市社区临床药师进行调查,他们总体得分80.3分(满分为100.0分),处于中高水平;在临床基本工作能力(87.6分)、沟通与合作能力(81.3分)、职业素养(78.2分)、科研与信息利用能力(74.0分)4个维度得分均较高,说明经过培训后,目前上海市社区临床药师已具备较好的岗位胜任能力。

(三)初步形成特色药学联盟

上海市各区在结合自身优势的基础上,探索建立药学服务联盟。例如,杨浦特色的"1+1+X"即"上海长海医院+上海市杨浦区市东医院+X个社区卫生服务中心"的药学帮扶模式,组织社区临床药师到帮扶签约医院短期进修和定向培训;闵行区每年开展药剂学组活动,组织药学人员尤其是临床药师等联合社区卫生服务中心一起走进对口社区,深入居民中,开展有关慢性病、常见病合理用药的讲座。奉贤区中心医院建立区域性处方点评平台,同质化全区处方质量,提高全区合理用药水平;虹口区成立药学结对帮扶工作领导小组,形成了制度化的"药师—医师—患者"用药沟通协作机制。

（四）家庭药师服务不断深入

探索家庭医生团队工作中的药物治疗照护模式，协助启动家庭药师签约，初步形成了药物治疗管理模式的家庭药师服务，并建立基于医疗联合体的"三甲—社区—家庭"药学监护模式，为患者提供全程化、零距离和私人定制的慢性病药学监护，如长征医院、第十人民医院、同济医院等；建立患者专属药学监护档案，为患者提供医嘱重整、处方精简、患者教育及后续的随访等服务，如同济医院等。

三、社区临床药师能力发展面临的问题与挑战

当下医疗行业受到较多传统观念的影响，很多因素对临床药学工作的开展也形成了很大的限制，临床药学工作在社区的开展还存在一定的问题与挑战[5]。

（一）社区临床药学服务提供不充分

目前社区临床药师在临床药学服务的投入时间较少[6]，对390名社区临床药师的调查显示，仅22.6%的临床药师全职参与临床药师工作，超过70.0%的临床药师为兼职，85.9%的临床药师临床药学工作只占其整月工作量的40.0%以下。而在提供的临床药学服务内容中，80.0%以上是用药咨询、用药教育、药品不良反应/事件的处理和上报、医嘱审核和点评、整理用药记录等基础工作；能够经常咨询临床药师用药问题的患者和医务人员的比例仅为35.1%和22.1%，能参与到家庭医生团队的社区临床药师比例仍较低。

（二）可持续的支持环境未营造

一是社区临床药师定位不明确。目前上海市社区卫生人才配置标准为全科医生、注册护士和公共卫生医师，而药师被归为有关卫生技术人员，导致患者和医务人员对社区临床药师的认可程度也不高[7]，临床药师的工作开展存在障碍。二是信息系统建设不足。调查显示，仅24.6%的社区配备临床药学信息服务模块。部分临床药师反映，因为缺少信息化软件的支持，其大部分时间用于人工审方；因为缺少药品说明书数据库，要自行翻阅纸质材料；因为系统运行不畅，即使有软件也无法使用。

（三）合理的职业晋升激励机制未形成

临床药师作为一个新兴职业，其工作模式和晋升机制缺乏明确规定，导致其工作内容不够专业、工作待遇较差。调查显示，目前上海市仅17.9%的社区临床药师反映其临床药学相关服务工作量与职称晋升挂钩，21.0%的社区临床药师反映其临床药学相关服务工作量与绩效工资挂钩。而从收入水平看，根据全国卫生健康服务年报数据显示64.6%的社区临床药师税后年收入在12万元以下，低于上海市社区卫生服务中心在职人员人均工资收入，与上海市公立医院在职职工人均工资性收入差距更大。

四、进一步完善社区临床药师能力培养模式的建议

(一)理论与实践结合,提升培养内涵

一是要侧重临床专业知识的输入。加强临床药师的临床专业知识培训,通过提供常见疾病的临床基础知识专项培训,针对性提高其专业能力;临床药师自身也应该积极加强对药学专业知识及相关知识的学习,熟练掌握各类药品的用法用量、适应证及禁忌证,并结合患者的临床表现进行用药调整建议,对疾病的诊断和治疗方案有深入的了解,从而为开展药学服务奠定坚实的基础。二是要注重临床实践工作。鼓励和支持临床药师深入病区,了解用药史,写好药历,协助临床医师解决住院患者用药中的问题。借助医疗联合体,形成上下级药师联动,结对帮扶,因地制宜,进一步完善社区临床药学规范化培训体系。三是关注沟通技巧。有效沟通是促使对方接受意见的重要前提,不管是对患者的用药指导还是对医师用药建议都需要良好的沟通技巧,建议在临床药师课程设置上增加诸如心理学、社会学、行为学等方面的课程,以提高临床药师的综合素质。

(二)激励与职责并重,保障工作持续

一是探索有效的激励机制。明确职业晋升机制,完善绩效薪酬体系,是维护医师工作队伍稳定,确保基层医疗机构药学工作持续发展的重要手段,应鼓励社区卫生服务中心适当调整药师工作收入和福利待遇,并逐步完善药师的薪酬管理制度、奖惩制度及岗位制度。二是形成有效的竞争机制。引进高素质药师人才,定期举办相关知识竞赛,激发社区临床药师工作的积极性。三是完善药学岗位工作职责。突出强调药学人员应当为患者的安全用药肩负一定的职责,引导药师做好职业规划。以此确保临床药学服务工作的有序开展,提升临床药师的工作满意度,进而达到提高其个人绩效和组织绩效的目标。

(三)院内与院外联动,加强服务认可

一是加强与家庭医生团队合作。随着临床药物种类大幅度增加,药品适应证的不断扩充,相关信息内容越来越繁复,药师的专业性越来越受到认可,临床药师可以此为契机,探索社区药师联合坐诊,加入家庭医生团队等方式,与其他医务人员深入合作,利用专业知识帮助指导患者安全合理用药,进一步发挥自身价值。二是加强对患者的用药教育。利用互联网平台,加强线上用药知识的宣传;依托公共卫生服务项目,促进线下药学知识交流;探索家庭药师服务,以重点人群为突破口,如妊娠期和哺乳期患者、居家药学监护患者、老年多重用药患者等,建立用药指导互动,依托网络信息平台,增进沟通,加强患者服务认可。

(四)信息与网络结合,提高工作效率

一是建立药品知识网络库。通过线下区属二、三级医院与社区卫生服务中心药师、管理者、医师团队协商,将有关医院和各相关社区药物目录进行衔接,以便统一药物使用规则。再通过基于数据系统的信息技术,遵循药物说明书、临床诊疗指南等相关规定,通过提取药物的用法、用

量、禁忌证、注意事项等关键信息,将有关医院和各相关社区卫生服务中心所有的药物规则维护到医院的数据库中,形成统一的信息化支撑的处方审核系统,由医院帮助各相关社区卫生服务中心及时审核社区医师的处方,审方药师主要由有关医院药师担任,有能力的社区临床药师也可以参与。二是建立网络化办公环境。网络化的办公软件能有效提升工作效率,如古美社区探索的处方前、中、后处方内置审核软件,大大减少了临床药师审方的工作量。

(五)数量与质量兼顾,加强队伍建设

当前,药学服务模式已经转变到"以患者为中心"和"以重点加强药学专业技术服务、不断提升药学服务能级、参与临床用药为中心",对医疗机构临床药师的数量和质量均提出了更高的要求。根据《关于加强药事管理转变药学服务模式的通知》(国卫办医发〔2017〕26号)[8]、《关于加快药学服务高质量发展的意见》(国卫医发〔2018〕45号)[9]指出医疗机构要加强临床药师队伍建设,使人员数量能够满足药学服务需要,充分发挥临床药师在合理用药中的作用;上海市《关于本市医疗机构进一步加强药事管理推动药学服务转型发展的通知》(沪卫计药政〔2018〕6号)[10]还强调了各级医疗机构应当配备临床药师,全职参与临床药物治疗工作,并要支持药师参加上海市社区临床药师能力提升项目。而根据课题组调查统计显示,上海市平均每家社区卫生服务中心配备临床药师1.96人(0.16人/每万人口),其中仅有22.6%为全职,超过80.0%的临床药师仅停留在基础工作,远不能满足当前政策要求,也不能满足基层药学服务需要,上海市需要进一步优化社区临床药师的培养模式,不断提高社区临床药师的数量和质量。

参 考 文 献

[1] 国家卫生健康委员会.中国卫生健康统计年鉴2020.北京:中国协和医科大学出版社,2020.
[2] 王燕,李桂花,马云鹏,等.上海市社区临床药师规范化培训实践与体会.药学教育,2019,35(5):53-56.
[3] 卫生部,国家中医药管理局,总后勤部卫生部.卫生部国家中医药管理局总后勤部卫生部关于印发《医疗机构药事管理规定》的通知(卫医政发〔2011〕11号),2011.
[4] 赵荣国.规范北京市社区临床药师制度.北京观察,2012(7):36-37.
[5] 温景峰,张金慧.基层医院开展临床药学工作中的问题与措施分析.临床医药文献电子杂志,2020,7(17):196-198.
[6] 沈美,顾洪安,王忠壮.上海市首批社区临床药师规范化培训后药学服务的现况.药学服务与研究,2018,18(4):265-269.
[7] 何舜娟.新医改背景下社区卫生服务中心药学服务模式的探索.咸宁:湖北科技学院,2018.
[8] 国家卫生计生委办公厅,国家中医药管理局办公室.关于加强药事管理转变药学服务模式的通知(国卫办医发〔2017〕26号),2017.
[9] 国家卫生健康委,国家中医药管理局.关于加快药学服务高质量发展的意见(国卫医发〔2018〕45号),2018.
[10] 上海市卫生和计划生育委员会.关于本市医疗机构进一步加强药事管理推动药学服务转型发展的通知(沪卫计药政〔2018〕6号),2018.

上海市疾病预防控制人才
队伍建设思路研究

高　红　　宋耀君　　金春林　　徐崇勇　　倪艳华

陆　晔　　杜　鹃　　王　旭　　王月强　　何江江

【导读】　文章对上海市、区两级疾控人才发展现状进行分析,识别制约人才队伍建设的主要问题,主要包括总量不足和结构性短缺、能力建设有待加强、发展环境亟待优化、支撑保障力度不足。在此基础上,提出完善疾控人才队伍建设的政策建议,包括建设门类齐全、梯队完整的疾控人才队伍;全面提升疾控人才专业水平,增强协同创新和决策治理能力;放权松绑,激发疾控人才队伍发展活力;明确责任,完善疾控人才队伍外部支撑保障。

　　疾病预防控制(以下简称"疾控")是公共卫生工作的重要组成部分,对于预防和控制重大传染病、地方病、职业病、慢性非传染性疾病等病情的发生和流行,提高应对突发公共卫生事件的能力,维护人民群众的身体健康和生命安全,具有十分重要的意义。疾控体系能够发挥作用,离不开疾控人才队伍的建设。本文聚焦上海市、区两级疾控人才发展现状,分析疾控人才队伍建设的现状与问题,并提出完善疾控队伍建设的政策建议。

一、上海市疾控人才队伍建设现状

　　2019 年,上海市疾控机构共有在岗职工 2 867 人,其中市级疾控中心在岗职工 652 人,区级疾控中心在岗职工 2 215 人。职业类别方面,上海市疾控机构共有卫生技术人员 2 287 人,占79.8%。其中,执业(助理)医师 1 515 人,注册护士 41 人,检验技师 681 人,其他卫生技术人员 86人,占比分别为 52.8%、1.4%、23.8%、3.0%。年龄结构方面,上海市疾控机构 35 岁及以下人员1 141 人,占 39.8%;36~45 岁人员 860 人,占 30.0%;46~55 岁人员 684 人,占 23.9%;56 岁及以上人员 183 人,占 6.4%。学历结构方面,本科学历人员 1 706 人,占 59.5%;研究生学历人员

基金项目:上海市卫生健康委员会 2020 年度卫生健康政策研究课题"加强本市疾病预防控制人才队伍建设的对策研究"(课题编号:2020HP39)。

第一作者:高红,女,上海市卫生健康委员会干部人事处处长。

通讯作者:何江江,男,副研究员,上海市卫生和健康发展研究中心(上海市医学科学技术情报研究所)卫生政策研究部主任。

作者单位:上海市卫生健康委员会(高红、徐崇勇、倪艳华、杜鹃),上海市疾病预防控制中心(宋耀君、陆晔),上海市卫生和健康发展研究中心(上海市医学科学技术情报研究所)(金春林、王旭、王月强、何江江)。

655人,占22.8%;大专及以下学历人员538人,占18.8%。与前几年的数据相比,疾控人才队伍呈现年轻化趋势,总体学历水平及高级职称比例有所提升,绩效薪酬水平逐步提高,疾控人员大量流失的趋势得到了有效遏制。

二、上海市疾控人才队伍建设问题分析

主要从总量结构、能力建设、发展环境和支撑保障等四个方面进行分析。

(一)疾控人才队伍总量不足和结构性短缺

第一,疾控人才队伍来源不足。2017～2019年,虽然上海市公共卫生类应届毕业生人数有所增加,但是由于卫生机构的需求同步增加,公共卫生类应届毕业生供需比维持在0.5:1,是所有医学专业类别中供需比最低的。从实际招聘结果来看,流入疾控岗位比例较低。市疾控中心近10年计划招聘638人,实际到岗人员300人,仅占需求数的47%。

第二,现有疾控人才总量不足。2019年,上海市、区两级疾病预防控制中心在编人数2 687人,若按2025年末2 500万常住人口为基数,以疾控人员核定标准(万分之1.75)进行测算,上海市疾控在编人员应配置4 375人,与目前在编人员数相比,缺口为1 688人。

第三,疾控人才队伍结构性短缺。2016～2019年,市级疾控中心病原微生物和化学品毒性检验检测专业入职人员数仅为招聘需求数的20%;职业卫生、放射卫生等专业人才留不住,市级疾控中心仅招录到11人,同期离职8人;病原微生物学、寄生虫学、消毒感控等专业人才招聘和留用难度较大,市级疾控中心没有招录到合适的人员,人才梯队存在断层风险。同时具有临床、信息化等复合型专业背景的公共卫生毕业生更倾向于到医院或企业就业,复合型疾控人才短缺。

(二)疾控人才队伍的能力建设有待加强

第一,缺乏高端人才,骨干人才流失现象严重,人才梯队存在断层风险。目前上海市疾控系统无人入选国家级人才项目,仅1人入选市领军人才计划和市医学领军人才计划。2015～2019年,上海市疾控中心在岗职工减少27人;市疾控中心近10年流失的151人中,22人为高级职称,多人为国家自然科学基金项目负责人,工龄5～9年的骨干人员离职率较高。

第二,退出市场性技术服务,疾控人才实际"练兵"机会减少。疾控机构主动参与市场技术服务工作,既能充分保障公共卫生安全和公众生命健康,也能使疾控人才队伍全面了解和掌握卫生安全隐患,发现技术储备与市场监管盲点,达到"实战练兵"的作用。近年,疾控机构退出相关技术服务市场,实际操作锻炼机会减少,问题识别能力、应对风险挑战的能力有所减弱,尤其是对卫生学评价、放射卫生领域的青年员工来说,实践锻炼机会的减少可能导致后期难以承担城市供水系统、大型医疗园区、城市重要公共交通设施(轨道交通、机场等)和大型复合式公共场所的复杂卫生学评价,无法满足上海健康产业高速发展、社会办医增多带来的临床设备检测检验需求。

第三,疾控人才队伍中部分人员基础较薄弱。市、区两级疾控中心共有180名非编人员,部分人员学历较低,导致无法入编。另外,区级疾控机构高级职称人员占比不高,为12.5%,与市级疾控中心差距较大。

（三）疾控人才队伍的发展环境有待优化

第一，中高级专业技术岗位核定比例偏低。2019年，上海市疾控机构正高级职称108人，占4.3%；副高级职称295人，占11.8%；中级职称1119人，占44.7%；初级职称982人，占39.2%。其中，市级疾控中心中级职称人员占比为38.3%，高级职称人员占比为28.0%；区级疾控中心中级职称人员占比为46.6%，高级职称人员占比为12.5%。市级疾控中心高级职称核定比例为30%，低于北京、江苏、浙江、安徽等省（直辖市）45%的高级岗位比例，在职专业技术人员的高级职称比例已接近核定标准的上限。各区疾控中心核定中级岗位比例为35%～45%，8个区已超过核定比例，中级职称待聘人员堆积、职称晋升通道受阻的矛盾较为突出，一定程度上影响了队伍的稳定性。

第二，评价机制不够合理，影响职业发展空间。疾控工作实践性较强，尤其在发生重大公共卫生事件时，流行病调查会消耗疾控人员大量时间。在实战工作中形成的流行病学调查报告虽然具有较高科学性和实践性，但限于舆情风险等不能公开发表，也不能成为人才评价的核心指标。此外，公共卫生系统内人才评价标准比较单一，应用型人才与科研型人才的评价导向并没有明显区分，也没有充分考虑行业特点和人员属性，缺少分层分类机制，致使部分人员在职称晋升方面遭遇瓶颈。

第三，疾控待遇薪酬偏低，发展动力不足。上海市疾控人员薪酬来源单一，依靠财政拨款，收入偏低，人员流失现象严重。究其原因：一是疾控系统财政筹资与补偿机制不完善。国家和上海市并未明确疾控工作的经费投入总量，也未明确经费投入的增长幅度，未能形成政府投入的制度性保障，容易出现"投入随意性""财神跟着瘟神走"的状况。二是大城市的外围经济诱惑较大。一些疾控骨干人员离职后，可以在医疗机构或相关企业拿到较高年薪，或凭借专业技能技术入股，成为公司合伙人，享有较高收益。

第四，疾控高端人才引育政策力度有限，人才交流不够充分。目前上海市疾控系统无人入选国家级人才项目，与引进疾控高端人才政策力度不足有关。上海生活压力较大，如果缺少相应政策激励，一些高端人才可能会望而却步。另外，相对于临床医学而言，公共卫生是薄弱学科，目前上海市各类高端人才培养计划没有针对疾控领域的明显倾斜，高等院校和疾控机构之间、市、区两级疾控机构之间专业人才双向流动也不够充分。

（四）疾控人才队伍建设缺乏有效支撑保障

第一，重视程度不够。相对于日常医疗服务，发生重大突发性公共卫生事件的概率较小，频率较低，公众感受不强烈，大健康理念尚未形成。受"重医轻卫"理念的影响，人们普遍比较重视优质医疗资源和先进诊疗手段，而对疾控工作不够重视。

第二，法律保障不足。在国家法律体系中，医疗卫生领域的法律以医疗机构管理为主，对疾控等公共卫生机构的法律规定相对分散。在直接涉及公共卫生工作的法律文本中，如《传染病防治法》等，只对疾控人员在疫情下的报告、隔离等程序进行了义务性规定，并对违反义务的行为进行了法律处罚，极少直接表述公卫人员的权利和利益，导致疾控行业吸引力不高。

三、关于完善上海市疾控人才队伍建设的政策建议

根据相关政策方针,结合本次调研的重点问题和需求,参考国内其他城市相关经验和做法,提出以下政策建议。

(一)建设门类齐全、梯队完整的疾控人才队伍

第一,完善疾控人才培养体系。鼓励高校扩大公共卫生专业本科生、研究生培养规模,制定公共卫生医师规范化培训与硕士专业学位研究生教育的衔接政策。在部分医学院校实施疾控人才订单式委托培养。鼓励有条件的高校设置公共卫生专业。优化高校课程设置,加强公共卫生和临床、社会、管理、信息、传媒等多学科融合,培养双学位、复合型人才。鼓励招收临床医学、护理学、生物医学、计算机等相关专业毕业生攻读公共卫生专业研究生。支持疾控机构与相关高校、科研院所开展合作,扩大研究生导师队伍,联合培养博士、硕士研究生。支持有条件的疾控机构按照国家相关要求申请设立博士后科研工作站,博士、硕士学位授权点。

第二,加大高端人才、青年骨干人才、紧缺人才的引育力度。创造条件引进长江学者、国家杰出青年科学基金获得者等高层次人才。设立高端疾控人才发展项目,加快市级领军人才和学科带头人队伍建设。设立青年骨干人才成长项目,整合资源加大青年骨干人才培养力度。设立紧缺人才引育项目,加大对病原微生物学、寄生虫学、消毒感控、放射卫生等领域紧缺人才引进和培养力度。在上海市各级各类人才计划中,单列疾控人才计划或适当增加疾控人才比例,在同等条件下对疾控人才实行优先支持政策。

第三,建设突发公共卫生事件应急处置的人才队伍。在市、区两级疾控机构和医疗机构建设多专业应急处置战斗队,建立一支稳定且具备一定规模的疾控人才预备役队伍。制定预备役人员的准入、培养和考核制度,定期进行业务知识和技能培训。在市、区两级疾控机构建立突发公共卫生事件调查员队伍,包括首席调查员、主任调查员、责任调查员和助理调查员,由符合资质要求的专业人员承担相应职责。

(二)全面提升疾控人才专业水平,增强协同创新和决策治理能力

第一,提升疾控人才专业能力。加强对公共卫生医师的规范化培训,强化临床专业知识技能培训,在住院医师规范化培训中加强流行病学等公共卫生学科教育。定期组织公共卫生应急演练,提升公共卫生突发事件应急处置能力。适当参与疾控相关领域的市场技术服务工作,建立疾控机构新进人员基层锻炼制度,保持流行病学调查、卫生学评价和检验检测等领域的实战能力。

第二,提升疾控人才协同创新能力。在公共卫生三年行动计划中,以问题和需求为导向,设立一批研究项目,培养一批创新性、协同性强的研究型疾控创新团队。推进重点实验室、工程技术中心、企业技术中心等平台资源开放共享,打破体制内外界限,加强重大项目联合攻关,提升药品、疫苗等检验检测能力,加快科技创新成果转化应用。培育和支持疾控机构申报国家级、省部级科研项目,打造高水平学科团队。在科技专项中加大对疾控人才的支持力度,单列科研专项。

第三,提升疾控人才决策治理能力。鼓励开展疾控领域国际合作和人员交流,放宽疾控人才

出国(境)审批条件和名额限制,为疾控专家在国际舞台"亮相""发声"创造条件。培养和引进一批具有战略思维、国际视野的实战型疾控管理人才和研究人才,提升全球公共卫生安全形势研判能力和参与治理能力。探索建立首席专家制度,培育疾控领域"一锤定音"人才。

(三)放权松绑,激发疾控人才队伍发展活力

第一,优化编制和岗位管理。按照国家标准核定各级疾控机构人员编制,在编制总额框架内扩大疾控机构人事自主权,优化人事招聘流程。提高疾控机构专业技术岗位结构比例,参照其他省市经验,将市疾病预防控制中心高级岗位比例调整为45%,区疾病预防控制中心中级岗位比例调整至45%~50%,拓展人才职业发展空间。

第二,完善评聘制度。对疾控专业人才职称评定实行单列,可将涉及城市重大公共卫生安全的流行病学调查报告、相关研究成果政策转化等作为职称晋升的重要依据。完善海外高层次留学人才专业技术职称评审直通车。同等条件下,优先考虑国家卫生健康委等相关部门指派参加紧急公共卫生事件应急处置的专业技术人员。

第三,优化薪酬待遇。建立人员薪酬动态增长长效机制,市、区疾控中心公共卫生医师和检验检测核心专业技术人员的人均收入水平分别参照市级、区级公立医疗机构上年度核定的平均收入水平确定。科研项目人员劳务和绩效奖励收入、承担临时性公共卫生任务的工作补助、卫生防疫津贴按国家规定不纳入绩效工资总额。探索实施疾控科研人员"学术带薪休假"制度和科研经费"包干制"。

第四,完善引进政策。鼓励疾控机构根据实际情况自主引进人才,加大紧缺急需人才引进力度。对疾控人才申请人才公寓、办理居住证、落户等予以支持,对远郊地区疾控机构人员居转户给予重点支持。

第五,促进柔性流动。推进疾控人力资源高效配置,允许疾控机构自主设置流动岗位,建立政府购买人才服务机制,吸引高校、研究机构、企业人才兼职创新。鼓励疾控人才向重点发展区域和基层一线流动,支持市、区两级机构管理人才双向交流,建议区级疾控机构领导干部任命前征求市疾控中心意见,促进管理和业务的协同发展。

(四)明确责任,完善疾控人才队伍外部支撑保障

第一,加强组织领导。坚持党管人才原则,把疾控人才队伍建设纳入各级党委(党组)重要议事日程和绩效考核目标。加强督导考核,落实部门和属地职责,协同推进疾控人才队伍建设。

第二,落实经费保障。完善"政府投入、分级负责"的疾控人才队伍建设经费保障机制。加大财政投入,积极支持疾控机构薪酬改革。对重点学科和人才培养等所需经费加大保障力度。

第三,深化宣传引导。通过多种形式和途径,大力宣传疾控事业和人才队伍,增强职业荣誉感和自豪感,提升行业吸引力,为疾控人才队伍建设营造良好的社会氛围。

第四,探索地方立法。适时加快疾控人才队伍地方性立法探索,增强疾控体系建设的法律刚性,提升疾控人员的社会认同,实现疾控体系的现代化、法制化和科学化。

【致谢】特别感谢上海市卫生健康委员会原党组书记黄红对调研工作的组织协调与全程指导。

基于执业行为数据的全科医生能力
评价原则、框架和方法探讨

戴瑞明　蒋小华　蒋　清　陈　政　罗　力　彭　靖

【导读】　文章运用文献研究、专家咨询、实地调研等多种方法,探讨关于医生执业行为评价的原则、框架和方法,认为全科医生能力评价原则在于合格而非择优,同时兼顾科学实用、客观循证和动态调整。研究将全科医生能力评价按照临床和公共卫生分为两个框架,分别制定了西医诊断能力等8个单项能力。按照每个能力的要求不同,从"会不会""对不对""完成度"3个维度开展评价。并按照能力的具体内容制定了单项饱和、多项累计、匹配度程度等不同的统计方法。

我国的全科医生无论在绝对数量(我国每千人口 0.18 名全科医生,英国 0.79 名,德国、澳大利亚等发达国家超过每千人口 1.5 名)还是相对比例(占医生总数在我国为 6%,英国为 28%,德国[1]、澳大利亚[2]、加拿大[3]等发达国家的比例均超过 40%),较发达国家的差距依然非常明显。在全科医生能力方面,以往对医生能力的评估是通过职称、论文、学历等指标进行。近年来,课题组开发出理论题库测试、现场实训、莱斯特评估等多种能力评定手段,但始终存在着题型抽样局限,人力、时间成本等限制,难以实现常态化的能力评定。鉴于全科医生能力评价的现实需求和当前评估手段的局限,本文试图从全科医生能力评价的理论出发,讨论全科医生评价的原则、框架和方法。

一、研究内容和方法

(一)文献研究法

在国内外数据库中,对"全科医生""能力""知识体系""技能"等主题开展文献检索,梳理美国、日本等发达国家在全科医生执业范畴中的规定,全面梳理全国相关法律法规、卫生政策,地方相关法律法规、卫生政策。明确国内外对全科医生的基本功能和服务定位。

(二)专家咨询

邀请上海市社区卫生服务中心及国内具有丰富经验的全科医生或政策制定者,针对全科医

第一作者:戴瑞明,女,硕士研究生。
通讯作者:罗力,男,硕士研究生。
作者单位:复旦大学公共卫生学院(戴瑞明、罗力),上海市卫生健康委员会规划信息处(蒋小华),上海医健卫生事务服务中心(蒋清、陈政),上海市医药卫生发展基金会(彭靖)。

生服务内容开展访谈。邀请专家对全科医生应该具有的诊断能力和技能进行勾选。明确全科医生应该具有的能力水平,解决全科医生"需要会什么"的问题。

(三)实地调研

随机选取上海市社区卫生服务中心开展调研,了解医生日常的执业信息、工作内容,以及个人能力应对日常诊疗的程度。

二、研究结果

(一)全科医生能力评价的原则

1. 合格而非择优

评估的目的不同,其考核内容评估方式的构建方法也会相应调整。大多数的评估手段偏向用于择优,典型的如竞技体育的评价体系[4]。在医生评价中,择优的评价理念更适合于顶尖专家评估而不适用于全科医生评价,现有的阶段并不鼓励全科医生去追求更广泛的能力和疑难杂症的诊疗[5]。全科医生能力评价的重点应放在对国家规定和社区常见的疾病准确的诊断和治疗,完成标准化的操作流程。对于超过自己能力范畴的疾病则应及时向上转诊。

2. 科学实用

科学性是任何研究的前提[6],为保证研究的科学性,课题组在评价方法和指标的研究过程中开展充分的专家研讨,充分收集各个维度的信息和文献,多次前往社区卫生服务中心和全科医生深入交流、调研,并进行多轮的测算和验证。

3. 客观循证

评价遵循客观循证的原则[7],即评价资料的来源均是医生执业过程中的真实数据,尽量保证可量化、可追溯、可反馈。目的在于帮助全科医生的准入、选拔和退出;常态化的考核和评估;单项能力的评估及日常诊疗行为的追溯。

4. 动态调整

不同等级的医疗机构、处于不同培养阶段的医生,其能力水平的要求也是不同的[8]。一套健全的评估方法可以实现根据不同的项目、病种的要求调整评价范围,不断动态调整适应多种能力评估场景。

(二)全科医生能力评价的框架

全科医生是综合程度较高的医学人才,《国务院关于建立全科医生制度的指导意见》(国发〔2011〕23 号)中将全科医生的职责确定为"主要在基层承担预防保健、常见病多发病诊疗和转诊、病人康复和慢性病管理、健康管理等一体化服务"。因此,课题组将全科医生能力划分为临床诊疗能力和公共卫生能力。按照中西医不同学科的理念,将临床诊疗能力划分为西医诊疗能力和中医诊疗能力。按照国家政策文件的要求,将公共卫生能力划分为对健康或亚健康群体的健康管理任务和对已经患病人群的疾病管理任务。

1. 临床诊疗能力

（1）西医诊疗能力

1）西医诊断能力。西医诊断能力主要考察医生在接待患者的时候,对患者的一般情况、体征、所患疾病的综合判断,根据其诊断方式的不同,可以将诊断能力具体划分为西医体格检查诊断能力和辅助检验运用能力。前者主要侧重于医生通过询问病史、体格检查等手段,直接判断患者的身体状况,进行疾病的诊断。后者主要侧重于医生在常规体格检查不能判断疾病状况的时候,利用仪器检查和化验手段辅助开展疾病诊断的能力。

2）西医治疗能力。按照治疗手段的差异,西医治疗能力分为西医药物治疗能力和西医非药物治疗能力。西医药物治疗能力评估医生治疗常见病的熟练度和治疗方法的安全性,体现在药品处方和基本药物的应用情况。西医非药物治疗能力是指利用非药物治疗手段进行治疗的能力,如包扎换药、导尿操作等。

3）急诊急救能力。按照执业场景的差异,急救急诊对医生的专业能力和应变能力有了更高的要求,因此在西医诊断和治疗之外分出急诊急救能力独立评估。主要考察全科医生在紧急情况下对常见临床急救操作的熟练程度。

（2）中医诊疗能力

1）中医诊断能力。中医诊断能力主要是考察医生利用中医理论和手法,通过望、闻、问、切诊断患者的能力。

2）中医治疗能力。中医治疗能力通常指医生利用中医理论和方法,使用中医药、中草药开展健康管理、保健和治疗的能力。

2. 公共卫生服务能力

（1）疾病管理能力

按照其疾病类型和公共卫生工作的侧重点,课题组将医生对疾病管理任务分为传染病管理能力和慢性病管理能力。根据《国家基本公共卫生服务规范(第三版)》中的主要内容,涉及疾病管理的工作任务主要分为预防接种、传染病报告和处理、高血压患者健康管理、2型糖尿病患者健康管理、重性精神疾病患者管理。对医生能力的要求包括传染病、相关慢性病、精神病的诊断和及时报告,全科医生需要掌握上述常见疾病的预防、控制、管理原则和方法,以及法定传染病的报告程序。

（2）健康管理能力

根据《国家基本公共卫生服务规范(第三版)》中的主要内容,除疾病管理以外,公共卫生服务能力均体现为健康管理项目,主要有城乡居民健康档案管理、健康教育、0～36个月儿童健康管理、孕产妇健康管理、老年人健康管理、预防接种。按照健康管理的环节,课题组将这些项目中涉及的能力分为：① 健康信息采集能力,主要是全科医生对健康人群的居民身体素质、生活环境、行为习惯对可能造成健康风险的信息进行采集的能力,具体包括健康体格检查、环境监测等;② 健康信息评估能力,指对采集到的健康信息进行分析的能力,评估其是否会对健康造成影响及相应的预防措施;③ 健康干预能力,指当全科医生获取健康风险相关的信息后将其转化为实际对居民产生影响的干预措施。

全科医生能力评价框架见图1。

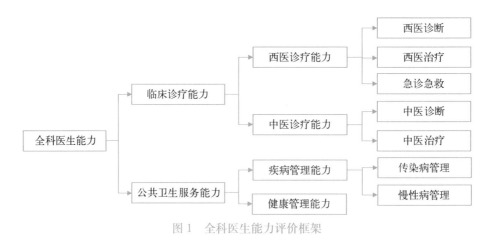

图 1　全科医生能力评价框架

（三）评价维度

1. "会不会"——操作熟练度

"会不会"维度是评价应属于医生能力范畴以内的能力框架,以及医生是否充分熟悉和熟练掌握框架下的技能点,其应具有的能力范畴来源：① 国家相关政策文件中对全科医生能力的要求;② 地方卫生健康行政部门或者社区卫生服务中心在国家要求范围之外对全科医生提出更高的要求和工作任务;③ 不在以上两个范围内,但是属于社区卫生服务中心常见、多发的疾病种类和诊疗操作。以疾病诊断为例,操作熟练度的考核重点就是考核医生是否可以诊断出某种疾病,以及在一定时间内对于该疾病的诊断频次。

2. "对不对"——操作合理性

"对不对"维度是评价医生及其诊疗行为的合理性和准确性。通常情况下,鉴于医生专业能力信息的不对称和不同病患的病情复杂程度,很难对医生的诊疗行为的合理性进行衡量。但是,本文评价的全科医生面对的是常见疾病,评价可围绕以下几方面进行：① 诊疗行为是否符合规范,主要体现在医疗机构对医生的医疗质量常规管理上,如处方点评、病史规范检查等;② 费用总量或结构是否合理,主要体现在不同医生在处理同一种疾病的时候其次均费用和相关操作是否在合理范围之内;③ 医生处方基本药物目录所占比例,主要考核医生在使用基本药物的能力。

3. "完成度"——任务完成度

公共卫生服务工作内容较临床诊疗更固定,也更加考验医生的耐心、细心和责任意识,经过规范的公共卫生服务能力培训和基地实习,一般医生都能掌握公共卫生服务项目的操作。因此,考核公共卫生的服务能力将更侧重以"完成度"进行考核。主要评估医生对国家规定的公共卫生服务量是否准时完成。

（四）不同能力评价计算方法

1. 单一项目按饱和型计算

对于某单项知识或者技能,医生通过一定数量的判断或操作后可以完全熟练掌握。因此,操作单个项目达到一定数量后便具有了该项目的操作能力且能力不再增加。例如,对于国际疾病诊断分类(international classification of diseases,ICD)为指定编码的疾病,每诊断一人次,医生的能力就有了一定的提升,当本年度诊断超过 N 次后,认为医生具有熟练诊断该疾病的能力,并且 N+1 次后在该疾病类型的诊断操作上便不会再有能力的增加。

2. 多个项目按累积型计算

随着执业时间的延长,医生在诊疗过程所诊断的疾病、操作的项目、开展的处方种类不断增多,经验不断积累,诊疗能力也在不断提升。课题组对于诊疗人次数、诊断疾病种类数等指标采用累积的计算方法,即随着工作量的增加医生能力也不断累积。

3. 公共卫生类项目按完成度计算

公共卫生类的操作项目通常对医生技能水平的要求并不是很严格,主要考察医生在完成国家或当地机构所规定的公共卫生项目的时候是否足够认真、负责和能否按时按量完成任务。因此,对于这类项目,主要考察医生的完成度。

4. 按"项目类别"和"病种"匹配程度计算处方合理性

考察医生时,不仅要考察其处方和操作的熟练程度,还要考察其处方和项目开展的合理性,此处,课题组应用的方法是计算本年度所有医生对待某种特定疾病的"常规疗法",即筛选出某种特定疾病的前 95% 频次的常规治疗手段。为了避免极值的影响,研究剔除年诊断频次不足 800 人次的疾病。在医生疾病和诊疗手段的匹配中识别出现了两种类型"符合常规疗法"和"不符合常规疗法",计算每位医生的"不符合常规疗法"的频次,结合医生对该项目的开展总量确定其在该项目的合理性分值。

全科医生诊疗行为"合理性"计算方法见图2。

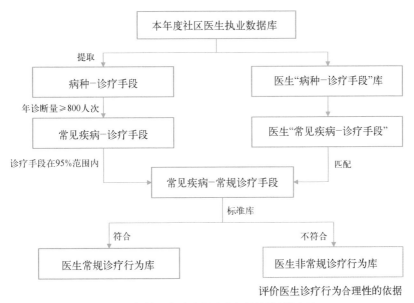

图2　全科医生诊疗行为"合理性"计算方法

5. 按医疗质量指标矫正能力指标

课题组在考察医生操作数量和熟练度的基础上,通过对医生病史记录规范率、处方合格率、长处方数、抗菌药物处方数、投诉数量、医疗事故发生率等医疗安全和治疗的指标的统计,修正医生能力指数。

三、讨论

本文所设计的全科医生能力评价方法均基于执业行为数据,其优势在于数据来源于医生真实的执业行为,并且可以直接链接医院信息系统(hospital information system,HIS),在自动化的程序控制下可以自主运行程序,使产出的评价结果及时和灵敏。然而,医生的日常诊疗范围有一定的局限,依靠执业行为记录不能完全体现其能力,包括:① 疾病发病率的局限;② 分诊导医的局限;③ 就诊偏好的局限。对此,可以采取理论测试和实训测试相结合的方式,定期对医生开展能力评估。理论测试的内容可包括基础医学理论知识点、非常见疾病的诊疗等;实训测试可通过电脑模拟、假人模拟和场景模拟等形式考察医生的心肺复苏、包扎缝合等实际项目,实现全方位考核。

参 考 文 献

［1］戴莎白,黄晓光.德国全科医生的教育和就业情况及现存问题.中国全科医学,2013,16(36):7-9.

［2］牛志敏,李森晶,王国军.澳大利亚全科医生在社区卫生服务中的作用以及对我国的启示.中国高等医学教育,2009(5):38-39.

［3］徐江荣,郭化山,乌建平.专科层次的全科医学教育与国情.中国全科医学,2011,14(28):3254-3255.

［4］赵炬民,张铁玲.竞技体育社会评价指标体系的构建研究.北京体育大学学报,2007,30(10):1322-1324.

［5］陈丽芬,马力,陈超,等.三级医院设置全科医疗科的实践与思考.中国社会医学杂志,2018,35(5):4-7.

［6］张立威,黄婉霞,徐庆锋,等.基于多级模糊综合评判的全科医生转岗培训效果评估研究.中国全科医学,2014,17(1):75-77.

［7］林朝旸.基于循证及层次分析的临床医生绩效评估指标体系构建与优化研究.苏州:苏州大学,2014.

［8］高力军,宁宁,康正,等.发达国家阶段式全科医生培养模式对我国的借鉴.西北医学教育,2013,21(6):1079-1080,1119.

我国护理学科人才建设与发展的思考

任林琇　沈　洁

【导读】　护理人员在医院常态化运营及疫情防控中发挥着重要作用,既能为患者提供医疗护理,又承担着患者的生活护理、心理安慰、精神支持等职责。目前,护理学科发展受重视程度不够、学科人才的价值高度不够及人才发展通道的宽度不够等问题,应引起我们的重点关注。文章以公立医院高质量发展为目标,以新冠疫情为切入点,分析护理学科人才建设的现状及问题,并提出了推动护理学科人才建设的举措。

2020年,新冠肺炎疫情暴发时,在全国各地共有约2.86万名护士参与援鄂医疗,占到全国援鄂医疗队总人数的近七成[1],深刻诠释了护理学科与人民群众生命健康密切相关的重要地位。但在此过程中,也暴露了我国护理现状不能满足社会发展的需要,学科竞争力滞后等突出的问题,对此应该引起重视。

一、护理队伍的重要性

突发公共卫生事件是突然发生、造成或可能造成社会公众健康严重损害的重大传染性疫情、群体性不明原因的疾病,重大食物和职业中毒及其他严重影响公众健康的事件[2]。面对这类突发性的公共卫生事件,护理人才的重要性主要体现在以下两个方面:第一,协助制定完善的护理应急方案。当事件发生时,医院及专业护理人才应从专业护理知识的角度出发,详细周全地指导和提供应急方案,协调人力资源,准备医疗物资和医疗行动。第二,协助建立专业的护理救治队伍。无论是突发事故、传染病还是中毒事件,专业的护理人才都能从患者救治、患者心理维护、患者治疗及康复后护理等方面提供专业的护理支持,全方位守护人民群众的身心健康。

在医院的常态化运营中,护理工作更是有着举足轻重的重要作用。护理工作是医院工作的重要组成部分,护士人数是医生的2~3倍,其中多数处于医疗工作的第一线,他们直接接触患者,不仅能够第一时间观察到患者病情的变化情况,而且能够协助医生完成大部分的医疗护理技

基金项目:上海交通大学医学院"新进青年教师启动计划"(项目编号:19X100040059)。
第一作者:任林琇,女,博士,助理研究员。
通讯作者:沈洁,女,副教授,副主任医师,上海交通大学中国医院发展研究院执行院长。
作者单位:上海交通大学中国医院发展研究院(任林琇、沈洁)。

术操作。护理人员对待患者的态度,影响着患者的就医体验,而护理工作是否规范,则反映了医院的管理质量,也在一定程度保障了医护人员的生命安全。

二、护理学科与人才建设现状

学科建设是推动医院高质量发展的硬核,没有强有力的学科,就建不成高质量的医院。然而,医院里常提及的学科建设与发展,多指向各类医学学科,对分布在每个学科单元里的护理学科,则关注度不足。

在应对突发公共卫生事件护理能力方面,以某大学医学院附属医院援鄂医疗队中的护理人员数据为例,具备 ICU 经历 1 年以上者仅占 40%,近 50% 的护理人员不会操作呼吸机(包括无创和有创),会连续肾脏替代疗法护理技术者仅占 15%,会体外膜氧合护理技术的仅占 9%[1]。在护理人才配置方面,根据世界卫生组织统计,欧盟国家每千人拥有护士 8 人以上,美国和日本分别为 9.8 人和 11.49 人[1]。在我国《医药卫生中长期人才发展规划(2011—2020 年)》中,护理人员被列为医药卫生急需紧缺专门人才[3],截至 2019 年底,我国全国注册护士 445 万,虽然总数不少,但每千人口拥有注册护士仅 3.18 人,仍旧处于低位[4]。且我国护理资源也存在发展不均衡问题,2019 年北京市每千人口注册护士为 5.3 人,为全国最高水平(全国为 3.2 人),上海市每千人口注册护士为 3.8[4],差距较大。在护理人才学科建设和人才培养方面,2011 年,护理学才独立成为一级学科,开展研究生阶段护理教育的高校数量严重不足,2019 年我国高校招收护理学博士的仅有 30 所,招收护理学硕士的仅有 65 所[5]。

三、当前护理学科与人才建设存在的主要问题

(一)重症医学与灾害救治护理核心能力不足

目前各级医疗机构在护理人才灾害救治核心能力方面的培训不足,掌握关键护理技术的护理人员比例不高且经验不够。从学科建设角度来说,护理学科在开展危急重症生命救护技能方面侧重不够,各项专业、关键操作技术普及度不足,不能及时应对突发公共卫生事件问题,不但影响医院的医疗能力,还会直接影响国家的应急管理。

(二)护理人才配置不充分,发展不均衡

我国护士按人口配置数要求还未达到全球平均水平,与欧美发达国家相比,中国护士在人均数量上还是短缺状态。而且不同地区差距明显,按地理面积配置的公平性较差,基尼系数高于0.6,处于高度不公平的状态[6]。我国在配置护理人力资源时,通常是以卫生服务人口数量为基础,较少考虑地理因素,这种配置方式忽视了由于地理区域不同所造成的本质上卫生人力资源不均衡的问题。在地广人稀、医疗条件差的地区开展护理活动的难度较大,同样的工作需要更多的护理人员。因此,在未来相当长的一段时期中,我国仍将面临护理人员绝对数量短缺、区域资源不平衡、发展不充分的矛盾[7]。

（三）专业发展关注度不足、学科发展相对滞后

随着疾病谱的变化，我国医学学科建设重点逐步转向了慢性非传染性疾病，护理和传染病等学科相对处于弱势化、边缘化的地位。目前，护理二级学科体系的构建还未达成共识，相关学术研究、临床教学和临床服务的力量均相对薄弱，护理学科受重视程度不足，学科整体发展较为缓慢，护理团队科研能力不够，申报课题的渠道不足，不仅不利于培养护理专业学科人才，也不利于解决深层次临床问题。

四、加快推进护理人才及学科建设的思考

护理工作贯穿并参与医疗工作的全过程，优质的护理不仅能提高医疗质量，更能从中体现人文关爱，提升患者满意度，并且有利于加强医院感控管理，增强医院应对突发公共灾害的救援能力。因此，应当从多角度入手，形成促进护理人才及学科建设与发展的合力。

（一）着重提高护理专业的社会认可度

提高护理专业社会认可度是加强护理人才队伍建设的首要任务。各级政府、各级医疗卫生机构和单位可以全年持续开展系列主题活动，加大宣传力度，在全社会中树立护理职业榜样，彰显护理职业价值，提高护理社会地位，激发护理人员的职业荣誉感。在宣传方面，通过大规模多层级的表彰活动，以及新闻媒体的宣传报道，为护理职业树立正面的典型，把护理工作者的先进事迹和奉献精神展示给社会，使"护理就是生命的守护者，尊重护理就是尊重自身的生命"的观念被大众知晓、认可。

（二）提升护理从业人员的职业认同感

提高护理从业人员职业认同感是加强护理人才队伍建设的内在要义。"重医轻护"的观念是医护行业发展最深层次的障碍。在公立医院高质量发展的目标下，医疗卫生管理部门应加速出台政策，切实保障护理人员的合法权益，拓宽护理职业发展前景。具体而言，一是加大全社会对护理工作的支持力度，为护理提供宽松、友好的职业环境。建立国家层面的预防工作场所暴力指南和工作机制，构建社会媒体与医方信息沟通平台，遏制失实报道，医疗机构从护理服务方式和运行模式切入，切实改善从业人员的工作环境。二是在职业晋升发展上，设置护理专项通道，与医学其他学科区分路径、区别对待，尤其是高级职称晋升的职数和标准，更要紧紧围绕学科发展现状及需求。三是薪酬体系建设要与时俱进，人事、财政等相关部门建立健全岗位保障和激励政策，出台有利于吸引和保留优质一线临床护理人才的机制。

（三）政策层面保障护理学科"超常规"发展

政策层面扶持护理学科发展是加强护理人才队伍建设的根本保证。护理学科起步晚、起点低、发展慢，亟须从政策层面给予扶持。首先要重点扶持高校的护理学科，尤其是"双一流"高校的护理研究生教育，加大硬实力要素上的资源和经费投入，同时重视学科软实力培育，提高学科

生长能力。通过政策激励、资源给力,促使学科建设有力量。其次,护理专业教育需要科学、系统、及时地做好二级学科体系的构建,完善护理学科硕/博士学位点的合理设置。不仅要注重护理学科和其他学科的交叉融合,也要突出护理专业的专业性,从而推动学科长期可持续发展。再次,要提升护理学科科研能力。国家及地方政府可出台相关的扶持政策,科技主管部门应有意识地设置护理专项课题,激发护理科研人员思考,加速培养有能力组织并开展临床研究的护理队伍和人才。

(四)构建符合我国实际需求的专科护士职业体系

临床专科护士(clinical nurse specialist,CNS)的概念最早出现于美国,是指具有专家型护理技术和广博扎实的专科知识,并经项目学习和临床护理实践后,通过考核认定合格的护士。美国护士协会(American Nurses Association,ANA)要求成为临床专科护士的三个基本条件是:达到硕士或博士学历,在某一领域有护理临床实践经验,通过专业机构的资质认证[8]。可见,这些国家所谓的"专科护士"实际上是一种高级护理专家的职业定位。相比而言,我国尚未建立完善的培养与实践体系,一般护士在经过轮岗定科后工作一段时间就可称为"专科护士",这其实是培养定位的混淆。因此,对于专科护士的概念亟须正本清源,在借鉴国外经验的基础上,探索适合我国需求的专科护士职业体系。我们认为上海地区的公立三级甲等医院,具有引领全国三甲医院学术开展、人才培养的作用与责任,可超前尝试联合交通大学、复旦大学等医学院校,从卫生需求、护理人才结构和专业性等角度出发,制定我国实际急需的专科护士培养模式,构建护理人才分层的、完善的职业发展体系和明确的培养路径,为公立医院高质量发展提供高、精、尖的专科护理保障。

(五)完善以灾害护理为中心的专科人才建设

我国从2005年起即要求依据临床专科护理工作的需要,按计划、有步骤地开展临床专业护士的培养,现已实施了慢病、重症等专科护士培训,但未有灾害护理专科护士的培训[9]。因此,针对新发传染病的特点,下一步应致力于探索建立灾害护理专科,着重考虑加强有关生命守护技能的护理专业培训,以填补专业空白。在卫生行政部门和医疗机构层面上,促使培训资源下沉,将必要的灾害护理内容加入护理专业标准化培训及日常岗位复训中[10]。建立以提升护理团队或个人灾害救援能力为目标的培训制度并灵活选择培训模式,以强调灾害专科护士对救助与自救常识的培训作用。

五、结语

与时俱进的人才队伍建设规划、完善的护理专科培养体系和以灾害护理为中心的专科人才建设都应该成为我国今后护理人才队伍建设的内容和方向。护理人才的建设应该从现阶段出发,发挥护理人才在日常和应急医疗救治中的重要作用,强化自身专业水平,提高专业社会认可度和在业内的认同感,构建成体系的职业发展路径,完善我国护理人才队伍建设的成果,推动护理学科持续健康发展,推动公立医院高质量发展。

参 考 文 献

［1］董童.国家卫健委：2.86万名援鄂医疗队护士　为提高治愈率付出很多专业努力.http://health.people.com.cn/n1/2020/0407/c14739-31664477.html［2021-1-9］.

［2］姚非凡,朱永坚.危机管理在医院护理人才队伍建设中的应用探究.人才资源开发,2019(21)：22-23.

［3］卫生部.卫生部关于印发《医药卫生中长期人才发展规划(2011—2020年)》的通知(卫人发〔2011〕15号),2011.

［4］国家卫生健康委员会.中国卫生健康统计年鉴(2020).北京：中国协和医科大学出版社,2020.

［5］金孔军,葛学娣,朱慧.护理学博士研究生招生现状及分析.中华护理教育,2019,16(6)：413-416.

［6］王小兰,叶文琴.临床护理人力资源配置的现状.中华现代护理杂志,2008,14(7)：871-873.

［7］李素梅.医院护理人才队伍建设探索.产业与科技论坛,2017,16(4)：266-267.

［8］吴良红.新时代护理学专业人才培养模式的构建研究.科技风,2020(14)：239.

［9］张恒,张宇轩.长春市长期护理人才队伍建设探索——基于上海、青岛市先进经验的借鉴与启示.劳动保障世界,2020(5)：58,60.

［10］林陶玉,方鹏骞.疫情防控紧急状态下医院护理人力资源配置与动员管理策略.中国卫生事业管理,2020,37(5)：332-334.

从物资扶贫到智力扶贫

——上海市健康扶贫人才培养发展历程与思考

沙小苹　李晨倩

【导读】 自中华人民共和国成立以来,党中央、国务院高度重视扶贫工作,区域性整体减贫成效明显,贫困群众生活水平大幅提高,贫困地区面貌明显改善。但因病致贫、因病返贫的发生率仍然相对较高。文章简要回顾了上海市健康扶贫人才培养的历史发展,聚焦培养需求、人力资源、远程医学教育等问题,提出相应对策建议。

中国作为世界上人口最多的发展中国家,发展底子薄、不平衡现象突出。党中央、国务院高度重视扶贫减贫,坚持以人为本,先后制定实施《国家八七扶贫攻坚计划》(1994~2000 年)、《中国农村扶贫开发纲要(2001~2010 年)》《中国农村扶贫开发纲要(2011~2020 年)》《关于实施健康扶贫工程的指导意见》等扶贫文件,扶贫工作取得了决定性进展。按照现行贫困标准,2018 年,我国农村减贫人数 1 386 万人,农村贫困发生率 1.7%,其中,北京、天津、河北、辽宁、上海、江苏、浙江、福建、山东、广东等 10 个省(直辖市)的农村贫困发生率已降至 1.0%以下。

一、健康扶贫内涵与意义

健康扶贫是我国扶贫工作的重要内容,2016 年 7 月,中央扶贫开发工作会议上,习近平总书记对健康扶贫工作做出了重要部署,目前各地正在积极探索健康扶贫工作。健康扶贫的目的是为贫困人口提供健康保障,全面提高贫困人口健康水平。其内容:一是要深化医药卫生体制改革,解决贫困人口因病致贫、因病返贫问题;二是突出重点地区、重点人群、重点病种,整合资源,有效配置人员、资金;三是提升贫困地区医疗服务能力及保障水平,培育一批“带不走”的健康扶贫人才;四是健全扶贫工作评价体系,评估扶贫工作结果,提升工作质量[1]。

基金项目:上海市卫生健康委员会卫生政策定向委托研究课题“完善健康扶贫受援地人才培养机制研究”(课题编号:2019HP14)。
第一作者:沙小苹,女,上海市卫生和健康发展研究中心(上海市医学科学技术情报研究所)副主任。
通讯作者:李晨倩,女,研究实习员。
作者单位:上海市卫生和健康发展研究中心(上海市医学科学技术情报研究所)(沙小苹、李晨倩)。
本文已发表于《中国卫生资源》2019 年 9 月第 22 卷第 5 期。

二、上海市健康扶贫人才培养工作的发展

按照中央要求和上海市委统一部署,上海市卫生健康委员会认真贯彻落实党的十八大、十九大和习近平总书记关于进一步做好东西部扶贫协作和对口支援工作的系列讲话精神,先后在新疆阿克苏地区、喀什地区、克拉玛依市,西藏日喀则市,青海果洛藏族自治州,贵州遵义市,云南16个地区的28家县级医院,以及三峡库区(重庆万州区、湖北宜昌市夷陵区)开展健康扶贫相关工作。坚持目标导向,以解决突出制约问题为重点,以补短板为突破口,扎实推进对口支援项目的落实,努力提高受援地区医疗卫生服务能力,助力受援地区打赢脱贫攻坚战。按照健康扶贫开发进程,上海市健康扶贫可以分为物资扶贫、专家帮扶、技术智力帮扶3个阶段。

(一)物资扶贫阶段(2002~2009年)

由于中西部地区受经济、社会、历史、自然、地理等方面因素制约,发展相对滞后,与东部地区在经济、社会、文化等方面的差距逐步扩大,发展不平衡问题凸显。主要表现为贫困发生率向中西部倾斜,贫困人口集中分布在西南大石山区(缺土)、西北黄土高原区(严重缺水)、秦巴贫困山区(土地落差大、耕地少、交通状况恶劣、水土流失严重),以及青藏高寒区(积温严重不足)等几类地区[2]。导致贫困的主要因素是自然条件恶劣、基础设施薄弱和社会发展落后等。

按照上海市统一部署,上海卫生系统从2002年实施开展了对口援助工作,先后承担起西藏日喀则地区,新疆阿克苏地区,三峡库区(重庆万州区、湖北宜昌市夷陵区),云南省的文山、普洱、红河、迪庆等地区,以及四川省的都江堰等地区医疗卫生援建援助工作,集中人力、物力、财力,建设受援地区卫生体系。大多数受援地区乡镇卫生院得到改造或重新建设,缺医少药的状况得到缓解,群众的健康水平得到改善。

(二)专家帮扶阶段(2010~2014年)

2011年,《中国农村扶贫开发纲要(2011~2020年)》中指出,要采用社会扶贫、专项扶贫和政策保障等扶贫方式,在资金支持、产业发展、干部交流、人员培训及劳动力转移就业等方面积极配合,发挥贫困地区自然资源和劳动力资源优势,做好对口帮扶工作。该阶段关注脱贫人口重新返贫,注重因病致贫及因病返贫治理。通过组织专家赴受援地区开展巡回医疗,选派受援地区卫生人才赴上海进修、远程会诊,以及定向医学生、在职研究生培养等项目,重点为受援地区基层医疗卫生机构培养卫生人才。此外,进一步加大政府对参加新型农村合作医疗费用的资助力度,新型农村合作医疗实现全覆盖,基层医疗卫生服务体系建设不断加强。

(三)技术智力帮扶阶段(2015年至今)

2013年11月,习近平总书记在湘西考察时提出精准扶贫,我国开始由区域开放扶贫机制转向精准扶贫机制[3]。2015年,精准扶贫被确定为中国农村扶贫的总方略。在健康扶贫工作中,《中共中央组织部、人力资源社会保障部、国家卫生计生委关于做好"组团式"援藏医疗人才选派工作有关事项的通知》(组通字〔2015〕36号)发布,对医疗人才援疆、援藏工作提出明确要求,健

康扶贫工作开始由"输血式"向"造血式"转变。

自 2002 年以来,上海市持续推进一系列健康扶贫人才培养相关政策,制定鼓励政策,推动优秀医疗卫生人员到贫困地区,与受援地区县级医院建立长期稳定的对口支援与合作制度,进一步加强当地卫生人才队伍建设。以"派下去"和"请上来"作为对口支援工作的基础,以"造血"为切入点,提升管理和帮扶技术并重,通过"组团式"帮扶、人员培训进修、远程指导、管理流程再造、巡回义诊、学历教育等形式全方位开展对口支援工作,有重点分步推进,打造"高峰",带动"高原",把对口支援成果扩散到整个受援地区甚至相邻地区。上海市健康扶贫人才培养不同发展阶段的情况见表1。

表 1　上海市健康扶贫人才培养不同发展阶段的情况

发展阶段	地　区	帮　扶　内　容	帮　扶　模　式
物资扶贫阶段	新疆、西藏、云南、重庆万州、湖北夷陵	1. 以区域性扶贫开发为主的扶贫政策 2. 积极发展医院结对共建,改善医疗卫生条件,完善受援地区医疗卫生机构修建及医疗设施设备配置 3. 建设远程医学培训站	医院结对帮扶模式 远程医疗服务模式 "派下去、请上来"帮扶模式
专家帮扶阶段	新疆、西藏、云南、青海、贵州、重庆万州、湖北夷陵	1. 深化医药卫生体制改革,扩展对口支援的覆盖面 2. 在受援地区开展巡回医疗,为当地群众提供疾病诊疗、医疗咨询及体格检查服务 3. 选派受援地人才赴上海进修、培训,开展定向医学生、在职研究生培养等项目 4. 开展临床医学中心及重点专科建设	学历教育 临床医学中心建设 "派下去、请上来"帮扶模式
技术智力帮扶阶段	新疆、西藏、云南、青海、贵州、重庆万州、湖北夷陵	1. 建立精准扶贫工作机制,对健康扶贫的实施提出了具体目标、工作任务和保障措施等 2. 派驻临床、医学技术、护理、管理等方面专家到受援地区进行坐诊、讲学、培训等 3. 与受援地区医院共建临床医学中心、院士工作站 4. 根据受援地区疾病谱,开展"以院包科""以院包院"建设,打造重点学科 5. 上海—遵义卫生人才培训学院建设	人才学院建设 导师制帮扶模式 院士工作站建设 临床医学中心建设 远程医疗服务模式 "组团式"帮扶模式 "派下去、请上来"帮扶模式 "管理人才＋技术人才"选派

三、存在问题及原因分析

(一)人才培养需求方面

一是支援面广,组织管理难度较大。目前上海市卫生健康委员会除承担中央指定的 7 个地区对口支援任务外,还有对口支援宁夏回族自治区、对口支援摩洛哥等任务,同步实施的对口支援项目多,派出的人员数量大。二是需求量大,匹配难度较大。上海是我国卫生健康事业发展高地,各受援地卫生健康系统对人才培养的期望值很高,需求量较大且多样。但上海作为直辖市,医疗机构数量和其他省份相比本就少得多,医疗卫生机构对口支援任务普遍较重。因此,亟须平衡"需要"与"可能",匹配对口支援地区提出的各种需求。

(二)派出人手方面

一是人手紧缺,健康扶贫任务较重。上海市医疗卫生机构业务负荷普遍较重,特别是三级甲等医院,除服务本市居民外,还承担大量来自全国的外来就医任务,普遍面临医务人员人手紧张、带教师资力量不足等问题。二是激励有限,选派人员难度较大。上海市已经针对派驻干部人才出台了包括健康体格检查、家访、医疗保健、安全、突发急重症处置等在内的相应保障制度,但在其职业发展、经济待遇等方面尤其对于短期选派人员尚缺乏足够激励,施援机构选派人员往往面临较大困难。部分受援地还存在派驻干部人才职责、身份不明确的情况,也在一定程度上影响了派驻人员的积极性。

(三)受援地区人力方面

一是基层人员数量紧缺,能力不足。健康扶贫受援地基层医疗卫生机构由于服务人口数少,规模普遍很小。各类卫生技术人员高度紧缺,特别是县、乡两级医疗卫生机构临床人员配备较少,且学历及技术职称层次较低,不少人员获得的是地方技术资格。由于不少科室只有一人在岗,难以派出人员进修,而能够派出的进修人员中又有部分人员内生动力不足、目的不纯,实际培训效果有限。二是人员普遍流失严重,梯队断层。各级医疗卫生机构在人才吸引和保留方面存在巨大困难。部分对口支援地区医疗卫生机构待遇偏低,卫生专业人才流失严重,技术和管理骨干断层,加上招聘条件过高,人员青黄不接。虽然上海选派人员赴受援地挂职医院院长等领导岗位,但是由于当地中层管理人员能力不足,影响健康扶贫工作开展的成效;人员的流失也造成带教对象不固定,影响"传、帮、带"作用的发挥。三是人员结构规划不足,布局失衡。目前在受援地的临床医学中心建设虽然初具规模,但是发展结构有待优化,技术型人才不足是现阶段最大的问题,需要从"医学学科群架"的角度进行医疗卫生体系布局和人才选拔,培养一批实用、全面的临床医学人才和医院管理人才。

(四)远程医疗服务方面

近年来,上海市通过构筑远程医学平台,借助计算机网络和远程通信技术,与受援地实现点对多点,甚至多点对多点的医患互动的会诊模式,受援地区患者不需来回奔波,只需将病历资料的电子数据(包括影像图片、化验报告单等辅助检查)传输到远程网络另一端,就能享受到上海知名医疗专家的服务。但是目前仍存在以下问题:

一是运行不佳,维护困难。部分受援地反映各地区各机构搭建的远程医疗平台由于多方硬件水平不一、软件接口不同,难以保障数据传输的及时畅通、清晰准确,已经影响到远程医疗效果。另外,由于缺乏后续的经费支持、配套的规章制度、相应的运行维护人员,难以保障平台运行的日常维护、沟通联络,存在闲置现象。二是内涵单一,培训不足。目前的远程医疗平台主要集中在诊断治疗方面,尚未充分发挥教育培训功能。如何根据受援地疾病谱特点和人才建设需求,因材施教,开展远程培训,让更多的受援地医务管理干部和技术人员通过互联网学习到上海先进的理念和技术,不断提高受援地慢性病、多发病、常见病的救治能力,是下一步亟须解答的问题。

四、健康扶贫人才培养对策建议

目前,上海市健康扶贫已经取得了阶段性进展,但健康扶贫投入的扶贫资源越多越是限制受援地区主动脱贫致富的内生动力,难以实现"输血"到"造血"的转变。健康扶贫联动机制尚未形成,政府不同部门之间协同联动机制存在碎片化问题,相关部门多头管理、互不统属,导致健康扶贫工作效率低下[4]。党的十八大以来,上海市认真贯彻精准扶贫方略,全力推进健康扶贫工作,受援地区医疗卫生机构服务能力明显提升。目前,脱贫攻坚工作进入关键阶段,仍需继续完善健康扶贫人才培养政策体系,培养受援当地本土医疗卫生人才,助力受援地区打赢健康扶贫攻坚战。

(一)健康扶贫机制长效化

健康扶贫是一项系统性工程,依赖于众多政策发挥合力,需要综合协调卫生健康委、人力资源和社会保障、民政、扶贫办等部门及第三方社会组织机构,做好扶贫人才培养的顶层设计。制定健康扶贫人才培养中长期发展规划,如医疗卫生人才发展计划、基层医疗卫生服务提升计划、重点科室建设计划、扶贫效果评估计划等。同时,构建责任机制,根据各项人才培养政策、目标、任务,制定权责清单,分解到各级、各部门、各领域。此外,构建健康扶贫长效机制,还必须加强对基层医疗卫生人才的培养和技术培训力度,提升专业能力和服务水平,更好地满足当地群众的医疗服务需求。

(二)人才培养模式多元化

借鉴国内外先进人才培养模式和经验,坚持政策引导,立足受援地区实际情况,统一协调和管理医疗卫生技术人才培训工作,明确培训流程、考核和评估。

一是推行长短结合的培训形式。对于知识更新速度较快的内容和各类适宜技术开展短期培训,针对技术难度较大的业务如疑难病例诊断,手术、麻醉、影像图片分析能力等制定长期培训计划,分批次、分阶段学习。二是实施分类培训模式。根据不同类别医疗卫生技术人才的能力、需求等,确定培训内容和难度。较高层次人才更注重科研、管理能力培养,较低层次人才更注重实践操作技能培训。三是建立培训评价跟踪制度。对培训效果进行及时评价,反映培训成效,同时通过评价结果,追踪培训过程中的各个环节,及时总结经验教训并提出改进措施。四是引入多方协作机制。人才队伍建设是一个系统工程,不仅要做到"内育",用好现有人才进行培训,还要做到"外引",利用万名医师支援农村卫生工程、西部大开发、对口支援等国家帮扶项目进行人才培训[5]。

(三)受援地区人才自主化

健康扶贫人才培养,不仅要注重"输血"机制的构建,还需要注重"造血"功能培育,要以当地疾病谱为基础,重点做好地方病、传染病、慢性病等急需科室人才培养,完善人才引进和保留机制,筑巢引凤,激发受援地医疗卫生技术人才的内生动力,主动学习。完善人才评价机制,坚持实事求是的原则,发挥职称"指挥棒"的作用,将工作职责作为评价标准的基础。对紧缺专业科室和基层医疗卫生机构予以一定的政策倾斜,强调其工作任务,降低计算机、外语、科研指标权重。进一步完善跟踪机制,重点是对人才培养政策的执行情况、学习效果进行密切追踪和动态管理,推动人才梯队建设,并及时挖掘后备人才。

（四）远程医疗服务精细化

完善受援地区卫生信息网络建设，实现各级医疗机构间的信息互联、互通、互认，加强数据共享应用，在符合网络信息安全的前提下，推进健康大数据的深度挖掘和广泛应用，支撑人才培养精细化管理。依托远程医疗服务平台，为受援地区医疗卫生技术人才提供一站式、精准化的医学教育。形成立足于上海，服务受援地区的可复制、可推广的共建共享新型远程医疗服务模式。

参 考 文 献

［1］王高玲，臧梦云，严蓓蕾. 社会精准治理视角下精准健康扶贫机制的构建. 医学与社会，2018，31(1)：24－26.

［2］商碧辉. 改革开放40年中国区域经济发展政策效应探析. 中共乐山市委党校学报，2019，21(3)：35－42.

［3］蒋祎，田尧，李红平，等. 中国健康扶贫政策的沿革、现状与完善. 中国卫生事业管理，2019，36(9)：668－671.

［4］张怡青，王高玲. 系统论视角下健康扶贫长效机制的构建：基于制度层面的分析. 卫生软科学，2018，32(9)：28－32.

［5］刘园园. 西部卫生人才培养模式实践与评估研究. 长沙：中南大学，2012.

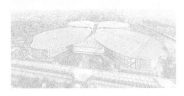

第八章

中医药发展

中医药是中华民族的伟大创造，为中华民族繁衍生息做出了巨大贡献，对世界文明进步产生了积极影响。2020年在抗击新冠肺炎疫情的战斗中，中西医发挥所长，协同救治，是中医药传承精华、守正创新的生动实践。本章收纳了中医类医院管理、中医药技术、中医药传承等中医药相关文章。在中医类医院管理方面，《上海市中医专科（专病）联盟建设评价研究》介绍了上海市中医专科（专病）联盟第一轮建设的情况，特别是提出了建设过程中存在的瓶颈问题及对策建议；《中医类医院服务效率分析》探寻了中医药服务效率的影响因素，为中医类医院的高质量发展提供参考。在中医药技术方面，《中医药活态传承模式研究》中系统梳理并提出中医药活态传承的关键核心问题，结合时代背景和临床实践，提出海派中医活态传承的方法和措施，为海派中医高质量发展和中医药高水平人才培养提供借鉴；《上海市中医药科技创新能力提升策略研究》中对"十三五"期间上海市在打造中医药科技创新体系、推动中医药科技成果转化等方面进行了总结，并提出"十四五"期间的发展建议。在中医药传承方面，《上海市中医药传承工作实践成效与发展建议》对上海市"十三五"期间的中医药传承工作实践成效进行了概要总结与分析，并在分析现有工作瓶颈与不足的基础上，提出完善中医药传承体系、构建活态传承机制的建议；《打造上海中医药国际化发展高地的实践与展望》对"十三五"期间上海市打造中医药国际化发展高地领域的实践经验进行了系统回顾，并对"十四五"时期的国际化发展提出了思考与建议；《海派中医药文化研究传播的现状与对策分析》中把海派中医药文化作为研究对象，对2016年至今海派中医文化研究传播的发展现状进行了系统总结梳理，分析其中存在的主要问题，提出在"十四五"期间推进海派中医传承创新发展的对策建议。

上海市中医专科（专病）
联盟建设评价研究

陈　多　苏锦英　李　芬　程文迪　任晏华　赵致平

【导读】　2018 年，上海市推进中医医联体建设，试点探索了第一批中医优势专科（专病）联盟，为更好推进项目建设，了解并评价第一轮中医专科（专病）联盟建设成效、目标完成情况及存在的主要问题，具有重要意义。

2010 年，上海市引入医联体概念，此后，中医专科（专病）医联体建设工作启动，经过多年探索，相关医疗卫生机构中医专科服务能力和提供水平均取得一定成效。本文就第一轮中医专科（专病）联盟（以下简称"联盟"）的建设情况开展评价，以期为下一步工作推进提供参考。

一、评价情况

（一）管理和协作机制

1. 组织架构

市级层面主要由上海市卫生健康委、上海市中医药管理局（以下简称"市中医药管理局"）组织领导，委托市中医优势病种建设管理办公室负责具体事务工作，各区卫生健康委及办医主体负责联盟建设相关协调及推进工作（图 1）。联盟层面主要由各牵头单位在联盟内部形成联盟工作指导委员会和联盟工作委员会，前者主要确保联盟推进过程中必要的行政协调和资源统筹，为形成联盟建设模式创造基础条件；后者主要为联盟建设落实、院内的专科诊疗合作提供充分工作保障和资源支撑。联盟工作委员会中下设秘书组或专职秘书，负责联盟内日常事务和管理工作，总体协调解决各医疗机构之间项目实施过程中遇到的各种问题，以此确保联盟内各方面机制顺利运行和推进。

2. 管理制度

（1）管理制度方面：项目牵头科室配套管理制度主要聚焦于联盟工作机制、成员激励机制和

基金项目：上海市卫生健康委员会 2020 年度卫生健康政策研究项目"上海市中医专科（专病）联盟建设评价研究"（项目编号：2019HP18）。

第一作者：陈多，女，助理研究员。

通讯作者：赵致平，女，上海市卫生健康委员会中医服务监管处处长。

作者单位：上海市卫生和健康发展研究中心（上海市医学科学技术情报研究所）（陈多、李芬、程文迪、任晏华），上海市卫生健康委员会（苏锦英、赵致平）。

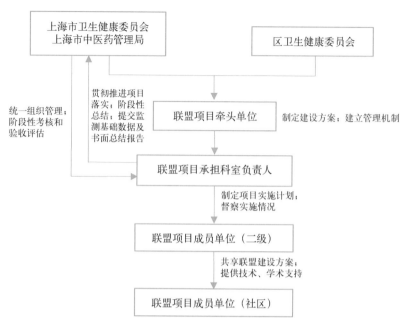

图 1　上海市中医专科(专病)联盟项目组织管理架构

考核评估机制等方面。质控管理制度建设相对迟缓,仅完成了质控管理框架,不同单位完成差异较大,完成较好的单位从管理、医疗技术到临床研究均明确了人员、工作内容、工作方式等。

(2)考核制度方面:项目管理单位建立跟踪督导制度及评估考核机制,依托上海市中医临床类项目管理平台采集考核数据信息并组建专家督察工作小组进行考核督导。

(3)建设资金落实方面:各联盟差异较大,三年资金落实 0～90％的联盟共有 15 个、90％～100％的 5 个,超过 100％的有 9 个。

(二)连续性诊疗服务

分级诊疗探索方面,联盟均形成了分级诊疗工作方案,且部分联盟通过实践对方案逐步完善,对推进各专科(专病)的服务模式、诊疗同质化和转诊服务具有积极作用。开展双向转诊方面,各联盟根据自身流派特点、疾病特征和主要治疗手段对双向转诊模式进行探索,主要包括以下三种模式:一是以社区居民需求为中心的模式,该类联盟在制定工作方案前,均由联盟牵头人到基层开展调研的基础上决定主要开展的疾病种类及推广的适宜技术,该模式下的分级诊疗制度推进相对顺利,诊断符合率较好。二是以牵头医院优势专科(专病)为切入点的模式,该类联盟以牵头医院就诊量较多的病种为中心,遴选具有可推广性、成本效果较好的适宜技术推广,其分级诊疗制度推进主要瓶颈在于:如恶性肿瘤等部分病种的患者不会将社区作为首选就诊机构,因此要开展双向转诊具有一定难度,然而该类疾病一旦转诊,其诊断符合率一般较高,对提升联盟成员单位在该类疾病当中的服务水平具有帮助。三是由于服务对象为重点人群(如儿童),或由于成员单位实施双向转诊存在客观困难(如距离较远),且相关远程配套措施存在欠缺,双向转诊模式推进存在滞后。具体转诊制度效果方面,联盟"3-1"两级间双向转诊效果整体相对较好,仅三分之一联盟为以上转为主的单向转诊,可能存在牵头医院虹吸社区患者的现象;社区和合作医院间的"2-1"双向转诊两极分化明显，部分联盟存在双向转诊未纳入合作医院的情况；以中医技法为主的联盟在"3-2"级开展的双向转诊相对仅以中药饮片为主的联盟更能够将患者下沉到合作医院。

（三）基层中医药服务能力

社区中医药服务能力提升方面，参与联盟建设的社区门诊量均有不同程度的增长，虽然存在牵头医院的虹吸现象，但相关资源和技术下沉对社区业务量具有一定促进作用。但应注意的是部分联盟的相关技术在社区开展的频次不高，提示联盟在选择具体疾病种类和适宜技术时还应充分考虑社区患者的诉求。人才队伍培养方面，制定整体人才培养方案和计划的联盟约占四成，并多以"双向培养"的方式开展基层带教，包括牵头医院派专家定期下基层开展坐诊、学术指导、查房等，以及鼓励联盟成员单位派医务人员赴牵头医院进修学习等。但由于牵头医院本身业务繁忙及中医传承培养周期较长等原因影响，短期内较难看到明显成效。培训考核方面，联盟主要聚焦于成员单位的培训工作，形式包括国家继续教育培训班、以联盟为平台的技能培训班、远程学习资源等，较少涉及考核内容。能力提升方面，各联盟主要发挥牵头医院在科研能力方面优势，开展科研业务指导、协作申报课题、发表文章和申请专利等。

（四）资源整合共享

临床资源共享方面，包括各级医院开设专门门诊号源和病床用于收治转诊患者、无限制加号加床、优先安排转诊患者就诊和住院，以及联盟内资源统筹使用等。联盟内制剂和处方流动方面，适宜医疗技术和中药处方在推广上不存在制度障碍，可以通过培训考核和公开处方完成；院内制剂在相对紧密的联盟内能够实现共享。信息资源共享方面：一是构建联盟平台，但该类平台建设耗时较长，前期准备工作及联盟内医疗机构间协调成本较高，不同联盟的建设进度差异较大；二是以分级诊疗平台为基础实现的病历、影像学图像、检查报告等信息的调阅；三是设计开发优势病种 App 或功能性微信平台。

（五）可持续发展

牵头医院对联盟各维度的满意度基本在 95% 以上，瓶颈主要在未加入强制措施或绩效考核方面；合作医院各维度的满意度均在 93% 以上，问题主要集中在双向转诊服务效果的评价方面；社区卫生服务中心对联盟建设各方面都较为满意，满意度均超过 90%，其中有待进一步提高的是联盟对于社区核心期刊文章、专利和立项课题的能力建设；患者对联盟满意度均超过 90%，但希望改善上级医院预留床位和门诊专家号源，提升就诊过程中转诊服务连续顺畅性和适宜性。

二、瓶颈与问题

（一）配套管理机制有待进一步完善

组织架构方面，部分联盟结构庞大，前期框架尚未进行可操作性论证，部分成员单位联系薄弱，参与感低。发展方向方面，联盟内不同成员单位因自身基础、发展需求不同，使联盟未能形成发展和利益的共同体。而具有引导性或监督性的相关管理机制（如联盟内考核激励机制且考核结果与行政部门考核挂钩等）缺位，使联盟无法对成员单位进行及时有效的引导或干预。配套激励方面，目前专科联盟内部仍以业务指导和协作为主，尚未建立起合理的利益分配机制和激励机制。特别是社区卫生服务中心积极性缺乏机制保障，一定程度上降低了成员单位人员的参与积极性。人员配备方面，部分专科人员紧张，难以给予人员相应的进修、规范化培训等时间，培养工作落实需进一步强化。

（二）协同机制有待进一步深化

首先，同医保等部门的协同有待加强。联盟内医保杠杆缺失，财政补偿措施不到位，以及相关规章制度不健全等，使联盟的可持续发展缺乏制度保障。目前医保及就医便捷方面无倾斜政策，且缺乏媒体宣传，大部分患者不了解联盟建设模式，直接至二、三级医院就诊。其次，办医主体对医疗机构的部分绩效考核指标与分级诊疗制度互相矛盾，下级医疗机构缺乏转诊动力。联盟牵头单位对参与单位的约束力不足，在一定程度上制约了联盟的建设效果。但区卫生健康委参与推进的联盟内，牵头医院与该区成员机构的联系较为紧密，提示联盟建设应关注政府宏观顶层设计。

（三）双向转诊基础建设有待进一步加快

各联盟前期建设差异较大，在推进过程遇到了各类瓶颈。其中共性的问题有：一是空间距离，本次联盟类型为"3-2-1"专科（专病）联盟，半数以上联盟布点相对较铺开，虽然确保了联盟终端（社区）的可及性，但空间距离较远，在没有搭建较好的远程诊疗平台和联盟整体内部同质化建设前，相应区域的双向转诊较难推动。二是资源配置，不同地区和不同级别的成员单位间医疗资源配置情况差异较大（医疗设备不足、药品种类有限、人力资源紧张等），部分二级医疗机构对基层患者的吸引力不高，开展分级诊疗具有难度。三是患者信任，近年来社区重点发展全科，对专科部分存在一定弱化，部分患者对社区服务能力有所质疑进而对下转社区表现抗拒，特别是儿童、癌症患者等重点人群。

（四）信息化建设有待进一步加强

大部分联盟在建设过程中均遇到了信息化建设进度与联盟建设不匹配的问题。在联盟建设初期阶段，这一不匹配主要集中表现在对双向转诊工作的支撑上，超过一半以上的受访社区医务人员表示联盟内没有支持转诊的信息系统，双向转诊中尚无法做到统一平台、统一模式，转诊操作较不便捷。实践过程中主要还是以搭建微信、QQ 转诊群、转诊卡片等形式为患者提供转诊服务，数据传输不够快捷、准确。已有信息平台的使用障碍主要包括：一是成员中的二级医疗机构未纳入市级预约转诊平台，且平台的转诊仅限于签约患者。二是各区、各三级医疗机构之间诊疗信息未完全连接整合，且不同办医主体医疗机构间能够相互调阅的诊疗信息有限，跨区的成员单位信息共享面临较大壁垒。三是由联盟牵头建设的信息平台或 App 对资金、专业技术等要求高，还需经过临床专业知识和计算机编程之间的专业磨合和一定的测试周期，项目建设周期内较难体现实际成效。四是成员单位信息化建设程度不一，区财政保障投入水平也不同，牵头医院和科室难以要求所有成员单位拥有统一的信息化建设水平。

（五）需方满意度和获得感有待进一步提高

从需方满意度调查来看，有30%的患者对联盟建设提出了个人建议，主要围绕以下几个方面：一是基层服务能力提升方面，希望通过上级医院带教、基层医疗机构医务人员到上级医院进修等方式，提高基层医疗卫生服务特别是中医药服务的能力；希望牵头医院专家更多到下级医院坐诊，在条件允许的前提下，更多向基层医疗机构开放专家号源，提升基层高质量中医服务的可及性。二是中医药药品保障方面，部分患者反映基层医疗机构没有备齐牵头医院的药品，导致就医不便捷，联盟内统一药品目录等惠民政策未落实到位。三是中医药适宜技术推广方面，科普宣传力度不够，社区居民对于中医药认识不到位、甚至有偏见，对"简便验廉"的中医适宜技术利用有待提高。四是转诊服务便捷性方面，双向转诊的流程不够流畅、便捷，希望能够简化上转专家门诊的过程，进一步完善转诊说明，加强信息共享，联盟各级机构诊疗、随访及再入院等协同机制有待进一步打通。

三、发展建议

（一）完善顶层设计，建立多部门协同机制

中医专科（专病）联盟虽是松散型医疗联合体，但政府部门同样应在实践中起到主导作用，建立卫生部门中医、医政、基层各条线，以及医保部门、财政部门、上海申康医院发展中心等多维协作管理架构，制定发展和管理规范，明确职责分工，以区域为单位确定共同建设目标和经费预算，预算与分级诊疗服务数量、质量及在可能范围内与健康结果挂钩。同时完善财政配套政策，适时加大保障力度，政府层面可通过建立中医联盟建设财政专项等形式落实保障经费，用于联盟实践日常运营、信息化建设和人员培训等，而非仅依靠医疗机构自身投入。同时为让资金使用率更高效公平，可建立监管机制，以及以成本—效果为核心的绩效评价机制。并在项目结束后将相关疾病的诊疗效果指标纳入绩效考核，保证诊疗规范有效实行。

（二）完善诊疗规范，提升联盟服务同质化水平

在第一轮试点基础上完善分级诊疗方案，明确联盟内各级医疗机构和居民实际需求，"有的放矢"，推动优质医疗资源下沉。在合作医院方面，依托各区合作医院，通过提升合作医院专科（专病）诊疗水平和服务能力，由其带动同区周边社区卫生服务中心整体能力。同时，通过周期性绩效考核评价引导联盟科学发展，如在住院服务上，督促合作医院进一步降低平均住院日，推动住院患者分流到社区医疗机构或居家社区随访。

基层医疗机构方面，一是强化基层中医药服务能力建设，继续开展基层适宜技术培训、跟师进修等人才培养，同时建立起人才培养的考核及激励机制，激励基层医务人员参与中医联盟建设以及提供相应中医药诊疗技术的积极性。联盟上级医院应加大对联盟转诊患者的资源支撑力度，确保其能够享受"优先预约、优先就诊、优先检查、优先住院与优先会诊"等便捷就医服务。二是加快卫生信息化建设，利用信息技术整合医疗信息资源，积极推进信息化平台互联互通，推进健康管理系统，运用信息化、网络化手段为联盟的分工协作服务，方便交换患者诊疗信息，在联盟内部实现预约诊疗、分流患者甚至是精细管理的目标，以此不断支撑提高基层服务能力、质量和

效率,提升联盟内基层医疗机构卫生服务竞争力。三是根据联盟内各社区不同特色和工作重点,有针对性地对医务人员进行临床业务培训、科普讲座等,在提升基层服务同质化水平的同时兼具特色化发展。

(三)优化管理制度,联盟内引入绩效考核与激励机制

推动联盟高质量发展,完善联盟内部管理制度,建立合理的利益分配机制和有效的奖惩考核制度,加强对双向转诊实施进度的监督管理,积极校对核准每月各级医院的上转率与下转率,将其纳入联盟成员单位的绩效评价当中。医保政策应加大向基层倾斜力度,为上下转诊、分级诊疗发挥经济杠杆和引导作用。通过改革现有医保支付方式,积极探索总额预付、按病种付费、按人头付费等机制,根据不同病种及患者情况,选择合理的付费方式,从而实现各级医院间的资源整合、分级诊疗,形成政府、医院、人员多方共赢的局面。在提升医务人员积极性方面,完善绩效工资内部分配办法,在考核分配时纳入联盟建设相关服务的数量和效果指标,鼓励医务人员更多地开展联盟建设相关服务。对下基层的医生应保持原有工资待遇并给予额外奖励,并在职称进阶、评优等评选中具优先考虑权。

有效整合激励举措,同时关注人、财、物等物质激励,以及职业发展等非物质激励的作用。此外,激励必须互相协同,明确联盟建设的总目标和原则,积极探索主动下放考核激励权限,将部分权利赋予医院,发挥医院自主性。

(四)推进互联互通,提升信息化建设支撑作用

一是统筹推进信息化建设。顺应当前积极推动整合型医疗卫生服务体系建设的发展趋势,全力支持上海市信息平台整合工作推进,解决各医疗机构的"信息孤岛"问题,建立全市"一盘棋"的居民健康信息网络,将电子健康档案、电子病历等居民健康数据收集整合,实现患者信息查询主诊医师一键到位,提升服务同质化水平,避免在检查方面浪费人力、物力,减少患者经济负担。二是加强信息化对医疗卫生机构管理优化和服务的支撑。改变管理者"重网络轻数据"的传统思想观念,加强信息数据的利用。通过对数据进行有效处理、量化与深入挖掘,更好地为决策者提供政策改革与完善依据。同时做实转诊等具有实际效用的功能,简化院际会诊和转诊流程,便于不同级别医疗机构间相互转诊,为患者提供更加便捷的服务,为优化就诊流程、提升服务便捷度提供外部动力。在信息平台构建时,应更多考虑与已有信息系统融合对接,重视用户友好体验,减少冗余和复杂功能设计。三是构建"互联网+"资源共享平台,通过信息化构建名老中医档案数据库。即将名老中医的经验集、病例分析等进行系统收集,做成名医文字加声像档案数据库,编制检索工具,强化联盟优质教学和培训资源共享。

(五)扩大政策宣传,提升居民政策知晓度和获得感

调查结果显示联盟政策在利益相关方中的知晓度还有提升空间。特别是基层单位人员和岗位流动相对较大,在人员队伍整体不足和社区业务条线交叉的背景下,工作推进中一旦产生人员变动则联盟建设工作的连续性将受到较大影响。政府部门及牵头医院应扩大中医联盟政策宣传,定期就相关工作召开推进交流会,以便及时发现实践瓶颈,调整和完善中医联盟整体建设和发展。

中医药活态传承模式研究

周振华　沈知彼　冯　煜

【导读】　2019年10月25日全国中医药大会召开,习近平总书记对中医药工作作出重要指示,强调"传承精华守正创新,为建设健康中国贡献力量"。《中共中央 国务院关于促进中医药传承创新发展的意见》提出"加快推进活态传承,完善学术传承制度,加强名老中医学术经验、老药工传统技艺传承,实现数字化、影像化记录"。因此,中医药的活态传承和创新发展已成为当今中医药工作者面临的两大主题。文章针对中医药活态传承过程中的关键环节、难点痛点等现状问题,系统梳理并明确中医药活态传承的关键核心问题,结合时代背景和临床实践,分析和探索中医药原创思维和名中医灵感创新相结合的海派中医活态传承方法,为海派中医高质量发展和中医药高水平人才培养提供创新思路。

　　2019年10月25日全国中医药大会召开,习近平总书记对中医药工作作出重要指示,强调"传承精华守正创新,为建设健康中国贡献力量"。2019年10月26日,《中共中央 国务院关于促进中医药传承创新发展的意见》中指出,传承创新发展中医药是新时代中国特色社会主义事业的重要内容,针对中医药传承不足、创新不够、作用发挥不充分等突出问题,应加快推进中医药活态传承,完善学术传承制度,发挥中医药原创优势,推动我国生命科学实现创新突破[1]。

　　所谓活态传承,是指在非物质文化遗产生成发展的环境当中进行保护和传承,在人民群众生产生活过程当中进行传承与发展的传承方式。活态传承区别于依靠现代科技手段对非物质文化遗产进行"博物馆"式的保护,而是用文字、音像、视频的方式记录非物质文化遗产项目的方方面面,以达到非物质文化遗产保护的终极目的。

　　传承与创新是中医药发展战略上的两大永恒主题。传承是根基,创新是动力,传承创新互助互推,共同促进中医药事业蓬勃发展[2]。国医大师孙光荣教授指出,中医药学的创新,是在继承的基础上必要的"改进",而不是不必要的"弃古";是必要的"固本求新",而不是不必要的"标新立异";是必要的"西为中用",而不是不必要的"以西律中"。中医临床思维是中医的灵魂和根本,在"中医药传承与现代化"的进程中一定要守住中医原创思维。因此,要加强中医药经典理论原则

基金项目:上海市卫生健康委员会2020年度卫生健康政策研究课题"中医药活态传承模式研究"(课题编号:2020HP23)。
第一作者:周振华,男,副研究员,上海中医药大学附属曙光医院医务一处副处长。
通讯作者:冯煜,男,主任医师,教授,上海中医药大学附属曙光医院医疗副院长。
作者单位:上海中医药大学附属曙光医院(周振华、沈知彼、冯煜)。

和中医名家及各个流派的学术经验传承[3]。

本文针对中医药活态传承过程中的关键环节、难点痛点等现状问题,系统梳理并明确中医药活态传承的关键核心问题,结合时代背景和临床实践,制定并完善中医药原创思维和名中医灵感创新相结合的海派中医活态传承方法,为海派中医高质量发展和中医药高水平人才培养提供创新思路。

一、中医药活态传承的现状

中医药传承以院校教育和师承教育为主。院校教育已被当今社会广泛接纳,但也存在不足之处,如将理论教学与实践教学分离为独立的两个阶段;人才培养模式中忽略中医药传统文化传承;培养周期与培养质量不成正比;基层中医药传承后继无人等突出问题[2]。师承教育是中医教育中的重要组成部分,是中医药发展过程中的关键环节所在,也是中医药不断传承与创新发展的基石[4]。对 60 位国医大师的成才之路进行探寻发现,大多是通过师徒授受和世医家传的方式传承中医学术精髓[5]。

目前,中医药的传承模式基本上是以"读经典、做临床、跟名师、强素养"为主要内容,以培养临床师承人才为重要目标的传承模式[6]。但是中医药的传承发展也遇到了一些挑战,中医药在理论和临床实践方面的特色与优势未能得到有效发挥与活态传承;中医药院校缺乏对中医药原创思维的教育和传承;中医药技术与现代科学技术的结合有待加强,技术升级较为缓慢;中医药知识产权保护制度欠缺。中医药传承必须充分遵循中医药的自身特点和发展规律,掌握和运用现代科学技术,将现代先进的诊疗方法与内容纳入中医运用过程中,不断提高中医药创新发展能力,形成符合中医药特点的科研思路与方法,运用现代科学技术和传统中医药研究方法深化中医基础理论研究,建立概念明确、结构合理的理论体系,完成好传统中医药向现代中医药的转化[7]。

因此,中医药传承创新,尤其是活态传承,需在继承、吸收及创新之间保持适当的张力,应倡导包容性发展,即在核心价值上强调"坚守",在理念上主张"优化"和现代"落地",在技术上追求"突破",强调"可操作性",构建中医药自主性知识体系和中医药发展的内在动力[8]。

二、中医药活态传承存在的问题

本文依托蔡淦、严世芸全国名中医工作室建设项目,10 个 2017 年度上海市名老中医学术思想和经验传承工作室建设项目和 4 个"海派中医"流派基地诊疗中心建设项目,针对中医药活态传承过程中的关键环节、难点痛点等现状问题,邀请不同中医教育背景(院校教育、师带徒教育、西学中教育等)各级(国医大师、全国名中医、上海市名中医、院级名中医、高级中医师等)名中医、工作室负责人、学术继承人等召开专家论证会议头脑风暴,制定海派中医药活态传承和信息化平台建设调查问卷,开展不同中医教育背景各级名中医和骨干学术继承人调查问卷 70 人次,系统梳理并明确中医药活态传承存在的关键问题。

教育方式方面,中医药的传统院校教育和西学中教育存在中医基础理论知识与临床实践互相脱节的现象,同时也存在理论基础知识体系与临床实践所需的专业知识不相匹配的问题。

传承内容方面,中医传统文化知识储备和名中医学术思想传承创新等亟须挖掘整理,创新发展的内容偏少,不利于中医原创思维的养成和固化。

传承方式方面,目前沿袭的"读经典、做临床、跟名师、强素养"模式,在读经典、用经典,厚植中医传统文化等方面存在教学、传承时间分配不足、中医经典理论研究与临床研究互相剥离、临床实践创新与中医经典理论传承互相脱节等问题。

传承人才选拔和培养方面,目前传承人才选拔偏重科研创新和成果转化等方面,中医临床思维能力、中医理论知识、中医临床能力、中国传统文化等方面的考核评价有待加强。

三、加快推进中医药活态传承的建议

围绕中医药活态传承目前存在的问题,本文结合时代背景和临床实践,分析和探索中医药原创思维和名中医灵感创新相结合的海派中医活态传承方法,提出如下建议。

一是进一步加强院校教育和西学中教育的理论学习与师承教育临床实践相结合,构建院校教育、师承教育、学位教育相结合的一体化教育方式。二是将儒、释、道、医学观与临床实践经验结合,以著名医家为核心,师承授受,形成稳定的传承谱系和人才链,建立涵盖传统文化、理论知识和名医流派经验,并与临床实践深度契合的传承知识体系。三是在中医经典理论指导下,坚持中医药原创思维,开展中医临床研究;加强中医重点专科和优势病种的建设和挖掘,大力推广中医适宜诊疗技术,探索从读经典到做临床、再读经典到再做临床的螺旋上升式传承方式。四是建立契合中医药学科特点的活态继承人选拔和评价体系,破除中医药活态传承过程中阻碍继承人发展的壁垒。

综上,本文建议建立以"重传统、夯基础、早临床、强领军"为主的谱系式中医药活态传承模式。按照丁氏内科、夏氏外科、石氏伤科、徐氏儿科、蔡氏妇科、张氏喉科等不同中医流派,设立中医药活态传承谱系,重视整理各流派的传统文化内涵、中医理论渊源,建立本流派的传承知识体系和教学师资团队,夯实传承人的中医理论基础;在传承过程中,提倡及早进入临床,采用半天理论教学、半天临床实践的教学模式,将所学中医理论知识在临床上推演复现,巩固理论教学的成果。建立中医药活态传承谱系团队,加强中医药领军人才及其传承创新团队的培养,有利于促进中医药的活态传承和高质量发展。

参 考 文 献

[1] 中共中央,国务院.中共中央 国务院关于促进中医药传承创新发展的意见.北京:人民出版社,2019:10.

[2] 孙丹,郑南,李和伟,等.《中医药法》背景下的中医药人才培养途径探讨.中国医药导报,2019,16(13):66-69,73.

[3] 孙光荣.中医药传承与现代化:一心二守三传四新.中医药通报,2019,18(20):1-2.

[4] 秦大平,宋敏,张晓刚,等.中医师承教育模式的创新发展对中医卓越人才培养的指导意义.中国中医药现代远程教育,2019,17(12):1-3.

［5］曾智，申俊龙.国医大师的成才规律及其对中医传承的意义.南京中医药大学学报(社会科学版)，2013,14(2)：65-69.

［6］魏丽芬，曹继刚，张子龙，等.国医大师成才规律对卓越中医人培养的启示.中医杂志，2019，60(2)：178-180.

［7］黄璐琦.中医药迎来前所未有的发展机遇.中国卫生人才，2019,21(10)：22-24.

［8］龚鹏，何裕民，窦丹波.论新时期中医学发展中的继承、扬弃与吸收.医学与哲学，2019,40(3)：9-12.

上海市中医药传承工作
实践成效与发展建议

苏丽娜　　王春艳　　王庆华　　聂爱国　　邴守兰

【导读】　中医药发展迎来大好时机,上海市中医药传承工作在"十三五"期间取得了显著成效。文章通过文献研究、专家座谈、个别访谈、实地走访和讨论分析,对上海市"十三五"期间的中医药传承工作实践成效进行了概要总结与分析。在分析现有工作瓶颈与不足的基础上提出完善中医药传承体系、构建活态传承体制机制的建议。

"传承精华,守正创新"是中医药发展之道。上海的中医药传承工作一直走在全国前列,不断出新模式、领新思路。在梳理上海中医药传承工作"十三五"成果的基础上,发现不足,预判新机,以期能为"十四五"上海中医药传承工作提供借鉴。

一、"十三五"期间中医药发展新生态逐渐显现

《中华人民共和国中医药法》2017年7月1日正式颁布实施。中医药法在中医药管理方面进行了制度创新,构建符合中医药特点的管理制度,大力扶持中医药事业发展,同时加大对中医药的监管力度,保障中医医疗服务和中药质量安全,对于继承和弘扬中医药,促进中医药事业健康发展具有重要意义。2019年10月全国中医药大会首次召开,《中共中央 国务院关于促进中医药传承创新发展的意见》发布。"中医药学是中国古代科学的瑰宝,也是打开中华文明宝库的钥匙。"习近平总书记高度重视中医药工作,要求把中医药工作摆在更加突出的位置。2020年5月25日上海市中医药大会召开,《中共上海市委、上海市人民政府关于促进中医药传承创新发展的实施意见》发布,紧紧围绕"全面建成与上海社会主义现代化国际大都市功能定位相匹配的中医药传承创新开放发展体系"这个总体要求推进上海中医药传承创新发展。

基金项目:上海市卫生健康委员会中医药科研项目"上海市中医药发展'十四五'规划编制研究"(项目编号:2020 GP001)。
第一作者:苏丽娜,女,主治医师。
通讯作者:王庆华,男,上海市卫生健康委员会中医传承发展处处长。
作者单位:上海市中医文献馆(苏丽娜、王春艳),上海市卫生健康委员会(王庆华、聂爱国),上海中医药大学附属岳阳中西医结合医院(邴守兰)。

二、"十三五"期间上海市中医药传承工作成效

上海以前瞻性发展观、创新性思维、规范化管理在"十三五"期间着力推进中医药传承工作。本文通过文献资料查阅与专家咨询访谈相结合的方式,就上海市中医药传承工作中的人才培养、流派研究、文献研究等对本市相关研究机构、医疗机构和管理部门展开调研,汇总"十三五"期间工作成效。

(一)注重结构层次,着力传承创新,实施人才战略计划

上海市一直注重中医药传承人才层次和结构的培养,既重视高层次中医药人才的培养,又有青年中医人才的培养,还要保证教育培训工作在基层的普及。在不断尝试创新传承模式中,更加聚焦凸显海派特色。

上海市"十三五"期间:新增国医大师 2 名、全国名中医 3 名、"中医药高等学校教学名师"3 名、全国老中医药专家学术经验继承工作指导老师 39 名、上海市名中医 29 名。

参与国家级传承人才培养项目人数:国家中医药"百千万"人才工程之"岐黄学者"项目 11人;第六批全国老中医药专家学术经验继承项目 78 人;全国中医(临床、基础)优秀人才研修项目 21 人;全国西学中骨干人才培训项目 10 人;全国中医临床特色技术传承骨干人才项目 10 人。

参与上海市级传承人才培养项目人数:"上海市中医药领军人才计划"30 人、学术共同体项目 41 人;"上海市高级中西医结合人才计划"20 人;海派中医流派传承人才培养项目 54 人;"上海市杏林新星计划"47 人;海派中医妇科流派专科联盟基层人才培养项目 41 人;杏林学者——中医药外向型人才培养计划 22 人;上海市中医专家社区师带徒项目 100 人。

其中"中医药领军人才学术共同体"是上海市加强高层次中医药人才队伍建设,进一步探索与海派中医文化发展相适应的多元化、多层次中医药人才继续教育模式的有效创新实践。中医药领军人才学术共同体的构成模式包括:名老中医导师—领军人才—青年后备人才。"领军人才"总体目标是打造一批具备深厚中国传统文化底蕴、扎实中医药理论基础和各具特色的中医诊疗技能的新一代名中医。摒弃传统人才培养项目以科研成果为导向的培养模式,立足海派中医的培养目标。不仅强调临证中西合璧、多法并举,更推崇吸纳新知融合求变、思维活跃、敢为人先、擅一技之长又兼博采众长的中医新境界。选拔青年中医后备人才,形成名老中医领衔,领军人才为主,后备中医药青年人才为继的上海中医药人才学术共同体。通过学术共同体核心成员的临床带教及讲座,以及本学术共同体以外(包括外省、市)的进修,提高对中医各种流派、学派的认识,吸纳百家之长、丰富临床经验[1]。

(二)夯实传承根基,深耕细作,推进纵深发展战略

"名中医工作室"传承模式、流派研究均首创于上海,在继续夯实已有传承模式、成果的基础上,不断提升传承水平、拓展传承领域、丰富传承手段,推进上海中医药传承工作的纵深发展。

名中医工作室面向基层,"名中医工作室"传承模式立足于师徒传承模式,又跨越了专业领域的限制,以工作室为单位、以学术传承为中心、以人才培养为基石,开创了新的传承理念[2]。"十

三五"期间上海新增全国名老中医药专家传承工作室 10 个、国医大师工作室 2 个、全国名中医工作室 3 个、全国基层名老中医药专家传承工作室 5 个、上海市名中医工作室 29 个、上海市基层名中医工作室 19 个。

依托"名中医工作室传承模式",龙华医院扶持了一批特色专科专病门诊在 5 家二级医院的创立和发展。医院的名中医工作室与徐汇区 13 家社区服务中心结对联动,提供中医护理、慢病管理、养生康复等服务。"以名中医为基础的医护社区联动服务模式"荣获上海首批"创新医疗服务品牌"。部分工作室还在长三角地区及新疆、西藏对口支援地区分别建立了工作室的二级工作站,定期进行学术指导和会诊查房等,提升当地医院的中医药诊治能力。为响应国家中医药管理局提出的"遵循中医药规律,推进具有中医药特点的中医师规培"的工作指示,龙华医院在临床带教住培医师过程中,将"名中医工作室平台"与住培带教有机结合,探索"名中医工作室"共同参与的中医住院医师规范化培养模式。该模式遵循中医传承模式和名中医成才规律,有利于中医师规培的中医内涵建设,值得进一步深入和推广。

流派研究深化内涵,逐步凸显成效。借助第二轮上海市中医药事业发展三年行动计划,海派中医流派传承研究基地进行第二期建设,在第一期建设的基础上深化中医药传承的内涵建设,促进中医药传承模式的完善和优化。据海派中医流派传承工程办公室汇总统计:二期建设期间,各基地共主持承担国家和局级以上课题 248 项,发表论文 748 篇,出版专著 106 部,获得各类奖项 54 项,培养流派主要传承人 131 人、后备传承人 244 人,建设流派工作站 52 个,开展优势病种研究 80 个,提交研究报告 64 份,整理有效病例 5 000 余份,制定流派诊疗规范 58 项,举办学术会议或国家级继续教育项目 155 项,建设网站 16 个,申请专利 47 项,开发院内制剂 5 个,组织技术培训 242 次,开展学术交流 462 次,建设特色门诊 40 个,拍摄纪录片 38 部,10 余个流派都已入选国家及市级非物质文化遗产保护项目,近百人入选了全国及上海市各类中医药传承人才培养项目,9 位流派代表性传承人当选上海市名中医。这些成果不仅保护了上海中医药事业丰富的学术资源,更保存了流派的学术基因,造就了"继承不泥古,创新不离宗"的生态环境,为流派的阶段性建设画上了圆满的句号。

（三）重视基础研究,厚积薄发,构建高特发展新布局

中医文献研究作为中医学独特的理论源泉,中医学发展的内在动力,是中医药传承发展的重要根基与基础。"十三五"期间,上海中医药大学中医文献学科点承担了 5 项国家社科基金项目,如 2019 年度严世芸教授的"中医药基本名词术语挖掘、整理及翻译标准化研究"、张如青教授的"出土先秦两汉医药文献文物综合研究"等。王兴伊教授"多元文化视域下吐鲁番出土医学文书交流互鉴研究"获 2019 年度国家社会科学基金冷门"绝学"专项立项资助。上海中医药大学文献研究学科还多次获全国高校古籍整理研究工作委员会的项目资助,立项国家中医药管理局重大项目 3 项。上海负责"中华古籍保护计划"框架下组织实施的大型中医药古籍整理保护项目——《中华医藏》三个子项目的提要编撰任务。

目前,上海中医药文献研究在出土医学简帛研究及《道藏》《大藏经》涉医文献研究方面已处于国内领先的地位,正在向构建高端、特色的中医药文献研究布局迈进。

三、上海市中医药传承工作的瓶颈与困境

在上海市中医药传承工作取得成效同时,也不难发现因体制机制、学科特色等原因,中医药传承仍存在瓶颈与不足。

(一)人才培养覆盖面有限,人才评价体系亟待构建

为顺应新时代国家健康需求,中医药传承教育逐渐由既往单一师承模式向多元化模式转化,大致可以分为"名中医师承""名中医工作室""人才研修项目"和"研究生教育"模式[3]。"人才研修项目"是传承人才培养主要途径之一。粗略统计"十三五"期间上海市参加国家级和市级传承类人才研修项目的人员数量约130人,相对于上海市约3万人的中医执业医师基数,受益人群极其微小。远远不能满足显著提升中医药服务能力,助力建设健康上海、健康中国的需要。据中国中医科学院对7家中医医史文献研究机构(含上海市中医文献馆、上海中医药大学、上海市主要文献研究机构)人才队伍现状调查显示:学科带头人培养及交替需要注重;专业学生增多,但毕业后从事本专业的不及1/3;对于青年中医医史文献专业人才的培养出现了断层;综合性专业人员占比较少[4]。可见,中医药传承人才培养在受惠面上需要大幅度拓展,同时需要注重不同专业人才的实际需求,合理配比。此外,尚未形成系统的中医药人才评价体系,严重影响了人才培养工作的评估与优化。

(二)名中医工作室建设模式面临发展瓶颈

名中医工作室建设模式在多年发展之后,面临新名医资源有限,已建名医工作室常规研究完成,鉴于条件、机制、水平等限制,发展停滞不前的瓶颈。只是在数量上的简单增加,在建设内容上的单纯扩展,还是下大力实现跨越式发展,不仅是名中医工作室建设也是中医药传承工作需要思考的问题。

(三)流派研究急需进入精品化、集约化发展阶段

流派作为中医学独有的特色,丰富了中医学的内容,在抢救式研究的基础上,最终应聚焦、回归服务于临床的根本。保留所有流派的文化基因是必须的,去粗取精,精品化、集约化发展建设优势流派是目前流派发展的必由之路。

四、上海市中医药传承工作发展建议

中医药发展迎来了天时、地利、人和的大好时机,以前期发展为坚实基础,充分利用上海领先的技术、平台、理念,以体制机制为突破口,进行前瞻性、顶层设计,实现上海市中医药传承工作高质量、融汇式、跨越式发展。

(一)完善中医药传承体系

建议充分发挥集中力量办大事的制度优势,政府搭台,汇聚整合资源,统筹规划,如构建现代

中医药传承人才培养与评价体系;建设中医药传承资源共建共享平台;构建名中医工作室质量评价体系;构建中医药长三角融合发展体制机制;构建"海派中医"流派诊疗中心和专科中心等。

(二)构建活态传承体制机制

强化临床疗效金标准,基于大数据、人工智能等先进技术,提升中医药传承速度、深度与广度。"活态"源于非物质活态(保护)是相对于静态保护的概念而产生的。区别于文物的定点保护、博物馆式的实物收藏、古籍整理等的"静态"保存,"活态"一词突出了非物质文化遗产于当今社会的作用与价值。

中医药活态传承,首先强调中医药传承回归临床,以服务人民健康,提高临床疗效为金标准,在原有传承的基础上,进一步精选优化,更精准地实现中医药的"传承精华,守正创新"。正如李振吉教授所强调的:明确名老中医传承内容和传承载体,重在经验的临床应用和提炼升华,要把研究传承方法上升到方法学层面,把现代分析挖掘上升到智能解析,以社会化服务为核心,突出实用医疗服务[5]。其次强调传承模式的不断创新与实践。在科技飞速发展的今天,基于大数据、人工智能等的中医药现代化传承方式,必将是未来发展的趋势与主体。智能化网络传承能够突破名医资源、时间、空间的诸多限制,实现交互式、学习型的无限域传承覆盖。再次则强调产品的研制与开发。作为中医药精华的集中载体与体现,产品是迅速实现传承与传播的有效媒介载体。由于每一个产品的产生都经过筛选、再验证、不断优化的过程,包含更多中医药的隐性知识,不仅是中医药精华的集中体现,同时也是知识保护的一种有效手段。

参 考 文 献

[1] 胡鸿毅,董薇,顾攸美,等.新一代高层次中医药人才继续教育的途径探索——以"海上名医传承高级研修班"经验为例.中医教育,2017,36(3):1-3.

[2] 陈晓旭,田雨,茅建春.龙华医院名中医工作室学术传承发展实践与创新研究.亚太传统医药,2017,13(17):166-167.

[3] 茅建春.关于中医传承模式的探讨.中医药导报,2011,17(5):4-5.

[4] 刘丽,张丽君.7家中医医史文献研究机构人才队伍现状调查.中国当代医药,2020,27(20):179-182.

[5] 潘峰.名医传承是推动中医药学术发展的重要举措.中国医药导报,2019,16(30):1-6.

打造上海中医药国际化发展
高地的实践与展望

王春艳　　王庆华　　聂爱国　　奚之骏　　王　磊

【导读】　"上海市中医药发展'十四五'规划编制研究"课题组通过文献研究、专家座谈、个人访谈、谈论分析等方法,对"十三五"期间上海市打造中医药国际化发展高地领域的实践经验进行了系统回顾分析。并对"十四五"期间的中医药国际化发展提出了做大做强中医药国际标准化高地、推动国家中医药"一带一路"战略实施、中医药国际服务贸易体制机制创新与中医药国际健康旅游标准化建设等方面的思考与建议。

一、研究背景

"十三五"以来,随着国际对中医药的认可度、需求量迅速增加,特别是"一带一路"倡议提出以来,中医药已在 183 个国家和地区得到应用,其中有 86 个国家和中国签订了有关中医药方面的协议。2020 年,由当代中国与世界研究院主办的《中国国家形象全球调查报告 2019》发布,中餐、中医药和武术被海外受访者认为最能代表中国文化。上海市中医药国际化方面一直走在全国前列,系统总结上海市"十三五"期间中医药国际化发展的实践经验和不足,思考谋划"十四五"期间的发展战略,是推动做好顶层设计,做大做强上海市中医药国际化高地的重要举措。

二、研究目的

根据新时代国家及上海市对上海中医药发展的总体定位和战略要求,在充分了解掌握上海市中医药国际化发展现状基础上,通过文献研究、政策分析、专家座谈、个别访谈等研究方法,系统分析当前上海中医药国际化发展过程中的实践经验、短板不足,结合"十四五"期间上海市中医药总体发展趋势和特点,预判"十四五"时期上海市中医药国际化发展将呈现的阶段性特征,明确

基金项目:上海市卫生健康委员会中医药科研项目"上海市中医药发展'十四五'规划编制研究"(项目编号:2020 GP001)。
第一作者:王春艳,女,主任医师。
通讯作者:王庆华,男,上海市卫生健康委员会中医药传承发展处处长。
作者单位:上海市中医文献馆(王春艳),上海市卫生健康委员会(王庆华、聂爱国、奚之骏),上海市普陀区人民医院(王磊)。

发展思路、聚焦发展重点,凝练提出上海市中医药国际化发展的具体建议与举措,为"十四五"规划编制提供借鉴参考。

三、实践经验

"十三五"期间,上海市中医药国际标准化工作成果卓著,成为全国中医药国际标准化领域的标杆和高地,是具有上海特色、体现上海水平的亮丽"名片"。在国际交流合作方面,积极参与国家"一带一路"建设,通过海外中医中心建设发挥中医药国际化"桥头堡"作用,在推动中医药国际化方面发挥了示范作用。在中医药服务贸易方面,加快推进多层次国际合作与交流,开展国际服务示范点建设,为境外消费者提供优质中医医疗保健服务,依托"海上中医"平台,建立中医药服务贸易信息收集和统计网络,承担中医药服务贸易健康跨境服务基地建设。

(一)中医药国际标准化工作

国际上,与中医药相关的三大国际组织 WHO、ISO、WFCMS 及其中医药国际标准化工作平台都已落户上海。沈远东教授于 2018 年正式出任 ISO/TC249 主席,标志着中国在引领中医药标准化的国际舞台上有了更多话语权。"十三五"期间,ISO/TC249 工作成果丰硕,截至 2019 年 7 月,成员国数已达 40 个,注册专家遍及全球五大洲[1]。截至 2019 年底,ISO 颁布"ISO 21316:2019 Traditional Chinese medicine-Isatis indigotica root"等中医药国际标准 47 项,其中由上海主导的达 10 项。相关基础研究"中医药基本名词术语挖掘、整理及翻译标准化研究"获 2019 年度国家社科基金重大项目立项。2020 年上海中医药大学中医药国际标准化研究中心项目启动建设,目标是占领中医药国际标准化高地,推动更多行业标准、管理标准成为国际标准。

(二)中医药国际交流与合作

六家海派中医药中心建设顺利。这六家中医药中心分别为:中国—捷克中医药中心,2015 年成立,到 2018 年 10 月诊治患者约 26 000 人次;马耳他中医药中心,2015 年成立;中国—阿联酋中医药中心,2017 年成立;中国—泰国中医药中心,2019 年成立,启用国际远程会诊系统;中国—毛里求斯中医药中心,2019 年成立,在非洲率先打出"海派中医"品牌;摩洛哥中医药合作中心,2020 年签署合作协议。

(三)中医药服务贸易发展

上海中医药国际服务贸易中心建立中医药健康跨境服务平台"海上中医",成为中医药"走出去"的重要窗口,目前已形成数字化中医综合健康评估系统,基本实现远程化、个性化、可复制的中医健康服务平台和跨境服务能力。2016 年,上海成立"上海中医药服务贸易(健康产业)统计数据中心",开展对全国中医药服务贸易的统计工作。

(四)中医药国际医疗服务、旅游与文化传播

国际医疗服务提供逐年递增。上海中医药大学各家附属医院在 2016～2018 年期间为境外

患者提供医疗保健服务分别达 15 万、16 万、17 万人次。其中,附属龙华医院成为全球首家通过 JCI 学术型医学中心认证的中医医院。

2016 年,上海和黄药业胆宁片获加拿大卫生部天然药品和非处方药局上市许可证,成为首个"功能主治"被欧美国家政府认可的复方中药;上海中医药大学"中医药国际化发展研究中心"成立并启动"杏林学者—中医药外向型人才"培养项目。2020 年,上海泰坤堂中医医院成为上海市首批国际医疗旅游试点机构;上海交通大学与上海中医药大学联合成立全球中医药文化与创意研究中心。上海中医药博物馆自 2013 年,已与 10 个国家开展交流合作。"十三五"期间,上海科学技术出版社出版了《中医药海外发展研究蓝皮书(2017)》《中医药海外发展国别研究(亚洲卷)》《中医药海外发展国别研究(欧洲卷)》,以及其他汉英对照中医类著作 20 余部。《中医药文化》(英文刊)入选 2019 年度中国科技期刊卓越行动计划"高起点新刊"。

四、短板不足

虽然上海中医药国际化发展步伐不断加快,尤其在中医药国际标准化领域做出了突出贡献。但对中医药国际复合型人才的培养激励和评价机制的突破创新方面还存在不足、中医药国际教育急需的国际化标准研究制订与发布和中医药标准化基础研究等比较薄弱、海外中医中心建设的商业化运作模式和可持续性发展的体制机制尚未建立、作为中医药国际服务贸易中基础推动力的中医药产业化全链条发展还存在严重短板、中医药国际健康旅游服务的相关认证标准和政策配套及法律法规的监督保障措施等缺失。另外,中医药国际化创业型人才的教育理念及培养体系和战略规划尚未完善[2]。这些都成为阻碍上海市加快中医药国际化发展步伐的核心要素,导致上海中医药国际化整体发展水平与上海国际化大都市的整体定位和新时代发展要求还存在一定差距。

五、形势分析

经过"十三五"的持续推进,上海中医药在海外尤其是"一带一路"沿线国家得到一定传播,提高了中医药在海外的认知度。2020 年中医药抗击疫情的成效提高了国际社会对中医药的认可度。中医药发展面临机遇,同样也面临挑战。我们要在更加不稳定、不确定的世界中谋求发展,就要坚持稳中求进。要推动中医药国际化的融合发展,鼓励企业以产业化、规模化、品牌化加强中医药影响力。在中医药服务贸易方面,要进一步深化科技、制度、业态和模式创新,稳定产业链供应链,为深入推进贸易的便利化提供政策支撑和环境支撑。

六、发展战略分析

(一)内外兼修做大做强中医药国际标准化高地

正如严世芸等教授所倡导的,要促进中医药理论体系的国际接受与传播,关键是要建立既符合中医药自身特色规律,又与当代科学发展无"隔阂"的现代中医药知识体系[3]。要围绕《中共上海市委、上海市人民政府关于促进中医药传承创新发展的实施意见》，以引领传统医学国际标准化发展、建设世界传统医学标准化高地和研究中心、掌握中医药国际标准制定的主导权为核心目标，通过提升国内各项标准化制定的内涵和质量，同步推动成熟标准的国际化进程，牢固确立上海市在国际中医药标准化工作中的核心和主导地位。为此要加快培养高质量的国际标准化领域复合型的专家学者队伍，根据国际市场对产品和服务贸易的标准化需求，为 ISO/TC249 的发展献计献策，以促进中医药产品及服务尽快走向海外，为中医药国际贸易提供重要支撑。

（二）整体推动国家中医药"一带一路"战略

政府层面，对中医"一带一路"战略所涉及的医疗、保健、教育、文化需要有一个系统、全面、可持续的顶层设计和整体推动力。思想层面，我们要积极主动抓住发展机遇，利用文化吸引力来推进中医在"一带一路"沿线国家的发展。与此同时，我们必须对全球化发展的当前形势和严峻挑战有清醒的认识，多元文化冲突及法律和制度层面的多重挑战及中医人才的短缺，是中医全球化发展的主要障碍，这些障碍的解决不是一时之功。我们要有长远的战略眼光，深化国际合作项目，充分利用现代化技术，推动中医药的国际联合攻关，找到海外中医中心建设的切入点。

（三）全面实现中医药国际服务贸易体制机制突破创新

中医药服务贸易的长足发展需要从国际法和国内法两个方面加强和建立完善的法律保障机制[4]。上海市尚缺乏统一标准的中医药服务贸易统计、人才培养、效果评价等机制。建议"十四五"继续开展中医药服务贸易基地建设，推进服务贸易领域的基础调查研究，学习借鉴其他国家现有的成功经验，规范中医药产品和服务质量管理，鼓励有条件、有资质的社会办中医医疗机构和企业发展境内外连锁机构。加强上海市中医药知识产权的保护力度。

（四）大力促进国际健康旅游与文化传播

目前我国还没有针对中医药国际健康旅游的顶层设计和总体规划，缺少专门的法律和行业法规，没有权威的监督机制进行监督管理，缺乏严格合理的认证标准[5]。这些短板都是发展推动中医药国际健康旅游当务之急需要解决的问题。聚焦于健康中国和健康上海建设的实际，大力推进中医药国际健康旅游机构品牌建设。对中医药健康旅游提供方的各项准入标准进行评定和规范化监督管理，充分展示海派中医的文化特色和海派中医流派特色诊疗技术优势，发挥口碑好的社会办中医医疗机构的积极性和主动性，打造有历史穿透感的中医药国际健康旅游的机构、路线、展馆、基地、产品。

七、具体政策建议

（一）将中医药国际标准化高地做大做强

汇聚中医药国际化人才，推动中医药标准化制定的高质量发展。推进上海市中医药国际标准化领域体制机制的创新突破;持续举办世界传统医学上海论坛,力争将上海打造为世界传统医学的中心,争取更多中医药相关的世界性标准化组织落户上海;推进上海市中医药国际标准化研究院(中心)建设,探索建立中医药标准的研究、制订、推广、监测、认证体系;推进 WHO ICD11 项目和传统医学国际疾病分类研究与服务评价工作,并在 WHO 成员国全面推广应用;支持推进中医药国际化研究中心建设,加强中医药国际化各类标准体系的研究制订;设置由政府组织的中医药国际化复合型人才培养专门项目。

(二)持续服务于国家"一带一路"战略实施规划

推动已有的中医海外中心功能提升和内涵建设,强化区域性带动引领作用,推动中心的多功能、立体化发展;在"一带一路"沿线,推动新建若干个中医海外中心;加强与"一带一路"国家开展多方联合的中医药人才培养和科学研究;推进海外中医药文化服务中心建设,推动上海中医药博物馆的海外巡展,在"一带一路"沿线国家建设若干海外太极健康中心;积极推动中医药科研成果、技术标准、中医药文化在"一带一路"沿线国家的共建共享。

(三)推进中医药国际服务贸易体制机制创新

推动中医药国际服务贸易的体制机制创新,构建以市场需求为导向的中医药国际服务贸易促进和国际营销体系,打造中医药国际服务贸易的"上海品牌";推动浦东新区国家中医药综合改革示范区建设,鼓励在中医药服务模式、产业发展方面先行先试,打造上海中医药产业聚集地;建设中医药服务贸易新型信息化网络平台,推动中医药远程教育培训、医疗保健、科研服务;利用进博会和自贸区等平台,扶持中医中药相关企业的外向性发展,推进沪产优质中药产品以多种方式在海外注册;推进各类中医药国际交流活动、国际教育培训基地、中医药服务出口基地等建设,建设若干综合性海外中医门诊部。

(四)大力推动中医药国际健康旅游

通过完善相关的配套措施和行业认证标准,打造"海派中医"国际化健康旅游品牌。建设中医药健康旅游示范区,打造中医健康旅游国际品牌;举办国际中医药健康旅游博览会或高峰论坛;鼓励高水平社会办中医医疗机构面向境外消费者提供个性化中医药高端健康服务;挖掘上海中药老字号的海派文化内涵,开发旅游项目,打响中药老字号国际品牌;推进中医药健康管理、食疗养生、森林康养等行业协会和知名企业的规范健康有序发展;支持推进全球中医药文化与创意研究中心建设,建设文创产品展示中心和示范性中医药特色旅游文化基地,打造中医药文化国际传播的跨界融合平台。

参 考 文 献

[1] 李静,桑珍. ISO/TC249 中医药国际标准项目质量控制策略探析. 中医药管理杂志,2020,28(3): 10-13.

[2] 穆瑞锋,杜瑾,刘美含,等."一带一路"战略视阈下中医药国际化创业型人才培养路径研究. 文化

创新比较研究,2020,4(9):170-171.

[3] 严世芸,胡鸿毅,黄奕然.国际化视野下的中医药现代知识体系构建与学科建设再认识.中国大学教育,2020(4):17-23.

[4] 王璐.我国中医服务贸易国际化发展的机遇与挑战.科技经济导刊,2020,28(17):202-203.

[5] 张馨心,杨逢柱,刘宁,等.中医药国际健康旅游发展的法律问题探讨.国际中医药,2020,15(1):120-124.

上海市中医药科技创新
能力提升策略研究

李华章　王庆华　王春艳　聂爱国

苏丽娜　颜　彦　邴守兰　秦　莹

【导读】　"上海市中医药发展'十四五'规划编制研究"课题组通过文献分析、问卷调查、专家访谈等方式,对"十三五"期间上海市在打造中医药科技创新体系、推动中医药科技成果转化、强化中医药协同创新、加快中医药标准化建设等四方面的现状和成果进行了总结,并在分析当前存在的瓶颈问题的基础上,提出"十四五"期间完善科技创新政策体系、加强科技创新平台建设、推动科技创新协同合作、强化科技成果转化应用、加大科技创新财政投入、推进科技人才队伍建设等策略建议。

一、"十三五"期间上海市中医药科技创新发展情况及亮点

(一)"十三五"发展情况

1. 打造中医药科技创新体系

"十三五"期间,上海市通过一系列政策措施,进一步完善中医药科技创新体系,中医药科技创新能力与创新驱动能力显著提升。一是强化科技创新政策支撑。近年先后出台了《上海市中医药事业发展"十三五"规划》《上海市中医药发展战略规划纲要(2018~2035年)》等政策文件,在上海市营造了良好的中医药科技创新政策环境。二是构建中医药创新系列平台。以上海市中医药研究院为核心,构建了中医药基础理论传承创新、中医药现代化、"互联网＋中医健康服务"研究与转化等六大平台;加快推进上海市中西医结合抗肿瘤临床研究平台等平台建设。三是推进上海市国家中医临床研究基地建设。上海中医药大学附属龙华医院、曙光医院均被授予"国家中医临床研究基地";上海中医药大学附属岳阳中西医结合医院成为第二批国家中医临床研究基地建设单位。四是成立上海市中医药循证医学研究中心。以上海中医药大学中医药循证医学研究中心为核心,第一批建立13家医疗机构作为临床研究中心。五是开展中医药重大临床研究。

基金项目:上海市卫生健康委员会中医药科研项目"上海市中医药发展'十四五'规划编制研究"(项目编号:2020 GP001)。

第一作者:李华章,男,副研究员。

作者单位:上海市浦东卫生发展研究院(李华章),上海市卫生健康委员会(王庆华、聂爱国),上海市中医文献馆(王春艳、苏丽娜),上海中医药大学(颜彦),上海中医药大学附属岳阳中西医结合医院(邴守兰),上海市浦东新区中医药协会(秦莹)。

在中医药文献和临床大数据深度挖掘的基础上,围绕中医临床疗效的提高,聚焦重大疾病,开展全链条式中医药协同创新,推动形成中医药科技的重大突破。六是设立国家中医药管理局科技项目上海专项。针对中医药发展中具有鲜明行业特点、急需解决的实际问题,吸引和组织更多优势资源集中攻关。七是继续实施中医药科技创新专项,研究开发健康服务相关产品为打造"智慧中医"、创新中医药服务模式提供技术支撑。八是完成上海市中医药研究院管理体制转变,进一步明确卫生和教育部门的管理职责,为建设中医药高质量发展体系立柱架梁。

2. 推动中医药科技成果转化

近年来,上海市以加强中医药科技成果转化服务体系建设为抓手,以满足人民群众中医药需求为出发点和落脚点,紧密结合上海市实际情况,充分发挥上海市中医药医疗、研发、产业、教育和文化等资源优势,坚持以政府为主导、以市场为导向、以产业化为目标,引领各类创新要素向中医药发展的重点领域和关键环节聚集,推动更多拥有核心技术和自主知识产权的中医药科技成果落地转化,培育新的经济增长点,为上海市经济发展增添新动力。

3. 强化中医药协同创新

"十三五"期间,为助力上海市坚持开放协同、服务社会的原则,协调相关高校和企业合作,加快推动中医药协调创新发展。一是持续推进上海中医健康服务协同创新中心建设。以上海中医药大学的优势学科、知识服务平台、国家中医临床研究基地等平台为基础,构建科研组织新机制。二是开展中医西医汇聚创新研究。2020年上海交通大学医学院与上海中医药大学在全国率先合作成立"中医西医汇聚创新研究院"。三是实施上海市中医药新兴交叉学科资助计划。立项扶持新兴交叉学科项目建设,培育一批集科学研究、人才培养、医疗服务、产业发展、学术交流为一体的综合集成平台。

4. 加强中医药标准化建设

近年来,上海市高度重视中医药标准化建设工作,中医药标准制修订步伐进一步加快,标准化支撑体系得到进一步加强,参与国际标准化活动能力显著提升。加大支持 ISO/TC249 秘书处、传统医学疾病分类标准研究与评价中心建设力度。2018年,上海中医药大学沈远东教授被国际标准化组织技术管理局正式任命为 ISO/TC249 主席,并于 2020 年当选为"上海标准"评价委员会第一届主任委员。2019年,上海中医药大学严世芸教授牵头的"中医药基本名词术语挖掘、整理及翻译标准化研究"获国家社科基金重大项目立项。

(二) 特色与亮点

1. 浦东新区"国家中医药管理局科技成果转化基地"建设成效显著

2013年,浦东新区获批为"国家中医药管理局科技成果转化基地",浦东新区卫生健康委积极牵头推进相关建设工作,制定并实施《浦东新区创建国家中医药管理局科技成果转化基地建设方案》,打造四大服务平台:科技创新服务平台、公共服务平台、技术服务平台、产业化及推广服务平台,推动一大批科技创新成果不断涌现。截至2020年10月,共申报专利86项,已获专利授权33项。

2017年,浦东新区成立中医药创新促进中心(以下简称"中心")。截至2020年10月,中心启动了6轮研发创新专项和2轮科技孵化专项,共立项扶持97个项目,资助总金额达915万元;扶持的项目共研发出 34 个产品；已发表研究论文 37 篇，软件著作权登记 8 项，出版书籍及音像制品 6 部；"多功能拔罐仪""香薰按摩笔""体质辨识茶"3 个项目成功产业化。

2. 上海中医药大学开创资源共享与协同创新新局面

"十三五"期间，上海市积极开展产学研紧密合作，加快中医药成果的产业化进程。依托上海中医药大学，集成多方面力量，构筑起具有中医药特色的技术转移平台。坚持院校与企业共同促进，确定优先合作发展的方向和重点合作发展的技术领域，切实推动产学研深度融合。

在中药新品研发方面，上海中医药大学与江苏康缘药业股份有限公司等企业通过"基金制"建立研发纽带，新增意向研发基金近亿元；与 10 余家大型企业合作共建研发基地；首个中药一类新药获得企业新药研发支持 1.2 亿元；现有明确转化合作意向的中药新品及设备研发项目达到 10 余个，使得该校技术转移成果迈上新台阶。

在中医健康服务领域，由上海中医药大学与上海交通大学、复旦大学、上海道生医疗科技有限公司、炎黄东方(北京)健康科技有限公司等核心协同单位，组建非独立法人、实体化运行的协同体。上海中医药大学与上海复星医药(集团)股份有限公司采取创新型运行机制(投融资平台＋项目公司)，致力成为"互联网＋中医健康服务"这一新领域的开拓者和引领者。在国内率先建立了"信息化中医特色健康评估体系""亚健康中医评估技术体系"，开发了多种系列的数字化、便携式的中医健康状态辨识和诊疗设备。

二、上海市中医药科技创新面临的瓶颈与不足

(一)科技创新及成果转化政策落实不到位

国家制定的关于科技创新相关政策，如成果转化的收入分配激励、促进技术转移和技术扩散优惠、知识产权保护等，由于体制、机制等因素的制约，在实际工作开展过程中难以得到有效落实。此外，由于尚未有具体可操作的政策文件，产学研医联合、平台建设转化、资金转化、成果评价及科技人员在转化成果中的权益等焦点问题所产生的矛盾，难以得到切实有效的解决，也极大阻碍着中医药科技创新及成果转化进程。

(二)技术服务平台及专业服务有待加强

科技创新及成果转化是一个系统工程，同时又是一个多因素复杂多变的过程，而上海市现有中医药科技创新服务机构在数量和服务功能上还不能满足发展需求。一方面，针对中医药科技创新及成果转化共性需求和关键技术的服务机构数量还不足。另一方面，上海市国家级、市级研究机构运营管理的专业技术平台对外服务的效能和服务积极性还有待进一步提升。

(三)产学研医协同创新机制尚待完善

一是产学研医合作的层次不高，目前上海市产学研医合作主要还是停留在技术转让、合作开发和委托开发等较低层次的合作上。二是产学研医合作的动力不够，高校、科研院所、医疗机构、企业间缺少稳定成熟的科技创新风险分担和成果共享机制。三是产学研医脱节现象仍然存在，高校、科研院所、医疗机构的科研成果、专利项目不能满足企业的实际需求。

（四）成果转化受困于资金瓶颈

由于上海市现有中医药企业特别是中医药创新研发企业的规模普遍较小、固定资产投入少，自身融资存在困难，在临床研究、产业化和规模扩张时均会面临较大的资金压力。此外，虽然在政策扶持上，政府各部门为推动中医药科技创新及成果转化纷纷出台了有关政策，但各体系间的政策缺乏有效的统筹协调和信息沟通，影响了政府财政资金的引导和带动作用。

（五）科技创新人才匮乏

上海市中医药科技人才特别是高层次创新型人才缺乏，科技领军人才及后备人才不足。中医药企事业单位的研发和技术人员在享受职称待遇、福利待遇、个人发展空间等方面存在一定滞后，对高层次创新人才的吸引力不足。同时，中医药标准化领域人才、中医药成果转化领域复合型管理人才，以及精通知识产权保护与运用等实务技能的专业人才严重匮乏。

三、上海市提升中医药科技创新能力的对策建议

（一）完善科技创新政策体系

针对上海市中医药科技创新发展的实际需求，加快建立完善中医药科技创新的政策体系，促进科技成果转移转化、完善金融支持体系。切实优化创新创业环境，健全考核机制，确保相关优惠政策落实到位。加大对中医药科研机构及科技创新型中小微企业的政策扶持力度，着力解决中医药科技型企事业单位面临的资金、人才、技术上的困难与制约[1]。此外，要突出科技创新的规划设计，结合上海市中医药发展实际，强化各级政府的主导作用，明确科技创新方向，有重点地进行推进。

（二）加强科技创新平台建设

通过科技创新平台建设，大力发展为上海市中医药企事业单位创新提供技术服务和支持的新型研发组织，积极搭建中医药科技服务平台、技术创新"孵化器"平台、科技风险投融资平台等，支持科研院所、高校、医疗机构、企业参与产业合作研究，形成"科研→开发→产业化"创新链，实现中医药科技创新平台资源的共享。依托上海市中医药研究院，加强国家级中医药重点实验室、中医临床研究基地、工程研究中心建设，构建和完善上海市中医药科技创新信息服务体系。

（三）推动科技创新协同合作

一要强化规划统筹，充分发挥政府的引导和推动作用，部署实施一批协同创新项目。二要创新产学研协同创新机制。要使政府对中医药科技引导的方向和高校、科研院所、医疗结构的研究方向与企业发展及科技成果转化需求相一致，鼓励这些机构建立战略合作关系，组建多种形式的战略联盟、研发基地，积极探索建立以政府为主导、以市场为导向、以产业化为目标的产学研联合体[2]。三要突出科技创新合作的重点。以上海张江高科技园区为依托，着力构筑合作发展平台。以企业为主体不断夯实合作基础，以项目为载体，建立长期稳固的合作关系。

（四）强化科技成果转化应用

一是加大中医药科技成果的转化支持力度。扶持高校、科研院所、医疗机构及企业整合中医药科研优势资源,开展创新研发。重点跟踪专利项目攻关和科技成果孵化环节,对转化前景好的重大科研项目和能够形成地方标准的科研项目给予重点财政支持[3]。二是积极培育扶持熟悉中医药、懂技术、懂法律、了解市场、善经营的市场中介服务机构,加快构建社会化、网络化的中医药科技中介服务体系。同时,应指导上海市中医药行业协会加强行业管理和自律,指导和规范产业健康有序、科学快速地发展。

（五）加大科技创新财政投入

要从培育持续增长的税源经济与后发优势着眼,把中医药科技创新投入作为重要的战略投资,通过稳定增长的财政投入带动全社会中医药研究与开发经费显著增长。进一步完善多元化的中医药科技投入机制,探索设立上海市中医药创新基金,鼓励、引导全社会多渠道、多层次、全方位地增加中医药科技投入。此外,要鼓励金融机构加大对中医药科技企业信贷支持。

（六）推进科技人才队伍建设

一要进一步完善创新人才培养、使用、引进、奖励机制,不断壮大上海市中医药科技人才队伍。二要支持鼓励上海市中医药高校、科研院所、医疗机构的科技人员到企业兼职,或在职创办企业。三要加强培养、引入中医药科技创新、成果转化、标准化等领域的研究型人才。同时,为使引进的顶尖、领军、紧缺科技人才在上海市落地,应在项目经费、住房、配偶就业、子女入学等实际问题处理上予以保障,必要时可打破常规[4]。四是对接上海建设具有全球影响力的科创中心(上海张江国家自主创新示范区),充分利用张江高科技产业园区大量海归专业人才的优势,组建国际先进专家团队,为园区中医药企业及其产品的国际化创新发展道路提供智力支持。

参 考 文 献

［1］马进疆,邱鸿钟,梁瑞琼.中医药科技政策的现状、问题与发展对策研究.中华中医药杂志,2018,33(10):4622-4626.

［2］许仕杰,陈建南,赖小平,等.大健康视角下的中医药协同创新践行与探索.新中医,2014,46(6):13-14.

［3］郁东海,李华章.浦东新区中医药科技成果转化模式初探.中医药导报,2018,24(5):13-17.

［4］赵晖,常暖,高凡珠,等.中医药科技创新团队建设的主要问题与对策.中医药管理杂志,2014,22(1):4-7.

海派中医药文化研究传播的
现状与对策分析

王春艳　苏丽娜

【导读】　海派中医药文化是海派中医的重要载体和内涵,也是推进海派中医传承创新发展的重要组成部分。文章对2016年至今海派中医文化研究传播的发展现状进行了系统总结梳理,分析其主要问题,提出在"十四五"期间,重视推动创造性转化与创新性发展、突显海派中医的文化魅力与特色、强化中医药文化事业建设、发展中医药文化创意产业、打造交叉复合型人才团队等的政策建议。

一、研究背景

中国的中医药文明绵延数千年未曾中断,而且一脉相承,多源一体,这是世界几大文明古国中仅有的,它应该是中华文明保持几千年不中断的重要原因[1]。"十三五"以来,中医药文化研究传播的步伐明显加快,世界对中医的认知也在不断深化。中医药文化作为中国文化的重要组成部分,将展现它无穷的魅力和生命力,并为中华民族的伟大复兴做出贡献。上海站在新时代发展的最前沿,一直重视中医药文化的研究传播,为推动健康上海、健康中国建设做出了新贡献。有必要对"十三五"以来上海的中医药文化传承发展现状进行系统梳理,对未来的中医药文化传承发展的目标和路径进行探讨分析,以供未来"十四五"规划借鉴,为中医药文化建设的顶层设计和具体推动实施做基础性铺垫。

二、现状分析

"十三五"期间,按照国家中医药管理局和上海市委、市政府的工作部署和要求,以"传播中医药健康文化、提升市民健康素养"为主题,上海市卫生健康委、上海市中医药管理局围绕"十三五"规划总体目标,在全市积极推动中医药文化建设。上海市传承与弘扬中医药文化的社会氛围更加浓厚,中医药行业文化建设基础更为坚实,行业文化自信明显增强;中医药文化产业

基金项目:上海市卫生健康委员会中医药科研项目"上海市中医药发展'十四五'规划编制研究"(项目编号:2020 GP001)。
第一作者:王春艳,女,主任医师。
作者单位:上海市中医文献馆(王春艳、苏丽娜)。

快速发展,中医药文化创新成果显著增多,积极打造中医药文化品牌,建设具有海派中医特色的中医药文化宣传教育基地;充分利用本市国际化城市的区位优势,利用各种渠道推动中医药文化的海外传播。上海市公民中医药健康文化素养较"十三五"初期提升9%。中国公民中医药健康文化素养调查"各地区中医药科普和中医药健康文化素养水平"中,上海市多年来连续排名第一。

(一)传承非遗技艺

中医药的文化传承不仅应该包括中医药文化表达形式的传承,还应该包括中医药传统诊疗技艺的中医药学术传承,而对后者,大部分是通过培育中医药传承人的方式得以实现[2]。"十三五"初期,上海市市级非物质文化遗产保护项目中传统医药已有朱氏一指禅推拿疗法、针灸疗法、张氏风科疗法等15项保护项目。"十三五"期间,喉吹药制作技艺与蔡同德堂中药煎膏技艺2项传统制药技艺进入第六批上海市非物质文化遗产名录,徐氏儿科疗法、针灸疗法(盛氏针灸疗法)、推拿疗法(内功推拿疗法)等6项入选上海市非物质文化遗产代表性项目扩展项目名录。上海在"十三五"期间开展了多种中医药非物质文化遗产保护宣传活动。正如习近平总书记指出的"要像爱惜自己的生命一样保护好文化遗产",抢救挖掘上海市的中医药非物质文化遗产也是推动中医药传承创新发展的重要手段之一。

(二)打造新媒体爆品

新媒体作为新的传播途径,在加快传播与更新速度、凝练传播内容、提高中医药文化的社会认可度、增加中医药文化知识发布者与受众的互动、拓宽中医药文化的传播交流渠道方面具有明显的优势[3]。上海市近五年来在融媒体的中医药文化传播方面做了很多探索。联合上海电视台制作《养生有道——海派名医的传世宝典》系列节目;与上海广播电视台策划制作全国首档中医药传承人电视深度访谈节目《听·传人说》;全国首部揭示中医走向世界的大型专题片《中医·世界》,在上海综合新闻频道播出;拍摄大型中医药纪录片《解码中医地图》;国医大师原创话剧《裘沛然》各地巡演;中医药元素微电影《归来》《同舟共济》等在各大网络平台播放;《海派中医微视频》荣获中华中医药学会2020年度科普作品奖;完成中医药科普漫画"漫话中药"系列丛书4部。

(三)建设机构平台

上海交通大学与上海中医药大学联合成立全球中医药文化与创意研究中心;上海市各区卫生健康委在辖区内中医医疗机构增设中草药标本展示墙和展示柜;制作图文并茂的中医药宣传版面,建立室内外中医药文化长廊;制作常见慢性病中医药保健处方,供群众免费取阅;在有条件的病区护理部开辟场所定期为患者示范呼吸操、施氏十二养生功、八段锦等。在"十三五"期间,上海市共建设37个中医药健康文化知识角。建设浦东新区国家中医药健康旅游示范区、徐汇区上海市中医药健康旅游示范区,并新增2个国家中医药健康旅游示范基地。上海中医药博物馆等一批行业博物馆开辟建设了草药园,"海派中医文化基地"落户新场古镇,闸北中心医院与上海雷允上药业西区有限公司共同建立"静安区中医药健康服务文化基地"。

（四）研发文创精品

从中医药文化的创新产品入手，可以将中医药文化和思想大众化，便于大众理解和认识，加大人们对中医药的认可和接纳度，为中医药文化的传承提供新方式，增加中医药文化的多样性[4]。上海市近年来持续建设中医药健康文化知识角，中医药文化在基层民众中的普及，提升了本市民众的中医药健康文化素养。同时，设计研发的文创产品也日益红火；并在巴拿马顺利举办"上海非物质文化遗产展演——中医养生文化展"。

（五）深入校园生活

民族文化传承的根基和希望在孩子。推动中医药文化进校园既有培育人才的现实意义，更有弘扬中华优秀传统文化的历史意义[5]。"十三五"期间，上海中小学中医药特色示范性基地由8家发展为近20家；2016年"中医药知识进校园"项目获上海科普教育创新奖提名奖；上海中医药大学胡鸿毅教授团队编写"中小学生中医药科普读物"丛书8册；"面向青少年的中医药科普体系建立与实践"项目获2018年科普贡献奖（组织）唯一的一等奖；"面向青少年的中医药系列科普读物"项目获2019年度上海市科学普及奖一等奖。上海市开设了面向中小学生的中医药慕课科普平台。在文化推广形式方面，有主题活动、课程探究，结合中医药夏令营等，将中医药知识普及渗透到中小学校园学习、生活中。

（六）加快国际传播

在"一带一路"战略方面，本市中医药的发展应以通过多种途径向"一带一路"国家传播中医药优秀文化为目标。"十三五"期间，"中国—捷克中医中心""中摩中医中心"等5个项目被国家中医药管理局列为2018年度中医药国际合作专项；与新加坡、泰国、马耳他等国的合作稳步推进。借助海外中心项目，在海外开展了形式多样的中医药文化推广项目。《中医药文化（英文）》入选中国科协科技期刊卓越行动计划"高起点新刊"项目。浦东新区卫生计生委主导编纂的中英文双语读本《我听妈妈讲中药》已出版发行，《新冠肺炎中医防治读本》完成英译工作并已出版；先后在捷克、英国、新加坡、日本、美国等地举办"中医养生文化展"。

三、存在问题

中医药知晓度近年来得到显著提升，也存在一些不足之处。如中医药文化的跨文化身份构建还比较缺乏，多年来我们的传播者偏重对中医药传统的解释和阐述，而忽略了传播接收者的文化身份和实际需求，没有考虑到接收者本身的文化背景、思维模式及接受能力等诸多影响因素，因此跨文化传播的效果打了折扣[6]。另外，中医药文化宣传的学术技术内涵还不够深刻，对中医药文化的宣传形式还偏于单调。中医药文化宣传为中医药发展战略服务意识还有待进一步强化，尚未建立完善的中医药文化传播研究的绩效评价体系。

四、"十四五"形势判断

随着中医药国际化发展和长三角一体化发展的步伐不断加快，"十四五"期间，中医药文化的弘扬传播在推动中国传统文化复兴中的战略地位将逐步突显。中医药治未病、疑难病及慢性病诊疗、既病防变等整体的理论将进一步得到传播和接纳,百姓对于中医药文化和临床服务的认可程度将会大幅度提高,特色鲜明的中医药一技之长等适宜技术将在基层得到广泛的应用。这些中医药文化传播的大趋势将为中医药文化传播推广明确重点和方向。

五、"十四五"发展建议

(一)推动创造性转化与创新性发展

服务中医药发展大局,制定中医药文化传承整体规划;构建中医药文化传承的科学评价体系;加强中医药文化传播人才培养;加强上海市中医药非遗传承保护;培养中医药文创复合型人才。深化中医药健康养生文化的创造性转化和创新性发展研究,实施中医药健康文化推进行动。以中国传统文化"太极"为标志,打造一种集自我保健、疗愈与康复于一体的"太极健康"模式。加强中医药健康特色技术及产品开发,推动中医药健康养生文化转化创新。对接中医药健康服务与康养管理体系,提供线上线下开放场景体验。

(二)以点带面,点点闪亮,突显海派中医文化魅力

实施中医药临证诊疗体验之浸入式中医药文化之旅工程。建设精品中医药博物馆,打造中医药文化传承优质基地。依托"全球中医药文化与创意研究中心",深入挖掘海派中医药文化的核心内涵,培育数十个"海派中医"标志性文化创意产品,打造上海特色的中医药文化品牌。依托上海市中医药博物馆,探索建立长三角中医药数字博物馆。推动中医药健康养生文化与旅游、保健、休闲等跨界融合创新。面向上海老龄化社会,打造若干不同定位的长三角中医药康养特色机构,形成长三角联动发展新格局。

(三)强化中医药文化事业的整体发展

推动社区卫生服务中心、二级中医医疗机构、三级中医医疗机构及中西医结合机构的分层次、立体化中医药文化传播研究网络的构建,为中医药文化传播研究培养优质的师资队伍。积极培育一批高端复合型中医药人才;打造精品中医药博物馆成为中医药文化传承的品牌展示基地;持续推进全球中医药文化与创意研究中心建设。发挥上海中医药博物馆和高校、其他相关机构及各类媒体在海派中医文化研究传播领域的引领作用,增加人民群众对中医药文化的认同感。

(四)发展中医药文化创意产业

大力倡导"大医精诚"理念,加强中医药非物质文化遗产传承。建设一批中医药文化宣传教育与展示的示范基地,拓展中医药文化合作领域,开展中医药文化的海外传播,提升海派中医药文化的影响力和软实力。深度挖掘海派中医名家、流派等文化元素,创作中医药文化科普创意产品和文化精品。促进中医药与广播影视、新闻出版、数字出版等领域的有效融合,发展新型文化产品和服务。将海派中医药文化的建设弘扬纳入健康城镇建设,鼓励建设海派中医药文化一条街和中医药特色主题园、小镇、民宿。

（五）打造交叉复合型人才团队

陈小平等认为,中医药文化软实力包含历史特质、哲学特质、学术特质、伦理道德特质、文学特质等特质,要立足这些特质有的放矢地制定中医药文化研究及推广的战略,促进中国文化软实力的整体提升[7]。同样,在上海市培育中医药文化研究传播队伍的过程中,也要根据这些特质实施中医药文化传承人才培养的规划布局,培养复合型中医药人才,使之不仅擅长中医临床诊疗服务,而且在中医药科普宣传、文创产品研发、哲学文化、融媒体应用等领域都具有一定的基础。

（六）推动长三角中医药文化的一体化发展

2020年8月20日,习近平总书记在主持召开扎实推进长三角一体化发展座谈会时指出,"实施长三角一体化发展战略要紧扣一体化和高质量两个关键词,以一体化的思路和举措打破行政壁垒、提高政策协同,让要素在更大范围畅通流动,有利于发挥各地区比较优势,实现更合理分工,凝聚更强大的合力,促进高质量发展"。我们要紧扣一体化和高质量发展,探索一体化发展的协同机制和路径模式,在中医药文化发展等领域协作联动,营造一体化发展的大环境,建设中医药文化研究传播与服务管理的综合平台,加大中医药文化传播研究的精准度、针对性,完善绩效评价机制,加大标准化建设,提高中医药文化的包容度、开放度、自信度,充分利用5G时代、人工智能、"区块链"技术、融媒体等新机遇,让中医药的文化传播更科学、更深入人心,把长三角中医药文化的发展打造成全国样板。

参 考 文 献

［1］李孝纯.深入学习习近平总书记关于中医药文化发展的思想.哲学与文化,2018(1)：91-97.

［2］陈庆.中医药文化传承的制度困境及对策研究.时珍国医国药,2017,28(11)：2701-2703.

［3］许纯纯.新媒体在中医药文化传播中的应用.中医药管理杂志,2019,27(21)：5-7.

［4］单红晓,马富云,潘巧岭,等.中医药文化创意产品的创新与探究.教育教学论坛,2020(17)：131-132.

［5］王国强.中医药文化进校园的意义及实施策略.创新人才教育,2017,6(2)：38-40.

［6］袁源.中医药文化跨文化传播中的文化身份构建.跨文化研究论丛,2019,1(2)：117-125.

［7］陈小平,江娜,严暄暄.中医药文化软实力特质分析.湖南中医药大学学报,2017,37(4)：450-452.

中医类医院服务效率分析

康　乾　徐燎宇　贾　杨　王　勇

张慧倩　余恒先　周　晴

【导读】 文章对我国 31 个省(自治区、直辖市)中医类医院的运行效率进行分析,探寻中医药服务效率的影响因素,为促进中医药事业的高质量发展提供参考。研究发现,中医药发展已具备一定规模,但仍有提升空间。各地区应根据自身实际情况,持续提升中医药服务水平,充分发挥中医药的独特优势,促进中医药事业高效发展。

中医类医院是我国医疗卫生体系中不可或缺的组成部分,是运用中医药与中医诊疗技艺的重要载体,对其资源利用的效率进行分析,能够清楚地反映我国省际中医类医院存在的问题,对有限的中医药资源进行优化配置,发挥中医药在提高居民健康水平上的作用。

数据包络分析法(data envelopment analysis,DEA)[1]是一种广泛用于绩效评价的非参数统计估计方法,是研究相同类型的决策单元之间相对有效性的一种综合评价方法,能够对多投入、多产出的决策单元进行资源配置的效率评价。

一、评价指标的选取

通过查阅相关文献,综合考虑到数据的连续性和可获得性,本文基于 2014~2018 年中医类医院的相关数据,选取 X1 机构数、X2 床位数、X3 中医医师数、X4 中药师数等 4 个指标作为投入指标,反映中医类医院的资源和人力投入;选取 Y1 诊疗人次数、Y2 出院人数作为产出指标,反映中医类医院的服务量。由于纳入的指标均呈非正态分布,故采用中位数和四分位数间距进行描述,见表 1。

对投入指标和产出指标进行 Pearson 相关分析,见表 2。结果显示,指标间均相关($P <$ 0.01)。

基金项目:2018 年度上海市社科规划课题"'健康上海 2030'战略背景下的基层中医药服务供给优化研究"(课题编号:2018BGL020)。

第一作者:康乾,女,助理研究员。

共同第一作者:徐燎宇,男,主任医师。

通讯作者:贾杨,男,研究员。

作者单位:上海市中医文献馆(康乾、徐燎宇、贾杨、王勇、张慧倩、余恒先、周晴)。

表 1　中医类医院效率评价指标

一级指标	二级指标	指 标 解 释	中位数	四分位数间距
投入指标	X1 机构数（家）	中医类医院的数量，包括各级中医医院、中西医医院、民族医院等	131.00	85.00
	X2 床位数（张）	中医类医院的床位数	25 431.00	22 783.00
	X3 中医医师数（人）	包括中医类别执业医师数和中医类别助理执业医师数	3 920.00	3 997.00
	X4 中药师数（人）	包括中药师和中药士	965.00	1 023.00
产出指标	Y1 诊疗人次数（人次）	所有诊疗工作的总人次数	1 417.20	1 458.30
	Y2 出院人数（人）	报告期内所有住院后出院的人数	717 922.00	842 028.00

表 2　中医类医院效率评价指标 Pearson 相关分析

指　标	X1	X2	X3	X4	Y1	Y2
X1	1.000	0.826*	0.806*	0.748*	0.507*	0.741*
X2	0.826*	1.000	0.926*	0.889*	0.697*	0.984*
X3	0.806*	0.926*	1.000	0.948*	0.831*	0.883*
X4	0.748*	0.889*	0.948*	1.000	0.826*	0.839*
Y1	0.507*	0.697*	0.831*	0.826*	1.000	0.680*
Y2	0.741*	0.984*	0.883*	0.839*	0.680*	1.000

* $P < 0.01$。

注：X1 为机构数，X2 为床位数，X3 为中医医师数，X4 为中药师数，Y1 为诊疗人次数，Y2 为出院人数。

二、基于 DEA 模型的静态分析

由于机构和制度上的限制，我国的大多数医院很少能自主选择投入，将政府所投入的医疗资源尽可能获得最大的产出是最佳选择，因此本文选用非导向产出优先的模型，了解在投入一定的情况下，2018 年的中医类医院的运行效率，见表 3。

表 3　2018 年我国 31 个省（自治区、直辖市）中医类医院运行效率

地　区	综合效率	纯技术效率	规模效率	规模收益状况	相对有效性
安　徽	1.000	1.000	1.000	不变	DEA 有效
北　京	0.669	1.000	0.669	递减	DEA 弱有效
福　建	0.797	0.823	0.968	递减	非 DEA 有效
甘　肃	0.926	0.928	0.998	递减	非 DEA 有效
广　东	0.913	1.000	0.913	递减	DEA 弱有效
广　西	0.995	0.995	1.000	递减	非 DEA 有效
贵　州	1.000	1.000	1.000	不变	DEA 有效
海　南	0.785	1.000	0.785	递增	DEA 弱有效

续　表

地　区	综合效率	纯技术效率	规模效率	规模收益状况	相对有效性
河　北	0.853	0.909	0.938	递减	非 DEA 有效
河　南	0.803	0.936	0.857	递减	非 DEA 有效
黑龙江	0.634	0.637	0.995	递减	非 DEA 有效
湖　北	1.000	1.000	1.000	不变	DEA 有效
湖　南	0.948	1.000	0.948	递减	DEA 弱有效
吉　林	0.588	0.593	0.991	递减	非 DEA 有效
江　苏	1.000	1.000	1.000	不变	DEA 有效
江　西	0.952	0.960	0.991	递增	非 DEA 有效
辽　宁	0.615	0.631	0.975	递减	非 DEA 有效
内蒙古	0.627	0.653	0.959	递减	非 DEA 有效
宁　夏	0.815	1.000	0.815	递增	DEA 弱有效
青　海	0.561	0.688	0.816	递增	非 DEA 有效
山　东	0.815	0.961	0.848	递减	非 DEA 有效
山　西	0.588	0.590	0.997	递减	非 DEA 有效
陕　西	1.000	1.000	1.000	不变	DEA 有效
上　海	1.000	1.000	1.000	不变	DEA 有效
四　川	0.965	1.000	0.965	递减	DEA 弱有效
天　津	0.655	0.666	0.982	递增	非 DEA 有效
西　藏	0.494	1.000	0.494	递增	DEA 弱有效
新　疆	0.864	0.867	0.996	递减	非 DEA 有效
云　南	1.000	1.000	1.000	不变	DEA 有效
浙　江	0.981	1.000	0.981	递减	DEA 弱有效
重　庆	1.000	1.000	1.000	不变	DEA 有效
均　数	0.834	0.898	0.932	——	——

注：DEA 为数据包络分析(data envelopment analysis)。

2018 年,有 14 个省(自治区、直辖市)的中医类医院的综合效率低于均数;有 9 个省(自治区、直辖市)的中医类医院的纯技术效率低于均数;有 8 个省(自治区、直辖市)的中医类医院的规模效率低于均数。这说明全国中医类医院的运行效率存在不均衡的现象。

综合效率有效的地区有 8 个,占 25.81%,说明这些省(自治区、直辖市)在机构数、床位数、中医药卫生人员等方面得到了充分利用,资源配置相对合理,达到相对最优状态。

纯技术效率有效(即纯技术效率等于 1)的地区有 16 个,占 51.61%,说明超过一半的省(自治区、直辖市)在当前规模下技术得到充分利用,管理水平较高,在给定投入的情况下产出达到最大值。北京、浙江等 8 个省(自治区、直辖市)的纯技术效率等于 1,但综合效率小于 1,其 DEA 无效的原因是规模效率小于 1,这 8 个决策单元为 DEA 弱有效。其余省(自治区、直辖市)属于

DEA 技术无效,资源利用能力还需进一步提高。山西的纯技术效率较低,说明在当前规模下技术没有得到充分利用,需要在机构数、床位数、中医药人员数等方面进一步完善,并对中医类医院的管理水平进行提高,中医类医院的运行效率仍有较大的提升空间。

　　规模效率有效(即规模效率等于 1)的省(自治区、直辖市)有 9 个,占 29.03%,表示这 9 个省(自治区、直辖市)在当前达到了最佳规模状态,不需要调整规模。在规模效率非有效的地区中,江西、天津等 6 个省(自治区、直辖市)规模收益状态递增,表明该区域投入增加的比例小于产出增加比例,现有规模较小,应增大投入量获得更大比例产出。广西、甘肃等 16 个省(自治区、直辖市)规模收益递减,说明投入增加的比例大于产出增加的比例,现有投入规模偏大,增大投入量不会获得更大比例产出。

三、超效率视窗动态分析

(一)中医类医院整体效率分析

　　选择我国 31 个省(自治区、直辖市)2014～2018 年中医类医院的面板数据进行分析,取窗口宽度 W=3,窗口期 W1 为 2014～2016 年,W2 为 2015～2017 年,W3 为 2016～2018 年,运用 MaxDEA 8.0 软件进行分析,结果见表 4。

表 4　2014～2018 年我国 31 个省(自治区、直辖市)中医类医院的超效率均数及排名

地　区	2014～2016 年	2015～2017 年	2016～2018 年	效率均数	排　名
上　海	1.036	1.030	1.031	1.032	1
贵　州	1.026	1.026	1.034	1.029	2
重　庆	1.021	1.036	0.998	1.018	3
江　苏	1.013	1.033	1.008	1.018	4
云　南	1.010	1.012	0.999	1.007	5
安　徽	0.996	0.990	0.990	0.992	6
湖　北	0.970	0.975	1.000	0.982	7
江　西	0.984	0.958	0.943	0.962	8
甘　肃	0.988	0.964	0.927	0.960	9
四　川	0.977	0.950	0.943	0.957	10
湖　南	0.953	0.953	0.953	0.953	11
广　西	0.972	0.931	0.930	0.944	12
浙　江	0.952	0.935	0.933	0.940	13
陕　西	0.914	0.922	0.942	0.926	14
广　东	0.887	0.867	0.880	0.878	15
河　北	0.909	0.874	0.844	0.876	16
山　东	0.901	0.868	0.834	0.868	17
新　疆	0.876	0.853	0.831	0.853	18

地　　区	2014～2016 年	2015～2017 年	2016～2018 年	效率均数	排　名
宁　夏	0.862	0.845	0.834	0.847	19
福　建	0.864	0.807	0.793	0.821	20
西　藏	0.723	0.835	0.839	0.799	21
河　南	0.808	0.785	0.768	0.787	22
天　津	0.815	0.789	0.741	0.782	23
海　南	0.773	0.769	0.767	0.770	24
北　京	0.759	0.716	0.673	0.716	25
黑龙江	0.675	0.660	0.643	0.659	26
辽　宁	0.666	0.649	0.627	0.647	27
青　海	0.640	0.628	0.603	0.624	28
吉　林	0.646	0.619	0.589	0.618	29
内蒙古	0.612	0.602	0.601	0.605	30
山　西	0.573	0.559	0.560	0.564	31

2014～2019 年,上海、贵州、重庆、江苏、云南的综合效率均处于 DEA 有效,占全国的 16.13%,其中上海的综合效率均大于 1.000,且综合效率均数最高。山西的综合效率均数最低。

将不同地区在不同窗口的效率绘制成图,进行比较,结果见图 1、图 2 和图 3。

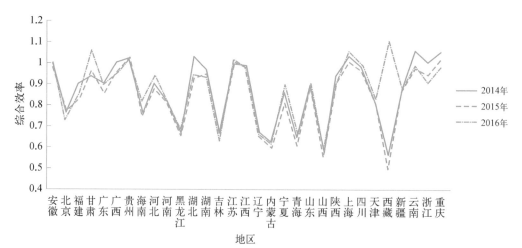

图 1　2014～2016 年我国 31 个省(自治区、直辖市)中医类医院效率变化

大部分地区的综合效率保持较为稳定的波动,只有西藏变化的幅度较大。广东、湖北、内蒙古、山西和新疆等 5 个省(自治区)的中医类医院综合效率在 2015～2018 年保持持续增长的态势。2014～2018 年我国 31 个省(自治区、直辖市)不同窗口期中医类医院效率变化趋势见表 5。

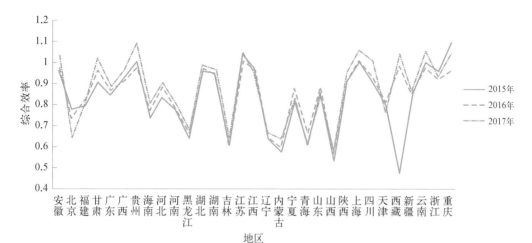

图 2　2015～2017 年我国 31 个省(自治区、直辖市)中医类医院效率变化

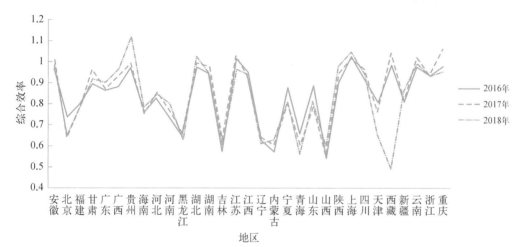

图 3　2016～2018 年我国 31 个省(自治区、直辖市)中医类医院效率变化

表 5　2014～2018 年我国 31 个省(自治区、直辖市)不同窗口期中医类医院效率变化趋势

变化趋势	2014～2016 年	2015～2016 年	2016～2018 年
逐年增长	甘肃、江苏、天津	安徽、甘肃、广东、海南、河北、黑龙江、湖北、辽宁、内蒙古、山西、四川、西藏、新疆	广东、广西、贵州、河南、湖北、内蒙古、山西、陕西、新疆
占比(%)	9.68	41.94	29.03
逐年下降	广西、河南、湖南、吉林、陕西、浙江、重庆	北京	青海、天津
占比(%)	22.58	3.23	6.45
先降后增	安徽、福建、广东、海南、河北、黑龙江、湖北、江西、辽宁、内蒙古、宁夏、青海、山东、山西、上海、四川、西藏、新疆、云南	广西、贵州、河南、湖南、吉林、江苏、陕西、上海、云南、浙江、重庆	北京、福建、海南、江西、宁夏、山东、上海
占比(%)	61.29	35.48	22.58

变化趋势	2014～2016 年	2015～2016 年	2016～2018 年
先增后降	北京、贵州	福建、江西、宁夏、青海、山东、天津	安徽、甘肃、河北、黑龙江、湖南、吉林、江苏、辽宁、四川、西藏、云南、浙江、重庆
占比(%)	6.45	19.35	41.94

(二)不同区域中医类医院效率分析

自 2015 年起,国家发展和改革委员会提出推动城市群发展的规划。2018 年,《中共中央 国务院关于建立更加有效的区域协调发展新机制的意见》明确指出[2],要建立城市群,推动区域板块之间融合互动发展。

根据国家区域政策规划,京津冀城市群包括北京、天津、河北,长三角城市群包括上海、江苏、浙江、安徽,北部湾城市群包括广东、海南、广西,成渝城市群包括重庆、四川,长江中游城市群包括湖北、湖南、江西,哈长城市群包括吉林、黑龙江,关中平原城市群包括山西、甘肃、山西,计算 7 个城市群的超效率均数,见表 6。

表 6　2014～2018 年 7 个国家级城市群中医类医院平均效率情况

城市群	2014～2016 年	2015～2017 年	2016～2018 年	效率均数
京津冀	0.828	0.793	0.753	0.791
长三角	0.999	0.997	0.991	0.996
北部湾	0.877	0.856	0.859	0.864
成　渝	0.999	0.993	0.971	0.988
长江中游	0.969	0.962	0.965	0.965
哈　长	0.661	0.640	0.616	0.639
关中平原	0.825	0.815	0.810	0.817

结果发现,7 个国家级城市群的中医类医院的运行效率均小于 1.000,中医类医院的运行效率仍有极大的提升空间。在 3 个窗口期中,长三角城市群的效率均数均为最高,整体的效率均数也高于其他城市群;成渝城市群仅次于长三角城市群,哈长城市群的效率最低。

上海中医类医院的资源利用效率远高于全国其他地区,且上海引领的长三角城市群的效率也是最高的。作为全国医疗体制改革中的前沿城市,上海中医药发展整体结构较为完善,服务能力、学科建设、国际化发展等位居全国前列。自 2010 年起,上海连续出台三轮中医药三年行动计划,细化中医药发展目标,逐步完善中医药服务网络,提升中医药服务能力,不断创新海派中医药传承和人才培养模式,逐渐规范中医药的服务内容、服务流程,中医药的临床研究和国际标准化工作也走在全国的前列,上海的中医药事业进入了快速发展的轨道。

上海要加快落实新任务,率先形成新发展格局,利用自身中医药发展优势,做好示范引领,提升长三角地区中医药整体实力,建立中医药服务高地。

四、中医药发展的应对策略

总体来说,中医药发展已具备一定的发展规模,中医类医院资源利用效率正逐步提高,但省际间效率水平差距较大,中医药卫生资源仍有进一步优化空间。各地区应根据实际情况,对中医药卫生资源进行调整优化。

(一)强化顶层设计,加强统筹规划能力

随着医疗改革的不断深入,外延式规模扩张已不适应新形势的发展[3],应当充分发挥政府的引导作用,弥补市场机制难以有效解决卫生资源配置公平性与可及性问题的缺陷,加强统筹规划能力,增强区域调控效力,对中医药资源进行合理布局,推动中医服务资源配置结构优化。

出台更多针对性、持续性、关联性政策精准扶持中医类机构的发展,建立经费投入长效机制,加强中医药人才培养和激励,制订实施中医药发展配套政策,为中医类机构的高效发展提供充足且持续的支持,促进中医药事业的高质量发展。

(二)推动精细化管理,提高中医药服务效率

各地区应当根据自身特点,确定各级中医类机构适宜的发展规模,重视内涵建设,科学规划卫生资源的投入,优化配置结构[4]。提高中医类医院的管理水平和监管机制,采用精细化管理节流开支,逐步缩小经营成本,提升中医类医院的整体服务效率。

重视中医药服务技术的创新,提高中医药技术水平,调动中医药人员不断学习新技术的积极性,完善中医药服务体系,引进先进的中医诊疗设备和诊疗技术,以中医重点学科和优势病种为载体,加强中医药人才队伍建设,有力推进中医药医疗技术和服务能力的提升。

(三)协调区域发展,优化中医药资源配置

探索建立更加有效的区域协调发展新机制,将区域内过剩的中医药卫生资源,通过共享共建、技术合作等多种方式,有针对性地扶持效率较为薄弱的地区,进行资源互补,缩小区域内各地区差异,促进共同发展。

立足区域内各地区的发展基础,利用区域互联、资源融通的优势,深入推进各地制度衔接,完善政策支撑体系,积极探索中医药区域发展合作路径。围绕中医药优势学科,整合区域内优势资源,推动中医药产学研一体化发展,加快中医药创新要素聚集,推动中医药事业高质量发展。鼓励社会资本的加入,完善中医药医疗市场的竞争机制,构建协调有序的中医药服务市场。积极推进中医药服务能力提升工程,组建多种形式的中医医疗联合体,引导中医优质医疗资源和卫生人力资源的良性流动,加强区域间协调发展,共同推进中医药整体发展水平的提升。

参 考 文 献

[1] 魏权龄. 数据包络分析(DEA). 科学通报,2000,45(17):1793-1808.

〔2〕新华社.中共中央 国务院关于建立更加有效的区域协调发展新机制的意见.http://www.gov. cn/zhengce/2018－11/29/content_5344537.htm〔2020－12－02〕.

〔3〕庞婷,韦波,冯启明.基于数据包络分析的广西市级妇幼保健院效率特征及变动研究.中国妇幼保健,2020,35(13)：2348－2351.

〔4〕陈云."新医改"背景下我国中医类医院运行效率评价研究.中国卫生统计,2019,36(1)：75－ 77,80.

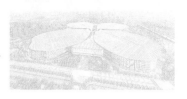

第九章

出生"一件事"是上海市委、市政府高效办成"一件事"的重要内容之一,本章收录的文章梳理了出生"一件事"的业务流程优化再造研究及实施建议,以全面提升群众办事的便捷度、体验度和满意度。对上海市"十四五"户籍人口总量和结构发展前景进行科学预测是制订上海市"十四五"社会经济发展规划的基础,因此,本章收录的文章对上海市"十四五"户籍人口发展趋势进行预测,并提出建议以促进人口长期均衡发展。对二孩政策实施以来上海人口和生育形势变动分析,了解育龄妇女的生育意愿及其影响因素,有利于对未来人口形势做出预判并做出配套政策的调整。基于此,本章收录的文章分析近年来上海人口和生育形势变动,研究一孩育龄妇女二孩生育意愿及其影响因素,分析儿童照料对育龄妇女二孩生育意愿的影响。此外,减少不安全性行为是"健康中国2030"战略规划的目标之一,本章收录的文章调查并分析上海市大学生性行为与避孕药具使用情况,旨在提高大学生性行为的保护意识和能力。

人口与家庭发展

出生"一件事"业务流程优化
再造研究和实施建议

赵丹丹　吴乾渝　沙卫涛　吴向泳
出生"一件事"工作专班

【导读】　出生"一件事"是上海市委、市政府高效办成"一件事"的重要内容之一。为深入推进"一网通办"改革,文章系统梳理了小孩出生后所需要办理的事项、涉及的业务管理部门及相关办事窗口等信息,调研分析了各事项现行经办流程、信息流转和存在的问题,提出了出生"一件事"业务流程优化再造的设想和具体实施方案,将小孩出生后各职能部门办理的"单个事项"集成为群众视角的"一件事",实施业务流程革命性再造,系统重构部门内部操作流程和跨部门、跨层级、跨区域协同办事流程,实现更深层次、更高水平的"减环节、减时间、减材料、减跑动",加快推进"一网办、一窗办、一次办",推动政务服务更加便利高效,全面提升群众办事的便捷度、体验度和满意度。

一、出生"一件事"涵盖事项及业务流程现状

(一)出生"一件事"涵盖事项及管理部门

小孩出生后,主要涉及的具体事项包括婴儿的"出生医学证明"签发、"预防接种证"发放、出生登记、社会保障卡申领、城乡居民基本医疗保险参保登记、门急诊就医记录册申领和城乡居民基本医疗保险缴费,以及产妇的"生育医学证明(生产专用)"出具、享受生育保险待遇计划生育情况审核、生育保险待遇申领共 10 项;涉及的业务管理部门有卫生健康、公安、医疗保障、人力资源和社会保障、税务等部门;涉及的相应办事窗口有助产医疗机构、社区卫生服务中心、派出所、社会保险事业管理中心、医疗保险事务管理中心、社区事务受理服务中心等。

(二)各事项现行经办流程

1. "出生医学证明"签发和"生育医学证明(生产专用)"出具(助产医疗机构)

凡在上海市助产医疗机构出生或在家中、途中分娩后即送助产医疗机构处理的活产婴儿,在

第一作者:赵丹丹,男,上海市卫生健康委员会副主任。
通讯作者:沙卫涛,男,上海市妇幼保健中心党总支书记。
作者单位:上海市卫生健康委员会(赵丹丹、吴乾渝、吴向泳),上海市妇幼保健中心(沙卫涛)。
出生"一件事"工作专班:上海市卫生健康委员会(张炜、闵琛、张铃、蔡岚岚、周娟、丁燕),上海市妇幼保健中心(楼俊、郎芳、朱蓉),上海市卫生健康信息中心(盛军),上海市公安局(高学儒),上海市民政局(崔芳芳、张洁),上海市医疗保障局(陈佳、施丽),上海市税务局(吴思思),上海市社会保险事业管理中心(李正昶、王威),上海市大数据中心(王倩璐、毛亚青)。

其父母确定婴儿姓名后,填写申请表并提交相应证明材料,由所在助产医疗机构为婴儿审核签发"出生医学证明",同时为产妇出具"生育医学证明(生产专用)"。如果在出院前申领,由所在助产医疗机构当场签发;如果在出院后申领,由申请人到所在助产医疗机构申请办理。办理形式为窗口办理。

2. "预防接种证"发放及信息关联(助产医疗机构、社区卫生服务中心)

在婴儿首次接种疫苗后,由所在助产医疗机构当场发放"预防接种证"。办理好婴儿"出生医学证明"和出生登记后,由其近亲属携带"出生医学证明"或居民户口簿前往社区卫生服务中心预防接种门诊,由工作人员在预防接种系统内进行信息关联,婴儿家长即可在线上查询婴儿电子预防接种记录。办理形式为当场领取,窗口信息关联。

3. 出生登记(公安派出所)

婴儿出生后,由其近亲属携带"出生医学证明"正页、副页等证明材料,前往其父亲或母亲户籍所在地派出所办理婴儿出生登记。派出所审核同意后,收取"出生医学证明"副页存档,并打印居民户口簿及"常住人口登记卡"。一岁以内婴儿随父亲或随母亲入户、材料齐全者,可当场办理。办理形式为窗口办理、网上办理。

4. 新版社会保障卡申领(上海市社会保障卡服务中心、社区事务受理服务中心)

婴儿办理出生登记后,由代办人携带居民户口簿等证明材料,前往就近的社区事务受理服务中心申请办理。社区事务受理服务中心录入信息后,提交上海市社会保障卡服务中心通过信息系统,由公安、人力资源和社会保障、服务银行核验通过,完成申领;然后由上海市社会保障卡服务中心集中制卡,邮政快递发卡。自核验通过之日起 30 日内,完成制卡和发放。办理形式为窗口办理、网上办理、服务银行网点办理。

5. 城乡居民基本医疗保险参保登记、门急诊就医记录册申领和居民医疗保险缴费(上海市医疗保险事务管理中心、上海市税务局、社区事务受理服务中心)

(1)城乡居民基本医疗保险参保登记:婴儿办理出生登记后,由代办人携带居民户口簿等证明材料,前往就近的社区事务受理服务中心申请参保。社区事务受理服务中心初审录入信息后,提交所属区医疗保险事务中心进行复审,复审通过后提交上海市医疗保险事务管理中心终审,终审通过后上海市医疗保险事务管理中心将参保信息反馈至上海市税务部门供申请人缴费。从参保申请、审核、制作就医凭证、完成缴费一般为 10 个工作日,婴儿在完成城乡居民基本医疗保险缴费的次月 1 日建立城乡居民基本医疗保险账户。办理形式为窗口办理、网上办理。

(2)门急诊就医记录册申领:参保申请审核通过后,参保人可申领门急诊就医记录册;也可在完成缴费、建立城乡居民基本医疗保险账户后,通过"一网通办"平台或"随申办"移动端申领门急诊就医记录册,线上申领可通过统一物流配送或前往社区事务受理服务中心自取。

(3)城乡居民基本医疗保险缴费:上海市税务部门收到上海市医疗保险事务管理中心推送的参保信息,当日生成缴费信息,申请人即可前往社区事务受理服务中心或通过支付宝、"一网通办"平台、"随申办"移动端等渠道缴费。缴费成功后上海市税务部门将信息反馈给上海市医疗保险事务管理中心,上海市医疗保险事务管理中心建立婴儿城乡居民基本医疗保险账户,申领的就医凭证方可使用。

6. 享受生育保险待遇计划生育情况审核[乡(镇)人民政府或者街道办事处、社区事务受理服务中心]

拟享受生育保险待遇的生育妇女携带"生育医学证明(生产专用)"等材料,前往社区事务受理服务中心提出申请,由乡(镇)人民政府或者街道办事处进行受理审查,并核实当事人计划生育情况,对符合规定的出具"上海市申请享受生育保险待遇计划生育审核表"。受理时限为 2 个工作日,办理时限为 7 个工作日。办理形式为窗口办理。

7. 生育保险待遇申领(上海市社会保险事业管理中心、社区事务受理服务中心)

符合政策规定的生育妇女携带"上海市申请享受生育保险待遇计划生育审核表""生育医学证明(生产专用)"等证明材料,在经办服务移交过渡期内,前往社区事务受理服务中心或社会保险事业管理分中心,填写个人银行账号等信息,办理生育保险待遇申领手续。材料齐全者,当场签字确认"受理情况回执"。上海市社会保险事业管理中心在 20 个工作日内办结,出具"生育保险待遇支付核定表"。上海市社会保险事业管理中心将支付信息传递至上海市医疗保险事务管理中心,上海市医疗保险事务管理中心将资金支付给承办银行,承办银行支付到位。办理形式为窗口办理。

(三)各事项办理信息化管理情况

1. 婴儿"出生医学证明"签发

在上海市妇幼保健中心负责管理的上海市《出生医学证明》信息网络直报系统中进行办理,签发端为上海市 88 家助产医疗机构。"出生医学证明"签发后,办理信息每日汇聚至市级总库,并通过政务外网推送至上海市大数据中心统一生成电子证照。

2. 婴儿"预防接种证"发放

在上海市疾病预防控制中心负责管理的上海市疫苗和预防接种综合管理信息系统中进行信息汇聚,信息录入端为上海市 88 家助产医疗机构,由医务人员手工录入小孩出生信息及预防接种信息。

3. 婴儿出生登记

在上海市公安部门负责管理的上海市公安局常住人口信息管理系统中进行办理,办理端为公安派出所。出生登记结果通过政务外网定时推送至上海市大数据中心统一生成电子证照。

4. 婴儿社会保障卡办理

在上海市社会保障卡服务中心负责管理的上海市社会保障卡服务中心上海二代社会保障卡应用系统中进行办理,办理端为社区事务受理服务中心或上海市社会保障卡服务中心。

5. 婴儿医疗保险和门急诊就医记录册办理

在医疗保障部门负责管理的上海医保业务经办平台中进行办理,办理端为医疗保险事务中心,受理端为社区事务受理服务中心。由社区事务受理系统统一受理后,推送至上海医保业务经办平台进行逐级审核。审核通过后,再由税务部门通过电子税务局系统进行缴费确认。

6. 产妇"生育医学证明(生产专用)"出具

由各助产医疗机构填写纸质"生育医学证明(生产专用)"并手工出具该证明,目前暂无信息系统支撑。

7. 产妇计划生育情况审核

在上海市卫生健康委负责管理的上海市人口与计划生育综合管理信息系统中进行办理,受理端为社区事务受理服务中心。由社区事务受理系统统一受理后,推送至上海市人口与计划生育综合管理信息系统进行逐级审核。审核通过后生成"计划生育审核表",通过政务外网定时推送至上海市大数据中心统一生成电子证照。

8. 产妇生育保险待遇支付审核和发放

生育保险与基本医疗保险合并实施前及实施后的移交过渡期内,生育保险待遇申领由上海市社会保险事业管理中心及社区事务受理服务中心受理。其中,社区事务受理服务中心受理后,相关业务推送至上海市社保中心业务经办平台进行业务审核,审核通过后再由上海市医疗保险事务管理中心登录上海医保业务经办平台进行生育保险待遇发放。

二、存在的问题

对标"一件事、一次办"的工作目标,目前小孩出生相关事项办理流程主要存在以下三个问题。

1. 涉及事项多且分散

出生"一件事"涉及10项具体业务,以及卫生健康、公安、医疗保障、社会保险、税务、民政6个部门的多个办事窗口。办事群众对需要办哪些事、到哪儿办、怎么办等不清楚。

2. 办事不够集约高效

在涉及业务事项的办理过程中,重复提交材料、跑多个部门等问题较为突出,能够网上办理、自助办理、"一门式"办理的事项较少,群众办事不便。

3. 部门间缺乏有效联动

各相关部门间业务系统独立、数据互不相通,仍依靠定期纸质反馈沟通,工作方式落后,工作效率较低。

三、业务流程优化设想

坚持"以人民为中心"的发展思想,以群众高效办成出生"一件事"为目标,重点围绕"六个再造",整体性改造出生"一件事"申请条件、申报方式、受理模式、审核程序、发证方式和管理架构,实施一体化办理。依托"一网通办"平台,通过"前端一体申报、后台并联处理、信息集成共享"的方式,努力实现"两转变""一网办、一次办",提升群众办事的便捷度、体验度和满意度[1-3]。

(一)明确改革任务

1. 打造出生"一件事"联办模式

整合相关事项,再造业务流程,形成出生"一件事"事项列表,实现"一事一次告知",打造"一表申请、一网受理、一站服务"的联办模式。将相关事项办理纳入公共服务事项范围,通过"数据先行、即时审核、限时办结"的流程管理,推进出生"一件事"跨部门多证联办,实现"一网办理"零次跑的终极目标。

2. 规范出生"一件事"联办标准

全面梳理出生"一件事"事项范畴,制定办事标准,规范服务流程。确定联办事项内涵,精简申请材料,再造申请条件,统一规范信息标准,制定统一申请表单和具体办事流程,实施"一网受理";明确并公开出生"一件事"咨询途径(电话:12345),对出生"一件事"涉及服务事项提供专业化的政策咨询。

3. 完善出生"一件事"联办机制

建立完善出生"一件事"卫生健康部门牵头、各部门各司其职、跨部门联办的审核服务机制,实现申请材料信息"一次提交、多次复用"。强化卫生健康、公安、医疗保障、社会保险、税务、社区事务受理服务中心等部门业务协同,明确职责分工,形成优化流程、强化监管、提升服务的合力,实施"一体管理"。

4. 建设出生"一件事"联办系统

基于"一网通办"平台,整合互通各部门信息系统,实现流程交互、数据流转,建设全市统一的出生"一件事"主题服务受理功能模块,通过一个"入口"办理,实现"一网办理"。优化设计统一身份认证方式,简化必须到现场进行身份核验的审核环节;加强电子签名、电子印章的应用,明确电子签名、电子印章与手写签名、实物印章具有同等法律效力;整合优化出生"一件事"事项需提供的纸质证明材料,实行"两个免于提交"(凡是上海市政府部门核发的材料,原则上一律免于提交;凡是能够提供电子证照的,原则上一律免于提交实体证照)。

5. 优化出生"一件事"联办流程

① 优化受理流程:同步受理婴儿和产妇相关事项办理,加快流程推进;② 强化部门协作:同步获取受理信息和相关前置部门办理信息,提高办事效率;③ 再造出生登记流程:父母双方均为上海市户籍的,由助产医疗机构留存"出生医学证明"副页(加注出生"一件事"联办标志)及存根联,下载打印相关材料归档,将所有档案原件和数字化副本定期移交市、区两级国家综合档案馆。同时生成"出生医学证明"副页电子证照,通过"一网通办"平台推送至拟入户派出所,办理婴儿出生登记。

6. 推进线上线下深度融合

依托出生"一件事"一网通办能力,在社区事务受理服务中心实现出生"一件事"办理。各相关办事机构在条件允许的情况下在相应办公场所设置专区,提供出生"一件事"线上办理操作指导服务,实现线上、线下融合。依据申请人选择,依托"一网通办"统一物流将实体证件快递送达申请人,实施"统一发证",实现出生"一件事"电子证照与实体证照同步发放、同步归集。

(二)服务对象

服务对象为在上海市助产医疗机构出生(含在家中、途中分娩后即送往助产医疗机构),且父母双方均为上海市户籍,符合随父、随母落家庭户条件,一周岁以内婚生婴儿,提供"预防接种证"发放、"出生医学证明"签发、出生登记、社会保障卡申领、医疗保险参保登记、门急诊就医记录册申领等多证联办;为产妇提供"生育医学证明(生产专用)"出具、享受生育保险待遇计划生育情况审核、生育保险待遇申领一站式办理。

(三)办理流程

产妇分娩后 6 小时内,各助产医疗机构将产妇分娩信息录入或上传至上海市基于市民电子监控档案的卫生信息工程全市拓展项目——妇幼保障信息系统。

1. 出生"一件事"联办发起

(1) 联办申请和提交材料:婴儿母亲实名登录"一网通办"平台、"随申办"移动端并经实人验证后,填写"上海市出生'一件事'办理登记表"发起联办申请。经授权在电子证照库中调取夫妻双方身份证、居民户口簿、结婚证等证件,属于再生育子女的调取"再生育子女告知书"。不能调取的材料由申请人拍照上传,并进行电子签名确认。

(2) 申请事项信息推送:上海市大数据中心按照申请人申请和事项办理进度,在共享获取相关必要信息后,将事项办理登记表及相关证明材料及时分类推送至有关部门审核办理。

2. "出生医学证明"签发和"生育医学证明(生产专用)"出具

上海市大数据中心根据申请人申请信息,提取卫生健康部门共享的产妇分娩信息后生成"出生医学证明"样证,由申请人在线确认。助产医疗机构及时查收确认信息和父母双方的居民身份证,签发"出生医学证明",留存"出生医学证明"副页(加注出生"一件事"联办标志)及存根联,下载打印相关材料归档,将所有档案原件和数字化副本定期移交市、区两级国家综合档案馆。同时,助产医疗机构出具"生育医学证明(生产专用)"。卫生健康部门归集信息后立即推送上海市大数据中心生成电子证照。按照个人意愿,选择邮寄者,由助产医疗机构将"出生医学证明"邮寄给申请人;选择自行领取者,由申请人到其分娩的助产医疗机构领取。

3. 出生登记办理

落户派出所及时查收申请材料和电子证照信息,包括:父母双方的居民身份证、落户地的居民户口簿、父母结婚证、"出生医学证明"副页(加注出生"一件事"联办标志),材料齐全无误者,直接留存相关电子档案,办理婴儿出生登记,并反馈至上海市大数据中心生成电子证照。申请人根据个人实际需求可随时携带居民户口簿至就近派出所打印婴儿"常住人口登记卡";材料存疑或不全的,通过"一网通办"平台向申请人反馈无法直接办理出生登记的原因。

4. 新版社会保障卡申领

上海市社会保障卡服务中心线上接收申领信息后,调取婴儿户籍登记信息,通过信息系统由公安、人力资源和社会保障部门、服务银行核验通过,完成申领,线下完成社会保障卡制作,并通过邮政快递免费寄达申请人,或由申请人至选择的社区事务受理服务中心领取(默认为居住地所在街道、镇)。

5. 城乡居民基本医疗保险参保登记及相关事项办理

(1) 医疗保险参保审核和就医凭证申领:医疗保障部门及时查收上海市大数据中心推送申请信息及婴儿户籍信息,对符合政策规定的婴儿给予办理参保登记,并将参保信息推送给上海市税务部门,上海市大数据中心将就医凭证申领信息派单推送至社区事务受理服务中心。

(2) 门急诊就医记录册的制作和发放:社区事务受理服务中心线上接收就医凭证申领信息后,线下完成门急诊就医记录册制作,并通过统一物流平台邮寄送达申请人,或由申请人至选择的社区事务受理服务中心领取(默认为居住地所在街道、镇)。

(3) 医疗保险缴费及建立城乡居民基本医疗保险账户:上海市税务部门收到上海市医疗保险事务管理中心推送信息后生成缴费信息,上海市大数据中心根据约定规则通过"一网通办"平台、"随申办"移动端提醒申请人缴费。申请人完成缴费后,上海市税务部门将信息反馈给上海市医疗保险事务管理中心建立城乡居民基本医疗保险账户,账户建立后,方可使用有效的就医凭证。

6."预防接种证"发放和信息关联

婴儿出生后在所出生的助产医疗机构领取"预防接种证"。在办理好"出生医学证明"并获得身份证号码后,"一网通办"平台将相关信息推送给卫生健康部门进行信息关联,婴儿家长即可实现线上查询婴儿预防接种记录。

7.享受生育保险待遇计划生育情况审核

社区事务受理服务中心即时查收上海市大数据中心推送信息,受理后由乡(镇)人民政府或者街道办事处进行审查核实,对符合规定的出具"上海市申请享受生育保险待遇计划生育情况证明",生成电子证照推送给上海市社会保险事业管理中心。

8.生育保险待遇申领

在经办服务移交过渡期内,上海市社会保险事业管理中心根据上海市大数据中心的推送信息和计划生育情况审核结果信息,会同相关单位做好生育妇女生育保险待遇的审核和发放。

9.信息一体反馈

各部门在事项办理过程中即时向上海市大数据中心反馈办理进度、办理结果信息(包括:待受理、受理或不予受理、审核中、补正、审核通过或不通过、已发放等)。由"一网通办"平台统一向申请人或相关部门提供查询和提醒功能,实现一体反馈。

上海市出生"一件事"联办流程见图1。

四、预期成效

(一)减环节

通过整合办事事项,重塑办事流程,群众办事环节由目前的22个业务环节减少至2个环节(填写登记表、医疗保险缴费)。

(二)减时间

通过"一网受理",多部门协同办理,减少群众等待时间,事项累积办理时间由将近100天减少至不超过20天(2020年底之前生育保险待遇审核经办服务移交过渡期内不超过25天),其中,婴儿相关事项办理不超过5天。

(三)减材料

通过"多表合一、一表申报",结合数据推送和电子证照应用,群众需填写的申请表由7份减少至1份;大幅精简所需提交的证明材料,相同材料不再重复提交。一般情况下申请人需提交的证明材料从26份减至5份(属于再生育子女情形的为6份),甚至0份(提交电子证照)。

(四)减跑动

通过协同办理、全流程办理,群众不用在不同部门间跑动,跑动次数大大减少,跑动次数由14次减少至"最多跑1次",甚至"零跑动"。

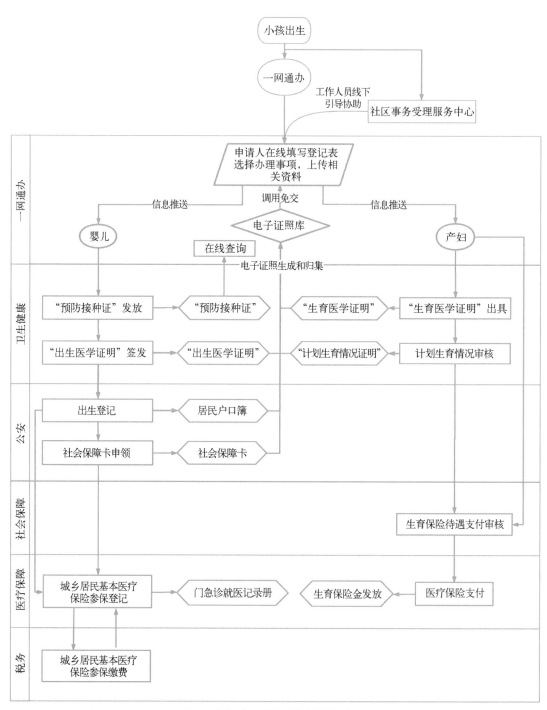

图 1 上海市出生"一件事"联办流程

参 考 文 献

［1］上海市人民政府办公厅.上海市人民政府办公厅关于以企业和群众高效办成"一件事"为目标全面推进业务流程革命性再造的指导意见(沪府办〔2020〕6号),2020.

［2］上海市人民政府.2020年上海市深化"一网通办"改革工作要点.http://www.shanghaiinvest.com/cn/viewfile.php?id=14552［2020-02-24］.

［3］浙江日报.我省推进新生儿出生事项"最多跑一次"出生"一件事"一站式联办.http://www.gov.cn/xinwen/2019-10/08/content_5436896.htm［2020-02-24］.

上海市"十四五"户籍人口发展趋势预测

周海旺　樊　华　胡　娟　丁　燕　张　茜　韦陆星　顾佳跃

【导读】　对"十四五"上海市人口总量和结构发展前景进行科学预测,是制订上海市"十四五"社会经济发展规划的基础。文章以2019年上海市户籍人口为基数,在综合考虑户籍政策、人才引进、住房建设、城市发展等因素基础上,对生育水平、死亡水平、人口迁移等参数进行科学设定。经过模型测算,预计2025年上海市户籍人口接近1510万人,出生人口和育龄妇女人口持续减少,人口老龄化水平提高到40%,社会抚养系数超过100%。为缓解人口结构失衡问题,要引进各类人才,稳定人口规模,提高人口素质;要探索生育支持政策,促进出生人口增长;要按照中央全面深化改革委员会2020年2月第十二次会议要求,做好公共服务建设,解决好"一老一小"问题,促进人口长期均衡发展。

一、2010年以来上海市户籍人口发展变化趋势

(一)户籍人口呈持续增长趋势

2010~2019年,上海市户籍人口从1412.32万人增长到1471.16万人,户籍人口增长了58.84万人(图1)。

(二)户籍人口男女数量差距逐年增大

户籍男性人口数量从2010年的703.57万人增加到2019年的727.59万人,女性数量则从2010年的708.75万人增加到2019年的743.56万人。户籍人口中女性数量一直多于男性,且女性和男性之间的数量差距越来越大(图2)。

(三)户籍人口年龄结构失衡问题日益严重

由各年龄段的趋势线可发现,2010~2019年60岁及以上户籍人口数与18~59岁户籍人口之间的差距在逐渐缩小,与17岁及以下户籍人口的差距逐渐扩大。由此可知,2010~2019年上海市户籍人口逐渐向老龄化趋势发展,老年人口数量不断增加,而18~59岁劳动年龄人口数量逐年减少(图3)。

第一作者:周海旺,男,研究员。

作者单位:上海社会科学院城市与人口发展研究所(周海旺、张茜、韦陆星、顾佳跃),上海市卫生健康委员会(樊华、胡娟、丁燕)。

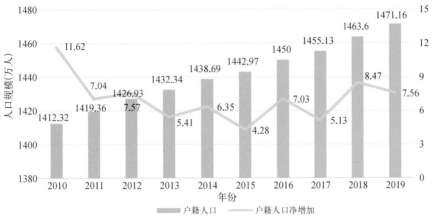

图 1　2010～2019 年上海市户籍人口发展变化

数据来源：2011～2019 年《上海统计年鉴》、上海市公安局人口管理办公室

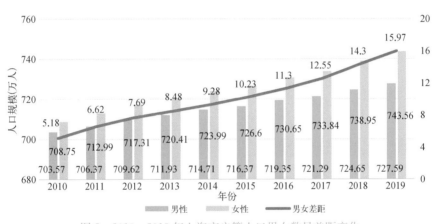

图 2　2010～2019 年上海市户籍人口男女数量差距变化

数据来源：2011～2019 年《上海统计年鉴》、上海市公安局人口管理办公室

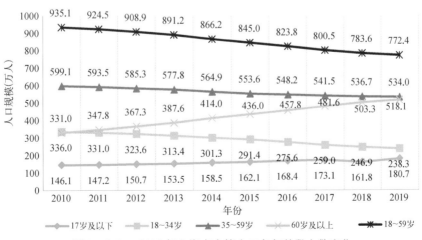

图 3　2010～2019 年上海市户籍人口各年龄段人数变化

数据来源：2011～2019 年《上海统计年鉴》、上海市公安局人口管理办公室

二、上海市人口发展面临的问题

（一）出生人口数量进入减少阶段，户籍人口自然变动持续负增长

2010～2019 年上海市户籍人口出生人数在波动中略有减少。2016 年以来，每年户籍出生人口数量都显著减少；人口出生率也呈同样的波动趋势；"十三五"期间户籍人口自然增长率下降明显（表1）。

表1 2010～2019 年上海市户籍人口自然变动情况

年 份	出生人数(万人)	死亡人数(万人)	自然增长人数(万人)	出生率(‰)	死亡率(‰)	自然增长率(‰)
2010	10.02	10.87	−0.84	7.13	7.73	−0.60
2011	10.15	11.11	−0.96	7.17	7.85	−0.68
2012	12.11	11.74	0.37	8.51	8.25	0.26
2013	10.89	11.67	−0.78	7.62	8.16	−0.54
2014	12.41	11.95	0.46	8.64	8.32	0.32
2015	10.59	11.50	−1.83	7.35	8.62	−1.27
2016	13.07	11.40	0.72	9.04	8.54	0.50
2017	11.77	12.15	−0.87	8.10	8.70	−0.60
2018	9.84	12.20	−2.73	6.70	8.60	−1.90
2019	9.20	12.50	−3.30	6.30	8.60	−2.30

数据来源：2011～2019 年《上海统计年鉴》、《2019 年上海市国民经济和社会发展统计公报》。

2019 年户籍人口出生人数创十年来新低，为 9.20 万人，比 2016 年减少 3.87 万人；在"全面两孩"政策放开后，首年取得一定效果，2016 年相比 2015 年出生人数增加 2.48 万人，"十三五"期间户籍人口出生人数持续减少。截至 2019 年底，上海市户籍人口出生人数比"十一五"期末减少 0.82 万人，比"十二五"期末减少 1.39 万人。

2010～2019 年，除 2012 年、2014 年和 2016 年以外，上海市户籍人口自然增长人数常年保持负增长，特别是 2019 年为−3.30 万人，为近十年来最低值（表1）。

（二）"全面两孩"政策效果不显著，户籍人口二孩率较低

2010～2019 年户籍人口二孩率最高只达到 32.54％。户籍人口的一孩率 2015 年达到 77.09％，2017 年减少到 66.53％，2018 年略微回升到 68.03％。上海市户籍家庭仍以生育一个孩子为主（表2）。

表2 2010～2019 年上海市户籍人口分孩次生育率变化情况（单位：％）

年 份	一孩率	二孩率	三孩及以上率
2010	93.80	6.10	0.10
2011	92.80	7.10	0.10
2012	91.50	8.40	0.10
2013	89.40	10.50	0.20

年　份	一孩率	二孩率	三孩及以上率
2014	84.90	15.00	0.20
2015	77.09	22.64	0.27
2016	71.95	27.42	0.63
2017	66.53	32.54	0.93
2018	68.03	30.88	1.08
2019	70.10	28.80	1.10

数据来源：上海市卫生健康委。

（三）户籍老年人口持续增长，老龄化程度不断加深

2019年上海市户籍人口中，60岁及以上老年人口有518.12万人，比"十二五"期末增加18.85%。2010～2019年，上海市60岁及以上人口占全市总人口比例急速升高，从23.4%提高到35.2%，平均每年提高1.31个百分点（表3）。

表3　2010～2019年上海市户籍老年人口发展情况

年　份	总人口（万人）	60岁及以上	
		人数（万人）	占全市总人口比例（%）
2010	1 412.32	331.02	23.4
2011	1 419.36	347.76	24.5
2012	1 426.93	367.32	25.7
2013	1 432.34	387.62	27.1
2014	1 438.69	413.98	28.8
2015	1 442.97	435.95	30.2
2016	1 449.98	457.79	31.6
2017	1 456.35	483.60	33.2
2018	1 463.61	503.28	34.4
2019	1 471.16	518.12	35.2

数据来源：2011～2019年《上海统计年鉴》、《2019年上海市国民经济和社会发展统计公报》。

三、上海市户籍人口变动的影响因素分析

（一）育龄妇女人数减少，总和生育率及一般生育率均下降

"十三五"期间，上海市常住人口育龄妇女人数、已婚育龄妇女人数都在持续减少，特别是进入"十三五"以来，减少幅度明显；户籍人口育龄妇女人数、已婚育龄妇女人数也在缓慢减少。2018年上海市户籍人口育龄妇女人数为290.63万人，比"十二五"期末减少6.18万人，减少2.08%；已婚育龄妇女人数为198.73万人，比"十二五"期末减少6.12万人，减少2.99%（表4）。

表4 2015～2018年上海市户籍育龄妇女人数变化（单位：万人）

年　　份	育龄妇女	已婚育龄妇女
2015	296.81	204.85
2016	296.58	204.23
2017	292.73	200.92
2018	290.63	198.73

数据来源：上海市卫生健康委。

2016年上海市户籍人口总和生育率（total fertility rate，TFR）为1.1，比"十二五"期末有所升高，是由于受到"全面两孩"政策的影响。进入"十三五"以来，总和生育率持续走低，2018年为0.9；同样，一般生育率的变化趋势与总和生育率基本一致，2016年比"十二五"期末高4.81个千分点，进入"十三五"以来，持续降低，2018年为28.80个千分点，比2016年低9.47个千分点（表5）。

表5 2015～2018年上海市户籍人口总和生育率及一般生育率变动情况

年　　份	总和生育率	一般生育率（‰）
2015	0.97	33.46
2016	1.1	38.27
2017	1.0	33.22
2018	0.9	28.80

数据来源：上海市卫生健康委。

（二）户籍迁移已成为上海市户籍人口增长的最主要来源

户籍人口迁移机械增长人数在2015～2018年逐年增加，2018为9.83万人，接近10万人。2015～2018年上海市户籍人口净迁入30.41万人。在户籍人口自然变动负增长的背景下，户籍人口的数量增长主要靠户籍迁移（图4）。

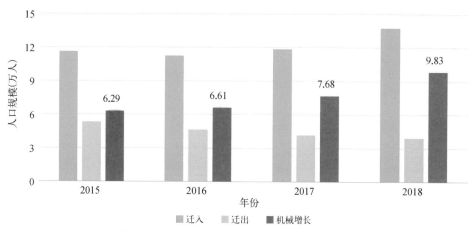

图4 2015～2018年上海市户籍人口迁移变化

数据来源：2016～2019年《上海统计年鉴》

（三）户籍迁入人口趋于年轻化有利于缓解户籍人口年龄结构失衡

2015～2019 年上海市户籍迁入人口中,占比最多的年龄段是 18～35 岁,其次是 36～59 岁,都处于劳动年龄段,可见户籍迁入人口以劳动年龄人口为主(表6)。

表6　2015～2019 年上海市户籍迁入人口年龄分布(单位:%)

年 份	0～5岁	6～10岁	11～14岁	15～17岁	18～35岁	36～59岁	60岁及以上	未知	总计
2015	1.46	5.33	1.69	0.89	43.53	34.31	12.62	0.17	100.00
2016	2.58	5.48	1.66	0.84	41.65	36.78	10.89	0.12	100.00
2017	4.64	6.15	1.65	0.90	42.24	37.35	6.95	0.12	100.00
2018	6.89	5.67	1.56	0.77	46.49	33.66	4.86	0.10	100.00
2019	8.40	4.98	1.50	0.67	52.43	27.63	4.30	0.09	100.00

数据来源:上海市公安局人口管理办公室。

（四）住房发展带动人口增长

"十三五"以来,上海市新建商品房销售面积合计面积 7 698.39 万平方米(含 2020 年预计数),按全市人均住房面积 37 平方米计算,可容纳 208 万人居住,为新增人口提供了增长空间;"十四五"预计新建商品房销售面积 5 500～6 500 万平方米,约带来 148～175 万人的人口增加。

四、上海市户籍人口发展趋势预测

（一）户籍人口总量发展趋势

上海市户籍人口总量在未来的几十年中总体处于减少的趋势。2019 年为 1 471.16 万人,在"十四五"期间显现缓慢增加,初期低方案、中方案、高方案的预测结果均为 1 478.21 万人,到 2025 年低、中、高三方案户籍人口总量分别增加到 1 500.45 万人、1 508.72 万人、1 510.65 万人(表7)。

表7　2019～2015 年上海市户籍总人口数发展趋势(单位:万人)

年 份	低 方 案	中 方 案	高 方 案
2019	1 471.16	1 471.16	1 471.16
2020	1 478.21	1 478.21	1 478.21
2021	1 484.33	1 485.12	1 485.12
2022	1 489.60	1 491.87	1 491.87
2023	1 494.01	1 498.39	1 498.39
2024	1 497.61	1 503.98	1 504.65
2025	1 500.45	1 508.72	1 510.65

（二）户籍0～14岁少年儿童人口数量

上海市户籍 0～14 岁少年儿童人口数量在低、中、高方案中均是经历先小幅增加后减少再增加的趋势。2019 年 0～14 岁实有人口数量为 158.02 万人。"十四五"期间低方案 0～14 岁人口数量在 2021 年到达小高峰，为 161.62 万人；中方案在 2024 年到达小高峰，为 164.45 万人；高方案则在 2025 年达到高峰，为 165.47 万人（表 8）。

表 8　2019～2025 年上海市户籍 0～14 岁少年儿童人口数量发展趋势（单位：万人）

年　份	低　方　案	中　方　案	高　方　案
2019	158.02	158.02	158.02
2020	160.16	160.16	160.16
2021	161.62	162.41	162.41
2022	160.54	162.81	162.81
2023	159.43	163.81	163.81
2024	158.08	164.45	165.11
2025	155.27	163.54	165.47

（三）户籍 15～59 岁劳动年龄人口数量

上海市户籍 15～59 岁劳动年龄人口数量将经历快速减少到缓慢减少再快速减少的过程（表 9）。

表 9　2019～2025 年上海市户籍 15～59 岁劳动年龄人口数量发展趋势（单位：万人）

年　份	低　方　案	中　方　案	高　方　案
2019	795.02	795.02	795.02
2020	781.52	781.52	781.52
2021	774.15	774.15	774.15
2022	763.50	763.50	763.50
2023	747.10	747.10	747.10
2024	740.28	740.28	740.28
2025	736.84	736.84	736.84

（四）户籍老年人口数量

2019 年户籍 60 岁及以上、65 岁及以上、80 岁及以上老年人口数量，分别是 518.12 万人，361.71 万人和 82.03 万人。60 岁及以上老年人口数量到 2025 年将快速增长到 608.34 万人（表 10）。

表 10　2019～2025 年上海市户籍老年人口数量发展趋势（单位：万人）

年　份	60 岁及以上	65 岁及以上	80 岁及以上
2019	518.12	361.71	82.03
2020	536.53	384.44	82.60

年　份	60 岁及以上	65 岁及以上	80 岁及以上
2021	548.56	406.60	84.23
2022	565.56	433.15	85.24
2023	587.48	453.31	86.93
2024	599.26	468.93	90.60
2025	608.34	484.98	93.71

(五) 户籍出生人口数量变化趋势

上海市户籍出生人口数量低、中方案均呈现先增后减趋势,高方案预测值始终在增长。"十四五"期间低方案户籍人口出生数量持续减少,2020 年为 8.85 万人,2025 年将进一步减少到 6.84 万人。中方案的高峰出现在 2023 年,其出生人口数量为 9.64 万人,到 2025 年则将减少到 8.74 万人。高方案的高峰出现在 2025 年,出生人口数量将为 10.01 万人(表 11)。

表 11　2019~2025 年上海市户籍出生人口数量发展趋势(单位:万人)

年　份	低 方 案	中 方 案	高 方 案
2019	8.49	8.49	8.49
2020	8.85	8.85	8.85
2021	8.38	9.17	9.17
2022	7.94	9.43	9.43
2023	7.53	9.64	9.64
2024	7.17	9.16	9.83
2025	6.84	8.74	10.01

(六) 户籍 15~49 岁育龄妇女人口数量变化趋势

上海市户籍 15~49 岁的育龄妇女人口数量逐年减少。2019 年为 289.21 万人,2025 年将减少到 275.64 万人(表 12)。

表 12　户籍 15~49 女性人口发展趋势(单位:万人)

年　份	低 方 案	中 方 案	高 方 案
2019	289.21	289.21	289.21
2020	285.42	285.42	285.42
2021	282.42	282.42	282.42
2022	280.83	280.83	280.83

续　表

年　份	低　方　案	中　方　案	高　方　案
2023	278.84	278.84	278.84
2024	277.30	277.30	277.30
2025	275.64	275.64	275.64

五、实现上海人口长期均衡发展的对策建议

从本文的分析预测中可以看出,上海人口发展中存在出生人口数量减少、劳动力人口数量减少、老年人口持续增加等问题,人口年龄结构失衡严重。"十四五"期间,上海要积极应对人口老龄化,加快实施党的十九届五中全会提出的人口长期均衡发展战略。

(一)保持人口规模适度增长,建立人口发展预警机制

调整人口工作重心,优化各类人口结构。要从长计议,制订合适的人口远景发展目标,从"十四五"和中长期来看,上海市人口工作的重点要从控制人口数量为主向实现人口结构优质均衡转变。

建立人口发展预警机制,提高人口决策能力。要建立人口发展预警机制,通过建立和完善人口信息动态管理网络,及时了解人口发展变化情况,为政府决策提供及时、高效的参考数据。要充分利用信息技术手段,特别是 5G 技术、人像识别技术、手机使用和快递大数据等,提高人口信息的收集、分析、共享能力,为人口预警系统提供高效可靠的数据和技术支撑。"十四五"期间,上海市要加快建立高效的人口信息动态监控系统;在人口监控系统基础上,建立人口预警模型,在人口总量、结构、分布或某些特别人群达到一定的标准时,人口信息预警系统可以自动提出不同等级的预警信息,为人口管理和决策提供参考。

(二)完善体育健身设施,提高居民健康素质

"十四五"期间,上海要积极推进"全民健康"行动,完善体育健身服务网络,加快"15 分钟健身圈"建设,为社区居民提供更为便捷的体育健身锻炼场所;要加快推进以社区预防和康复为主的医疗体系建设,形成疾病预防特别是传染性疾病预防的健康知识传播机制,形成常见病检查、控制的社区保健服务体系,形成有效的社区康复护理体系;要在重点人群聚集地提供营养干预试点服务,需要引导居民形成科学的膳食习惯,加强对学校、幼儿园、养老机构等营养健康工作的指导,开展示范健康食堂和健康餐厅建设。

(三)探索生育支持政策,缓解年龄结构失衡

一是建立人口出生预报制度,自主决定生育时机。推出人口出生预报制度,引导未来的生育行为。每年定期发布人口生育情况报告,让育龄人群了解当年的生育情况处于"波峰"还是"波谷",从而让他们知情选择,将自己的生育计划与政府的人口出生预报相结合,自主决定生育时

机。二是探索建立困难家庭的养育津贴制度,减轻家庭养育孩子带来的沉重经济负担。可以首先从家庭困难的低保人群开始试点,根据孩子的年龄大小每月发放一定金额的养育津贴,减轻家庭的养育压力,鼓励和支持他们生育第二个孩子。三是改进住房购买政策。对生育二孩的家庭购买住房的普通和非普通住房标准认定进行修改,建议把生育二孩的四口之家购买普通商品房的总建筑面积标准从 140 平方米放宽到 200 平方米;生育二孩的家庭为改善住房条件购买第二套房屋的,按照首套房的条件享受首付比例和贷款优惠政策。

二孩政策实施以来上海人口和
生育形势变动分析

陈 蓉 丁晓艳 丁 燕 胡 娟

【导读】 生育政策的陆续调整放宽,对上海的人口变动和生育形势产生了一定的影响。文章拟基于上海人口和生育日常统计数据、出生监测数据库及相关调查数据,通过全面系统分析上海人口变动状况与生育形势,探讨生育政策陆续调整实施对上海户籍人口及其生育形势变动产生的影响,并提出相关的思考。

2004 年,上海取消了双方均为独生子女的夫妻生育第二个子女"须间隔 4 年"的规定,此后生育政策与全国同步陆续调整为"单独两孩"(2014 年)和"全面两孩"(2016 年)政策。"全面两孩"政策的实施标志着长达 35 年的以一对夫妇生育一个孩子为主的生育政策告终。生育政策陆续调整过程中,"双独夫妻""单独夫妻"和"双非独夫妻"陆续成为可以生育二孩的目标人群,尤其是"单独两孩"政策实施以后,上海符合生育二孩条件的夫妇显著增多,故本文探讨的二孩政策时期,拟以 2004 年为时间起点。此外,分析人口变动和生育形势变化,需基于长期数据才可以发现规律,故本文拟基于上海市的人口与生育统计资料,从尽可能长的时间维度着手,分析"单独两孩"政策实施以来的人口生育形势变动状况,并基于此探讨生育政策陆续调整产生的影响。囿于资料的限制,本文仅针对上海市户籍人口进行分析。

一、二孩政策实施以来上海的生育形势分析

(一)户籍育龄妇女生育水平缓慢回升,但仍是处于极限低的水平

上海是中国生育率下降最早、生育水平最低的地区之一,是中国最为典型的处于极低生育水平的特大型城市。1950~1970 年的 20 年间,上海户籍育龄妇女的生育水平快速下降,总和生育率(TFR)从 5.6 下降至 2.28,1971 年更降至更替水平[*]之下,标志着上海已经完成生育率转变,进入低生育率时代,至今已有近 50 年之久。

基金项目:国家社会科学基金青年项目"我国大城市居民婚姻行为的新特征、成因、影响及趋势研究"(项目编号:19CRK017)。
第一作者:陈蓉,女,副研究员。
作者单位:上海市卫生和健康发展研究中心(上海市医学科学技术情报研究所)(陈蓉),上海市卫生健康委员会(丁晓艳、丁燕、胡娟)。
* 一般将 TFR=2.1 视作是更替水平(replacement level),当 TFR 降至更替水平以下时,为低生育率(low fertility)。

　　同许多低生育国家和地区一样,上海的总和生育率也没有维持在更替水平以上,而是持续下滑至1、甚至1以下的极限低水平,1971~1993年上海的总和生育率一直在2.1~1.0的区间内(除了1980年为0.87),1994年以来的绝大多数年份均处于低于1的水平。其中,2003年为1950年以来的最低点,仅为0.64,2003年以后开始在波动中缓慢上升,至2011年时升至0.9[1]。2012年,上海户籍育龄妇女的总和生育率结束了18年的持续1以下的水平,回升至1.07,但2013年又下降至1以下,为0.98;2014年,总和生育率为1.14,2015年又下降至0.97;2016年,总和生育率为1.1,但2017年又下降为1.0,2018年进一步降至0.9,2019年为0.92[2]。可见,上海户籍育龄妇女的总和生育率近几年处于接近于1、在1上下波动的水平,仍是低至"极限中的极限"(图1)。

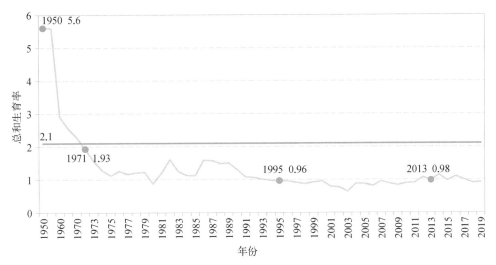

图1　上海户籍育龄妇女总和生育率(1950~2019年)

数据来源:1950~2010年数据来源于1949~2000年《上海市人口与计划生育统计资料汇编》和1982~2010年《上海市人口与计划生育统计资料主要数据汇编》;2011~2019年数据来源于上海市卫生健康委员会官网

(二)生育水平的微幅上升叠加年龄结构效应使得近几年出生人口数有所上升

　　1950年以来,上海户籍出生人口数变动经历了峰谷交替历程,呈现出的三次出生高峰表现出峰值层层递减、谷底越来越低的规律性。第一次出生高峰是1951~1963年,年均出生人口27.39万人;第二次出生高峰是1981~1989年,年均出生人口在15万人以上。1990年后的10多年间,上海户籍出生人口数处于一个明显的下降通道之中,2003年户籍出生人口数达到了1950年以来的历史最低点(5.73万人)。

　　2004年以后,户籍人口生育水平处于缓慢小幅上升通道中,加之人口年龄结构的惯性影响,户籍出生人口数呈现出逐步增多的趋势,特别是2012年以后,相对来说形成了一个非常小的出生高峰。不过,2012年以后出生人数波动也非常明显,2012年出生人口数为12.11万,2013年下降到10.89万,2014年又上升至12.41万,2015年又下降到10.59万,2016年又回升至13.07万,之后出生人数开始下降,2019年上海户籍常住人口出生9.2万人(图2)。

生育政策陆续调整放宽后,生育水平的微幅上升叠加年龄结构效应使得上海市近几年出生人口数有所上升,2016 年全市户籍人口出生量达到近几年的一个高点,但之后出生人口总数陆续下降。

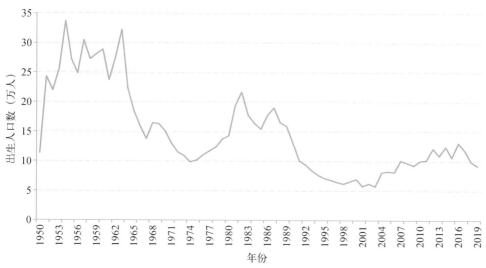

图 2　上海户籍出生人口数变动历程(1950～2019 年)

数据来源:1950～2000 年数据来源于 1949～2000 年《上海市人口与计划生育统计资料汇编》,2001～2018 年数据来源于 2019 年《上海统计年鉴》,2019 年数据来源于《2019 年上海市国民经济和社会发展报告》,统计口径为户籍常住人口

(三)二孩率和二孩出生数明显提高

从当年出生的孩次率来看,2004 年以来的"二孩政策"时期,户籍人口当年生育的二孩率逐步提高,2004 年为 2.80%,2012 年为 8.39%,2013 年突破 10% 升为 10.45%;2014 年"单独两孩"实施,当年的二孩率为 14.96%,2015 年二孩率突破 20% 升至 22.64%;2016 年"全面两孩"政策实施,上海户籍人口出生的一孩率下降至 71.9%,二孩率上升至 27.40%,几乎回到了 1979 年时的水平(一孩率为 71.6%、二孩率为 27.3%);2017 年户籍人口的二孩率继续上升至 32.5%,2018 年又略降至 30.88%,2019 继续降至 28.76%(图 3)。

2004 年以来,户籍育龄妇女历年二孩生育数总体上呈递增趋势,从 2004 年仅为 0.23 万人,2012 年突破 1 万人,2014 年增至 1.86 万人,2016 年为 3.54 万人,2017 年继续增至近几年的最高点(3.83 万人)。但 2017 年以来已连续递减,2019 年降至 2.65 万人。"二孩政策"时期内,全市户籍育龄妇女共生育 23.01 万个二孩,占这期间户籍人口出生总数的 14.08%。2016～2019 年期间,全市户籍育龄妇女共生育了 13.1 万个二孩,占到这期间户籍出生总数的近三成(图 4)。二孩率的逐步提高和二孩生育数的逐步增多,反映出生育政策的陆续调整一定程度上释放了二孩生育潜能,让有意愿生育两个孩子的家庭的愿望得以实现,上海家庭生育孩子数由绝对压倒性的一个孩子变化为拥有两个孩子的家庭逐渐增多的趋势。

但是,二孩率上升的另一面即是一孩率的下降。同时,从一孩出生数量来看,2004～2012 年

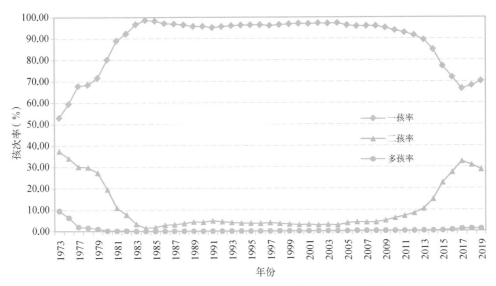

图 3　上海户籍人口当年生育的孩次率(1973~2019 年)

数据来源：1973~2000 年数据来源于 1949~2000 年《上海市人口与计划生育统计资料汇编》，2001~2014 年
数据来源于相应年份的上海市计划生育统计报表，2015~2019 年数据来源于上海市卫生健康委员会官网

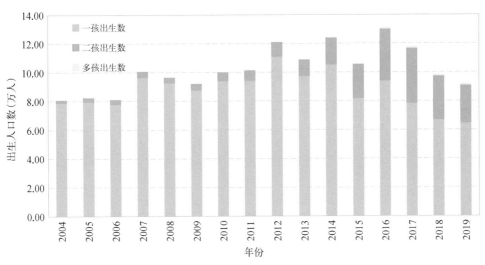

图 4　"二孩政策"时期上海户籍人口历年出生人口数

数据来源：根据图 2 的出生人口数和图 3 孩次率计算而得

期间，户籍育龄妇女历年生育的一孩数总体上呈递增趋势；2012 年以后虽有波动但总体上递减
趋势明显，已从 2012 年的 11.08 万人，降至 2018 年的 6.64 万人(图 4)。一孩生育数量的减少，
归根结底是由于育龄妇女，尤其是生育旺盛期育龄妇女数量的减少。随着时间的推移，当出生在
20 世纪 80 年代出生高峰的育龄妇女逐步退出生育旺盛期，未来 10 年上海户籍育龄女性还将持
续减少。也正因如此，尽管 2017 年的二孩率比 2016 年继续有所上升，但是出生总量已比 2016
年有所下降。因此，不能只看到二孩率的上升和二孩生育数量的增多，更应引起关注的是户籍育
龄妇女一孩出生数和一孩率的递减趋势。

（四）女性生育年龄偏迟，高龄产妇占比较高

从对上海市生育监测数据库的分析来看，2016～2019 年，曾生育孩子的上海户籍女性的生育年龄七成多处于 25～29 岁组和 30～34 岁组两个年龄组，35 岁及以上的高龄产妇占比达到 16％～19％，平均生育年龄达到 30 岁（表 1 和表 4）。2016～2019 年，曾生育第一个孩子的上海户籍女性中，其生育一孩时的年龄最主要集中于 25～29 岁组，其次是 30～34 岁组，35 岁及以上的高龄产妇占比达到 9％～11％（表 2），生育一孩时的平均年龄为 29 岁（表 4）。2016 年，曾生育第二个孩子的上海户籍女性中，45.96％在 30～34 岁间生育二孩，31.6％在 35～39 岁间生育二孩（表 3），35 岁及以上的高龄产妇占比达到 36.24％，生育二孩时的平均年龄达到 33 岁（表 4）。上海户籍育龄女性生育的年龄偏迟，高龄产妇的占比较高，尤其是"全面两孩"政策实施以来。这几年间，上海生育二孩的户籍女性大多出生于 20 世纪 70 年代末和 80 年代，年龄集中于 30～39 岁。

表 1　2016～2019 年上海市生育孩子的户籍女性的生育年龄分布（单位：％）

年　龄　组	2016 年	2017 年	2018 年	2019 年
15～19 岁	0.06	0.10	0.08	0.06
20～24 岁	4.18	5.10	4.56	4.00
25～29 岁	41.28	38.94	37.16	36.59
30～34 岁	37.66	37.09	38.54	40.13
35～39 岁	14.80	16.35	16.91	16.51
40～44 岁	1.94	2.32	2.63	2.58
45～49 岁	0.09	0.08	0.11	0.13
50 岁及以上	0.01	0.01	0.01	0.01
合　计	100.00	100.00	100.00	100.00
其中：35 岁及以上	16.83	18.77	19.67	19.23

表 2　2016～2019 年上海市生育一孩的户籍女性的生育年龄分布（单位：％）

年　龄　组	2016 年	2017 年	2018 年	2019 年
15～19 岁	0.08	0.15	0.11	0.08
20～24 岁	5.52	7.20	6.26	5.35
25～29 岁	50.76	50.18	47.02	45.79
30～34 岁	34.50	33.21	35.99	37.62
35～39 岁	8.20	8.27	9.50	9.85
40～44 岁	0.90	0.94	1.08	1.25
45～49 岁	0.04	0.04	0.05	0.05
50 岁及以上	0.01	0.00	0.00	0.00

续　表

年 龄 组	2016 年	2017 年	2018 年	2019 年
合　计	100.00	100.00	100.00	100.00
其中：35 岁及以上	9.14	9.25	10.63	11.16

表 3　2016～2019 年上海市生育二孩的户籍女性的生育年龄分布（单位：%）

年 龄 组	2016 年	2017 年	2018 年	2019 年
15～19 岁	0.01	0.01	0.01	0.01
20～24 岁	0.72	0.93	0.96	0.82
25～29 岁	17.06	16.76	16.35	15.29
30～34 岁	45.96	45.10	44.39	46.41
35～39 岁	31.60	32.17	32.44	31.73
40～44 岁	4.44	4.89	5.60	5.44
45～49 岁	0.18	0.14	0.21	0.27
50 岁及以上	0.02	0.02	0.03	0.01
合　计	100.00	100.00	100.00	100.00
其中：35 岁及以上	36.24	37.21	38.28	37.46

表 4　2016～2019 年上海市生育孩子的户籍女性的平均生育年龄（单位：岁）

	2016 年	2017 年	2018 年	2019 年
生育一孩	29.48	29.31	29.60	29.79
生育二孩	33.19	33.16	33.24	33.27
总　体	30.53	30.62	30.79	30.85

二、二孩政策实施对上海户籍人口自然变动产生一定的积极影响

1950 年以来，上海户籍人口自然变动经历了从高出生、低死亡、高增长到低出生、低死亡、低增长，再到超低出生、低死亡率、负增长的历程。其中，1950～1992 年户籍人口自然变动为正增长。1993 年，上海开始进入户籍人口自然负增长阶段，是全国第一个出现人口自然负增长的省市。1993～2019 年户籍人口自然变动总体上处于负增长阶段。其中，1993～2003 年，户籍人口自然增长率为负且持续走低，2003 年户籍人口出生率和自然增长率达到 1950 年以来的历史最低点，出生率为 4.28‰，自然增长率为－3.24‰。2003～2011 年，户籍人口自然增长率仍处于负增长，但在逐步回升，2012 年自然增长率结束了持续 19 年的负增长，首次转负为正。2012～2019 年，自然增长率保持在零值上下波动，其中，2012 年、2014 年、2016 年为正，其余年份为负。2019 年，户籍人口出生率为 6.3‰，死亡率为 8.6‰，自然增长率为－2.3‰，户籍人口自然变动延续负

增长之势(图5)。可见,生育政策调整以来,出生人口总量的增加,一定程度上缓解了户籍人口自然变动负增长的程度,对人口形势产生了一定的积极影响,但是2017年以来连续几年均为负增长。

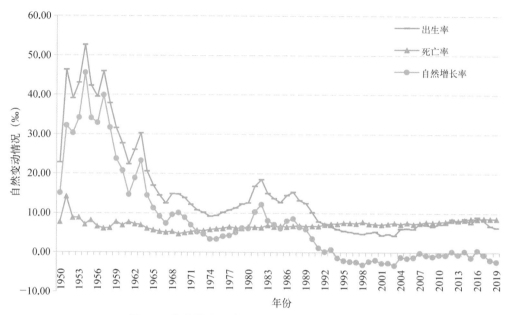

图5　上海户籍人口自然变动状况(1950～2019年)

数据来源:1950～2000年数据来源于1949～2000年《上海市人口与计划生育统计资料汇编》;
2001～2018年数据来源于2019年《上海统计年鉴》;2019年数据来源于《2019年上海市国民经济和社会发展报告》,
统计口径为户籍常住人口

三、结论与思考

基于对上海户籍人口自然变动和生育形势变化的分析,可以得出,2004年以来生育政策的陆续调整放宽,尤其是2014年"单独两孩"和2016年"全面两孩"政策实施,释放了部分二孩生育潜能,让一些有意愿生育两个孩子的家庭的愿望得以实现,对上海户籍人口的生育水平起到一定的提升作用;生育水平的微幅上升叠加年龄结构效应使得近几年出生人口总数有所上升;出生人口总数的上升一定程度上缓解了户籍人口自然变动负增长形势,对人口形势产生了一定的积极影响。

但是,生育政策放宽带来的积极效应并不能够抵消生育意愿总体低迷、婚育年龄推迟、育龄妇女绝对规模减小、年龄构成老化等因素所导致的出生人数下行的效应。这与全国育龄妇女规模下行、年龄老化带动出生人口数下行的趋势一致。在育龄妇女人数,尤其是生育旺盛期育龄妇女人数必将减少的客观形势下,尽可能地提高生育意愿和生育水平成了缓和出生人数下行趋势的必然选择,实现习近平总书记在《中共中央关于制定国民经济和社会发展第十三个五年规划的建议》的说明[3]中提出的"进一步释放生育潜力"就成为当务之急。制定合理的公共政策,提供有效的育儿支持,减轻家庭的生育养育成本,是进一步释放生育潜力的有效路径。

参 考 文 献

［1］陈蓉.从生育意愿与生育行为的转变看我国大城市全面两孩政策的实施效应——以上海为例.兰州学刊,2018(4)：155-165.

［2］陈蓉,顾宝昌.实际生育二孩人群分析——基于上海市的调查.中国人口科学,2020(5)：116-125,128.

［3］新华网.习近平：关于《中共中央关于制定国民经济和社会发展第十三个五年规划的建议》的说明.http://www.xinhuanet.com/politics/2015-11/03/c_1117029621.htm[2020-11-1].

上海市一孩育龄妇女二孩生育
意愿及其影响因素研究

梁爱玉

【导读】　目的：文章通过抽样调查上海市户籍已育一孩育龄妇女的二孩生育意愿，分析其影响因素，为生育政策及相关配套措施的完善提供参考。方法：采用目的抽样的方法，对上海市 2 个区 4 个街道的 920 名夫妻一方为上海市户籍家庭中 15～49 岁已育一孩妇女进行问卷调查，采用卡方检验，多项 Logistic 回归模型进行二孩生育意愿影响因素分析。结果：回收有效问卷 904 份，其中有二孩生育意愿者 20.7%，无意愿者 57.7%，不确定者 21.6%。回归分析结果显示，育龄妇女年龄、家庭年收入、夫妇类型、生育偏好和区域差异是妇女二孩生育意愿的重要影响因素。结论：生育政策对已育一孩育龄妇女的二孩生育意愿影响有限，意愿生育子女数明显低于政策允许生育子女数。

生育政策关系到人口生育水平的变动，是影响社会经济发展的重要因素。在人口研究领域，生育意愿不仅是研究生育观念的主要内容，也被作为预测未来生育水平的指标之一，具有重要的政策意义[1]。

一、调查对象与方法

（一）调查对象

调查对象为在调查区域内（2 个区 4 个街道），年龄为 15～49 岁已育一孩（包括已孕未出生）且夫妻一方为上海市户籍的育龄妇女。在婚已育二孩的育龄妇女和不在婚的一孩育龄妇女不纳入本次调查。

（二）抽样方法

课题组自行设计问卷，采用目的抽样方法，在调查街道内按居住区房屋均价分别选择了高、中、低三个档次各 3 个共 9 个居住小区，由调查员入户面对面询问或调查对象自行填写问卷的方式进行调查，发放问卷 920 份，回收有效问卷 904 份，有效问卷率 98.3%。

第一作者：梁爱玉，女，助理研究员。
作者单位：上海市卫生和健康发展研究中心（上海市医学科学技术情报研究所）（梁爱玉）。
本文已发表于《国际生殖健康/计划生育杂志》2019 年第 38 卷第 1 期。

（三）统计学方法

使用 EpiDate3.1 建立数据库，运用 SPSS 23.0 进行数据统计分析。在描述性分析基础上，运用统计推断的方法，包括卡方检验和多项 Logistic 回归模型进行二孩生育意愿影响因素分析，假设检验中 $P<0.05$ 为差异有统计学意义。

二、结果

（一）一般人口学特征

904 名育龄妇女年龄区间为 25～46 岁，平均年龄为 35.9 岁；文化程度以大学本科为主，有 550 人（60.8%）；家庭年收入占比最高的是 10 万～19 万元，有 362 人（40.0%）；在国有企事业单位任职的比例最高，有 363 人（40.2%）；夫妻类型中双独夫妇占比最高，有 448 人（49.6%）；上海本地人 748 人（82.7%）。

（二）生育意愿

1. 理想子女数

本次调查中，被调查者中 629 名（69.6%）妇女认为一个家庭有"两个孩子"最为理想。不同特征被调查者的理想子女数情况见表 1。可以看出，一是被调查者年龄越大，理想子女数越高；二是随着被调查者文化程度的提高，其理想子女数也出现上升；三是理想子女数随家庭经济收入增多而上升，收入越高，理想子女数越高；双独夫妇的生育意愿最低，单独夫妇最高；上海本地人的理想子女数低于新上海人。经统计学检验，不同年龄妇女、夫妇类型及是否新上海人育龄妇女的理想子女数差异有统计学意义（$P<0.05$）。

表 1　一般人口学特征与理想子女数分析结果

特　征	n	理想子女数[人（%）]			χ^2	P
		1个	2个	3个及以上		
妇女年龄					20.620	0.002
25～29 岁	85	32(37.7)	46(54.1)	7(8.2)		
30～34 岁	302	94(31.1)	196(64.9)	12(4.0)		
35～39 岁	295	75(25.4)	211(71.5)	9(3.1)		
40～46 岁	222	34(15.3)	176(79.3)	12(5.4)		
文化程度					3.292	0.771
高中/中专及以下	65	20(30.8)	43(66.1)	2(3.1)		
大专	199	50(25.1)	141(70.9)	8(4.0)		
大学本科	550	148(26.9)	377(68.5)	25(4.6)		
研究生及以上	90	17(18.9)	68(75.5)	5(5.6)		

续　表

特　征	n	理想子女数[人（%）]			χ²	P
		1个	2个	3个及以上		
家庭年收入					14.250	0.075
10万元以下	126	46(36.5)	76(60.3)	4(3.2)		
10万~19万元	362	100(27.6)	250(69.1)	12(3.3)		
20万~29万元	222	52(23.4)	158(71.2)	12(5.4)		
30万~49万元	136	29(21.3)	100(73.5)	7(5.2)		
50万元及以上	58	8(13.8)	45(77.6)	5(8.6)		
夫妇类型					19.570	0.001
双独夫妇	460	148(32.2)	291(63.2)	21(4.6)		
单独夫妇	237	51(21.5)	171(72.2)	15(6.3)		
双非独夫妇	207	36(17.4)	167(80.7)	4(1.9)		
是否新上海人①					9.703	0.008
是	156	26(16.7)	127(81.4)	3(1.9)		
否	748	209(27.9)	502(67.1)	37(5.0)		

① 在上海的户籍人口中，有一部分人是通过学习、工作或婚姻将户籍迁入上海，我们视为"新上海人"。

2. 生育时间及子女性别偏好

调查对象的平均初育年龄为27.9岁，26~30岁是生育高峰期年龄段，共417人（46.1%）。在本次调查中，427名妇女（47.2%）希望儿女双全。从表2可以看出，理想子女数为2个及以上的育龄妇女中大部分人还是希望能够"儿女双全"。

表2　不同理想子女数者子女性别偏好情况

理想子女数	n	子女性别偏好[人（%）]			
		男　孩	女　孩	儿女双全	无偏好
1个	235	36(15.2)	79(33.7)	0(0.0)	120(51.1)
2个	629	36(5.7)	73(11.6)	408(64.9)	112(17.8)
3个及以上	40	1(2.5)	8(20.0)	19(47.5)	12(30.0)

3. 二孩生育意愿及影响因素分析

（1）二孩生育意愿："全面两孩"政策后，904名育龄妇女中，有408人（45.1%）明确表示不想生育二孩；114人（12.6%）表示只是在政策实施刚开始时希望生育二孩，现在不想生育；调查中明确表示政策实施对其生育二孩的意愿有影响，希望生育二孩的仅有80人（8.8%）；加之两孩政策之前就想生育的妇女，总计也只有187人（20.7%）希望生育二孩，此外，还有195人（21.6%）还不确定是否生育二孩。可以说，从本次调查结果来看，两孩政策对调查对象二孩生育意愿的影响非常有限。

（2）二孩生育意愿单因素分析：二孩生育意愿的单因素分析结果显示，不同育龄妇女年龄、家庭年收入、夫妇类型、子女性别偏好的妇女二孩生育意愿比较差异有统计学意义($P<0.05$)。而不同文化程度、是否新上海人育龄妇女二孩生育意愿比较差异无统计学意义($P>0.05$)(表3)。

表3 二孩生育意愿单因素分析

特 征	n	二孩生育意愿[人(%)]			χ^2	P
		有意愿	无意愿	不确定		
妇女年龄					20.620	0.002
25~29 岁	85	27(31.8)	37(43.5)	21(24.7)		
30~34 岁	302	73(34.2)	147(48.7)	82(27.2)		
35~39 岁	295	54(18.3)	178(60.3)	63(21.4)		
40~46 岁	222	33(14.9)	160(72.1)	29(13.1)		
文化程度					9.509	0.147
高中/中专及以下	65	17(26.2)	36(55.4)	12(18.5)		
大专	199	35(17.6)	124(62.3)	40(20.1)		
大学本科	550	113(20.5)	323(58.7)	114(20.7)		
研究生及以上	90	22(24.4)	39(43.3)	29(32.2)		
家庭年收入					16.736	0.033
10 万元以下	126	29(23.0)	81(64.3)	16(12.7)		
10 万~19 万元	362	62(17.1)	226(62.4)	74(20.4)		
20 万~29 万元	222	49(22.1)	125(56.3)	48(21.6)		
30 万~49 万元	136	32(23.5)	68(50.0)	36(26.5)		
50 万元及以上	58	15(25.9)	22(37.9)	21(36.2)		
夫妇类型					19.570	0.000
双独夫妇	460	111(24.1)	233(50.7)	116(25.2)		
单独夫妇	237	50(21.1)	137(57.8)	50(21.1)		
双非独夫妇	207	26(12.6)	152(73.4)	29(14.0)		
是否新上海人					1.703	0.379
是	156	27(17.3)	89(57.1)	40(25.6)		
否	748	160(21.4)	433(57.9)	155(20.7)		
子女性别偏好					51.842	0.000
男孩	73	14(19.2)	49(67.1)	10(13.7)		
女孩	160	26(16.3)	120(75.0)	14(8.8)		
儿女双全	427	118(27.6)	192(45.0)	117(27.4)		
无偏好	244	29(11.9)	161(66.0)	54(22.1)		

(3)二孩生育意愿多项 Logistic 回归分析模型:为了更好地分析多因素对二孩生育意愿的影响,利用多项 Logistic 回归模型,以是否愿意生育二孩为因变量,以因变量的"无意愿"为参考组,将妇女年龄、文化程度、家庭年收入、夫妇类型、是否新上海人及子女性别偏好 6 个因素纳入多项 Logistic 回归分析。回归分析结果显示,育龄妇女的二孩生育意愿受其年龄、文化程度、家庭年收入、夫妇类型、是否新上海人和子女性别偏好的影响(表4)。

在"不确定"模型中,相对于 25～29 岁组的育龄妇女,35～39 岁和 40～46 岁比更倾向选择
"无意愿";与高中/中专及以下文化程度者相比,大学本科者更倾向"无意愿";与家庭年收入在
10 万元以下的相比,年收入在 30 万～49 万和 50 万及以上者更倾向"不确定";相对于双非独夫
妇,双独夫妇更倾向"不确定";与子女性别无偏好的相比,偏好女孩的更容易选择"无意愿",偏好
儿女双全的更容易选择"不确定"。

在"有意愿"模型中,相对于"无意愿"生育二孩者,其他三个年龄段的育龄妇女比 25～29 岁
组的妇女更倾向选择"无意愿";与高中/中专及以下文化程度者相比,大学本科者更倾向"无意
愿";与家庭年收入在 10 万元以下的相比,年收入在 30 万～49 万元和 50 万元及以上者更倾向
"有意愿";相对于双非独夫妇,双独夫妇和单独夫妇更倾向"有意愿";相比上海本地人,新上海人
更倾向"无意愿";与子女性别无偏好者相比,偏好儿女双全的更容易选择"有意愿"。

表 4　二孩生育意愿影响因素的多项 Logistic 回归模型

特　征	不　确　定		有　意　愿	
	P	OR(95%CI)	P	OR(95%CI)
妇女年龄				
25～29 岁	—	1.00	—	1.00
30～34 岁	0.411	0.739	0.012	0.483
35～39 岁	0.048	0.471	0.000	0.312
40～46 岁	0.009	0.297	0.000	0.165
文化程度				
高中/中专及以下	—	1.00	—	1.00
大专	0.097	0.454	0.029	0.432
大学本科	0.013	0.311	0.005	0.346
研究生及以上	0.294	0.561	0.261	0.604
家庭年收入				
10 万元以下	—	1.00	—	1.00
10 万～19 万元	0.145	1.720	0.865	0.955
20 万～29 万元	0.139	1.814	0.384	1.290
30 万～49 万元	0.009	3.106	0.049	1.891
50 万元及以上	0.002	4.917	0.001	3.798
夫妇类型				
双非独夫妇	—	1.00	—	1.00
双独夫妇	0.030	2.202	0.003	2.389
单独夫妇	0.175	1.598	0.002	2.303
是否新上海人				
否	—	1.00	—	1.00
是	0.255	0.720	0.001	0.452

续　表

特　征	不　确　定		有　意　愿	
	P	OR（95%CI）	P	OR（95%CI）
子女性别偏好				
无偏好	—	1.00	—	1.00
男孩	0.356	0.652	0.611	1.189
女孩	0.009	0.632	0.506	0.837
儿女双全	0.000	2.277	0.000	3.247

三、讨论

（一）研究对象理想子女数明显高于意愿生育子女数，但两者的趋势存在一致性

从结果来看，调查对象理想子女数明显高于意愿生育子女数，存在明显的理想与实际生育水平的背离。因此，用理想子女数对妇女二孩生育意愿进行测量是非常粗略的。但从调查结果来看，理想子女数高的育龄妇女，生育二孩意愿也相对较高，两者的趋势存在一致性。理想子女数在一定程度上可以反映群体生育观念，可视为不考虑任何影响因素时该人群可能达到的最高终身生育水平，而长期的生育意愿调查依旧能够为认识和预判人们实际的生育水平提供依据。

（二）"全面两孩"政策对一孩妇女二孩生育意愿的影响有限

生育政策与生育意愿的关系在学术界讨论比较多，基本一致的观点是两者存在相关性，且生育政策是生育意愿的主要影响因素。但从本文的研究结果来看，"全面两孩"政策对提升调查妇女的生育意愿的影响非常有限。生育政策仅仅是能够生第二个孩子的必要政策条件，既不是影响生育意愿的唯一因素，也不是生育决策的充分条件。无论从发达国家还是发展中国家的经验来看，多数情况下是社会和家庭中抑制生育影响因素的作用更大、更明显、更强有力。

（三）年龄较轻、家庭经济较好且偏好儿女双全的育龄妇女生育二孩的意愿相对较强

从本次调查来看，年龄较轻、家庭经济较好且偏好儿女双全的育龄妇女更倾向生育二孩。李琳等[2]在上海开展的调查也得到同样的结论。可以说，当面临是否要生育二孩时，人们的考虑还是比较理性和现实的，并倾向选择更加关注自己和家庭的生活质量，谨慎衡量自己是否有生育和养育第二个孩子的能力。家庭经济和育龄妇女的年龄成为影响生育意愿的重要因素。此外，偏好儿女双全也是推动育龄妇女实现生育意愿的重要原因。

（四）双非独夫妇和新上海人二孩生育意愿相对较低

从夫妇类型来看，虽然双非独夫妇育龄妇女受"全面两孩"政策影响最大，但其二孩生育意愿

却最低,这一情况与双非独夫妇育龄妇女的年龄有一定的关系。在上海,独生子女政策实施较早,独生子女比例较高,非独生子女妇女的年龄相对较大。此外,本次调查的新上海人的理想子女数高于上海本地人,这反映了生育意愿与其生活经验有关,生活环境和成长经历对塑造个人生育观念发挥着一定的作用。但新上海人二孩生育意愿却低于上海本地人,说明新上海人的二孩生育意愿受到更多因素的制约。相比上海本地人,新上海人从父辈处获得的经济和劳动力方面的支持较少,养育二孩面临着更多的压力。

参 考 文 献

[1] 邱红燕,任杨洁,侯丽艳. 生育意愿与生育行为差异及其影响因素分析. 中国公共卫生,2019, 35(11): 1557 - 1560.

[2] 李琳,崔元起,刘小芹,等. 上海市在婚户籍人口二胎生育意愿及其影响因素的研究. 生殖与避孕, 2014,34(11): 914 - 919.

上海市大学生性行为与避孕药具使用情况研究

周海旺　姜宏云　夏文荣　李昊波　欧阳才宇

鲁浩博　詹春林　顾佳跃　彭都君　张　茜

【导读】　减少不安全性行为是"健康中国 2030"战略规划的目标之一。文章利用 2019 年上海市计划生育药具管理中心和上海社会科学院联合开展的对上海市 62 所高校 14 612 名在校大学生(男性 4 829 名,女性 9 783 名)的大规模性行为与避孕药具使用情况的问卷调查数据,深入分析大学生的避孕节育知识学习掌握情况、性行为发生情况、避孕药具使用情况,以及他们对开展性教育和提供避孕药具的意见和建议,旨在增进大学生群体的避孕知识,提高他们性行为的保护意识和保护能力,提供更受他们欢迎的避孕和保护用品,促进大学生健康成长。

一、调查情况概述

本次调查借助问卷星平台,主要通过以下两种方式进行问卷采集:一是招募校内调查员在校内学生群体中调查;二是项目组成员到高校实地调查。调查对象为在沪大学生,涵盖了专科及本科院校的大学一年级到博士三年级的学生。在上海全市 62 所高校中共完成 16 255 份调查问卷,有效问卷为 14 612 份,有效问卷占总数的 89.89%。有效样本中,男性占 33%,女性占 67%,总平均年龄为 21.63 岁。大学生的年级分布主要集中在本科阶段,专科生占 9.11%,本科生占 77.02%,硕士生占 12.57%,博士生占 1.30%。在被调查的大学生人群中,专业人数最多的是法学,比例达到了 23.0%;其次是管理学,占 16.0%;经济学的比例排名第三,占 14.3%。从学校类型来看,"985工程"高校比例为 12.6%,"211 工程"高校占 7.7%,普通高校占 75%,专科院校占 4.7%。

二、上海大学生的性行为及避孕知识掌握情况

(一)避孕节育知识与措施的了解情况

(1)在众多避孕措施中,大学生对避孕套、体外射精和紧急避孕药的了解程度最高,对皮下

第一作者:周海旺,男,研究员。

作者单位:上海社会科学院城市与人口发展研究所(周海旺、詹春林、顾佳跃、彭都君、张茜),上海市计划生育药具管理中心(姜宏云、夏文荣、李昊波),上海社会科学院国经中心(欧阳才宇),中信期货有限公司(鲁浩博)。

埋植和避孕针不大了解。调查显示,上海市大学生了解避孕套使用的比例在众多避孕措施中最高,占 82.90％,其次是体外射精和紧急避孕药,分别占 67.75％、61.86％。而大学生不大清楚的是皮下埋植和避孕针,分别占 84.70％和 82.28％。避孕套和紧急避孕药通过大众传媒和商业广告在大学生群体中已近人人皆知,而那些需要去医院操作的避孕针、皮下埋植等措施,对大学生来说还比较陌生。

(2)大学生对避孕措施使用方法存在认知偏差。从避孕措施使用方法的了解情况来看,有 39.33％的大学生不清楚"体外射精的避孕失败率是较高的";有 22.98％的大学生不清楚"紧急避孕药只是一种补救措施,相比短效口服避孕药,副作用明显且避孕有效率较低,不能长期使用";仍有 12.94％的大学生不清楚避孕套"需要分清正反面、注意有效期"。

大学生除了对这三类调查中普遍了解的避孕措施存在认知偏差外,对口服避孕药特别是短效避孕药的认知存在较大偏差。有 30.9％的大学生不清楚"口服避孕药包括长效避孕药、短效避孕药和紧急避孕药";有 57.50％的大学生不清楚"短效避孕药不是紧急避孕药,是一种高效、安全的避孕方法"。可见大学生群体对避孕措施的了解不够深入,甚至存在很大的偏差,特别是体外射精和紧急避孕药,相当比例的大学生对其认识不正确,这可能导致避孕失败和药品误用。

(3)多数大学生对发生未保护性行为后的紧急补救措施认知准确。从发生未保护性行为后的紧急补救措施来看,有 92.23％的大学生正确回答了"女性 72 小时内(越早越好)口服紧急避孕药";有 90.56％的大学生正确回答了"马上冲洗干净不能预防怀孕和性病传播";但是有较多大学生对人类免疫缺陷病毒(human immunodeficiency virus, HIV)阻断的认知存在错误,仅有 78.04％的大学生正确回答了"与疑似艾滋病患者或者 HIV 感染者发生没有安全措施的性行为后,服用紧急阻断药的最佳时间是 24 小时内,越早越好,最迟不能超过 72 小时"。可以看出大学生对于艾滋病等性传播疾病的阻断认识仍有较大不足,特别是在发生未保护性行为后很多人不知道如何采取补救措施。

(4)网络是大学生获取避孕和生殖健康知识的主要途径,希望学校开设相关课程和讲座。上海市大学生获取避孕和生殖健康知识的最主要的途径是网络(83.27％);其次是书报、杂志、电视等传统媒体(50.28％)。身处在信息快速传播的网络时代,各类媒体上的生殖健康知识鱼龙混杂,年轻的大学生难以从繁杂的网络中辨别出正确有效的生殖健康知识,而更专业的计生人员、课程、讲座、学校宣传途径占比皆不足四分之一。

(二)上海市大学生性行为状况

1. 超过两成大学生有男/女朋友,大学生谈恋爱比例比预期低

调查显示,28.52％的大学生有异性男/女朋友,0.72％的大学生已经结婚。大学生谈恋爱的比例低于一般人的预期。

2. 超过六成大学生认为只要双方自愿,可以发生性行为

从大学生对于性行为的态度上来看,63.74％的大学生认为只要双方自愿,就可以有性行为;43.17％的大学生认为只要在爱情的基础上,就可以有性行为;11.49％的大学生认为在校期间不应有性行为;也有 20.03％的人认为结婚之前不应该有性行为。总体而言,大学生对于性行为的态度更加多元和自由(表 1)。

表 1　大学生对性行为的态度(多选题,$n = 14\ 417$)

态　　度	选中量	选中率(%)
只要双方自愿,就可以有性行为	9 190	63.74
只要是在爱情的基础上,就可以有性行为	6 224	43.17
在校学生不应该有性行为	1 657	11.49
结婚之前不应该有性行为	2 924	20.28

3. 超过两成大学生发生过性行为,男生发生性行为比例更高

从上海市大学生过往性行为经历来看,24.93%的大学生表示有过性行为。其中,男大学生有性行为的比例为 36.7%,女大学生有性行为的比例为 19.2%,女生更为谨慎。

4. 大学生初次性行为的平均年龄为 18.78 岁,专科院校 18 岁以下发生初次性行为的比例最高

调查显示,大学生初次性行为的平均年龄为 18.78 岁。从年龄来看,占比最高的是 18 岁,为 22.93%;18 岁及以上的比例为 75.36%,多数大学生是在成年后开始发生性行为。18 岁发生性行为的大学生中,学校类型属于"985 工程""211 工程"和普通本科高校的比例在 40.08%～48%,而学校属于专科院校的比例达到了 63.2%。

5. 超过八成被调查者初次性行为是和自己的异性男/女朋友,女生初次性行为对象为伴侣的比例高于男生

从大学生发生性行为的对象来看,86.54%是异性男/女朋友,其次是同性男/女朋友(6.73%),有 4.73%的大学生选择的是"一夜情"对象,有 0.89%的大学生选择商业性伴侣,1.11%的大学生选择了"其他",在备注中表示是自己的伴侣或者未婚夫。

6. 过半数大学生只有过一位性伴侣,大多是自己的同学

发生过性行为的大学生中,只与一个对象发生过性关系的比例为 56.47%,其次是与两个对象发生过性关系,占 18.25%,之后是与三个对象发生过性关系,占 8.9%。从性行为的对象来看,59.01%的是同学,27.76%的是同学以外的朋友。另外,有 11.14%的大学生选择了其他人,分析后发现被调查者多数是男女朋友关系。从各个性伴侣数量的学校分布来看,拥有 1 位性伴侣比例最高的是"211 工程"高校大学生;多位(2 位及以上)性伴侣比例最高的是专科学校大学生;超过 10 位性伴侣比例最高的是"985 工程"高校大学生,占 8.1%。

7. 超过四成大学生过去一年内性行为的次数在 10 次以下

有过性行为的大学生中,最近一年内有过 10 次以下的性行为的比例最高,占 42.96%;其次是发生过 10～19 次性行为,占 16.91%;最近一年内没有发生过性行为的比例为 13.21%;仅有极少数大学生(4.18%)有 100 次及以上性行为。

(三)上海市大学生避孕情况

1. 大学生采取的避孕措施以使用避孕套为主,但是每次性行为都使用的比例不高

大学生主要使用避孕套,比例达到 95.87%;其次是体外射精,占 25.93%;值得注意的是,紧急避孕药使用比例也较高,占 16.59%(表 2)。从每次性行为避孕措施使用情况来看,仅有

66.81%的大学生表示每次都会使用避孕措施,19.38%的大学生表示经常会使用避孕措施,7.51%的大学生表示有时会使用避孕措施,6.3%大学生表示不会采取避孕措施。

表2 大学生采取的避孕措施情况(多选题,$n=3\,363$)

避 孕 措 施	选中量	选中率(%)
避孕套	3 224	95.87
短效口服避孕药	366	10.88
紧急避孕药	558	16.59
外用避孕药(栓、膜、凝胶、泡沫)	69	2.05
体外射精	872	25.93
安全期(根据月经周期)	451	13.41
避孕针	23	0.68
皮下埋植	17	0.51
放环(宫内节育器)	17	0.51
其他	22	0.65

2. 近一成被调查者曾经有过意外怀孕的情况

关于意外怀孕的调查,91.00%的调查者表示自己或伴侣没有发生过意外怀孕,5.50%有过一次意外怀孕经历,3.50%有过不止一次的意外怀孕经历。

3. 多数大学生能准确认识人工流产

调查显示,83.59%的大学生同意人工流产手术是有风险的,且随着流产次数增加,各类并发症所占比例越高;80.40%的大学生认同一旦意外怀孕,一定要去有资质的正规医院做人工流产手术;76.22%的大学生也认同人工流产手术可能影响到未来的生育能力,所以要尽可能避免意外怀孕。另外,有3.06%的大学生认为人工流产手术属于小手术,哪里都可以做。

4. 半数以上大学生选择自费购买避孕药具,购买的避孕套单只价格较高,多为进口品牌

大多数大学生选择自费购买避孕药具。从购买途径来看,网上购买占59.23%,超市购买占57.80%,药房购买占35.12%。相对而言,免费领取的人数要少很多,校内领取比例仅为9.29%,其他场所领取比例为6.43%。整体来看,大学生在购买避孕药具时,选择自费购买的比例要远高于免费领取。从大学生使用最普遍的避孕套价格来看,使用的避孕套最多的是每只 10~20 元(25.17%);其次是每只 5~9 元,占 22.52%;超过 30 元/只的占22.16%。

5. 避孕效果是选择避孕工具/方法时考虑的最主要因素

有86.74%的大学生表示在选择避孕药具时,会考虑避孕效果;其次有48.97%的大学生表示会考虑感觉舒适/提高性生活质量;考虑预防疾病的大学生占到42.15%。可以看出在选择避孕药具时,大学生首先考虑的是避孕药具本身的功能性,要有良好的避孕效果,其次才是考虑提高两性关系的舒服和谐度(表3)。

表3　大学生选择避孕工具/方法时考虑的主要因素(多选题,n=3 357)

考 虑 的 因 素	选中量	选中率(%)
避孕效果	2 912	86.74
感觉舒适/提高性生活质量	1 644	48.97
方便获得	1 255	37.38
使用方式简单	1 316	39.20
预防疾病	1 415	42.15
价格实惠	512	15.25

(四)上海市大学生使用免费避孕药具的情况

1. 仅有4.72%的大学生领取过国家免费提供的避孕药具

对于学校内是否有避孕药具发放点,有40.89%的大学生表示知道学校内有免费的避孕药具发放点,其中19.42%的大学生知道地点但未领取过避孕药具,只有4.72%的大学生领取过学校里的免费避孕药具。

2. 近半数的大学生希望校内自取免费发放的避孕药具

对于以后希望获得免费避孕药具的方式,排在首位的是校园内自主领取(47.74%),其次是在各类医疗机构(包括校医院)经医生指导后领取(44.39%),第三位的获得方式是通过在线下单、快递配送(43.02%)。

3. 免费避孕药具的吸引力一般

对于免费的避孕药具吸引力度,51.26%的大学生表示对此不了解,其次有23.45%的大学生表示免费避孕药具的吸引力一般,仅有10.08%的学生表示免费避孕药具的吸引力较高。

4. 多数大学生希望能获得生殖健康知识

大学生最想获取性传播疾病相关知识(71.98%);其次是生殖系统疾病相关知识(71.11%);排第三位的是性心理相关知识(70.22%)。

三、改进上海市大学生免费避孕药具发放工作的对策建议

1. 政府部门编制系统、全面、科学的性教育手册,为大学生量身定做有吸引力的避孕药具,借助新媒体开展配送服务

编制一本系统、全面、科学的性教育手册将成为推进青少年性教育的重要举措,也是推进性教育进校园的重要前提。Amar Kaneka等研究发现,一夫一妻和每次使用避孕套是预防艾滋病的关键因素[1]。当前,可以利用新媒体工具,如由上海市计划生育药具管理中心微信公众平台推出的"爱的礼物",用户仅需填写地址信息,即可送货上门,既方便用户领取避孕药具,又能避免大学生在领取避孕药具时的尴尬心理。另外,通过增加采购资金,为大学生量身定做免费避孕药具,丰富避孕套的种类,适当增加一定的情趣性。

2. 学校强化计生卫生服务,支持并参与避孕药具发放工作,多开展相关讲座

研究发现,在校大学生有 11.3％～29.1％有过性行为[2-5]。学校是连接大学生与社会的中间桥梁,也是政府服务学生的桥头堡。政府在为大学生提供免费计生服务方面需要学校的配合,在实际管理方面需要学校强化计生卫生服务,积极引导大学生树立正确的两性观念,通过开设相关的性知识讲座,避免大学生因接受错误的性知识引发严重的后果。

3. 学生主动了解,学习避孕相关知识

正确的性行为除了政府、学校和社会的正确引导,还需要大学生自身加强学习、提升自身素质。根据我们的调查,多数大学生出现错误的性行为都是跟大学生自身性知识的匮乏有关,而政府、学校等主体在提升大学生性知识方面只是起到辅助作用,大学生自身要在实践中树立自己的性安全意识、培养自己的高尚情操,使自己在两性行为中不受对方错误性观念的影响,学会保护自己。

参 考 文 献

[1] Amar K,Manoj S. Determinants of safer sex behaviors among college students. Acta Didactica Napocensia, 2010,3(1):27-38.

[2] "大学生性教育研究"课题组. 2000年中国大学生性行为调查报告. 青年研究,2001(12):31-39.

[3] 陈芳,许燕平. 大学生性知识、态度、行为调查. 中国公共卫生,2009,25(9):1029-1030.

[4] 宋著立,黎艳,曾学毛,等. 90后大学生性观念的特点与反思. 中国性科学,2012,21(10):72-74,83.

[5] 谢兴伟,康俊. 北京高校大学生性行为及影响因素分析. 中国学校卫生,2015,36(1):128-131.

上海儿童照料与二孩生育意愿研究

田艳芳　卢诗语　张　苹

【导读】　文章围绕一项针对上海市育龄女性的生育意愿调查,分别使用二分和有序 Logit 方法分析儿童照料对上海市育龄女性的二孩生育意愿的影响。研究发现当育龄女性能够从家庭内和社会中获得更多孩子照料的时间支持时,她们有更高的二孩生育意愿,也会伴有更明确的二孩生育规划;双独家庭能够从父辈获得更多的经济、时间上的帮助,因此,他们要比单独家庭和双非家庭更愿意再生一个孩子;通过是否采用了避孕措施对二孩生育的意愿强度做了进一步区分,发现当第一个孩子主要是由孩子父母照料的时候,女性二孩生育意愿的强度是最低的,且祖辈照料对二孩生育意愿强度的积极影响也明显低于社会性照料,此现象在上海户籍女性中的体现尤为明显。因此,文章认为加大公共托育服务的供给、为育龄女性提供保质量的 0～3 岁婴幼儿社会照料支持,是提高其二孩生育意愿最有效的政策。

自 20 世纪 90 年代中叶,中国步入低生育国家行列以来,中国妇女总和生育率低于 2.1 的世代更替水平保持了近 20 年。一部分研究认为计划生育政策抑制了人们的生育意愿,造成了持续走低的生育率[1,2]。基于此,2015 年党的十八届五中全会出提出:完善人口发展战略,全面实施一对夫妇可生育两个孩子政策,即"全面两孩"政策。但是已有的数据显示,在全面开放二孩的第二年,包含上海在内的 10 省市人口出生率却出现下滑,其中上海降幅最大,2017 年人口出生率为 8.10‰,同比下滑 0.9‰,远低于全国人口出生率 12.43‰,出生率不升反降。放松生育政策,人们的生育意愿仍然较低,既然不是生育政策的抑制,那么阻碍人们生育的因素到底是什么? 这成为理论和实践都亟待探究的问题。基于此,本文选取上海育龄女性作为调查对象,旨在了解当前上海家庭中儿童照料对二孩生育意愿的影响。本文的贡献在于:第一,调查选取的是已有一孩的育龄女性,对于二孩生育意愿比较清晰,主观误差性较低;第二,根据调查对象是否采取避孕措施,进一步区分了二孩生育意愿的强弱,有助于具体分析从政策到行动的落实;第三,样本涵盖了本地和外来人口,为两类不同人群的生育意愿差异研究提供了经验证据。

基金项目:国家社会科学基金"大气污染防治中的政府权力配置与协同治理研究"(课题编号:18BZZ057)。
第一作者:田艳芳,女,副教授。
通信作者:张苹,女,助理研究员。
作者单位:华东政法大学政治学与公共管理学院(田艳芳、卢诗语),上海市卫生和健康发展研究中心(上海市医学科学技术情报研究所)(张苹)。
本文已发表于《人口学刊》2020 年第 40 卷第 3 期。

一、数据来源和研究方法

（一）数据来源

本研究所采用的数据来自上海市卫生和健康发展研究中心（上海市医学科学技术情报研究所）于 2018 年 6 月展开的《上海市育龄群众生育意愿与家庭发展》调查，该调查采用的是自填式问卷，共计发放调查问卷 2 000 份，实际回收有效问卷 1 787 份，有效回答率为 89.35%。基于本文的研究目的，研究选取了其中 877 位 24~45 岁已婚已育一胎的女性，作为本研究的样本。样本的基本情况如下表 1 所示，样本均已生育一胎，一胎年龄区间为 0~27 岁，其中已育一胎为男孩的被访者有 456 人，一胎为女孩的有 421 人，基本符合上海市婴儿出生性别比。

表 1　变量的描述性统计结果

		变量名称及赋值	样本量	比例
因变量	再生育意愿	无再生育意愿＝0	587	66.93
		有再生育意愿＝1	290	33.07
主要自变量	孩子照料主要承担者	社会性照料①＝0	39	4.45
		父母照料＝1	737	84.04
		祖辈照料＝2	101	11.51
其他变量	个人特征	**女性年龄（35.45）**		
		26~30 岁＝0	137	15.62
		31~35 岁＝1	342	39.00
		36~40 岁＝2	243	27.71
		41~46 岁＝3	155	17.67
		工作状况		
		无工作＝0	62	7.07
		普通职工＝1	539	61.46
		中层管理人员（中级技术职称）＝2	234	26.68
		高层管理人员（高级技术职称）＝3	25	2.85
		单位负责人＝4	17	1.94
		学历		
		高中/中专及以下＝0	57	6.50
		大专＝1	183	20.87
		大学本科＝2	530	60.43
		研究生及以上＝3	107	12.20
	家庭特征	**家庭结构（夫妻独生子女情况）**		
		双方都是独生子女＝0	449	51.20
		一方是独生子女＝1	247	28.16
		双方都不是独生子女＝2	181	20.64

续　表

变量名称及赋值		样本量	比　例
家庭特征	**家庭收入**		
	10 万元以下 = 0	111	12. 66
	10 万～19 万元 = 1	334	38. 08
	20 万～29 万元 = 2	216	24. 63
	30 万～49 万元 = 3	136	15. 51
	50 万～99 万元 = 4	58	6. 61
	100 万元及以上 = 5	22	2. 51
	户籍		
其他变量	非上海 = 0	126	14. 37
	上海(夫妻双方至少一人) = 1	751	85. 63
	常住区		
	郊区 = 0	162	18. 47
	城区 = 1	715	81. 53
首孩因素	**首孩年龄(均值 7. 65)**		
	0～3 岁 = 0	233	26. 57
	4～6 岁 = 1	224	25. 54
	6 岁以上 = 2	420	47. 89
	首孩性别		
	女 = 0	421	48. 00
	男 = 1	456	52. 00

① 社会性照料:包括主要由保姆照料和主要由托育机构照料两大部分。

(二)变量和研究方法

本文选取的因变量是上海市育龄女性的二孩生育意愿,在回顾实证文献与总结问卷内容的基础上,本文的主要自变量是儿童照料,用孩子照料主要承担者来表现。控制变量涉及女性个体特征、家庭特征和首孩因素这三大部分中的多个指标。本文的基准回归是二值的二孩生育意愿为因变量的 Logit 回归。

调查问卷中,对于回答有意愿再生育的被调查者,追加了一个意愿强度的问题。因此,本文构建了强弱不同的三类二孩生育意愿强度,进一步使用有序 Logit 回归,检验各影响因素对二孩生育意愿强度的影响情况,以推测未来几年内不同现状女性的再生育行为。

本文所选取的个人特征指标是女性年龄、工作状况和学历;家庭特征指标选取的是户籍、家庭结构、常住区和家庭支持情况,其中用家庭收入水平来替代女性照料孩子的家庭经济支持情况,首孩因素涉及的指标是首孩年龄和首孩性别。

二、儿童照料对二孩生育意愿的实证检验

（一）儿童照料与二孩生育意愿

用孩子照料主要承担者来分析儿童照料对二孩生育意愿的影响程度。从回归结果（见表2）可以看出，和孩子由社会性照料相比，由父母和祖父母照料都显著降低了二孩生育意愿。这也意味着，加大托幼机构的建设和投入，有利于提高女性二孩生育意愿。因此，本文认为阻碍女性二孩生育的重要因素，不是来自经济状况，而是婴幼儿照料难。

表 2　孩子照料与二孩生育意愿的回归

		(1) LOGIT	(2) LOGIT
		（二孩生育意愿）	（加入交互项）
孩子照料主要承担者	父母	−0.741[①](0.354)	0.769(0.760)
	祖父母	−0.860[①](0.413)	1.250(0.965)
个体特征	**母亲年龄**		
	31～35 岁	0.100(0.238)	0.111(0.238)
	36～40 岁	0.167(0.301)	0.197(0.302)
	41～46 岁	0.169(0.380)	0.219(0.383)
	母亲学历		
	大专	−0.672[①](0.327)	−0.683[①](0.331)
	本科	−0.935[②](0.323)	−0.933[②](0.326)
	研究生及以上	−0.886[①](0.406)	−0.877[①](0.408)
	母亲工作岗位		
	普通职工	0.761[①](0.348)	0.787[①](0.345)
	中层管理人员	0.913[①](0.370)	0.936[①](0.368)
	高层管理	0.955[③](0.549)	0.893(0.547)
	单位负责人	1.014[③](0.604)	1.053[③](0.606)
家庭特征	**家庭收入**		
	10 万～19 万元	0.195(0.255)	0.751[①](0.334)
	20 万～29 万元	0.261(0.284)	1.393[②](0.538)
	30 万～48 万元	0.436(0.304)	2.167[②](0.760)
	50 万～99 万元	0.410(0.377)	2.678[②](0.986)
	100 万元及以上	−0.072(0.515)	2.820[①](1.255)
	家庭结构		
	一方为独生子女	−0.245(0.188)	−0.247(0.189)
	双方皆非独生子女	−0.610[①](0.281)	−0.634[①](0.283)
	常住区		
	城区	0.713[②](0.212)	0.726[②](0.213)
	户籍所在地		
	上海	0.027(0.252)	0.004(0.254)

		(1) LOGIT	(2) LOGIT
		(二孩生育意愿)	(加入交互项)
	首孩性别		
	男	0.154(0.152)	0.172(0.153)
首孩因素	**首孩年龄**		
	4～6 岁	−0.510①(0.219)	−0.538①(0.220)
	6 岁以上	−0.818②(0.246)	−0.852②(0.248)
交互项	父母照料 * 家庭收入		−0.581①(0.249)
	祖父母照料 * 家庭收入		−0.808①(0.334)
常数项		−0.450(0.716)	−1.386③(0.816)
样本数		877	877

① P<0.05。
② P<0.01。
③ P<0.1。

儿童照料不仅处在婴幼儿阶段,针对一孩大于 6 岁的家庭调查显示,上海市幼升小的激烈竞争,以及小学阶段沉重的学习负担,使得家庭承担儿童生活与学习双重照料。从表 2 可以看出,相比较一孩在 0～3 岁的家庭,一孩年龄在 4～6 和 6 岁以上,其对家庭二孩生育意愿有显著的负影响。这与谭江蓉等针对流动人口所做的相关研究结果不同[3],本研究的被调查者未体现出和流动人口类似的选择。关于流动人口生育意愿的研究显示,在婴幼儿的照料压力和繁重工作的双重压力下,只有等一孩 3 岁及以上照料压力减轻以后,家庭才可能有更多的精力和时间考虑第二个孩子。但本次调查发现,有要两个孩子打算的家庭更希望两个孩子之间没有很大的年龄差,能够互相做伴。此外,针对一孩 6 岁以上的家庭调查发现,随着孩子进入小学之后,女性及其家庭需要投入更多的精力及财力在孩子的学习教育上,在上海这个高度竞争的环境下,孩子教育压力抑制了女性的二孩生育意愿。

(二) 儿童照料与二孩生育意愿强度

之前的实证分析将二孩生育意愿简单地归纳为有二孩生育意愿和无二孩生育意愿,使得分析得出的结果仅停留在生育意愿层面,与生育行为之间存在断层,对于二孩生育率的影响不够直接,因此本部分我们进一步将因变量设定为二孩生育意愿强度,根据强度不同划分为 3 个层次——无二孩生育意愿(设为 0),即明确不打算再生二胎;弱二孩生育意愿(设为 1),即未明确不打算再生育;强二孩生育意愿(设为 2),即明确打算再生育二胎且已有明确再生育规划。将二孩生育意愿按照强度划分后,利用 ordered logit model,其中各个选项赋值是有意义的排序,来进一步探讨孩子照料对二孩生育意愿强度的影响(表 3)。

与非上海市户籍的家庭相比,上海市户籍的家庭,孩子照料主要承担者所体现出来的对二孩生育意愿的影响更为显著。当控制了其他变量的时候,可以看出不论是针对全样本,还是针对上海市户籍的样本,当第一个孩子是由孩子父母照料的时候,女性存在二孩生育意愿的可能性都是

表 3 儿童照料对二孩生育意愿强度的影响[①]

自 变 量	总 样 本		上海市户籍		非上海市户籍	
孩子照料主要承担者(参照组：社会性照料)	系数	边际系数	系数	边际系数	系数	边际系数
父母照料	−0.810[②]	0.445	−0.831[③]	0.436	−0.300	0.436
祖辈照料	−0.686[④]	0.504	−0.738[④]	0.478	0.000	0.478

① 只报告了关键变量。
② $P<0.001$。
③ $P<0.01$。
④ $P<0.05$。

最低的,进一步验证了女性存在的工作与家庭的冲突,尤其是工作与育儿之间的冲突是阻碍生育意愿的最大原因[4]。

(三) 女性的机会成本与二孩生育意愿

女性生育意愿下降不止发生在中国,各国学者通过研究他们国家生育率下降的可能原因,发现女性教育机会的增加和随后工作机会的增加,以及孩子照顾的困难和费用,是导致女性生育意愿下降的普遍原因[5]。本文的研究结论也证实了这一点,与高中以下学历的女性相比,较高的学历对二孩生育意愿的影响显著为负,随着女性文化程度的提高,她们可能不再愿意为生育所束缚,更期望承担更多的社会角色,但是关于工作岗位的研究结果表明,有工作并未对其生育意愿有消极影响,反而是积极影响,访谈也发现当前各类单位都严格执行生育保险政策,因此,在当前生育支持政策下,工作与生育并不矛盾。加入交互项的结果发现,相比社会照顾,家庭收入越高,父母照料和祖父母照料的二胎生育意愿都较低,这也验证了孩子照料的机会成本影响二孩生育意愿,收入越高的家庭,由家庭自己提供儿童照料的机会成本更高,因此,其二孩生育意愿也较低。进一步验证了,由政府提供高质量社会性儿童照料的必要性。

三、结论和讨论

本文根据 2018 年中期上海市育龄女性生育意愿调查数据,分析儿童照料对上海市育龄女性的二孩生育意愿的影响。研究发现"生不生二孩""什么时候再生一个"都不单是由女性自身主导,更大程度上是受其家庭的影响。家庭支持情况显著影响着上海女性的二孩意愿,当女性能从家中或者社会中获得更多孩子照料的时间支持时,她们生育二孩的倾向更高,也会有更明确的规划;在引入家庭收入与儿童照料的交互项后,可以看出,对于收入越高的家庭来说,社会性照顾能够降低他们育儿的机会成本。双独家庭能从父辈获得更多的经济、时间上的帮助,因此,他们要比单独家庭和双非家庭更愿意再生一个孩子,并更可能将意愿转化为实践。

和有关研究中认为首孩在 3～5 岁的家庭的二孩生育意愿最高不同,本文发现上海女性在第一个孩子处于 0～3 岁年龄阶段时有二孩生育的可能性最大,且有更明确的生育规划。调查中多数女性谈到两个孩子年龄间隔,都认为越小越好,这样家庭照顾的成本最低,上学后同一个学校的接送成本也最小,这反映了养育孩子也存在规模效益,且年龄间隔越小,规模效益越大。

由上文分析可看出,真正阻碍上海育龄女性二孩生育意愿的因素,集中在婴幼儿照料难上,因此,为了有效提高"全面两孩"政策在上海的实施效果,建议加大对公共托育的投入,提高公共托育可及性,为上海女性提供高质量的0～3岁婴幼儿社会照料支持,在她们二孩生育意愿最强烈的阶段,更有效地将二孩生育意愿转变为二孩生育行为。这些是当前能够有效提升二孩生育意愿的关键公共政策。

参 考 文 献

[1] Feeney G, Wang F, Zhou M, et al. Recent fertility dynamics in China: results from the 1987 one percent population survey. Population & Development Review, 1989, 15(2): 297.

[2] Smith M H L. Has the Chinese family planning policy been successful in changing fertility preferences?. Demography, 2002, 39(3): 557-572.

[3] 谭江蓉. 全面二孩政策下重庆市不同流向区域流动人口二孩生育意愿及影响因素的比较分析——基于2016年全国流动人口动态监测调查数据. 西北人口, 2018, 39(3): 44-51.

[4] 黄桂霞. 生育支持对女性职业中断的缓冲作用——以第三期中国妇女社会地位调查为基础. 妇女研究论丛, 2014(4): 27-33.

[5] Roberts J, Williams K, Buchanan A. Why are women having fewer babies? the views of mumsnet users. Fertility Rates and Population Decline. UK: Palgrave Macmillan, 2013.

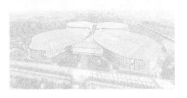

第十章

籌资与保障

合理的筹资机制是保障卫生健康和医疗保障事业稳健可持续发展的基础。2020 年 3 月 5 日，中共中央、国务院印发《中共中央 国务院关于深化医疗保障制度改革的意见》，这是我国医疗保障领域出台级别最高的文件，也是促进"健康中国"战略实施的重大举措。本章主要围绕上海卫生总费用核算、公立医院经济运行综合评价、上海医保事业高质量发展等重点专题展开，共收录 9 篇文章。在卫生费用方面，介绍了 2019 年上海市卫生总费用核算情况，对构建公立医院经济运行的综合评价体系提出建议，还分析了我国医疗救助支出增长等情况；在医疗保障方面，结合上海超大城市实际和特点，对"十四五"期间上海医保事业高质量发展、人口老龄化背景下上海职工医保基金收支平衡、医保政策支持上海区域医联体发展、上海进一步深化医保支付方式改革路径、上海罕见病保障机制建设等方面提出思考和建议；此外，还从全国层面对构建科学合理的医疗保障行政执法监管制度提出顶层设计的思考。

2019 年上海市卫生总费用核算研究

金春林　朱碧帆　李　芬　王力男

丁玲玲　王常颖　陈玉倩　陈　多

【导读】　2019 年上海市卫生总费用(Shanghai total expenditure of health, STEH)(来源法)总量为 2 532.70 亿元,占上海市生产总值(gross domestic product, GDP)的 6.64%,人均卫生总费用为 10 430.53 元。从筹资结构来看,社会卫生支出、政府卫生支出及个人现金卫生支出(out of pocketpayment, OOP)占卫生总费用的比重分别为 56.84%、22.28% 及 20.88%。同期卫生总费用(机构法)总量为 2 660.58 亿元,其中医院占比达 67.82%,其次为基层医疗卫生机构,占比为 13.33%,公共卫生机构费用占比为 2.80%。结论:近年来卫生总费用增速放缓,个人现金卫生支出水平维持在较低水平,但费用机构分配欠合理,基层医疗卫生、公共卫生机构占比偏低。应建立公平、高效、可持续的卫生筹资体系,优化医疗资源配置,加大对基层和公共卫生机构投入,同时加强长三角区域跨省联动。

　　卫生费用核算是国民经济核算的一个组成部分,不仅是反映一个国家、地区卫生事业发展水平的重要宏观经济信息,同时为政府调整和制定卫生政策提供重要依据。上海市开展卫生费用核算至今,已积累了 2001~2019 年 19 年的核算结果。

一、卫生筹资来源

　　我国的卫生费用筹资来源一般采用三分法进行划分,即分为政府卫生支出、社会卫生支出和个人现金卫生支出三个部分组成[1];而国际上则通常采用二分法,即卫生总费用的筹资来源由广义政府卫生支出和私人卫生支出两个部分组成。本文分别采用三分法和二分法对上海市 2001~2019 年间的卫生费用核算结果进行分析。

(一)筹资总量和结构(国内口径)

　　2019 年上海市卫生总费用(来源法)达到 2 532.70 亿元,占上海 GDP 比重为 6.64%

第一作者:金春林,男,研究员,上海市卫生和健康发展研究中心(上海市医学科学技术情报研究所)主任。

作者单位:上海市卫生和健康发展研究中心(上海市医学科学技术情报研究所)(金春林、朱碧帆、李芬、王力男、王常颖、陈玉倩、陈多),嘉兴市第一医院(丁玲玲)。

本文已被《中国卫生经济》录用,拟发表于 2021 年第 5 期。

（图 1）。2001～2019 年卫生总费用年均增长率（以实际值计算，下同）达 12.89%，高于同期 GDP 年均增长率（9.31%）。2019 年人均卫生总费用为 10 430.53 元，较上年增加 934.64 元。人均卫生总费用占全市居民人均可支配收入的比例从 2001 年的 9.43% 增长至 2019 年的 15.02%（表 1）。

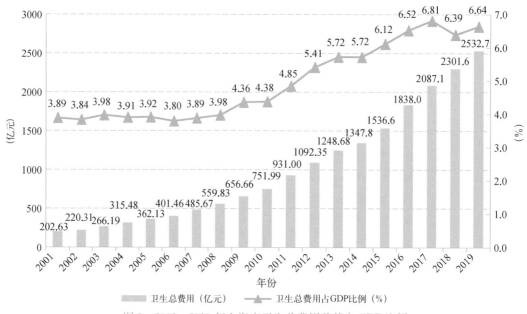

图 1　2001～2019 年上海市卫生总费用及其占 GDP 比例

表 1　2001～2019 年上海市卫生总费用（来源法）时间序列表

年份	上海市生产总值（GDP）		上海市卫生总费用（STEH）		卫生总费用占 GDP 比例（%）	人均卫生总费用（元）	人均卫生总费用占人均可支配收入比例（%）
	名义值	增长速度（以实际值计算）	名义值	增长速度（以实际值计算）			
2001	5 210.12	—	202.63	—	3.89	1 214.57	9.43
2002	5 741.03	11.30	220.31	9.82	3.84	1 286.13	9.71
2003	6 694.23	12.30	266.19	16.37	3.98	1 507.44	10.14
2004	8 072.83	14.20	315.48	12.23	3.91	1 719.26	10.31
2005	9 247.66	11.10	362.13	11.33	3.92	1 915.77	10.27
2006	10 572.24	12.00	401.46	8.61	3.80	2 043.98	9.89
2007	12 494.01	15.20	485.67	17.93	3.89	2 353.53	9.96
2008	14 069.86	9.70	559.83	12.29	3.98	2 615.23	9.80
2009	15 046.45	8.20	656.66	18.68	4.36	2 970.94	10.30
2010	17 165.98	10.30	751.99	10.72	4.38	3 265.74	10.26
2011	19 195.69	8.20	931.00	19.79	4.85	3 965.98	10.95
2012	20 181.72	7.50	1 092.35	19.97	5.41	4 588.86	11.42

续 表

年份	上海市生产总值(GDP)		上海市卫生总费用(STEH)		卫生总费用占GDP比例(%)	人均卫生总费用(元)	人均卫生总费用占人均可支配收入比例(%)
	名义值	增长速度(以实际值计算)	名义值	增长速度(以实际值计算)			
2013	21 818.15	7.70	1 248.68	13.88	5.72	5 170.21	12.26
2014	23 567.70	7.00	1 347.80	6.92	5.72	5 556.40	12.09
2015	25 123.45	6.90	1 536.60	14.33	6.12	6 362.02	12.76
2016	28 178.65	6.90	1 838.00	14.00	6.52	7 595.98	13.99
2017	30 632.99	6.90	2 087.09	11.66	6.81	8 630.30	14.63
2018	36 011.82	6.80	2 301.60	6.55	6.39	9 495.89	14.80
2019	38 155.32	6.00	2 532.68	8.33	6.64	10 430.53	15.02

注：从2013年起，国家统计局开展了城乡一体化住户收支与生活状况调查，2013年及以后数据来源于此项调查，与2013年前的分城镇和农村住户调查的调查范围、调查方法、指标口径有所不同；2020年第四次全国经济普查后，对2018年及以前年度的GDP历史数据进行了系统修订。

从筹资结构来看，2019年政府卫生支出为564.16亿元，占卫生总费用比重为22.28%；社会卫生支出达到1 439.66亿元，占卫生总费用的比重最高，达56.84%；个人现金卫生支出占比则为20.88%(图2)。2001～2019年，上海市卫生总费用及三个筹资渠道均保持持续增长(图3)。

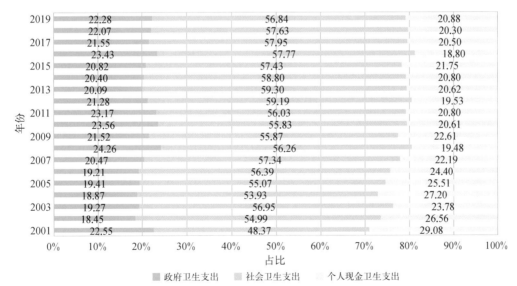

图2 2001～2019年上海市卫生总费用筹资结构(国内口径)

2019年上海市政府卫生支出占财政总支出的比重为6.90%，略高于2018年的6.08%。政府卫生支出占GDP的比重为1.48%，略低于2018年(1.55%)(图4)。政府卫生支出中，医疗卫生服务支出为317.25亿元，占比达56.23%，医疗保障支出为211.46亿元，占比达到37.48%。

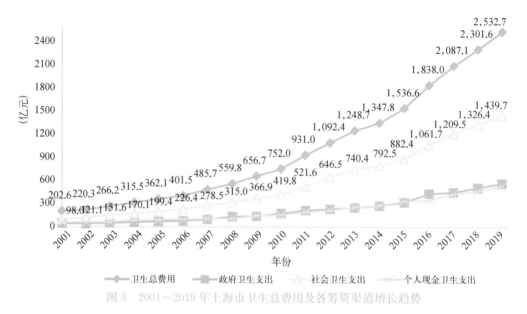

图 3　2001～2019 年上海市卫生总费用及各筹资渠道增长趋势

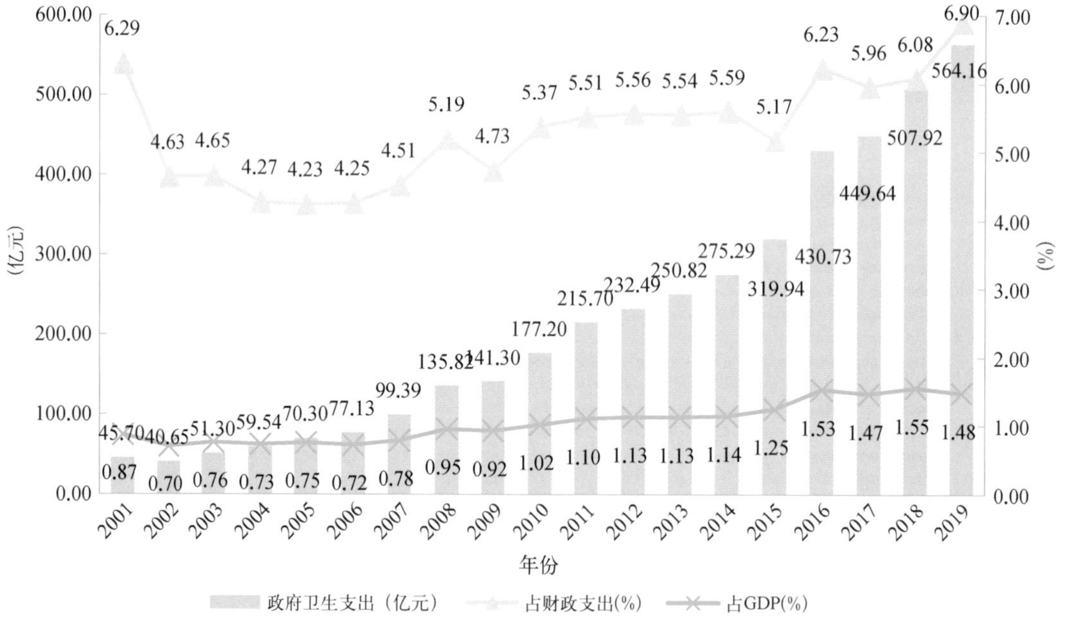

图 4　2001～2019 年上海市政府卫生支出及其占财政支出、GDP 比例

2019 年上海市卫生总费用中社会卫生支出达到 1 439.7 亿元。其中,社会医疗保障支出(1 143.2 亿元)占比最高,为 79.41%;其次为商业健康保险费(265.00 亿元),占比为 18.41%(图 5)。从基本医疗保险收入情况来看,2019 年上海市城镇职工医保基金收入(含生育险)为 1 356.6 亿元;城乡居民医保基金收入 88.6 亿元[2]。

2019 年上海市居民个人现金卫生支出达 528.86 亿元,占卫生总费用比重为 20.88%,同比 2018 年略有升高。2001～2019 年个人现金卫生支出占卫生总费用的比例略有波动,总体呈下降趋势,2019 年较 2001 年减少 8.20%。

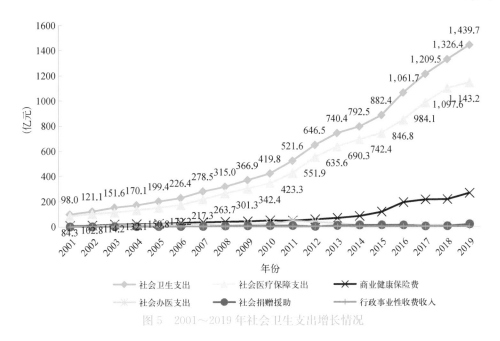

图5 2001～2019年社会卫生支出增长情况

（二）筹资结构（国际口径）

从国际分类口径来看,2019年上海市广义政府卫生支出占卫生总费用的68.43%;私人卫生支出(主要为个人现金卫生支出、商业健康保险费、企业办医支出)占比为31.57%,较2018年上升1.70%。2001～2019年,广义政府卫生支出占卫生总费用的比例呈现出先上升后下降的趋势,2019年较2001年增长了2.19%(图6)。

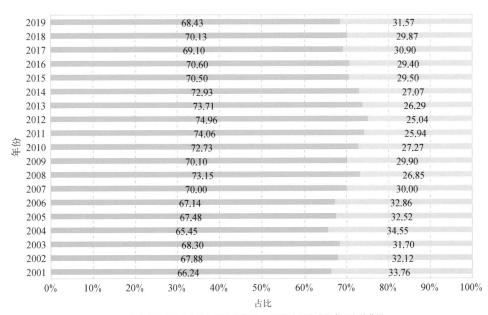

图6 2001～2019年上海市卫生总费用筹资构成(二分法)

二、卫生费用机构分配

(一) 分配总量

2019 年,上海市卫生总费用(机构法)总额为 2 660.58 亿元,较 2018 年增长了 235.18 亿元。其中,流向医院的卫生费用为 1 804.36 亿元,占比达 67.82%;基层医疗卫生机构费用达到 354.76 亿元,占比为 13.33%;公共卫生机构费用为 74.63 亿元,占比为 2.80%(图 7)。

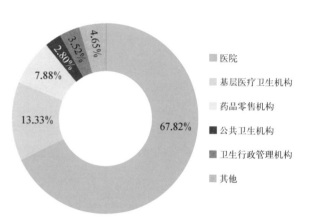

图 7 2019 年上海市卫生总费用(机构法)

(二) 分配流向

2001～2019 年,上海市卫生总费用(机构法)中,流向医院的费用占比最高,19 年来始终保持在 62% 以上,2015 年达到最高值(71.84%)。2019 年基层医疗机构费用占比较上年略有升高 0.14 个百分点,但较 2001 年减少了 4.94 个百分点。公共卫生机构费用占比呈现先下降、后缓慢上升的趋势,2019 年占比有所降低(图 8)。

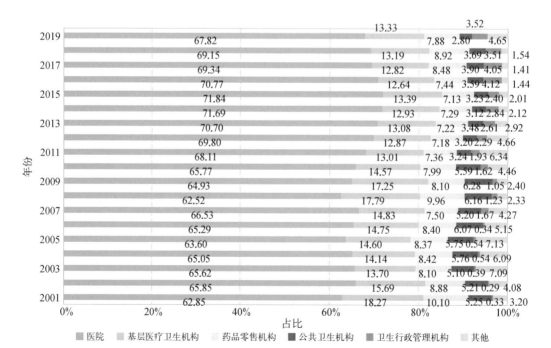

图 8 2001～2019 年上海市卫生总费用机构分布

2011 年起,在沪部队医院数据纳入机构法卫生总费用中

三、比较分析

（一）来源法与机构法差异

2001～2019 年上海市卫生总费用来源法、机构法的差值总体呈上升趋势，2019 年略有上升，总体上流向医疗卫生机构的费用高于同期卫生筹资总额。2016 年以来，差值呈现下降趋势（图9）。造成来源法和机构法核算结果差异的原因包括：① 外省市来沪就医的患者，其医疗费用计入上海市机构法核算结果，而无法体现在来源法核算结果中[3]；② 医保基金结余部分计入来源法核算结果，而无法体现在机构法核算结果中。2019 年，上海市城镇职工医保年末基金累计结余达到 2 920.4 亿元，约为当年基金收入的 2 倍[2]；③ 来源法中个人现金卫生支出可能存在被低估的情况[4]。

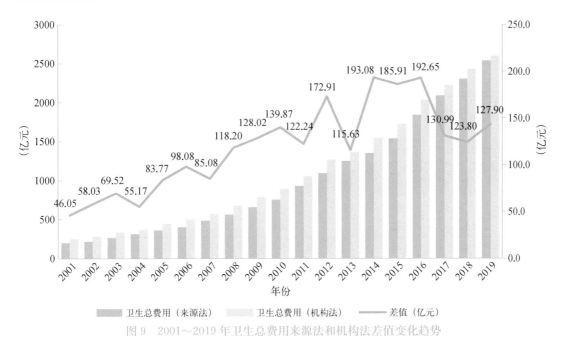

图 9　2001～2019 年卫生总费用来源法和机构法差值变化趋势

（二）外来就医费用分析

2019 年，上海全市门急诊人次和出院人数分别是 2.59 亿人次、482.98 万人，其中外来就医患者分别为 1 806.70 万人次、144.05 万人，占全市门急诊人次和住院人数的 6.98%、29.83%；外来就医费用 283.33 亿元，占全市医疗费用的 15.09%。自 2013 年以来，外来就医规模呈不断增长趋势（图10），医疗费用增速（12.62%）基本与本地居民卫生总费用（机构法）持平（12.98%）。

上海是患者跨省就医的主要目的地。2019 年全市医疗费用中，外省市患者就医的费用达到 283.33 亿元，占全市总医疗费用的 15.09%，对应占门急诊费用的 7.88%、住院费用的 22.52%，其中，住院费用中外来就医费用占到三级医院住院费用中近 30%（表2），且患者来源地以长三角地区为主（住院人数占 65.98%，住院费用占 67.32%）。

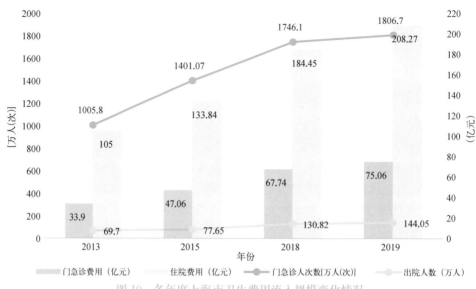

图 10　各年度上海市卫生费用流入规模变化情况

表 2　2019 年上海市外来就医服务量及其占比

医疗机构	门 急 诊 人 次				出 院 人 数			
	外来[万人(次)]	全市[万人(次)]	外来占比(%)	构成比(%)	外来(万人)	全市(万人)	外来占比(%)	构成比(%)
医　院	1 655.87	17 070.82	9.70	91.65	140.86	468.74	30.05	97.78
社　区	126.96	8 407.78	1.51	7.03	0.07	6.6	1.03	0.47
其　他	23.87	413.34	5.78	1.32	3.13	7.62	41.02	2.17
合　计	1 806.70	25 891.94	6.98	100.00	144.05	482.98	29.83	100.00

注：其他为门诊部、妇幼保健机构、专科疾病防治机构、疗养院之和。

表 3　2019 年上海市外来就医费用及其占比

医疗机构	门 急 诊 费 用				住 院 费 用				总 费 用			
	外来(亿元)	全市(亿元)	外来占比(%)	机构构成比(%)	外来(亿元)	全市(亿元)	外来占比(%)	机构构成比(%)	外来(亿元)	全市(亿元)	外来占比(%)	机构构成比(%)
医院	72.47	694.78	10.43	96.55	207.66	908.42	22.86	99.71	280.13	1 603.2	17.47	98.87
社区	1.98	156.98	1.26	2.64	0.04	11.31	0.35	0.02	2.02	168.29	1.20	0.71
其他	0.62	100.90	0.61	0.83	0.57	5.20	10.96	0.27	1.19	106.1	1.12	0.42
合计	75.06	952.65	7.88	100.00	208.27	924.93	22.52	100.00	283.33	1 877.58	15.09	100

四、主要特点

（一）卫生总费用增速放缓，个人现金卫生支出维持在较低水平

2019 年上海市卫生总费用占 GDP 比例达到 6.64％，与经济合作与发展组织（Organization

for Economic Co-operation and Development，OECD)国家8％的平均水平差距逐渐缩小[5]。近年来,上海市GDP增速持续放缓,2019年降至6.00％,2020年受新冠肺炎疫情影响,前三季度GDP较去年同期下降0.3％[6]。受宏观经济环境的影响,2016年以来,上海市卫生总费用的增速总体呈下降趋势,个人现金卫生支出占卫生总费用比例逐渐下降且始终维持在较低水平。随着政府财政投入力度的增加,卫生费用筹资结构也逐步优化。

(二)社会筹资占比高,政府对卫生事业投入力度持续增加

2019年上海市社会卫生支出占卫生总费用比重最高,其中社会医疗保障支出占绝大部分。为进一步推进供给侧结构性改革和去产能、去库存、去杠杆、降成本、补短板五大重点任务,上海市近年来逐步推行减税降费,2016年起将职工基本医疗保险缴费比例由原来的13％调整为12％[7],2017年进一步降低至11.5％[8],2020年在新冠肺炎疫情下进一步阶段性下调0.5％。此外,2017年1月1日起,上海市职工医保参保人员可使用本人医保个人账户中的历年结余资金,购买相关商业医保产品。两个因素叠加导致进一步缓解医保资金沉淀的压力。除此以外,商业健康保险费用则呈现快速增长趋势,促进多元化医疗保险筹资模式日趋完善。

2010~2019年政府卫生支出占财政支出的比例呈稳定上升的趋势,表明政府对卫生领域的关注和投入持续增加。同时,政府投入的结构和方向也在不断优化。一方面,整合城乡医保制度,逐步缩小不同保障制度之间的差异,促进保障公平性;另一方面,对医疗卫生机构的投入力度逐年加大,同时对中医、专科疾病防治院等公益性较强的医疗卫生机构实行倾斜投入政策。

(三)基层医疗卫生机构、公共卫生机构占比偏低

从上海市卫生费用机构分配来看,2019年基层医疗卫生机构、公共卫生机构费用占比分别为13.33％、2.80％,较2001年分别下降了4.94％、2.45％,"重医轻防"的医疗卫生资源配置格局未见改善[9]。在居民自由就诊的现实情况下,趋高就医的趋势短期内难以逆转,特别是随着全市优质医疗资源的不断扩容,未来一段时间内医院将持续成为机构费用的最主要流向,在卫生费用的机构分配上还未体现成效,仍需加大对基层医疗机构、公共卫生机构的投入力度。

五、政策建议

(一)建立公平、高效、可持续的卫生筹资体系

近年来,全国及部分主要城市经济增长速度出现下降趋势但医疗费用不断攀升,政府财力及社保基金在未来面临较大的下行压力。因此,建立公平、高效、可持续的卫生筹资体系至关重要。宏观层面,可借鉴OECD国家经验,建立"早期预警系统"实时监测卫生费用,识别可节省空间,及时推出修正措施[10];中观层面,发挥医保基金战略购买作用,突出基金可负担、健康价值最大化;微观层面,加强医疗机构内部管理,实现提质控费[11]。在实际中,一是上海市个人现金卫生支出占比已低于研究认为的适宜30％左右[12],也基本达到了"健康上海2030"不超过20％的要求[13],然而困难群众、大病患者就医负担沉重,重特大疾病的保障力度依旧存在不足,需实施"精确识别、精确帮扶"的减负方式。二是在医保基金筹资能力逐渐下降、支出压力与日俱增的情况下,要

实现基于价值的医保战略购买,一方面应当针对不合理的医疗服务需求和过度服务进行识别和监控,另一方面探索实行基于大数据的医疗机构和医保基金管理,提升管理效率,使传统的医保管理和经办方式从"经验决策"向"数据决策"转变[14]。

(二) 加大对基层和公共卫生机构投入

新冠肺炎疫情暴发对我国公共卫生服务治理体系和治理能力提出了巨大的挑战,也提示我们应当进一步优化医疗卫生资源投入结构,健全公共卫生服务体系,加大对健康促进、预防保健等方面的投入[15]。一方面,加强公共卫生队伍建设,健全执业人员培养、准入、使用、待遇保障、考核评价和激励机制,提升基层公共卫生人员能力和素养;另一方面,通过探索以人为本的整合型服务模式(people-centered integrated care,PCIC)[16],完善分级诊疗制度,发挥优质医疗资源辐射、引领和溢出效应,促进医疗资源和居民就医"双下沉",实现医疗服务能力和效率"双提升"。与此同时,推动公共卫生服务与医疗服务高效协同、无缝衔接,健全防治结合工作机制。在完善重大疫情救治体系方面,应当注重平战结合、补齐短板,建立健全分级、分层、分流的传染病等重大疫情救治机制。加大疾病预防控制方面的科研投入,在疫情监测分析、病毒溯源、防控救治、资源调配等方面更好地发挥数字技术的支撑作用。

(三) 加强长三角地区跨省联动

上海市外来就医患者中近2/3为长三角地区居民。因此,应当加强长三角地区跨省联动,创新跨区域服务机制。2019年《长江三角洲区域一体化发展规划纲要》提出要在长三角区域建立异地就医直接结算信息沟通和应急联动机制,完善住院费用异地直接结算,开展异地就医门急诊医疗费用直接结算试点工作[17]。一方面,可借鉴欧盟等区域在跨国就医方面的管理经验,建立相关的稽查机构,实行协调性医保政策,如筹资比例、医保待遇、缴费水平等,建立一套各地区都认可并共同遵循的跨区域就医医疗费用结算规则;另一方面,加快建立区域信息网络系统和标准化的医疗保障服务载体,包括跨区域就医结算操作指南、跨区域医疗费用协查业务表格、跨区域治疗申请表格、跨区域就医网络接口和技术平台等。

参 考 文 献

［1］张毓辉,陶四海,赵郁馨.国内外政府卫生支出口径的异同及结果分析.中国卫生经济,2006(3):10-12.

［2］国家统计局.2020中国统计年鉴.北京:中国统计出版社,2020.

［3］王力男,陈雯,谢之辉,等.上海市外来就医现状及对医疗服务体系的影响分析.中国卫生经济,2012,31(12):42-45.

［4］金春林,王力男,李芬.上海市卫生总费用来源法与机构法核算结果差异原因分析.中国卫生经济,2013,32(8):14-16.

［5］OECD Policy Brief. Public funding of health care. http://www.oecd.org/health/Public-funding-of-health-care-Brief-2020.pdf[2020-02-26].

［6］上海市统计局.2020 年前三季度上海市生产总值.http：//tjj.sh.gov.cn/ydsj2/20201022/408db4767bfa4859a71ed4988ae79f4c.html［2020－10－30］.

［7］上海市人力资源和社会保障局.2016 年度本市社会保险基本情况.http：//rsj.sh.gov.cn/201712333/xxgk/zdly/01/201711/t20171103_1270735.shtml［2017－06－01］.

［8］上海市人力资源和社会保障局.2017 年度本市社会保险基本情况.http：//rsj.sh.gov.cn/201712333/xxgk/zdly/01/201806/t20180621_1283369.shtml［2018－06－08］.

［9］翟铁民,张毓辉,万泉,等.2018 年中国卫生总费用核算结果与分析.中国卫生经济,2020,39(6)：5－8.

［10］OECD.Fiscal sustainability of health systems：bridging health and finance perspectives.Paris：OECD Publishing.

［11］杨燕绥,常焙筌.我国卫生总费用的国际比较与绩效研究.中国国情国力,2020(10)：71－73.

［12］崔晴川,蒋炜.国际视角剖析中国卫生总费用筹资结构的"适宜性".重庆大学学报(社会科学版),2016,22(6)：62－69.

［13］上海市人民政府."健康上海 2030"规划纲要.http：//www.shanghai.gov.cn/nw44142/20200824/0001－44142_55477.html［2018－04－02］.

［14］杨圣贤.天津市卫生总费用筹资现状分析与对策研究.天津：天津医科大学,2013.

［15］倪伟犇,张轩霆,曹继文.我国医疗卫生事业投入研究——基于公共财政视角.中国集体经济,2020(28)：24－27.

［16］中国医药卫生体制改革联合研究合作方.深化中国医药卫生体制改革,建设基于价值的优质服务提供体系.http：//documents.worldbank.org/curated/en/707951469159439021/pdf/107176-REVISED-PUBLIC-CHINESE-Health-Reform-In-China-Policy-Summary-Oct-reprint-CHN.pdf［2019－12－12］.

［17］新华网.中共中央国务院印发《长江三角洲区域一体化发展规划纲要》.http：//www.gov.cn/zhengce/2019－12/01/content_5457442.htm？tdsourcetag＝s_pcqq_aiomsg［2019－12－01］.

公立医院经济运行综合评价指标体系构建

王力男　杨　燕　王　瑾　徐嘉婕
蒋姗姗　金春林　姜　艳

【导读】　文章通过政策和文献综述,初步构建公立医院经济运行指标体系,同步开展两轮专家咨询,确定指标体系,并用层次分析法赋予各指标权重。经过科学论证,形成了涵盖预算管理、风险管理、成本管理、运营效率、费用负担、发展能力6个维度,包括6个一级指标、34个二级指标的公立医院经济运行综合评价指标体系。该指标体系适用于政府和主管部门开展公立医院经济运行综合评价。建议进一步合理地确定评价标准,并充分运用评价结果,以推动公立医院的改革和发展进程。

公立医院作为我国医疗服务提供主体,其经济运行状况直接影响着医疗服务供给行为。近年来,公立医院改革进入深水区,已出台的相关政策对医院经济管理、绩效管理、资源整合、信息化建设等要求越来越高。2017年《国务院办公厅印发关于建立现代医院管理制度的指导意见》(国办发〔2017〕67号)明确提出要建立健全的绩效考核指标体系,指标体系应围绕办院方向、社会效益、医疗服务、经济管理、人才培养培训、可持续发展等方面,体现岗位职责履行情况、工作量、服务质量、行为规范的遵守情况、医疗质量和患者安全情况、医疗费用控制情况、医德医风和患者满意度等。2019年《国务院办公厅关于加强三级公立医院绩效考核工作的意见》(国办发〔2019〕4号)、《关于加强二级公立医院绩效考核工作的通知》(国卫办医发〔2019〕23号)明确提出绩效考核体系由医疗质量、运营效率、持续发展、满意度评价四方面的指标构成。其中,运营效率是实现医院科学管理的关键,要通过经济管理指标考核医院经济运行和管理情况,体现医院的精细化管理水平。总的来说,经济运行评价已成为医院绩效评价的重要组成部分,但目前仍存在相关指标相对分散、总体引导性不强等问题[1]。因此,有必要设立公立医院经济运行综合评价指标体系,以促进公立医院的良性运行,为制定政策、监测和评价政策执行情况提供有效支撑。

第一作者:王力男,女,助理研究员。
作者单位:上海市卫生和健康发展研究中心(上海市医学科学技术情报研究所)(王力男、杨燕、王瑾、徐嘉婕、金春林),上海师范大学哲学与法政学院(蒋姗姗),复旦大学附属肿瘤医院(姜艳)。
本文已发表于《中国卫生资源》2020年第23卷第3期。

一、资料与方法

(一)资料来源

通过收集公立医院财务分析、经济管理绩效评价等方面的政策文件,结合国内外有关绩效评价、经济运行评价的文献,初步构建公立医院经济运行评价指标体系。

(二)专家咨询法

选取医院管理、财务管理、行政管理等方面人员和专家学者20余人进行两轮专家咨询。专家咨询表主要包括专家基本信息调查表、指标评分表、指标判断表和权重打分表四部分内容。由专家对初步构建的指标的重要性、可操作性、敏感性评分,并根据专家对指标的熟悉程度和判断依据进行检验,逐轮收集意见反馈,直到将专家意见分歧程度控制在10%以下,最终形成评价指标体系库。

(三)层次分析法

形成最终评价指标体系后,利用 Yaahp 12 构建两两比较判断矩阵。对同一级(同一层次)分解出来的多级指标进行两两比较,并按指标的相对重要性构建矩阵,通过一致性检验确定每个维度指标的权重。

二、结果

(一)初步构建指标体系

结合公立医院经济运行的目标及政策要求,参考医院财务分析参考指标、某地公立医院经济管理绩效考核指标、三级公立医院绩效考核经济管理指标、二级公立医院绩效考核指标(试行)及有关文献[2-5],经多轮讨论后,研究小组确定指标体系涵盖风险管理、成本管理、运营效率、费用负担、发展能力5个维度,并初步筛选出一级指标5个、二级指标31个。

(二)专家咨询结果

第一轮专家咨询发放问卷22份,回收有效问卷18份,回收率81.82%。第二轮专家咨询发放问卷25份(包括第一轮填写了有效问卷的18人及新增7人),回收有效问卷20份,回收率80.00%。纳入专家均从事于医院经济运行管理工作或相关研究工作,具备一定实践和管理经验,其学历和职称(职务)具有一定权威性(表1)。

专家对评价指标体系熟悉程度作出的自我评价可分为5个等级,即非常熟悉、熟悉、一般、不熟悉、非常不熟悉,分别赋值 1.0、0.8、0.6、0.4、0.2。专家所作判断的影响程度由专家对各项指标的评分依据占总评分依据的比例来判断。专家对指标作出判断的依据主要包括工作经验、参考文献、对指标的了解、直觉判断4个方面,判断依据的力度分大、中、小3个等级,根据判断依据的权值进行赋值(表2)[6]。

表 1　两轮咨询专家的基本情况

项　目		占比/%	
		第一轮（n＝18）	第二轮（n＝20）
性别	男	44.44	55.00
	女	55.56	45.00
年龄/岁	30～39	11.11	20.00
	40～49	72.22	15.00
	50～59	16.67	15.00
工作年限/年	<10	0	10.00
	10～19	22.22	15.00
	20～30	77.78	75.00
职称（职务）	副高（副处级）	66.67	65.00
	正高（处级及以上）	33.33	35.00
学历	大学本科	5.56	5.00
	硕士研究生	83.33	85.00
	博士研究生	11.11	10.00
从事工作	行政管理人员（卫生、财政等）	11.11	15.00
	医院管理人员（院领导）	38.89	40.00
	医院财务人员	38.89	35.00
	专家学者	11.11	10.00

表 2　专家对指标作出判断的依据及其权值

判 断 依 据	判断依据的力度		
	大	中	小
工作经验	0.5	0.4	0.3
参考文献	0.3	0.2	0.1
对指标的了解	0.1	0.1	0.1
直觉判断	0.1	0.1	0.1
合　计	1.0	0.8	0.6

注：表中数据为判断依据的权值。

权威系数（Cr）等于熟悉程度系数（Cs）与判断依据系数（Ca）的算术均数，即 $Cr＝(Cs＋Ca)/2$[7]。协调系数（W）表示全部专家对全部指标评估意见的协调程度，其值介于 0～1 之间。当协调系数经统计学检验后，差异有统计学意义，则认为专家评估意见的协调性好，结果可取；当协调系数经统计学检验后，差异没有统计学意义，则认为专家评估意见的协调性差，结果不可取[8]。第一轮咨询专家权威程度的均数为 0.896，专家意见协调程度的 P 值均小于 0.001，可认为相关评分意见具备参考意义（表3）。

表3　第一轮咨询中专家意见的协调程度

项　　目	协调系数	χ^2	P
一级指标	0.305	76.946	<0.001
二级指标	0.224	371.631	<0.001

第一轮咨询的专家评分结果显示,所有一、二级指标的重要性、可操作性和敏感性得分均数均在3.00分以上,变异系数在0.300以下。结合第一轮咨询中专家给出的定性意见,对指标体系做如下调整:① 因成本控制率不能充分体现收支配比原则,且其同时受业务量影响,删除指标"成本控制率";考虑到不同类型、不同级别的医院次均费用的绝对值存在差异,删除"门急诊次均费用""住院次均费用"等绝对值指标。② 增加"预算管理"维度,下设"预算收入执行率""预算支出执行率"和"财政专项拨款执行率";考虑到指标应切实反映医院的经济运行效率,增加"边际成本""人力成本产出效率""科研投入产出比",以体现总医疗成本、人力成本和科教支出的变化程度。③ 调整"学科建设和人才培养经费占医疗收入比重",不以匹配经费计,而以当年度实际使用的学科建设经费计。百元固定资产医疗收入包含了非医疗收入及通用类设备和房产等固定资产,将其调整为"百元专用设备资产医疗收入",以反映医疗专用设备的投入产出。调整后的指标体系包括一级指标6个、二级指标34个,共计40个指标。

针对调整后的指标体系展开第二轮专家咨询,一级指标和二级指标的专家意见协调系数分别为0.199和0.168,协调系数的差异均具有统计学意义(P<0.001)。专家评分结果显示,所有指标的评分均数大于3.00分,所有指标各维度的变异系数均小于0.300,所有指标无须剔除(表4)。

表4　第二轮专家咨询中一、二级指标的重要性、可操作性、敏感性得分

指　　标	重　要　性			可　操　作　性			敏　感　性		
	均数	标准差	变异系数	均数	标准差	变异系数	均数	标准差	变异系数
预算管理	4.600	0.754	0.164	4.800	0.523	0.109	4.400	0.883	0.201
预算收入执行率	4.550	0.759	0.167	4.900	0.308	0.063	4.350	0.875	0.201
预算支出执行率	4.600	0.681	0.148	4.800	0.410	0.085	4.300	0.923	0.215
财政专项拨款执行率	4.100	1.021	0.249	4.750	0.444	0.094	4.150	1.040	0.251
风险管理	4.438	0.752	0.169	4.000	0.858	0.215	4.013	0.860	0.214
业务收支结余率	4.750	0.444	0.094	4.900	0.308	0.063	4.750	0.444	0.094
业务收支结余变动率	4.550	0.510	0.112	4.900	0.308	0.063	4.550	0.605	0.133
资产负债率	4.350	0.745	0.171	4.850	0.366	0.076	4.150	0.813	0.196
流动比率	4.300	0.865	0.201	4.800	0.410	0.085	4.200	0.768	0.183
成本管理	4.900	0.308	0.063	4.643	0.485	0.104	4.700	0.657	0.140
医疗成本费用率	4.950	0.224	0.045	4.750	0.639	0.134	4.800	0.523	0.109
边际成本	4.600	0.681	0.148	4.350	0.813	0.187	4.350	0.813	0.187
人员经费支出比率	4.600	0.598	0.130	4.600	0.681	0.148	4.200	0.768	0.183
管理费用率	4.600	0.821	0.178	4.800	0.523	0.109	4.400	0.940	0.214

续 表

指 标	重 要 性			可 操 作 性			敏 感 性		
	均数	标准差	变异系数	均数	标准差	变异系数	均数	标准差	变异系数
百元医疗收入药品、卫生材料消耗	4.700	0.571	0.122	4.750	0.444	0.094	4.550	0.686	0.151
百元医疗收入（不含药品耗材）能耗支出	4.650	0.671	0.144	4.200	1.005	0.239	4.300	0.923	0.215
百元医疗收入（不含药品耗材）人员经费	4.850	0.366	0.076	4.700	0.657	0.140	4.650	0.489	0.105
运营效率	4.695	0.569	0.121	4.622	0.484	0.105	4.434	0.750	0.169
每职工平均门急诊人次	4.700	0.470	0.100	4.650	0.587	0.126	4.250	0.716	0.169
每职工平均住院床日	4.850	0.366	0.076	4.750	0.550	0.116	4.500	0.688	0.153
人力成本产出效率	4.800	0.410	0.085	4.400	0.821	0.187	4.300	0.657	0.153
床位周转次数	4.700	0.571	0.122	4.800	0.410	0.085	4.600	0.681	0.148
出院者平均住院天数	4.850	0.366	0.076	4.950	0.224	0.045	4.800	0.523	0.109
医疗服务收入占医疗收入比例	4.750	0.444	0.094	4.700	0.571	0.122	4.650	0.587	0.126
百元专用设备资产医疗收入	4.400	0.754	0.171	4.500	0.827	0.184	3.950	0.887	0.225
应收账款周转天数	3.950	0.887	0.225	4.750	0.550	0.116	3.700	0.923	0.250
存货周转率	4.100	1.071	0.261	4.700	0.571	0.122	3.950	0.945	0.239
费用负担	4.500	0.688	0.153	4.425	0.591	0.134	4.292	0.648	0.151
门急诊次均费用变动率	4.600	0.681	0.148	4.700	0.571	0.122	4.600	0.598	0.130
门急诊次均医疗服务费用变动率	4.700	0.571	0.122	4.600	0.681	0.148	4.500	0.688	0.153
住院次均费用变动率	4.750	0.444	0.094	4.800	0.410	0.085	4.600	0.598	0.130
住院次均医疗服务费用变动率	4.850	0.366	0.076	4.700	0.571	0.122	4.700	0.571	0.122
医疗收入中来自医保基金比例	4.300	0.979	0.228	4.500	0.827	0.184	4.150	0.875	0.211
发展能力	4.600	0.598	0.130	3.915	0.856	0.219	3.872	0.884	0.228
医疗服务收入增幅	4.750	0.444	0.094	4.850	0.366	0.076	4.550	0.759	0.167
学科建设和人才培养经费占医疗收入比重	4.650	0.587	0.126	4.250	0.786	0.185	4.050	0.826	0.204
科研投入产出比	4.350	0.933	0.215	4.100	0.968	0.236	3.750	1.070	0.285
总资产增长率	4.300	0.733	0.170	4.800	0.410	0.085	4.200	0.834	0.198
净资产增长率	4.550	0.759	0.167	4.800	0.410	0.085	4.400	0.883	0.201
固定资产净值率	4.250	0.851	0.200	4.750	0.444	0.094	4.050	0.887	0.219

（三）指标权重

利用 Yaahp12 软件群决策功能计算各指标的权重。权重由大到小排名前三位的一级指标依次是"成本管理"（0.211 4）、"预算管理"（0.210 6）、"运营效率"（0.206 4），权重由大到小排名前三位的二级指标分别为"预算支出执行率"(0.084 1)、"预算收入执行率"(0.078 2)、"财政专项拨款执行率"(0.048 3)(表5)。

表5 公立医院经济运行综合评价指标体系及权重

一级指标	权重	二级指标	权重
预算管理	0.210 6	预算收入执行率	0.078 2
		预算支出执行率	0.084 1
		财政专项拨款执行率	0.048 3
风险管理	0.097 8	业务收支结余率	0.034 9
		业务收支结余变动率	0.028 8
		资产负债率	0.016 4
		流动比率	0.017 7
成本管理	0.211 4	医疗成本费用率	0.036 8
		边际成本	0.037 0
		人员经费支出比率	0.037 1
		管理费用率	0.021 1
		百元医疗收入药品、卫生材料消耗	0.030 6
		百元医疗收入(不含药品耗材)能耗支出	0.021 4
		百元医疗收入(不含药品耗材)人员经费	0.027 3
运营效率	0.206 4	每职工平均门急诊人次	0.022 1
		每职工平均住院床日	0.023 3
		人力成本产出效率	0.028 8
		床位周转次数	0.024 3
		出院者平均住院天数	0.027 9
		医疗服务收入占医疗收入比例	0.031 1
		百元专用设备资产医疗收入	0.023 2
		应收账款周转天数	0.013 8
		存货周转率	0.011 9
费用负担	0.131 6	门急诊次均费用变动率	0.023 9
		门急诊次均医疗服务费用变动率	0.030 2
		住院次均费用变动率	0.027 8
		住院次均医疗服务费用变动率	0.032 0
		医疗收入中来自医保基金比例	0.017 8
发展能力	0.142 2	医疗服务收入增幅	0.037 7
		学科建设和人才培养经费占医疗收入比重	0.021 2
		科研投入产出比	0.027 6
		总资产增长率	0.016 2
		净资产增长率	0.023 6
		固定资产净值率	0.015 9

三、讨论与建议

（一）明确评价目的及对象

近年来，国家针对公立医院绩效评价出台了的指标框架，但侧重于评价医院整体经济运行绩效的指标框架鲜见。本指标体系主要适用于政府或主管部门对公立医院的经济运行情况开展综合评价，有助于了解不同医院的经济运行状况，以及公立医院改革政策对公立医院经济运行的影响，帮助各家医院诊断各自存在的问题，总结自身经验。同时，相关部门可基于本指标体系的评价结果，了解相关政策的实施效果，针对政策引发的新问题及时调整政策，确保公立医院的经济良性运行。然而，本研究在确定指标体系各项指标权重的过程中，未区分二、三级公立医院，且本次纳入专家咨询的医院管理人员和财务人员主要来自三级甲等医院。考虑到不同层级的公立医院功能定位有所差异[9]，建议后续进一步开展针对二级公立医院经济运行的指标权重研究。

（二）合理确定评价标准

本研究充分参考已有指标体系，除原有医院财务分析指标外，其余指标体系在被用于评价医院经济管理绩效时，相关部门均同时配套下发操作手册，对指标解释、指标导向、数据来源等做了说明。评价时，主要依据政策要求，结合横向和纵向比较、目标值比较、评价对象排名、评价对象的均数偏离度等方式予以赋分[10,11]。以预算管理的相关指标为例，一般认为预算执行偏离度在5％及以下属于可接受范围，结果在此区间内，则该项指标应得满分，而非简单的99％优于95％。随着公立医院薪酬制度改革的推进，人员经费支出比例、人力成本产出效率等指标的结果变动较大，因此，评价标准的确定应广泛听取评价对象及利益相关方意见，结合医院实际和定量、定性的综合评价，确保评价标准的科学性和公正性。

（三）适时调整指标体系

现有指标的选取主要遵循数据可获得、统计口径相对一致的原则，采集医院财务报表的相关指标，同时借鉴成本—效益分析，加入能够反映服务投入与产出配比的指标，如人力成本产出效率、科研投入产出效率等，以衡量单位产出变化引发的单位投入变化程度，这也符合当下的业财融合[12]和价值医疗[13]等理念。需要注意的是，公立医院面临的政策环境在时刻发生变化，按病种收付费、医疗服务价格调整等直接影响着医院的收支结构和经济运行状况[14]，建议结合病种指数等对费用负担等指标加以调整。

————————————————————————— 参 考 文 献 —————————————————————————

[1] 徐嘉婕,王力男,金春林.医院经济运行分析研究综述.中国卫生事业管理,2018,35(12)：894-896.

[2] 周书铎,王秋宇.公立医院经济运行效果的财务指标体系的构建.医学教育管理,2017,3(3)：234-239.

［3］要鹏韬,高广颖,胡星宇,等.基于 TOPSIS 法和因素分析法的我国公立医院经济运行分析.中国卫生政策研究,2019,12(1)：68－73.

［4］王永成,张巍,李文.公立医院经济运行纵向评价体系的构建与应用.中国卫生产业,2017,14(7)：79－81.

［5］王超,孙媛,王永成.医院经济运行横向评价体系的构建与运用.卫生经济研究,2015(10)：43－45.

［6］刘军军,严蓓蕾,王高玲.基于德尔菲法的慢性病患者健康贫困脆弱性评价指标体系研究.中国医疗管理科学,2019,9(3)：53－58.

［7］卫萍,任建萍,张琪峰,等.德尔菲法在医学科技计划绩效评价指标体系构建中的应用.卫生经济研究,2013(4)：52－54.

［8］吴家锋,程陶朱,孟洁,等.三级医院门诊医生医疗质量评价指标体系构建与应用.中国医院,2019,23(5)：61－64.

［9］李珊珊,肖锦铖.不同层级公立医院公益性评价指标权重比较与分析.中国医院管理,2019,39(4)：26－28.

［10］周莲姿,潘敏,郭文博,等.公立医院财务指标体系与评价标准的实证研究.中国卫生经济,2015(9)：74－76.

［11］陈文华,郭秋霞.公立医院绩效指标评价标准确定方法的研究.经济师,2018(12)：250－251.

［12］吴玉清.业财融合在医院中的运用研究.中国卫生经济,2018,37(6)：81－84.

［13］金春林,王海银,孙辉,等.价值医疗的概念、实践及其实现路径.卫生经济研究,2019,36(2)：6－8.

［14］王美凤,王海银,王力男,等.上海市医疗服务价格调整后公立医院医疗收支构成变动分析.中国卫生经济,2019,38(3)：23－26.

医疗保障行政执法监管制度建设研究

郑树忠　梁　鸿

【导读】 随着我国医保制度快速发展、医保管理日臻完善,医保监管从初建、发展到逐步深入,有了显著的进步,在保证医保制度平稳运行、维护基金安全、规范医疗(医药)服务行为和促进可持续发展方面起到了不可或缺的重要作用。文章提出了我国医疗保障行政执法监管制度建设的总体框架,总体目标为到 2020 年,建立职责明确、分工协作、科学有效的医疗保障综合监管制度和法律—法规—规范—标准体系,形成以"医疗保障监管"为核心,行业自律、诚信制度为支撑的三位一体立体监管格局,健全专业规范、统一规范、文明公正的医疗保障监督执法队伍,实施机构自治、行业自律、政府监管、社会监督相结合的多元化综合监管,实现医疗保障监管的法治化、规范化、常态化与社会化。

一、我国医疗保障行政执法监管制度建设的总体框架

建立严格规范的医疗保障行政执法监管体系,是提升医疗服务质量、提升基金配置效率、保证医疗保险制度健康可持续运行、全面建立中国特色基本医疗卫生制度、推荐医疗保障治理体系和治理能力现代化的重要内容。

(一)指导思想

全面贯彻党的十九大和十九届二中、三中全会精神,以习近平新时代中国特色社会主义思想为指导,认真落实党中央、国务院关于深化医药卫生体制改革的决策部署,深化转职能、转方向、转作风,提高效率效能。转变监管理念、体制和方式,从主要运用行政手段转变为协同运用行政、法律、诚信和信息等多种手段,提高监管能力和水平,为实施健康中国战略、提升医疗服务质量、提高基金配置效率、保证医疗保险制度健康可持续运行提供有力支撑。

(二)基本原则

坚持依法监管,依法规范执法。推进依法行政、规范执法。依据医保监管法律法规的规定,合理界定并落实各级监管主体的监管责任。

第一作者:郑树忠,男,上海市医疗保险协会会长。
作者单位:上海市医疗保险协会(郑树忠),复旦大学城市发展研究院(梁鸿)。
本文已发表于《上海市医疗保险》2020 年第 2 期。

坚持行政监管与协议管理相互联动,不可替代。行政监管充分发挥其对管理对象的管理和指导、命令、决定于制裁处罚等法定权力;协议管理则充分发挥其同监督对象双方在医药服务行为与费用支付中契约履行的条件等。

坚持社会共治,充分发挥各方力量。健全社会监督机制,推进信息公开,充分发挥信用体系的约束作用、行业组织的自律作用、专业化组织、社会舆论和公众的监督作用。

坚持改革创新,提升监管效能。运用信息化、智能化等手段创新监管方式,加强全要素、全流程监管,提升监管效能。

（三）建设目标

到 2020 年,建立职责明确、分工协作、科学有效的医疗保障综合监管制度和法律—法规—规范—标准体系,形成以"医疗保障监管"为核心,行业自律、诚信制度为支撑的"三位一体"立体监管局面(图 1),健全专业规范、统一规范、文明公正的医疗保障监督执法队伍,实施机构自治、行业自律、政府监管、社会监督相结合的多元化综合监管,实现医疗保障监管的法治化、规范化、常态化与社会化。

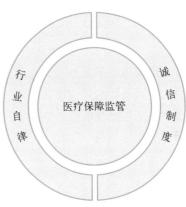

图 1 以医疗保障监管为核心,行业自律、诚信制度为支撑的"三位一体"立体监管局面

二、我国医疗保障行政执法监管制度建设的主要内容

（一）建立"三横、五纵、两级结构"的医保监管法律法规体系,逐步提高医保监管的法治化水平。

"三横、五纵、两级结构"医疗保障监管法律法规体系基本架构如图 2 所示。

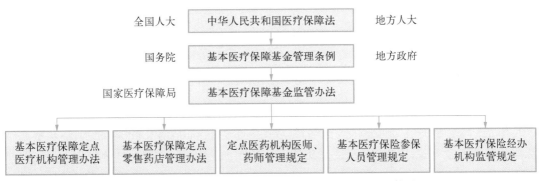

图 2 "三横、五纵、两级结构"医疗保障监管法律法规体系

（二）建立"一体、两翼、五对象"的监管体系

建立"一体、两翼、五对象"的监管体系,打造一支专业化的监管队伍,强化医疗保障监管机构职能、落实医疗保障监管责任。

1."一体、两翼、五对象"监管体系框架

"一体、两翼、五对象"监管体系框架如图3所示。

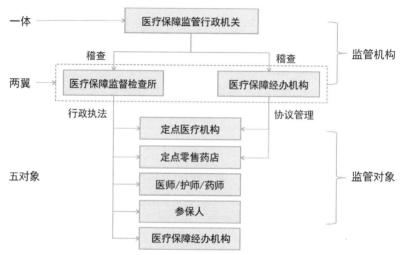

图3 "一体、两翼、五对象"监管体系框架

2.医疗保障层级监管架构

医疗保障层级监管架构如图4所示。

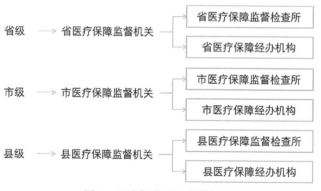

图4 医疗保障层级监管架构

建议地方编制部门充分利用机构改革与调整的契机,先行批准设置由专业人员组成的省(市、自治区)、地市(州、区)两级对医疗保障领域具备行政处罚职能的专职监管机构,逐步覆盖到县级,并配置执法用车,按照行政执法类参公单位管理。对一般性、轻微的违规行为由区域内行政监管部门负责调查处理,对于较严重的违规问题由上一级行政监管部门负责调查处理。

3.一体、两翼、五对象

一体——医疗保障监管行政机关:为医保局负责行政稽查的行政机关,主要负责对医保监督检查所及其监督员执法行为的合法性、合理性及执法程序等进行稽查,确保执法公平公正。对医保经办机构协议管理的规范性与合规性等进行督察。

两翼——医疗保障监督检查所、医疗保障经办机构:医疗保障监督检查所(重点建设)为医保监管对象实施行政监管的核心机构,机构性质定性为行政执法机关或者委托执法机构(前者为公务员后者为参照公务员管理),其职责为承担参保单位或个人、协议医疗机构、协议药店、医师、药师涉及医保相关信息,以及医保支付结算情况的实时监控,筛查、分析研究相关信息,确认违规信息并提出处理意见和建议,建立协议医疗机构医师诚信档案,研究提出医保实时监控指标体系等。

医疗保障经办机构的机构性质定性为事业单位,其职责为按照国家和省有关规定核定用人单位和参保人的缴费基数。基本医保费征收、医保机构参保人医保经费的核拨、医保协议管理(签署、续签与解除)等。

五对象——定点医疗机构、定点零售药店、医师/药师/护师、参保人、医疗保障经办机构。定点医疗机构:执行医保有关就医管理、支付范围和标准、费用结算等规定情况;定点零售药店:执行医保购药管理、支付范围和标准、费用结算等规定情况;定点医药机构医师/护师/药师:执行医保规定提供服务情况;参保人:享受待遇的资格与条件,以及遵守医保就医、购药、医疗费用报销等规定的情况,参保人涉嫌医保欺诈的情况;医疗保障经办机构:贯彻实施医疗保障各项制度政策的情况,维护医保基金安全的情况,进行内部控制的情况等。

4. 打造一支专业化的监管队伍

按照区域内定点医药机构数量及其服务量,同时参照管辖区域参保人数总量及构成,通过核定编制与购买服务相结合的方式,基于一定参数配备足够的监督执法人员数量,组建起一支专业化、规范化的医保监管队伍。鉴于医保监管牵涉面广、专业性强,监管队伍人员构成应集合医学、药学、法律、计算机、社保等专业背景人员,通过集中化培训、分地区分批次专题培训、以查代训等多种方式,增强培训的实效性,加强医保监管队伍政策、业务和法制教育。在人员编制仍不能满足监管需求的情况下,可以采取向第三方购买服务的方式以充实除执法功能以外的辅助技术工作,但必须先期明确相关的前提条件、机构资质、管理运行方式及经费开支渠道等事项。

三、我国医疗保障行政执法监管制度建设的三大监管机制

(一)法律机制

依据监管对象违法行为性质、情节、后果等分别追究监管对象的行政法律责任(医保监管机构执行)、违约责任(医保经办机构执行)与刑事法律责任(行刑衔接主要针对骗保诈保等违法行为)。

(二)诚信机制

建立全国医疗保障领域共享的信用管理体系,一是建立医保医师诚信管理机制,对医师遵守医保协议情况实行记分制管理,对于行为导致扣减不同积分,累计达到一定分值时做出相应的处罚,直至取消医保医师资格,记分周期结束时扣减计分实行清零,同时统一在医保前端结算系统启用医保医师标识,将医师违规行为与诚信惩戒措施关联。二是探索建立医保参保个人失信管理机制,着手制定管理办法,明确失信行为的表现形式和调查认定程序,明确惩戒措施,不允许再为参保人提供服务。三是落实失信联合惩戒措施,对医保严重失信行为人,建立欺诈骗保的"黑

名单"，积极营造"一处违规，处处受限"的信用环境（如一定期限内限制乘坐高级别火车席位和航空器的措施等）。

（三）社会机制

利用舆论媒体对医保违法违规行为进行公布、曝光。行业组织、质控组织、卫生监督、药品监督等组织对违法违规医保定点医药机构及其医师、药师在组织与行业的权限范围内容进行批评、教育、纠正行为等。

四、我国医疗保障行政执法监管制度建设的五种监管方式

根据医保定点医药机构、医师药师护师、参保人的医保违法违规特点，恰当运用线上核查、现场检查、线上线下结合的监管手段，采用定期检查、抽查、交叉检查的方式，并建立投诉举报快速响应机制，并根据检查结果恰当使用行政处罚手段对违法者进行处理。

（一）线上核查

梳理医保政策、临床相关知识和医保监管经验，建立一套医保知识库、监控规则库及分析指标体系；在关键部位、关键环节、关键岗位等建立视频监控系统，将人脸识别技术用于实时监控；夯实智能监管基础，持续推进医疗保障监管系统的开发应用与升级，依托大数据技术，从查违规微观层面上升到对整个医保费用构成、增长或下降动因及趋势分析等宏观层面。

（二）现场检查

依托医保实时监控系统，自动筛查、精准定位疑似违规行为，及时对医疗机构、临床科室及医保服务医师开展现场监督检查。

（三）线上线下结合

通过网上实时监控开展惩防结合，对出借冒用医保卡、贩卖药品等线索进行实时监控，通过短时刷卡、多卡聚集等预警规则对违规使用医保卡行为实施网上监控，及时发现、及时立案、及时现场查办，着力防范欺诈骗保风险。此外，以全面增强实时监控系统的实战应用为出发点，利用违规指数预警和趋势监控功能，通过短信提醒、约谈函询、立案调查、跟踪监控和"回头看"等方式，做到全程跟踪监控，将监管工作由事后向事前、事中延伸。

以上三种监督手段根据监管对象违法违规的风险程度确定定期检查的频度或采取抽查方式进行检查，抽查还可以采用随机、飞行检查等方式，为保证检查的公平公正也可以采用交叉检查的方式进行。

（四）投诉举报

根据投诉举报，监管部门在规定时间内容采用线上、线下结合方式，对投诉快速响应，对投诉情况进行调查确认，对投诉人及时反馈。对查实的举报，根据违法违规情况作出相应的处理。

（五）内部控制

通过加强行政督查和健全内控管理，规范经办业务工作，完善财务管理制度，优化操作流程。建立岗位之间、业务环节之间相互监督、相互制衡的机制。要明确岗位职责，建立责任追究制度，确保内控机制的有效运行。

五、我国医疗保障行政执法监管制度建设的三类处罚手段

（一）行政强制

对于参保人在定点医疗机构门急诊医疗服务中发生就诊频次、就诊行为和就诊费用异常等情形时，医保监管部门可以采取行政强制措施临时改变其门急诊基本医保费用记账结算方式。采取临时改变门急诊基本医保费用记账结算方式措施的，医保监管部门应当通知参保人，并对其就医情况及时进行审核。经审核未发现有违反基本医保规定行为的，应当于审核检查完毕的当日，恢复其门急诊基本医保费用记账结算方式。

（二）行政处罚

对于定点医药机构违反医保监督本地规章或地方性法规行为时，设置相对应的处理条款主要包括：① 对定点医疗机构、定点药店及其相关执业医师、药师给予警告，给予通报批评等处理；② 责令整顿改正；③ 罚款（视情节严重度）；④ 对直接负责的主管人员和其他直接责任人员有执业资格的，函告卫生行政部门或药品监督管理部门建议依法吊销其执业资格。此外，涉嫌犯罪的，应及时移送公安司法机关，追究刑事责任。

对于参保人违反医保规定的，可处以警告、罚款（视情节严重程度）。

（三）追究违约责任

对于定点医药机构违反医保服务协议的：① 如未造成医保基金损失，采取交流约谈定点医药机构、限期整改方式；② 如造成医保基金损失，追回已支付违规费用，同时暂缓支付、拒付违规费用；③ 如造成医保基金较大损失，追回已支付违规费用，同时暂停一定期限的定点服务协议；④ 如造成医保基金严重损失，追回已支付违规费用，并直接解除服务协议。对于医保医疗服务医师、护师、药师违反医保规定的：可暂停医保医疗服务资格；情节严重的，可取消医保医疗服务资格。对于参保人违反医保规定的：退回已由医保基金支付的相关基本医保费用；改变一定期限的基本医保费用的记账方式。

六、我国医疗保障行政执法监管制度建设的三大规范要求

（一）流程规范

制订医保监管流程管理的相关规范，对监管执法中的案件来源、立案、稽核、合议、处罚告知、处罚执行等方式、方法、时限等作出明确规定，并以机构工作规范形式由国家医保局监管司

颁布执行。此外还需要对执法中相关的回避制度、合议制度、听证制度、证据制度等作出明确规定。

(二)标准规范

组织相关专家对各类违法行为的界定、执法过程中关键环节与步骤制订可操作、可判断、可测量的规范与标准,做到判断有据。

(三)处罚规范

建立医保监管行政处罚自由裁量基准规范,制订客观、公正、有据可断的系列基准与规范,使医保监管执法人员在行政处罚中能够做到"客观公正""错罚相当"。

七、我国医疗保障行政执法监管制度监管结果的五方面应用

(一)定点医药机构减星评定

尝试对医保定点机构违法违规行为进行分类整理形成"医保定点医药机构违法违规减星指标体系",对机构的医保违法违规行为实施减星评定,结果实时社会公布,通过社会监督来促使其行为矫正。

(二)定点机构医师药师违规积分制

尝试对医保定点医药机构中医师药师违法违规行为进行分类整理,形成"医师药师违法违规积分指标体系",对积分达到规定限度的个人,根据其积分情况分别予以对应的处理。

(三)推动机构自治、行业自律

机构自治:要从管理走向治理,改变传统行政管理造成的对立状态,必须因势利导,以疏带堵。为定点医药机构自我管理提供建议和工具,立足医保相关政策法规、尊重医药服务行为的专业性和规律性,与定点医疗机构共同制定了定点医疗机构医保业务管理职能部门设置与职责分工标准和医疗保险业务流程标准,指导各定点医疗机构结合自身实际建立医保病例自审自评等制度,推动定点医疗机构成立专职医保管理部门,设置院领导—医保办—科室三级医保管理机制。

行业自律:发挥行业管理"私权"高效的作用,医保协会/学会在医保行政执法与协议管理的基础上,充分利用其专业管理优势,制定相关管理标准、管理手段、管理流程,并组织行业专业开展自查、自纠,先行一步。

(四)监管结果函告相关行业组织与监管机构

监管机构根据检查结果,将处罚信息实时函告健康监督管理部门、药品监督管理部门,并提出其采取必要的行政处罚与行政处分的建议;将处罚信息实时函告相关行业组织、医疗质量监控组织,作为其行业管理与整顿的重要依据。

（五）行刑衔接追究刑事法律责任

监管机构对监管对象违反法律及其相关法律规范,其行为构成犯罪的,按照行刑衔接的规定实时案件移交,追究其刑事责任。

八、我国医疗保障行政执法监管制度建设的内在管理要求

（一）加强执法质量和内部管控规范化,确保医保执法公平公正

一是规范医保违法违规案件调查取证、告知、听证、回避、送达等业务程序,统一医保监管法律文书,做好案件卷宗和档案管理,将依法监管的理念落实到医保违法违规行为查处的各个环节,确保行政执法程序合法有效。二是完善定点医药机构医保监督检查规范,打造阳光执法平台,采取实行说理式执法、轻微问题告诫、突出问题约谈、重大案件回访等柔性执法方式,得到医务人员的理解和支持,查找整改问题。三是建立专家咨询机制和重大案件集体研究机制,保障违法违规案件的调查、认定、处理规范、公正、透明,保障参保个人、执业医师、定点医药机构等主体的合法权益。四是医保监管应严格按照规范流程,以保证执法程序公正。

（二）加强部门协调与协同,实现医疗保险一体化全程监管

1. 处理好与相关各方的关系,实现全覆盖监管

鉴于医保行政监管与相关部门的工作具有关联性,因此在开展医保监管中,应当明确边界,发挥协同作用。处理好基金监管"收"与"支"的关系,监管不仅针对医疗保障基金支出的各个环节,也要与征收部门协同开展基金征缴工作的监管;处理好基金监管和综合监管的关系,将医保基金监管、医疗服务监管、行政监管与协议监管、内部控制等有机结合,形成合力;处理好监管部门和行政业务部门的关系,明确基金监管部门与各部门职能范围内的政策实施监管的职能合理分工,做到各司其职;处理好医保监管和卫生行政监管的关系,形成医疗保障的医疗服务、费用监管与医疗卫生业务与质量监管既各有侧重又相互补充的格局。此外,在机构改革后,还涉及与市场监督部门有关价格问题的协同监管。

2. 建立医疗保险监管的联动机制,实现全方位监管

建立健全医保协议管理、行政监管、司法处理的综合监管机制,明确各方的职责与分工,加强各方的沟通与协调,实现信息共享和要情互通,尤其是行政监管和刑事处理的衔接机制,包括联席会议机制、线索和信息通报机制、提前介入机制、案件移交机制、联合执法机制和联合宣传机制等。

3. 建立跨部门数据共享机制,实现无死角监管

医保行政监管与协议管理,需要建立健全与卫生健康委、药监、商委、民政、工商等相关部门的数据交换工作机制,其基础是信息的标准化和规范化,应当将医疗保障信息标准化提升到国家层面,建立制度保障,实现共享互通,提高信息资源利用率。同时,必须从措施上严格保证信息安全和保密。

4. 利用第三方监管信息与力量,补充监管不足

利用医疗系统各医疗质量控制组织的质控数据,既作为医保监管对医疗服务行为适宜性评价的重要参考,也作为医保监管的重要线索。

鉴于医保监管对象医疗服务行为的技术性特点,医保监管部门还可以向第三方购买服务的方式取得其专业支持(除行政执法以外),以补充医保监管力量与技术方面的不足。

我国医疗救助支出增长情况分析

黄玉捷

【导读】 2015年以来,在脱贫攻坚、全面建成小康社会国家战略推动下,我国丰富和完善医疗救助制度,贫困人口医疗救助工作取得了显著成果,但同时医疗救助支出也增长迅速,医疗救助资金供需矛盾突出。文章梳理了2015年以来我国医疗救助支出增长情况,通过2016~2019年医疗救助面板数据分析了我国医疗救助增长的相关影响因素,提出了继续坚持积极有效的医疗救助、继续坚持医疗救助支出适量有效增长的两大对策建议。

医疗救助是我国脱贫攻坚、全面建成小康社会的重要措施之一。近年来,我国医疗救助政策效果显著。一是建立全民医疗保险制度,解决贫困人口医疗基本保障问题。二是直接医疗救助,对贫困人口实施托底医疗救助。通过医疗救助,贫困人口比一般人口医疗报销比例提高约10%,住院总体报销比例达80%。2018年以来,我国减轻贫困人口医疗负担近3 300亿元,帮助近1 000万户因病致贫返贫群众脱贫,健康扶贫取得决定性成就,健康扶贫攻坚任务接近全面完成,贫困人口基本医疗有保障全面实现,因病致贫返贫问题得到有效解决。

在医疗救助取得了显著成效的同时,医疗救助水平低、供需矛盾大、资金保障不足等问题仍然十分突出,特别是随着脱贫攻坚持续深入和健康扶贫工程实施,资金不足已成为当前制约医疗救助发展的瓶颈[1]。针对医疗救助资金供需矛盾突出问题,本文从医疗救助支出入手,对医疗救助支出增长情况及影响因素展开分析,提出完善医疗救助资金投入、满足贫困人口医疗救助需求的对策建议。

一、2015年以来我国医疗救助支出增长情况

2015年以来,我国加快全面建成小康社会步伐,脱贫攻坚持续深入,贫困人口医疗救助由单一直接医疗救助逐渐形成为基本医疗+大病集中救治+慢病签约服务+重病托底救助的多层次医疗救助体系,医疗救助支出由直接医疗救助支出转变为资助参保支出+直接医疗救助支出。

随着我国新的医疗救助体系形成,医疗救助支出结构发生了很大变化。全国资助参保支出大幅度上升,2015~2019年年均增长率达到30.7%;人均资助参保支出也大幅度上升,2015~

第一作者:黄玉捷,女,研究员,上海市卫生和健康发展研究中心(上海市医学科学技术情报研究所)副主任。
作者单位:上海市卫生和健康发展研究中心(上海市医学科学技术情报研究所)(黄玉捷)。

2019年年均增长率达到21.9%。直接救助支出在扩大贫困人口托底保障面的同时也保持了7.2%的年均增长速度,但人均直接救助支出持续下降,年平均增长率为−13.7%。

与此相应,全国绝大多数地区资助参保支出保持了持续快速增长态势,只有北京、西藏和陕西等三地资助参保支出呈负增长,但全国各地资助参保支出增长速度不一。与此相应,全国直接医疗救助支出增长速度明显低于资助参保支出增长,各地直接救助支出增长速度也相差较大。

(一)全国医疗救助支出增长情况

2015年以来我国医疗救助支出呈快速增长态势。医疗救助支出总额由2015年的2 690 550万元上升到2019年的4 931 417万元,2015~2019年年均增长率为16.4%。其中,资助参保支出由2015年的544 835万元上升到2019年的1 589 085万元,年平均增长率为30.7%;直接医疗救助由2015年的2 145 715万元上升到2019年的3 342 331万元,年平均增长率为11.7%(图1)。

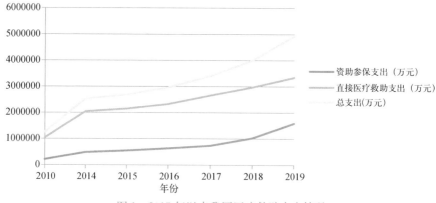

图1　2015年以来我国医疗救助支出情况

资助参保支出增长扩大了贫困人口医疗保险覆盖面。五年中我国资助参保人数由2015年的6 634.7万人上升到2019年8 751万人,年均增长率为29.4%。同时,资助参保支出增长也提高了人均资助贫困人口参保水平。贫困人口人均资助参保额由2015年的82.1元上升到2019年的181.6元,年均增长率为21.9%(图2)。

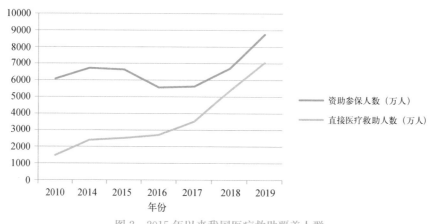

图2　2015年以来我国医疗救助覆盖人群

直接救助支出增长扩大了贫困人口托底医疗保障面,但人均托底救助水平有所下降。直接医疗救助人次数由 2015 年的 2 515.9 万人次上升为 2019 年的 7 050 万人次,年均增长率为 7.2%。由于全民医疗保险提供了贫困人口基本医疗服务,国家托底医疗救助负担有所减轻,托底救助人均水平随之下降,贫困人口人均直接医疗救助额由 2015 年的 852.2 元下降到 2019 年的 474.1 元,年平均增长率为 -13.7%(表 1)。

表 1 我国人均资助参保和人均直接医疗救助情况

年 份	人均资助参保(元)	人均直接医疗救助(元)
2010	35.5	704.6
2014	72.1	852.2
2015	82.1	852.9
2016	113.9	863.3
2017	131.9	756.6
2018	153.4	554.0
2019	181.6	474.1

(二)地区医疗救助支出增长情况

1. 全国绝大多数地区资助参保支出均处于增长态势,但年均增长速度差距较大

根据资助参保支出增长速度,全国分为四类地区:快速增长地区、平稳增长地区、低速增长地区和负增长地区。

快速增长地区:包括浙江、贵州、海南、新疆、江西、宁夏、福建、湖南、甘肃和江苏 10 个资助参保支出年均增长率名列全国前十位的地区,其资助参保支出年均增长率在 49.8%~97.9% 之间。其中,浙江最高,达到 97.9%;贵州次之,达到 92.3%;海南第三,达到 82.8%;江苏最低,为 49.8%。在快速增长地区,贵州、海南、江西、湖南和甘肃五个地区属于资助参保支出与人均资助参保支出快速双增长地区,其资助参保支出年均增长率和人均资助参保支出年均增长率保持在全国前十位。新疆、福建和江苏三个地区属于资助参保支出快速增长而人均资助参保支出平稳增长地区,其资助参保支出年均增长率名列全国前十位,但人均资助参保支出年均增长率名列全国 11~20 位(中游)。浙江和宁夏两个地区属于资助参保支出增长高而人均资助参保支出增长较低地区,其资助参保支出年均增长率名列全国前十位,但人均资助参保支出年均增长率名列全国后十位。如浙江参保资助支出年均增长 97.9%,其人均资助参保支出年均增长只有 0.4%。

平稳增长地区:包括广西、湖北、安徽、吉林、河北、云南、四川、广东、重庆和上海十个资助参保支出年均增长率名列全国 11~20 位的地区,其资助参保年均增长率保持在 20.4%~39% 之间。在平稳增长地区,广西、湖北、四川和上海四个地区资助参保支出增长平稳但人均资助参保支出增长迅速的地区,其资助参保支出增长率处于全国中游,但人均资助参保支出增长却位于全国前十位(上游)。安徽、云南和重庆三个地区属于资助参保支出增长和人均资助参保支出增长平稳地区,其资助参保支出增长和人均资助参保支出增长均处于全国中游。吉林、河北和广东三

个地区属于资助参保增长平稳但人均资助参保支出增长较低的地区,其资助参保支出增长处于全国中游,但人均资助参保支出增长位于全国后十位。

低增长地区:包括山东、黑龙江、山西、内蒙古、青海、河南、天津和辽宁 8 个资助参保支出年均增长率名列全国后十一位的地区,其资助参保年均增长率为 6.2%~18%。在低增长地区,山东、青海、河南、天津和辽宁五个地区属于资助参保支出增长和人均资助参保支出增长双低地区,其资助参保支出年均增长率和人均资助参保支出年均增长率均位于全国较低水平。黑龙江和山西两省属于资助参保支出增长低但人均资助参保支出平稳增长地区,其资助参保支出年均增长率名列全国下游,但其人均资助参保支出年均增长率名列全国 11~20 位。

负增长地区:北京、西藏和陕西为资助参保支出负增长地区,并且北京和西藏为资助参保支出和人均资助参保支出双负增长地区。北京资助参保支出年均增长率为 -31%,人均资助参保支出年均增长率为 -40.6%,为全国最低;西藏资助参保支出增长率为 -16.3%,人均资助参保支出年均增长率为 -49.7%。但是,北京 2016 年人均资助参保支出额为 1 021.9 元,排全国第一位;西藏 2016 年人均资助参保支出额为 381.3 元,排全国第五位,表明这两个地区资助参保支出增长乏力很可能是由于人均资助参保支出基数较高,支出增长空间有限。

2. 全国各地直接医疗救助支出增长速度不一,大多数地区人均直接医疗救助支出为负增长

根据直接医疗救助支出增长速度,全国也可分为四类地区:较快增长地区、平稳增长地区、低增长地区和负增长地区。

较快增长地区:包括河北、河南、安徽、湖南、江苏、贵州、贵州、浙江、新疆和青海 10 个直接医疗救助支出增长名列全国前十名地区,其年均增长率在 18.7%~35.5% 之间。河北直接医疗救助支出年均增长率最高,为 35.5%;河南第二,为 28.6%;安徽第三,为 27.5%。

平稳增长地区:包括重庆、北京、湖北、上海、云南、内蒙古、辽宁、广东、甘肃和山东 10 个直接医疗救助支出增长全国排名 11~20 位地区,其直接医疗救助支出年均增长率在 5.9%~15.9% 之间。

低增长地区:包括四川、陕西、黑龙江、山西和西藏 5 个直接医疗救助支出增长排全国后十一位的地区,其年均增长率为 1.3%~5.5% 之间。

负增长地区:包括广西、海南、天津、江西、宁夏和吉林 6 个直接医疗救助支出为负增长地区。吉林直接医疗救助支出增长全国最低,为 -25.4%;宁夏次之,为 -5.7%。

同时,由于有资助参保保障,全国绝大多数地区人均直接医疗救助支出呈负增长状态。人均直接医疗救助保持增长的有西藏、重庆、湖南和北京四个地区,但其年均增长率均不高。其中,西藏略高,为 14%;重庆为 2.7%,湖南为 0.7%,北京为 0.4%,均比较低。全国其他 27 个地区人均直接医疗救助支出均保持负增长状态。上海最低,为 -56.1%;天津次之,为 -47.8%。

二、医疗救助支出增长影响因素分析

把握医疗救助支出增长规律关键是要把握影响医疗救助支出增长的影响因素。相关文献研究发现医疗救助效果、医疗费用、社会经济因素三个方面的因素是影响地区医疗救助支出增长的基本因素。医疗救助效果是医疗救助希望达到的目标,是影响医疗救助支出的最重要因素。我国医疗救助效果追求两方面的目标,一是防止贫困人口因病致贫返贫,为贫困人口提供基本医

疗;二是保障贫困人口得到足够的医疗服务,避免造成较高的死亡率[2]。医疗费用是直接医疗救助支出的重要影响因素,医疗费用越高,直接医疗救助支出越高。我国医疗费用研究一般将门诊患者次均医药费用和住院患者人均医药费用两个指标作为医疗费用研究常用指标。社会经济因素是影响医疗救助支出的环境因素,它包括政策环境、经济环境和社会环境等因素。一般而言,人均GDP代表了地区经济发展水平,卫生总费用占GDP比重代表了政府对医疗卫生事业的投入规模,年末总人口数代表了地区人口环境,65岁及以上老年人口数代表了人口环境中的老龄化因素。

2015年至今是我国脱贫攻坚加速推进期,医疗救助工作推进迅速,全国医疗救助策略和救助水平处于快速变化当中。鉴于2015年以来医疗救助工作推进情况,既要考虑年度截面影响,也要考虑时间序列因素影响,面板数据可以满足这一研究要求。本文采用2016~2019年面板数据(数据来自2016~2020年《中国统计年鉴》和《中国卫生健康统计年鉴》),运用Stata15.1软件展开我国医疗救助支出影响因素分析。

(一)实证研究结果

1. 资助参保支出受低保人数、人口死亡率、资助参保人数和住院患者人均医药费用四个因素的影响

资助参保人数对资助参保支出影响最为显著($P<0.01$),低保人数、人口死亡率和住院患者人均医药费用影响显著($P<0.05$)。资助参保人数每增加1%,资助参保支出增加114%;低保人数每减少1%,资助参保支出增加76.49%;人口死亡率每下降1‰,资助参保支出增长908.1%;住院患者人均医药费用每下降1%,资助参保支出增加4.994%(表2)。

表2 我国医疗救助支出影响因素分析

变　　量	资助参保支出	直接救助支出
低保人数	−76.49① (45.03)	74.20(53.61)
人口死亡率	−9 081① (5 444)	−10 201(7 087)
资助参保人数	114.0② (24.82)	—
直接救助人数	—	127.6② (26.28)
门诊患者次均医药费用	83.50(98.58)	266.3① (144.1)
住院患者人均医药费用	−4.994① (2.774)	−9.341③ (4.334)
人均GDP	0.345(0.313)	0.459(0.474)
卫生总费用占GDP比重	−223.2(2 510)	1 258(2 551)
65岁及以上老年人口	3.827(3.757)	−3.035(4.880)
年末人口数	−0.986(3.936)	13.97② (5.164)
常数	67 176(46 094)	55 262(53 147)

注:括号内为标准误。
① $P<0.1$。
② $P<0.01$。
③ $P<0.05$。

2. 直接医疗救助支出受直接救助人数、门诊患者次均医药费用、住院患者人均医药费用和年末人口数四个因素的影响

直接医疗救助人数和年末人口数影响最为显著（$P<0.01$），门诊患者次均医药费用、住院患者人均医药费用影响显著（$P<0.05$）。直接医疗救助人数每增加1%，直接医疗救助支出增加127.6%；年末人口数每增加1%，直接医疗救助支出增加13.97%；门诊患者次均医药费用每增加1%，直接医疗救助支出增加266.3%；住院患者人均医药费用每减少1%，直接医疗救助支出增加9.34%（表2）。

（二）研究结论

1. 医疗救助支出受救助人数影响显著

资助参保人数和直接救助人数均是医疗救助支出增长的重要影响因素，均衡医疗救助支出规模增长的关键在于把握资助参保人数和直接救助人数。如果医疗救助人数不再持续增加，医疗救助支出规模将得到一定程度的控制；如果医疗救助人数继续增长，医疗救助支出规模将继续保持增长。

2. 今后我国资助参保支出还将保持一定程度的增长

减少低保人口数量、提高人口健康水平、降低人口死亡率是我国未来全面建设社会主义现代化强国的重要内容。由于低保人数、人口死亡率与资助参保支出负相关，降低低保人口数量和减少人口死亡率必定会带来资助参保支出的增长。

3. 人口持续增长的人口大省仍面临直接医疗救助支出增长压力

由于人口规模与直接医疗救助支出显著正相关，人口持续增长的人口大省（如河南、山东和广东等）仍面临直接医疗救助支出增长压力。

4. 医疗费用调控可以在一定程度上均衡医疗救助支出增长

首先，降低门诊患者次均医药费用可以降低直接医疗救助支出。其次，提高住院患者人均医药费用可以同时降低资助参保支出和直接医疗救助支出。

三、对策建议

（一）继续坚持积极有效的医疗救助

坚持医疗救助对贫困人口医疗救助的保障作用，保障贫困人口不因病致贫返贫，提高贫困人口健康水平，减少因病未治或低效医治产生的死亡率。坚持医疗救助从直接医疗救助向资助参保和直接医疗救助双重保障转化。不断扩大贫困人口参保率，始终坚持应保尽保。坚持直接医疗救助医疗保障托底作用。加强对重特大疾病的直接医疗救助力度。加强人均资助参保水平较低地区直接医疗救助力度，确保资助参保与直接医疗救助的双重保障作用。

（二）继续坚持医疗救助支出适量有效增长

在充分考虑财政预算支持力度的基础上，保障医疗救助支出适量有效增长。继续坚持医疗费用调控改革，减少门诊患者次均医药费用，消除推动医疗救助支出消极增长的不良因素。积极鼓励社会参与医疗救助，建立多渠道多来源的医疗救助专项基金，增强医疗救助实力。

参 考 文 献

［1］民政部.民政部对"关于进一步完善医疗救助政策,大力推进医疗健康扶贫的建议"的答复(民函〔2017〕650 号),2017.

［2］钟玉英,司文晴,刘怡辰.医疗救助有效率吗:中国省际医疗救助支出效率评估——基于考虑环境因素的三阶段 DEA 模型.学术研究,2016(11):50-74.

［3］陈文俊,周划耀,李志伟.精准贫困医疗救助绩效评估体系研究.贵州师范学院学报,2016,32(4):56-62.

［4］朱铭来,胡祁.中国医疗救助的对象认定与资金需求测算.社会保障评论,2019,3(3):141-145.

关于推进"十四五"上海医保事业高质量发展若干思考

朱　畅　张昀羿

【导读】　"十三五"时期,上海医保部门以习近平新时代中国特色社会主义思想为指导,在"人民城市人民建、人民城市为人民"理念引领下,勇于深化改革,主动开拓创新,为促进上海经济社会发展、保障人民健康发挥了积极作用。进入"十四五"时期,上海医保如何率先实现高质量发展,文章提出了思考。

一、进一步发挥好"稳定器"的作用

"十三五"时期,上海通过完善职工医保制度(将外来从业人员、被征地人员纳入)、整合城乡居民医保制度、全面推进长护险试点等,建立并完善了职工医保和居民医保制度体系,显著提高了医疗保障的公平性和可及性。截至 2019 年底,上海职工医保参保人数约为 1 540 万,居民医保约为 350 万。尤其在 2020 年的特殊时期,上海医保围绕确保患者救治,支持医疗机构正常运转,阶段性减半征收医保费,为全市统筹疫情防控和经济社会发展做出重大贡献,充分体现了医保"稳定器"的作用,达到了逆周期调节的目标。

进入"十四五",上海医保将统筹考虑全市经济社会发展水平、医保基金承受能力、人民群众现实需求,充分发挥"保基本、兜底线"职能,持续推进服务和改善民生各项工作。同时,有效扩大多层次医疗保障服务供给,满足市民群众多样化医疗保障需求,构筑更加公平可靠的多层次医疗保障体系,推进上海市民群众生活更有品质、更有尊严、更加幸福。

二、进一步发挥好"助推器"的作用

"十三五"时期,通过机构改革,组建了市区两级医疗保障局。既把原来分属发展和改革委员会、卫生和计划生育委员会、人力资源和社会保障部、民政部的医药价格、医药招标、医保支付、医保结算等职能实现整合,又把基本医保、大病保险、医疗救助等不同环节有效打通,理顺了医保管理体制,统一了行政管理职能。

第一作者:朱畅,男,上海市医疗保障局规划财务和法规处处长。
作者单位:上海市医疗保障局(朱畅、张昀羿)。

进入"十四五",上海医保部门作为医保基金的唯一管理主体,拥有了更为强大的议价能力,将逐步成为推动医药健康产业发展的重要力量。上海将进一步优化促进生物医药和大健康产业发展扶持政策,服务上海产业创新和高质量发展,积极助力推动健康领域新技术、新产业、新业态高质量发展。

三、努力成为长三角一体化发展的"新抓手"

"十三五"时期,上海从服务国家战略高度,率先推进长三角异地就医门诊费用直接结算试点,实现长三角全部 41 个城市 5 600 余家医疗机构全覆盖,并在长三角生态绿色一体化发展示范区内实现经办服务一体化。

进入"十四五",上海医保部门将继续在服务国家重大战略中体现新作为,认真贯彻落实习近平总书记在扎实推进长三角一体化发展座谈会上关于医保工作的重要指示精神,进一步发挥龙头带动作用,主动做好示范引领、协调服务,贡献长板,在三省一市率先推广实行统一的基本医保药品目录,推进长三角地区药品、耗材招标采购联动,探索实施区域联合采购,让改革成果惠及更广大区域群众,让医疗保障成为推动地区协同发展的"新抓手"。

四、努力成为医保服务的"新标杆"

"十三五"时期,上海医保将 30 余项公共服务事项全部接入"一网通办"总门户,"一网通办"全年办件量 100 余万件,满意率达 100%。从 2020 年起,上海医保又整合医疗费报销、门诊大病登记、医疗救助、退役军人信息查询等事项,在"一网通办"上线医疗费报销"一件事"。此外,已在全市超过 800 家定点医疗机构和 29 家互联网医院实现医保电子凭证应用,开启了上海医保"无卡有卡、线上线下"融合发展的新时代。

进入"十四五",上海医保将围绕改善体验,以数字化转型不断提升群众办事的便捷度和满意度。通过高标准建成"智慧医保"信息平台,推进"互联网+医保"建设,深化健康大数据应用,进一步提升精准化、精细化、信息化服务水平,持续优化医保领域营商和办事环境,努力成为医保服务的"新标杆"。

上海医保 DRGs 支付方式改革前瞻性研究

吕大伟　沈　怡

【导读】　推进医保支付方式改革是党中央、国务院赋予医疗保障部门的重要职能,是完善中国特色医疗保障制度的重要内容,是推进医药卫生体制改革的一项长期任务,对于规范医疗服务行为、引导医疗资源配置、控制医疗费用不合理增长具有重要意义。按照《国务院办公厅关于进一步深化基本医疗保险支付方式改革的指导意见》(国办发〔2017〕55号)中有关"疾病诊断相关分组(diagnosis related groups,DRGs)付费试点"的相关要求,国家医保局等四部委自2018年底起,组织开展了按DRGs付费国家试点工作,明确包括上海在内的30个城市作为DRGs付费国家试点城市。为提高上海医保支付管理的精细化、科学化水平,切实保障广大参保人员的基本医疗和医保制度的长期可持续发展,委托协会、高校了解国内外最新进展,开展可行性研究及风险分析。力求上海医保支付方式改革的各项工作能真正落实落地,以服务完善中国特色医疗保障制度的整体战略,为深化推进医药卫生体制改革发展提供上海经验。

一、上海医保 DRGs 支付方式改革之怎么看

开展DRGs支付方式改革,是全面推进支付方式改革的重要内容,是实现多元复合式支付方式改革的重要途径。要以更高的政治站位,充分认识推进包括DRGs付费方式在内的支付方式改革的重要意义,才能明确改革的方向,采取切实可行的策略,制定可行的方案,充分调动各单位各部门的积极性,动员社会各方面参与配合,真正实现改革的目的。

(一)大力推进医保支付方式改革是党中央、国务院作出的重大战略决策

党中央、国务院高度重视医保支付方式改革工作。习近平总书记在全国卫生与健康大会上指出,要健全医保支付机制,健全利益调控机制,引导群众有序就诊,让医院有动力合理用药、控制成本,有动力合理收治和转诊患者,激发医疗机构规范行为,控制成本的内生动力。党中央、国务院对医保支付方式改革高度重视,指明了改革方向,明确了任务目标,对推进支付方式改革作出了全面的部署和安排。

第一作者:吕大伟,男,主治医师、一级主任科员。
通讯作者:沈怡,女,上海市医疗保障局医药服务管理处副处长。
作者单位:上海市医疗保障局医药服务管理处(吕大伟、沈怡)。

（二）大力推进医保支付方式改革是上海适应改革再出发的充分选择

从宏观层面上来看，改革开放 40 年来，中国发生了翻天覆地的变化，上海无疑是一个生动例证。"全国改革开放排头兵、创新发展先行者"，是党的十八大以来，习近平总书记对上海一以贯之的要求。

从中观层面上来看，医保制度建立的近 20 年来，上海医疗保障领域改革发展取得显著成就，但在医保领域，人民日益增长的美好生活需要和不平衡不充分的发展之间的矛盾依然存在。而医保支付方式改革是上海医保代表全体参保人员发挥战略购买力量，进行价值选择和成本平衡，推动医疗机构从规模扩张向内涵式发展转变，为参保人员购买更具价值的医疗服务的重要探索和抓手。

从微观层面上来看，上海具备成功实施医保支付方式改革的必要条件和基础。自 2002 年起，上海实施了医保基金预算管理，经过近 20 年的改革探索，逐步形成了在医保预算总额管理框架下，以按服务项目付费为基础，总额预付为主体，精神卫生医疗机构住院费用按床日付费，部分住院病种按病种付费等多种支付方式并存的混合支付模式。

（三）DRGs 付费试点是当前医保支付方式改革的重点和突破口

肯尼斯·阿罗（1972 年获诺贝尔经济学奖）的一般均衡理论提出，医疗服务有别于一般商品，其具有服务的无形性、不可分离性、异质性和易逝性。医疗服务形态和发展趋势一直在个性化、个体化与客户化、标准化之间徘徊。医疗服务的提供切实消耗了具体的人力、物力和时间等资源，而整个社会能够用来提供医疗服务的资源并非无穷无尽，因此，需要利用经济学的评价方法（成本最小化、成本效果、成本效益和成本效用分析）来研究和评价医疗服务的产出。而病例组合（医疗服务提供者治疗患者或疾病的类型及数量）就是架在难以捉摸的临床实践世界和可量化的财务管理世界之间的桥梁。基于认知的发展和管理的需要，病例组合有多种分类方法，DRGs 则是病例组合分类法中应用最广泛的一种。

1. DRGs 的原理

DRGs 是指依据患者的疾病严重程度、治疗方法的复杂程度及医疗资源的消耗程度等因素，将患者分入若干诊断组进行管理的体系。DRGs 是用于衡量医疗服务质量效率及进行医保支付的一个重要工具，其基本理念是按照疾病类型—治疗方式—病例个体特征进行逐层区分。具体如图 1 所示。

DRGs 按照临床过程相似性和一致性，将资源消耗相似（成本相似）的诊断和操作组合到一起，形成诊断相关组，它的出现契合了发展的需要，为医疗服务提供者优劣比较难题提供了一个较好的解决思路，即针对同类型病例比较，引入病例组合思想，将临床过程相似和/或资源消耗相近的归为一类；针对不同类型病例比较，引入风险调整思想，通过制订不同的权重来反映各组特征。在众多病例组合工具中，DRGs 风险调整功能突出，突显在管理上的优势。因此，DRGs 应用范围涵盖医院绩效管理、医保费用支付等多个领域，应用地域已经遍布全球。

2. DRGs 的发展和应用

1967 年，美国耶鲁大学 Mill 教授首先开始了 DRGs 的相关研究，最初只是研究团队用来验

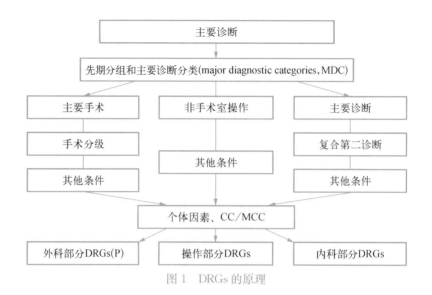

图 1　DRGs 的原理

证新的分类计算技术的一种副产出,经过近 10 年的总结和研究,DRG 理论于 1976 年正式提出。当时美国快速应用和迅速推广 DRGs 的大背景是,1983 年之前美国医疗保障采取按项目付费的方式,导致不合理医疗服务急剧增加,医疗费用快速上涨。

3. DRGs 的本土化

中国的 DRGs 研究始于 1988 年,主事者是时任北京市医院管理研究所所长的黄慧英,她率领北京协和医院、首都医科大学附属北京天坛医院等 10 所大医院开展 DRGs 研究用来作为医院绩效管理,当时参照的是美国 DRGs 模式,并和美国的相关研究机构合作,从北京协和医院、首都医科大学附属北京天坛医院等十所医院中选择 1 万份出院病例,每份病例摘取 140 个数据,一共选择了 140 万个数据,然后通过模型运算出结果。DRGs 在中国根据实际需要和技术发展,历经多个版本。具体研究重要成果如表 1 所示。

表 1　20 世纪 80 年代末至今的 DRGs 重要研究成果

时　　间	重大研究事件
20 世纪 80 年代末	北京协和医院引入概念,疾病诊断相关组译法诞生
20 世纪 80 年代末至 90 年代初	卫生系统研究(单个医院、单个病组为主,北京市医院管理研究所样本最大) 验证 DRGs 在中国的可行性
2003 年	BJ - DRGs 的前期开发 AR - DRGs 为模板,本地化 AR - DRGs+AP - DRGs=BJ - DRGs
2006 年	BJ - DRGs 基本成型,数据校验和调整
2010 年	C - DRGs 启动 AR - DRGs 的本地化 上海等地启动 AR - DRGs 的本地化
2011 年	BJ - DRGs 用于支付 分化出 CN - DRGs;BJ - DRGs 的 CC 表形成
2016 年至今	各地试点,自主选择的战国时代

并且随着理论研究的推进,DRGs 也逐步用于医保支付方式改革探索。具体开展 DRGs 付费探索的地区如表 2 所示。

表 2 2003～2018 年开展 DRGs 付费试点地区

年　份	付费试点地区
2003 年	淮安
2008 年	中山
2013 年	南昌、宿迁
2014～2015 年	芜湖、清远、东营、新余、银川等
2016 年	长沙、石嘴山;金华、柳州(病组)
2017 年	淄博、安庆、邢台、汕头和珠海等地;沈阳(部分病种)、云南省直(含蓄)
2018 年	广东全省、成都

经过多年的发展,国内各地根据实际需要形成了多个 DRGs 本地化版本,如国家卫生健康委医政医管局和北京市卫生健康委信息中心联合制定的 CN－DRGs,源于 BJ－DRGs,目前 CN－DRGs 已在全国 29 个省的千余家医疗机构和 16 个省、47 个地市级行政区域使用;国家卫生健康委医药卫生科技发展研究中心制定的 C－DRGs,目前在 8 个省市进行试点,以覆盖全部疾病谱的临床诊断术语和 CCHI 为分组工具,由医生依据中国疾病谱制定分组,1 400 余家医院成本和费用数据测算权重,实现住院患者收付费一体化;上海申康医院发展中心制定的申康版 DRGs,利用市级医院临床信息共享项目,以"医联工程"为基础,建立的一套疾病诊断分组,从 2013 年起将 DRGs 工作纳入市级医院绩效管理考核范畴,定期向市级医院公布病种绩效信息,引导医院加强管理,合理控制,规范流程,提高效率与诊疗质量等。

综上,推进医保 DRGs 支付方式改革是党中央、国务院的重大决策部署,对推动医药卫生体制改革、建设"健康中国"有重要意义;对推进上海经济社会发展、增强人民群众幸福感、获得感有重要意义;国内外实践证明,DRGs 是契合当前医保支付方式改革的需求,是改革的重点和突破口。

二、上海医保 DRGs 支付方式改革之怎么做

(一)国家 DRGs 付费试点的顶层设计

2019 年 5 月,为落实《国务院办公厅关于进一步深化基本医疗保险支付方式改革的指导意见》(国办发〔2017〕55 号)提出的"国家选择部分地区开展按 DRGs 付费试点"任务要求,国家医保局研究制定适合我国医疗服务体系和医保管理能力的 DRGs 标准,并在上海等 30 座城市启动了 DRGs 付费试点。试点工作总体按照"顶层设计、模拟测试、实施运行"三步走的工作部署。

(二)实施 DRGS 付费试点的关键技术

2019 年 10 月,国家医疗保障局发布了《国家医疗保障疾病诊断相关分组(CHS－DRG)分组与付费技术规范》和《国家医疗保障 DRG(CHS－DRG)分组方案》,对 DRGs 国家付费试点工作

所涉及的 DRGs 分组基本原理、适用范围，以及数据要求、数据质控、标准化上传规范、分组策略与原则、权重和费率确定等进行了统一规范，要求试点城市予以遵循。国家医保版 DRGs（CHS-DRG）使用国家医保《医疗保障疾病诊断分类及代码（ICD-10）》和《医疗保障手术操作分类与编码（ICD-9-CM-3）》等技术标准，融合国内多个主流 DRGs 版本形成，具有专家共识、融合兼容、覆盖最全、编码统一、临床平衡、数据保证的特点。CHS-DRG 初步分为 376 个核心疾病诊断相关组（ADRGs），其中外科手术组 167 个，非手术操作组 22 个，内科组 187 个。细分 DRGs 由各地根据国家要求的分组方法进行具体细分。CHS-DRG 关键技术主要包括以下方面：① 数据采集和质量控制是基础；② 分组方案和权重设定是关键；③ 付费标准测算与结算是核心；④ 监督考核与评价体系是保障。

（三）上海实施 DRGs 付费试点的目标思路

按照国家要求，结合上海实际，上海医保支付方式改革应充分发挥医保支付方式引导医疗服务资源配置的作用，建立一套覆盖全市医保定点医疗机构、符合不同类型医疗服务特点、有效支持上海医改重点工作，以推进分级诊疗、保证服务质量、促进成本控制、规范诊疗行为为核心的医保支付管理体系。通过进一步优化医保支付激励约束机制，提高定点医疗机构和医务人员积极性，提高医保管理科学性、精细化水平，提升医保基金使用效率，减少浪费，切实保障广大参保人员的医疗权益和基本医保制度的长期可持续发展。

（四）上海实施 DRGs 付费试点的可行路径

按照上海市政府专题会议要求，本市拟同步开展 DRGs 国家付费试点和大数据病组分值付费试点。大数据病种分组是以大数据技术拓展病种分组分析方法，利用全量数据客观还原临床病种变化的现实，对数据中疾病诊断与治疗方式进行穷举和聚类快速形成分组，挖掘数据内涵来认识病种组合与医疗成本的客观规律，建立疾病与治疗量化标准，可用于确定基于随机均值的定价机制、医保支付方式与基金监管模式。如何做好 DRGs 国家付费试点和大数据病组分值付费试点这两种支付方式改革的相互协同、稳妥推进，有必要对两者加以对比分析，其主要区别如表3 所示。

表 3　DRGs 分组和大数据病组的对比

	数据采集与处理	疾病分组	标准测算	应用场景
DRGs 分组	采用全样本数据。基于分组器，对诊断、处置方式、费用、患者特征、疾病特征、出院情况等要求较高	基于"往期数据＋临床经验"由"专家＋信息"分组，由 MDC—ADRGs—DRGs 自上而下分层	主要通过组别定价，要素包括权重、费率等	从服务能力、效率、安全及发展均衡性进行综合性评价，对实施条件要求较高
大数据病组	采用样本数据。对首要诊断、主要处置方式、费用等要求较高，对其他数据要求不高	基于"疾病诊断＋治疗方式"，将每个"疾病＋治疗"的"病种"分组，根据需要再做聚类分析	主要通过指数/分值单价定价，要素包括病种指数、指数（分值）等	应用场景较广，能够满足监管等颗粒度较细的需要，对实施条件要求不高，简单易行

如表3 所示，从聚类分组原则上看，DRGs 与大数据病组分值殊途同归，都是基于诊断类同、临床过程相似、资源消耗相近，只是在方法学上有所区别。大数据病组分值相较于 DRGs，更基

于对医疗机构医疗费用成本结构现状的承认,对快速引导医疗机构强化精细化管理,降低成本,在控费同时,提高医疗服务质量的效果不强;但大数据病组分值付费对病案数据采集质量要求不高,较多引入大数据分析方法客观评价,适用场景更广泛。随着医保支付方式改革的不断深入,DRGs管理理念更多地被各方接受,DRGs和大数据病组分值完全有可能最终走向融合。

三、思考

(一)支付方式改革之路通向何方

从国外先进经验来看,医保支付方式改革方向应历经数量付费法,到质量付费法,再到价值付费法改革三个阶段,如表4所示。

表4　医保支付方式改革的三个阶段

阶 段	定 义	方 式	定价机制	价 值 理 念	产生时间
第一阶段	数量付费法 (fee for service, FFS)	人头、人次、床日、项目等	权威机构	以医院为核心,关注医疗服务数量,推动了医院的发展,病越看越多;忽略了医生劳动的风险和贡献	始于德国,1883～1980年
第二阶段	DRGs	病种,疾病分组	集体协议	以医生为核心,关注医生工作的风险和贡献,推动医院和医生临床创新,提高服务质量	始于美国,1980～2010年40多个国家适用
第三阶段	价值付费法 (values-based purchasing, VBP)	责任医疗组织、以患者为中心的医疗之家、绩效付费、捆绑支付	医疗机构责任、医生组质量、医院绩效、患者疗效评估	以患者为核心,关注患者的体验和效果;减少了疾病的数量,注重疗效评估	始于美国《平价医疗法案》,2010年以后,逐渐受到重视

DRGs支付方式改革处于质量付费法的阶段,在推进过程中,我们要积极研究向价值付费进化的可能性措施。医保支付方式改革永远在价值与支出的平衡,理想和现实的桥梁的路上。

(二)如何能进一步支撑医保一体化管理

作为新成立的医疗保障部门的重点工作,医保支付方式改革应站在全局的层面统筹规划,通盘考虑,包括实现个人待遇调整联动,如个人定额收费、大病帮困衔接、商保补充保险衔接;实现价格管理联动,如带量采购、取消加成、服务价格调整;实现监督管理联动,如进行诚信建设和加强社会治理等。

(三)如何能进一步服务社会经济发展大局

作为实现医保部门战略性购买的重要抓手,医保支付方式改革还需要进一步提高站位,思考如何能进一步服务上海社会经济发展大局,重点包括如何实现本市健康卫生产业供给侧结构性改革、如何促进本市地产医药新技术新项目建设发展如何推动长三角更高质量一体化发展等。这些都有待于我们在推进医保支付方式改革过程中重点研究。

人口老龄化对上海职工医保基金
收支平衡影响及对策建议

张昀羿　朱　畅

【导读】　上海是全国最早进入老龄化社会的城市,人口老龄化对医保基金影响重大,有效保障老龄化趋势下的医保基金收支平衡,是推进医疗保障高质量发展需研究的重大课题。文章通过对2011~2019年城镇职工医保参保人数、筹资和支出的数据变化,分析了人口老龄化对职工医保基金收支平衡的影响,并从"开源"和"节流"两端提出应对人口老龄化趋势下确保基金收支平衡的政策建议。

一、上海职工医保制度建设情况

(一)基金筹资办法

上海在职职工个人按其缴费基数(本人上一年度月平均工资)2%的比例缴纳基本医疗保险费,退休人员个人不缴纳,用人单位按照其缴费基数(本单位职工缴纳费基数之和)7.5%的比例缴纳基本医疗保险费(其中生育保险1%),按照其缴费基数2%的比例缴纳地方附加医疗保险费。截至2019年底,基金累计结余2 825.49亿元。

(二)个人账户计入办法

上海在职职工个人缴纳的基本医疗保险费全部计入个人账户,单位缴纳部分按不同年龄段定额计入,其中34周岁以下的计入210元/年,35至44周岁的计入420元/年,45周岁至退休计入630元/年。职工达到法定退休年龄、办理退休手续后可领取养老金的当月,为其定额计入个人账户资金,其中退休至74周岁以下的计入标准为1 680元,75周岁以上的计入标准为1 890元;截至2019年底,个人账户累计结余1 035.53亿元。

(三)待遇保障规定

上海职工医保已实现门诊统筹和住院统筹,实施"账户段—自负段—共负段"三段式支付政策,一个医疗保险年度内发生的符合医保规定的医疗费用,先由其个人账户当年账户资金支付

第一作者:张昀羿,男,上海市医疗保障局规划财务和法规处四级调研员。
作者单位:上海市医疗保障局(张昀羿、朱畅)。

（账户段），不足部分进入自负段（根据不同年龄设置不同支付标准），超过部分的医疗费用进入共负段，门急诊费用由地方附加基金支付，住院费用由统筹基金支付。在门急诊报销政策中，自负段退休人员为 700 元，在职职工为 1 500 元。进入共负段后根据不同年龄、医院等级设置不同支付标准，总体而言，退休人员共负段支付比例在 80% 左右，在职职工在 65% 左右，退休人员报销比例比在职职工平均高出约 15%。在住院报销政策中，退休人员起付线为 1 200 元，在职职工为 1 500 元，退休人员统筹基金报销比例为 92%，在职职工为 85%，退休人员报销比例比在职职工平均高出 7%，住院最高支付限额 55 万元，统筹基金最高支付限额以上的医疗费用，仍由地方附加医疗基金支付 80%。2019 年，职工医保基金支出 1 269.53 亿元（表 1）。

表 1　上海职工医保个人账户计入标准及待遇保障情况

年　龄		个人账户计入标准	门　急　诊					住　院	
			自负段	共负段报销比例				起付线	报销比例
				一级	二级	三级			
在职	34 岁以下	2%+210 元		65%	60%	50%			
	35 至 44 岁	2%+420 元	1 500	65%	60%	50%		1 500 元	85%
	45 至退休	2%+630 元		75%	70%	60%			
退休	74 岁以下	1 680 元	700	80%	75%	70%		1 200 元	92%
	75 岁以上	1 890 元		85%	80%	75%			

二、上海人口老龄化对医疗保险基金收支平衡的影响

（一）上海户籍人口老龄化现状

上海早在 1979 年就进入老龄化社会，是国内首先进入老龄化社会的省市。目前，上海正经历深度人口老龄化的加速发展期，2012 年以来每年新增 20 万左右 60 岁及以上老年人口。截至 2019 年底，60 岁及以上户籍老年人口已达到 518.12 万，占户籍总人口的 35.22%，65 岁及以上老年人口 361.66 万，占户籍总人口的 24.6%，80 岁以上的高龄老人有 81.98 万，占户籍老年人口的 15.82%，占户籍总人口的 5.57%。2010～2019 年之间，上海户籍老年人口规模增长了56.55%，高龄老年人口规模增长了 37.02。按此趋势，2025 年上海 60 岁及以上户籍老年人口将达到 620 万左右，超过户籍总人口数的 40%（表 2）。

表 2　上海市老年人口比重变化情况

年　份	60 岁及以上人口占总人口比重（%）	80 岁及以上人口占 60 岁及以上人口比重（%）
2011	24.5	18.1
2012	25.7	18.2
2013	27.1	18.5
2014	28.8	18.2
2015	30.2	17.9
2016	31.6	17.4

续 表

年 份	60 岁及以上人口占总人口比重(%)	80 岁及以上人口占 60 岁及以上人口比重(%)
2017	33.2	16.7
2018	34.4	16.2
2019	35.2	15.8

（二）上海人口老龄化对职工医保参保人员结构的影响

从 2011～2019 年参保人结构数据看（图 1），上海职工参保人数从 1 259.60 万人增长到 1 540.69 万人，增长 281.09 万人，年均增长 35.14 万人。在职职工从 898.04 万人增长到 1 020.61 万人，增长 122.57 万人，年均增长 15.32 万人，年均增速 1.69%。退休人员从 361.56 万人增长到 513.75 万人，增长 152.19 万人，年均增长 19.02 万人，年均增速 4.56%。退休人员年均增长人数是在职职工的 1.23 倍，年均增速是在职职工的 2.7 倍。在职退休比逐年下降，从 2011 年的 2.63 下降到 2018 年的 2.02（图 2）。随着上海人口退休人数不断增加，在职退休比将进一步降低，按此趋势到 2025 年职工退休比将降低至 1.63。

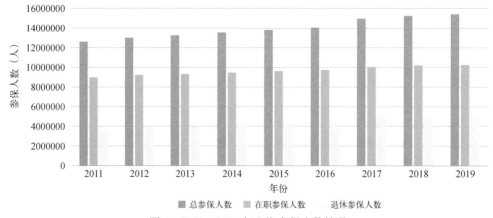

图 1 2011～2019 年上海参保人数情况

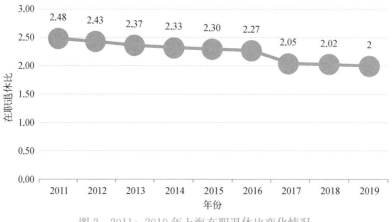

图 2 2011～2019 年上海在职退休比变化情况

（三）上海人口老龄化对职工医保基金收支的影响

1. 对基金收入的影响

从 2011～2019 年医保基金收入数据看,职工医保基金规模不断扩大,从 2011 年的 419.70 亿元到 2019 年的 1 269.05 亿元,增长了 3.02 倍,上海职工医保基金保持较好的增长态势,剔除两次扩大覆盖面和政策调整因素影响,2013～2019 年年均增长率为 13.02%,基金收入年增长率总体保持平稳,略有下降的趋势(图 3)。

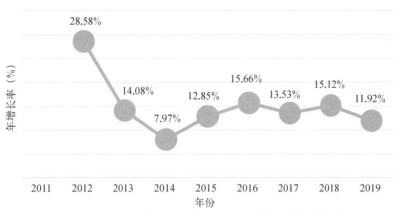

图 3　2011～2019 年上海医疗保险基金筹资年增长率情况

2. 对基金支出的影响

从 2011～2019 年医保费用支出数据看(图 4),在职职工医保费用支出从 2011 年的 86.33 亿元增长到 2019 年的 264.09 亿元,年均增长 22.22 亿元;退休人员医保费用支出从 2011 年的 275.88 亿元增长到 2019 年的 668.67 亿元,年均增长 49.10 亿元。从总体支出结构看,在职和退休人员医保支出费用均逐年增加,退休人员医保费用支出平均占比 74%,在职职工为 26%,退休人员费用占比是在职职工的 3 倍左右。从年人均费用看(图 5),退休人员增速明显大于在职职工。

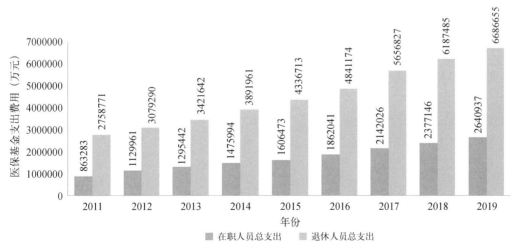

图 4　2011～2019 年在职与退休人员医保费用支出情况

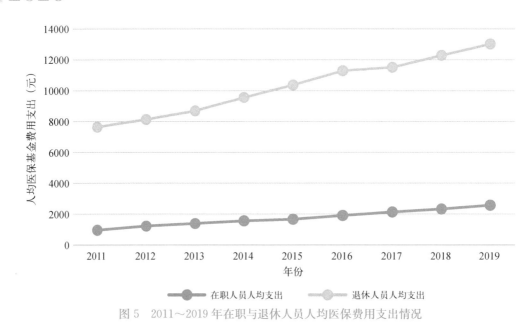

图 5　2011～2019 年在职与退休人员人均医保费用支出情况

三、结论与建议

综合上述分析,得出以下结论:因得益于上海经济形势保持稳定、两次扩大覆盖面、缴费基数有效扩大等原因,上海职工医保基金收入保持快速稳定增长,历年基金结余同步增长,为更好保障上海职工医保参保人群就医需求和基金可持续发展奠定扎实基础。但近年来,经济下行压力及外部不确定因素加大,上海人口老龄化程度加剧,职工医保参保群体年龄结构不断老化,基金收入增速总体呈下降趋势,基金支出持续增加,基金面临中长期收支平衡的新挑战。

如何做好应对老龄化趋势下的基金收支平衡,建议可以从"入口端"和"出口端"两个端口,实施"开源"和"节流",综合施策,统筹推进,确保基金稳健可持续发展。

(一)从入口端"开源",深入实施全民参保计划,优化基金结构和功能,探索拓展基金投融资渠道,构建多层次医疗保障体系,确保基本医保基金安全稳健可持续

就基金收入而言,基金收入压力面临越来越多的不确定性:一是在全民医保目标下,已完成制度扩面,职工医保参保人数稳定在1 500万左右,基本实现应保尽保。随着人口红利的消失,参保人数趋于稳定。二是当前国内外经济形势复杂严峻,上海经济面临下行压力,影响企业缴费,医保面临进一步下调费率压力。三是单位缴费比例过高,退休人员不缴费政策,弱化了参保人员责任,给医保筹资和待遇支付带来了巨大挑战。目前,在通过"扩面"已难以增加筹资的现状下,"开源"重点应在完善缴费比例、优化责任分担、调整基金结构、多渠道投资融资、构建多层次医疗保障体系等方面积极探索。

1. 深入实施全民参保计划,增强全民参保意识,确保应保尽保

落实全民参保计划和依法参保要求,着眼保基本、全覆盖,有针对性加强重点人群特别是困

难人群参保缴费服务,改进参保薄弱环节服务。对建档立卡的贫困人口、学生、新生儿、缴费中断人员等参保对象,根据实际情况,不搞"一刀切",分类制定针对性政策,保障合理待遇。持续加强参保政策宣传,提升参保缴费服务便利化水平,保障参保人依法享有基本医疗保障待遇,增强群众获得感。另外,要依托全国医疗保障信息平台基础信息管理子系统参保功能模块,清理无效、虚假、重复数据,实时识别参保人参保缴费状态,提升参保质量。

2. 研究应对老龄化医疗负担的多渠道筹资政策,进一步均衡个人、用人单位、政府三方筹资缴费责任

《中共中央 国务院关于深化医疗保障制度改革的意见》明确提出要均衡个人、用人单位、政府三方筹资缴费责任,优化个人缴费和政府补助结构,研究应对老龄化医疗负担的多渠道筹资政策。目前,我国选择的是大多数国家采取的社会医疗保险模式,其国际惯例是筹资责任通常采取劳资双方各负一半的做法,但我国迄今仍未确立明晰的责任分担比例,致使筹资责任在主体各方中日益失衡。上海现行的职工医疗保险单位缴费率为 9.5%(含生育保险 1%)、个人为 2%,在单位缴费中还有部分定额划入个人账户,更多体现的是单位或雇主责任,个人在基金筹资中的责任较轻。下一步,要研究调整单位和个人的缴费比例,适度提高个人分担责任。此外,要研究执行延迟职工法定退休年龄政策,适时调整退休人员不缴费的规则,推行退休人员继续缴费参保的政策。

3. 优化完善职工医保基金结构和功能,提高共济保障能力

目前,上海职工医保基金中统筹基金和个人账户结余较多,附加基金赤字严重,尤其是个人账户结余占比超过三分之一。个人账户资金大量沉淀,削弱了基金的共济功能。下一步,要研究推动职工基本医疗保险个人账户改革,做好权益置换,如逐步减少计入个人账户基金比例、进一步扩充个人账户保障范围、增设可购买的健康险品类、扩大支付范围(如第二类疫苗)、探索构建实施家庭共济资助家庭成员参加居民医保等,逐步将个人账户并入统筹基金范围,同时要优化附加基金保障范围,实现更大范围的互助共济,在不增加缴费的条件下,提高全体参保者的保障水平。

4. 探索拓展医保基金投融资渠道,确保基金保值增值、安全稳健可持续

《社会保险法》规定,社会保险基金在保证安全的前提下,按照国务院规定投资运营实现保值增值。目前,基本医保结存基金仍执行 1998 年的《国务院关于建立城镇职工基本医疗保险制度的决定》。基本医疗保险基金的银行计息办法,当年筹集的部分,按活期存款利率计息;上年结转的基金本息,按 3 个月期整存整取银行存款利率计息;存入社会保障财政专户的沉淀资金,比照三年期零存整取储蓄存款利率计息,并不低于该档次利率水平。根据人民银行现行的人民币存款基准利率,2015 年 10 月后,三年期零存整取利率为 1.3%(之前为 1.55%),低于近年消费者物价指数(consumer price index,CPI)(近五年平均为 2%),这意味着基本医保结余资金难以实现保值增值的目标,还处于贬值状态。而从社保基金投资实践来看,在社会保险基金投资方面,我国基本养老金和企业年金投资走在前面,截至 2019 年底,全国社会保障基金理事会管理的社保基金 2.6 万亿元,年均投资收益率 8.15%。全国企业年金累计基金达到 17 985 亿元,2007～2019 年年均加权收益率 7.07%。下一步,可以借鉴基本养老金投融资模式,在保证医保基金安全的前提下,以更灵活的形式进行更广泛的投融资,使医保结余基金有效保值增值。

5. 鼓励补充医疗保险、商业健康保险发展，推进多层次医疗保障制度体系建立

上海在 2000 年就下发促进多层次医疗保障实施意见，目前基本形成"两纵、三横"多层次医保制度体系。"两纵"即基本医保中的职工医保和居民医保，"三横"即基本医保加上补充医疗保障、医疗救助。此外，医疗互助方面，主要有市红十字会少儿住院互助基金和市总工会职工互助保障计划。但总体来看，较突出的问题是"一强一弱、一高一低"，即政府保基本能力较强，但满足多元医疗保障需求能力还比较弱；基本医保待遇水平高，但基本医保与补充医疗保险、医疗救助、医疗互助、商业健康保险等衔接度较低。下一步，建设多层次医保制度体系，要坚持市场发挥决定性作用和政府更好发挥作用相统一，尤其是上海商业健康保险仍有较大空间和市场，政府要加强科学引导、引领有序发展。此外，还要促进各类医疗保障有序衔接，向下托好底，向上满足好多元医疗保障需求。

（二）从出口端"节流"，应深入实施健康上海战略，深化医保支付机制改革，加强医保基金监管，不断提高基金使用绩效

就基金支出而言，支出压力不断加大。一是随着退休人群的增多，退休人员面临越来越多的健康问题，特别是慢病和特殊疾病，不断增加的医疗服务需求会致使医保支出不断增加。老年人慢性病患病率及住院率高是造成医疗费用、医保支出增长的重要原因之一。二是新技术和新药物不断纳入医保支付范围，这些新技术和新药物费用相对较高，医保费用支出也相应增加。三是上海职工医保的待遇政策也更倾向保障退休人员，退休人群的扩大导致基金支出增加。四是医保基金的使用效率还需高，过度消耗、过度医疗、过度收费等导致基金浪费的现象仍广泛存在。因此，"节流"应重点提高基金使用绩效、减少基金浪费，推动"以治病为中心"向"以健康为中心"转变等方面积极探索。

1. 深入实施健康上海战略，推进分级诊疗制度，提高老人健康水平

2017 年，上海发布《"健康上海"2030 规划纲要》（以下简称《纲要》），《纲要》对标全球城市，从健康水平、健康生活、健康服务和保障、健康环境、健康产业五个方面，提出了 23 项建设指标。其中，"人均预期寿命"要保持发达国家水平。特别增加了"健康预期寿命"（到 2020 年≥70 岁；到 2030 年≥72 岁）、"常见恶性肿瘤诊断时早期比例"（2020 年≥30%；2030 年≥40%）等市民关注、体现健康水准的 10 个指标。下一步，一方面是要加强社区健康管理，做好健康知识的普及，增强老年人保健意识，帮助老年人构建更加科学的生活方式，避免和减少各类老年疾病的发生，降低老年人的慢性病发病率和住院率。另一方面，要大力推动分级诊疗制度建设，充分发挥家庭医生疾病和费用双重"守门人"作用，让老年人患病后更多地在社区卫生服务中心得到有效解决，减少到二、三级医院就诊频次，老人医疗费用支出越少，医保基金的支出就越少。

2. 完善长期护理保险制度，健全失能老人费用负担

探索建立长期护理保险制度是党中央、国务院积极应对人口老龄化的重大制度安排。上海是第一批国家试点城市，2017 年启动，2018 年在全市推开，资金筹资是按照用人单位缴纳职工医保缴费基数 1% 的比例，从职工医保统筹基金中划拨。形成了以《上海市长期护理保险试点办法》为基础、若干配套文件为支撑的长护险"1+X"政策体系，涵盖需求评估、护理服务、经办管理、支付结算、监管规范、政策衔接等多个方面。截至 2019 年底，长护险服务惠及失能老人 49.3 万。

通过对护理对象的医保数据统计分析发现,失能老人在接受照护服务半年后,人均医疗费用呈下降趋势,其中重度失能老人下降尤为明显。因此,完善长期护理保险制度,既能有效缓解失能老人的照护需求,又是应对老龄化趋势下减少基金支出的有效方式。

3. 推进医保支付方式改革,加强基金监管,提高基金使用绩效

医保支付对合理诊疗、医院内部管理都起着关键"指挥棒"作用。上海较早坚持医保总额预算,形成了在总额预算管理框架下,以总额预付为主体,多种支付方式并存的混合支付模式,更好保障参保人员权益,增强医保对医药服务领域的激励约束作用,不断提高基金使用绩效。同时,要推动实施智慧监管和信用监管,加强部门联合监管,依法追究欺诈骗保行为责任,织密扎牢医保基金监管的制度笼子,切实维护基金安全。

上海区域医疗联合体医保支持政策研究

董　晟　俞立凡　张昀羿　许　宏

【导读】　为更好地支持上海医疗联合体建设,解决医疗卫生资源分布不均衡和医疗卫生体系分割,缺乏整体性、协调性和连续性的问题,促进构建合理的医疗结构,引导建立合理有序的就诊秩序,提高医疗卫生资源的使用效率。文章梳理了国内外医疗联合体建设进展,以上海"新华—崇明"医联体为例,分析了上海医保政策在支持医联体发展方面的探索实践,并提出下一步医保政策支持医疗联合体发展的思考建议。

一、研究背景和国内外进展

(一)国外进展

2008年,WHO将整合医疗定义为:指对医疗卫生体系内的各项资源进行组织和管理,在患者需要的情况下可以从中获取系统性、一体化的医疗卫生服务,产生理想的健康效果和相应的经济价值。整合医疗按整合模式可分为虚拟联合和实体联合;按整合程度从低到高可分为协作型、协作网络型和完全整合型;按整合内容的不同可分为4类,即机构整合、服务整合、功能整合和临床整合。不同国家、地区由于卫生体制环境和背景不一样,整合形式也多种多样。例如,20世纪80年代,美国提出了"管理型卫生保健",典型代表是健康维护组织(Health Maintenance Organization,HMO)。英国是以税收为基础的全民公费医疗,其国家医疗服务体系(National Health Service,NHS)相对严格规范了三级诊疗结构,政府划分区域建立"整合医疗制度"(integrated care systems,ICS)。德国是政府市场复合型医疗服务体系的代表,在全世界范围内率先建立了包括全民强制性医保在内的社会保障制度,在全国划分了数百个"区域性医院服务体系"。新加坡是公私功能互补型的医疗服务体系的代表,在全国范围内按东、西两大区域水平设置"国立健保服务集团"和"新加坡保健服务集团",两大集团所属医院均为单独的公司。

从国外整合医疗的发展基础来看,主要有以下特点:一是具有完善基层首诊和转诊制度。很多国家对医患双方转诊行为都有法律或医保政策的强制性约束。如英国和德国,通过立法明确规定实行家庭医生首诊制;而美国HMO则通过保险契约方式,要求参保人须指定一名家庭医

第一作者:董晟,男,二级主任科员。
作者单位:上海市医疗保障局(董晟、张昀羿、许宏),复旦大学城市发展研究院(俞立凡)。

生,且必须经转诊才能在专科医师诊所、医院就诊。此外,很多国家对医疗服务提供方的转诊行为也采取了调控措施,如德国疾病基金会采取预算封顶制,促使医院在患者病情稳定后,及时将患者下转接受后续治疗与康复护理。二是具有强大的基层卫生服务能力。除了强制性作用外,国外的基层医疗服务质量也是患者愿意选择基层首诊的主要原因。美国、英国、德国等国家全科医生培养周期都接近10年,并且在取得资质之后还需完成继续教育。此外,一些国家的基层卫生机构的硬件设施也十分先进,如在美国近4%的联合诊所有核磁共振成像设备(MRI),30%以上的诊所拥有临床实验室和放射科。三是具有健全的参与和激励机制。多数国家的整合模式尊重成员自主性,医生和机构在自愿参与、订立契约、明确规定权利和义务基础上参与联合。同时,通过建立完善有效的内部激励机制,以提升成员强化服务能力、保证服务质量、促进整体发展的积极性。

从发展趋势来看,国外整合医疗各种模式可相互融合发展,松散型联合逐步过渡为紧密型联合,虚拟联合逐步转变为实体联合,单向联合逐步发展为横纵混合模式。一是通过产权改革改善配置。改革医院产权制度,明晰产权归属。落实医院财产的使用权、收益权和转让权,可以有效约束和规范医院的行为,也可以建立激励机制,改善资源配置。二是通过规模经营分散风险。通过各种扩张方式形成规模优势以分散风险。医院的规模扩大,获得规模经济效应,规避市场机制负作用,充分发挥规模化经济优势。激励机制日趋健全。三是通过改变服务重点达到节约医疗费用目的。通过整合医疗服务体系,设法改变传统医疗服务"治病不治人"的问题,转变为以人为中心,减少因缺乏健康管理而患病或病情恶化就诊的情况,从而达到节约医疗费用的目的。

(二)国内进展

自二十世纪八九十年代开始,包括上海在内的国内许多地区就开始探索"医疗协作体""医疗联盟"等形式的医疗机构资源整合。经过多年探索,许多地区已逐渐形成符合本地区特点、行之有效的区域医联体模式,除上海外,北京、山东、河南、安徽、福建等省市及部分地区也积极开展了区域医疗联合体建设,形成了不少有典型意义的模式。

1. 以资产为纽带的紧密型医联体

该模式的特点是医联体为独立法人单位,内部实行统一的人、财、物管理,是推行政事分开、管办分离的积极探索,多以"医院集团"命名。实践这一模式的代表有:深圳罗湖医院集团、马鞍山市立医疗集团、江苏康复医疗集团和南京鼓楼医院集团等。以其中较具代表性的深圳罗湖医院集团为例:由1家三级医院、4家2级医院和48个社区服务中心,组建成为独立事业单位法人机构,设有理事会和监事会,实行理事会领导下的院长负责制,按照"人员编制一体化、运行管理一体化、医疗服务一体化"原则,在内部成立各类管理中心和资源共享中心,负责医联体整体运行。这一模式的优点是实现了人财物统一调配使用,便于实施管理和共享资源,内部运作效率高;医联体负责成员单位盈亏,可通过合理的利益分配机制充分调动成员单位和所属医务人员积极性;可充分发挥配套政策作用。难点是对内部治理结构和机制要求较高,医联体运行压力较大。医保支付方面,深圳罗湖医院集团以签订服务协议的参保人员为试点人群,在不改变原有医保结算模式的基础上,医保部门实施按人头包干付费方式,按照签约人数核算预算总额,采取"结余奖励"的激励机制,促进医院集团通过加强预防保健,达到让签约对象"少生病、少住院、少负担、看好病"的目标,合理控制医疗费用。

2. 成员单位交由核心医院托管的半紧密型医联体

该模式的特点是由医联体核心医院部分行使办医职能,医联体成员单位保持独立法人身份、公益性质和基本职能。实践这一模式的代表有:武汉市第五人民医院医联体、北京友谊医疗共合体、重庆医科大学附属第一医院医疗联合体等。以其中较具代表性的武汉市第五人民医院医联体为例:主要探索上级医院对社区卫生服务中心直接管理的模式,虽没有形成统一的集约管理中心和实体辅助诊疗中心,但一定程度上实现了所有权和资产的统合,由核心医院派遣干部进行社区卫生服务中心管理,投入资金扶持社区发展,在具体运营方面开展实质性融合。这一模式的优点是:可以形成以上级医院为核心的区域医疗服务体系,促进基层医院技术和管理水平的提高,有效落实分级诊疗和双向转诊,拓展卫生事业发展渠道。难点是被托管的基层医院可能面临投入不足、发展受制的问题,而核心医院面临自身发展与对外帮扶如何实现平衡的矛盾。

3. 以技术为纽带的松散型医联体

该模式在国内实践较多,特点是医联体成员单位均为独立法人,行政隶属关系、资产关系、人事关系和承担的义务不变,财务独立核算,以联合体章程为规范、以理事会为决策机构。实践这一模式较为典型的代表有:北京朝阳区区域医疗联合体、北京世纪坛医院医疗联合体等。这一模式的优点非常明显:易于实施,对现有体制机制改变不大,可在一定程度上促进区域内整体发展。不足则源于体制机制改变不大的优点:医联体资源整合不够,内部沟通协调成本较高,成员单位积极性不足。

二、上海医保支持医疗联合体建设的探索和实践

上海自 20 世纪末就开始探索医疗卫生资源的整合。在新一轮医药卫生体制改革实施的大背景下,经过近年来的不断探索,逐步形成了区域性医联体、专科医联体和辐射性医联体三种模式的医联体,最具代表性的是"新华—崇明"医联体,2011 年启动试点,2017 年,在加强医联体建设上升为国家政策的背景下,进一步强化医联体的联合紧密程度,建立了"一核、二翼、三会、一支撑"模式的紧密型医联体。"一核"是上海交通大学医学院附属新华医院(以下简称"新华医院")牵头组建,新华医院崇明分院为核心单位;"二翼"是指区内除新华医院崇明分院外的 2 所二级综合医院;"三会"是指医联体理事会、医联体执行委员会、医联体指导委员会,分别承担重大事项协调与决策、医联体运行和政策指导、试点评估等职能;"一支撑"是指市、区各相关政府部门在医联体改革试点和发展过程中给予全方位政策支持与指导。内部管理上,医联体成员单位资产归属不变、独立法人不变、功能不变、财政投入不变、职工身份不变。核心医院在医联体执行委员会授权下享有医联体所属医疗机构管理权、经营权、考核权和分配权,对医联体内部人员、资源设备统一管理。

上海医保部门在职工医保费用实行总额预算管理的基础上,对"新华—崇明"紧密型医联体在预算分配、清算方案方面,对"新华—崇明"医联体予以大力支持。一是在医保预算管理工作中,将支持医联体改革作为重大医改项目作为调整因素,对新华医院和崇明医联体成员单位,在实施面上调整以外,进行额外支持性调增;二是在医保预算管理年终清算中,对新华医院和崇明医联体成员单位,按高于面上预试点医院的比例实施结余留用,且明确结余留用资金可在医联体内部进行统筹分配。通过上述扶持措施,对"新华—崇明"医联体建设发展给予大力支持。

三、下一步推进策略的思考与建议

上海医保部门在对医联体实施"输血"的同时,还应注意运用激励与约束手段,促进医联体逐步提升内功、实施深度融合、实现内涵发展,进一步加强资源整合为导向,助力体系建设为目标,强化基层健康管理,探索对医联体的支付方式改革。在支付方式、试点范围及政策风险点管理控制等方面,提出如下建议。

(一)对支付方式的选择

为体现强化基层健康管理的政策导向,结合崇明地理上相对封闭的特点,突出以人为中心的医疗健康服务理念,实施按人头付费这一支付方式是较为适宜的选择。就崇明区签约居保参保人员费用来看,医保总费用增速及人均费用均大幅高于全市平均水平。其中,60岁以上人群医保总费用增速远高于全市平均水平,人均费用低于全市平均水平,但高于远郊平均水平。从就医流向来看,崇明60岁以上居保签约人群中,在区外就诊及发生费用的占比均较高,呈现就医大量外流的态势。

(二)对试点范围的考虑

实施按人头付费须确定相对稳定的人群。数据显示,崇明区签约参保人员中,城乡居保参保人员占比高于职工医保参保人员,也远高于全市整体占比。从年龄结构上来看,60岁以上签约人员(家庭医生签约服务重点人群)占绝对多数;其中,居保60岁以上签约人员占比超过90%,大幅高于职工医保同口径比例。从医保支付方式来看,上海职工医保已实施了总额预算管理框架下多元复合支付方式,而城乡居民医保仍实行传统的按项目付费支付方式。综上来看,在崇明区开展家庭医生签约城乡居民医保参保重点人群按人头付费试点,较为合适且具意义。

(三)对试点过程中风险的管控

实行按人头付费会对试点医疗机构收入带来较大的影响,医疗机构出于利益考虑,可能会采取不合理限制用药、限制使用费用较高的诊疗项目、限制应当向上向外转诊患者转出等违规手段,达到控制试点人群费用的目的,对参保人员医疗健康权益带来影响。医保部门应会同各有关部门,研究避免出现负面影响的举措和对相关问题的处理办法,进一步体现政策导向,真正形成实效。在推进试点过程中,要畅通投诉和反映问题的渠道,完善投诉核查认定机制,加大违规行为查处力度;同时建立完善考核办法,科学合理设定考核指标、设立负面清单和一票否决机制,严格按照规则实施考核工作并按照考核结果实施激励约束措施。

上海市罕见病保障工作历程、现状与建议

康　琦　何江江　胡嘉浩　李定国　张惠文　金春林

【导读】　罕见病是一类患病率极低的疾病,世界上已有许多国家通过立法等形式保障罕见病患者健康。近年来,我国也日益重视罕见病保障,自2018年出台第一批罕见病目录起,加快药物上市、降低药物税费、纳入医保报销、构建诊疗网络、制定诊疗指南、开展患者登记等工作正积极推进。

　　上海很早就重视罕见病相关保障工作,包括加强出生缺陷筛查、成立学术团体和地方性基金会、制定疾病目录、建设诊治中心和专科门诊等,特别是很早就对戈谢病药物开辟绿色通道,后又纳入医保支付范围。但是,也存在领导组织协调机制不够有力、超高值药物费用保障有短板、诊疗协作网络没有真正建立等问题。因此,加快完善上海罕见病综合保障已刻不容缓,一方面是补齐上海这一超特大城市民生兜底保障事业的短板,一方面也是为联动生物医药产业发展、助力医学科技创新探寻新的发力点和突破口。上海亟须加快推进建立罕见病保障组织协调机制、建立专项基金保障超高值药物、全面提升诊疗相关能力等工作。

　　罕见病是一类发病率和患病率都极低的疾病。许多国家或地区已结合人口、经济、社会等因素制定了罕见病定义,患病率上限一般是 $5\sim76/100\ 000$[1]。而且,许多罕见病是遗传疾病,其治疗手段研发难度大、成本高,目前只有不到十分之一的罕见病有特效治疗手段。因此,罕见病患者普遍存在误诊漏诊多、诊断周期长、治疗手段缺、诊治费用高、健康影响大和照护负担重等困难,看病难、看病贵等问题在该群体中尤其突出。可以说,罕见病患者是"弱势人群中的弱势人群"。此外,罕见病种类较多,国际著名罕见病信息网站 Orphanet 目前已收录6172种疾病[2],国际社会已愈发认同罕见病是一类重要的公共卫生问题[3]。

一、上海罕见病保障主要发展历程

　　上海罕见病保障工作起步早,许多举措引领全国,这也得益于主要领导的重视和诸多专家的支持。回顾过往工作,大致可以划分为以下四个历程。

第一作者:康琦,男,助理研究员。
通讯作者:金春林,男,研究员,上海市卫生和健康发展研究中心(上海市医学科学技术情报研究所)主任。
作者单位:上海市卫生和健康发展研究中心(上海市医学科学技术情报研究所)(康琦、何江江、胡嘉浩、金春林),上海交通大学医学院附属新华医院(李定国、张惠文),上海市罕见病防治基金会(李定国)。

（一）重点探索部分疾病防治（2010 年以前）

早在 20 世纪 80 年代，上海市就在全国率先开展了新生儿苯丙酮尿症筛查。2007 年，先天性肾上腺皮质增生症和葡萄糖 6-磷酸脱氢酶缺乏症两种罕见病也被纳入了筛查范围。上海在罕见病用药方面也先行一步，早在 1994 年，戈谢病的治疗用药尚未通过注册审批，时任上海市副市长的谢丽娟便先后为包括上海在内的全国 100 余名患者开辟了接受赠药的绿色通道。

（二）多方参与推进综合保障（2010～2015 年）

2010 年 5 月 17 日，中华医学会医学遗传学分会在上海组织召开了中国罕见病定义专家研讨会，就我国罕见病定义达成共识：患病率＜1/500 000 或新生儿发病率＜1/10 000。虽然该定义只是学术层面的专家共识，但对罕见病工作起到了重要推动作用。同年 11 月 4 日，上海市专门召开了政府专题研讨会，讨论罕见病的地方防治和保障。罕见病相关组织管理、药物保障、科技研发和立法研究等工作开始加快推进（表 1）。

表 1　2010～2015 年上海罕见病保障重要事件

年　份	事　　件	主　要　内　容
2011	上海市医学会罕见病专科分会成立	国内首个罕见病学术团体
2011	少儿住院互助基金纳入部分罕见病特效药	包含血友病、4 种溶酶体贮积症（庞贝病、戈谢病、黏多糖病、法布雷病）；定点医院
2011	市科委"上海市 2011 年度科技创新行动计划"重大课题纳入罕见病	10 种罕见遗传性疾病的防治研究（2011～2014 年；资助 450 万元）
2013	基本医保支付戈谢病特效药费用	医保购买服务；定点医院（上海交通大学医学院附属新华医院）
2014	上海市罕见病防治基金会成立	国内首个地方性罕见病非公募基金会

（三）系列重要基础工作落地（2016～2018 年）

2016 年 2 月，上海发布了国内首个政府层面的罕见病目录，这为罕见病相关保障工作提供了重要参考依据。罕见病宣传日活动也从此开始。2017 年，时任副市长翁铁慧召开有关罕见病防治工作的专题会议，明确提出要抓紧研究制订罕见病防治和保障的政府规范性文件。医护人员知识培训随即开始常态化推进。随着首批上海市罕见病诊治中心及专科门诊的建立，也标志着医院罕见病诊治能力得到进一步认可和支持。此外，还有一些医院在治疗特定罕见病方面也有很强实力，如上海市肺科医院治疗特发性肺动脉高压，黄浦区香山中医院治疗淋巴管肌瘤（LAM）等（表 2）。

表 2　2016～2018 年上海罕见病保障重要事件

年　份	事　　件	主　要　内　容
2016	《上海市主要罕见病名录（2016 年版）》	国内首个主要罕见病目录（包含 56 种罕见病）
2016	《上海市妇女儿童发展"十三五"规划》	进一步推动儿童罕见病防治工作
2016	《上海市儿童健康服务能力建设专项规划（2016—2020）》	加强儿童罕见病诊治，发布儿童主要罕见病名录，建设上海市儿童罕见病诊治中心

续　表

年　份	事　　件	主　要　内　容
2018	成立首批"上海市罕见病诊治中心""上海市儿童罕见病诊治中心"及"上海市罕见病诊治专科门诊"	1(上海交通大学医学院附属新华医院)+1(上海市儿科医学研究所)+5(复旦大学附属儿科医院、复旦大学附属华山医院、上海交通大学医学院附属儿童医学中心、上海交通大学医学院附属瑞金医院、上海市儿童医院)
2018	基本医保支付苯丙酮尿症治疗用特殊医学用途配方食品	定点医院(上海交通大学医学院附属新华医院)

（四）贯彻落实国家各项要求（2018 年 5 月至今）

虽然"健康中国"建设中已提及罕见病用药保障，但国家层面主要还是从 2018 年发布《第一批罕见病目录》起，加快推进全国罕见病相关保障工作。涉及罕见病的综合类政策和罕见病专项政策加快出台，包括药物加快上市、药物税费优惠、诊疗网络搭建、诊疗指南制定、患者注册登记等。上海也积极贯彻落实国家要求（表 3）。

表 3　全国罕见病诊疗协作网上海地区医院情况

医　院　任　务	医　院　名　称
牵头医院	上海交通大学医学院附属新华医院
成员医院	复旦大学附属中山医院、复旦大学附属华山医院、复旦大学附属妇产科医院、复旦大学附属儿科医院、上海交通大学医学院附属瑞金医院、上海交通大学医学院附属仁济医院、上海交通大学医学院附属儿童医学中心、上海市儿童医院、海军军医大学第一附属医院上海长海医院、海军军医大学第二附属医院上海长征医院

而随着长三角一体化上升为国家战略，更是大力支持上海市临床检验中心建设长三角罕见病实验诊断协作中心，并通过上海教育电视台等电视媒体不断加大对罕见病的社会宣传。在相关部门指导和帮助下，一些上海患者及其家属也建立了一些患者组织（5 个注册、7 个未注册），进而为患者提供信息、搭建交流平台。

二、上海罕见病保障存在的不足

一些发达国家往往从国家层面建立罕见病保障体系。我国由于地方差异大，因此，目前既有自上而下的体系建设，也有自下而上的探索补充。上海虽然较早、较全完善罕见病保障，但在罕见病患者的需求前，目前保障还存在一些不足，这其中很多也是我国普遍存在的。

（一）领导组织协调机制不够有力

罕见病保障工作是一项复杂的系统工程，涉及方方面面，事关卫生、医保、药监、民政、财政、科技等多个部门。早年由于有较高层面领导的重视和协调，上海敢于探索罕见病相关保障工作，为其他地方也提供了重要参考。但由于始终未建立长效、有力的组织协调机制，所以当需要更为深入、协调地推进保障工作时，目前面临着诸多瓶颈和困难，尤其是地方条例仍然难产。

（二）超高值药物费用保障有短板

虽然，国家医保有趋势统一待遇清单，而且目前因"量力而行"，尚未纳入罕见病超高值药物。但地方一线直面患者的强烈需求，许多地方"尽力而为"、积极探索保障这些药物（山东、河北、湖南、浙江、陕西等），一些地方更是实行了个人支付封顶。相比而言，上海自戈谢病药物后，对其他超高值药物的保障进程有所停滞。患者调查也发现，有些患者因为地方巨大差距而情绪非常激动，而且这类"天价药"即使通过基本医保报销80％后，患者仍需自负很多费用。

（三）诊疗协作网络没有真正建立

上海一些医院较早就开始加强罕见病诊治能力建设，此后也建立了全市层面的诊治中心和专科门诊。但整体上，医院仍是各自为战、缺乏协作。因为罕见病患者少，诊治经验需要长期积累，所以更需要发挥龙头医院、顶尖专家的牵头、带教等作用，从而避免资源浪费和患者诊疗延误。国家罕见病诊疗协作网络目前仍较为松散，有关牵头医院和成员医院的责权说明还不够细化。

（四）医务人员积极性缺乏保障

许多罕见病的诊治要求高、诊治时间长，但医务人员和医院诊治罕见病患者的积极性缺乏配套保障，尤其是一些通过非药物治疗或低价药治疗的疾病。如遗传性大疱性表皮松解症患者的皮肤包扎护理需要数个小时，但仅能收取几十元的护理费；低血磷性佝偻病患者可以通过院内配制磷酸盐溶剂得到维持治疗，但该溶剂价格低廉，目前仅有新华医院能够配置。而国家正在推进的罕见病诊疗协作网络和患者登记都缺乏配套的激励措施。

三、上海完善罕见病综合保障的政策建议

"人民至上、生命至上、健康至上"是上海卫生健康改革和发展的基本原则，加快完善罕见病综合保障已刻不容缓。

（一）全面认识罕见病保障价值意义

上海建立完善罕见病保障有着重大的政治、经济和社会价值。上海这一超特大城市既要发展多种"长板"，更要补齐明显"短板"。这事关健康上海建设，事关上海长远发展。虽然保障的实施必然需要相应资源的投入，但其实对许多罕见病实施早期、有效的防治，可以减缓疾病恶化、改善健康，从而极大地减少其他治疗、甚至是"乱治"的费用。并且加强罕见病临床研究、药物研发，也是联动生物医药产业发展、助力医学科技创新发展的一个契机，这高度符合上海产业和科技的发展方向。

（二）建立罕见病保障组织协调机制

建议成立罕见病保障工作市级领导小组，由市委、市政府统筹领导，由分管副市长为组长，发展改革委、医保局、卫生健康委、药监局、经信委、科委、财政局、民政局和教育局等作为成员单位。

成立罕见病综合保障专家委员会和专家库,纳入医学、流行病学、管理学、经济学和政策研究等领域专家,亟须按 2017 年市政府专题会议要求,推进地方罕见病防治和保障地方条例的制定和出台。有必要制定地方罕见病保障战略,统筹罕见病综合保障工作,并针对不同类别罕见病明确分类保障的相关思路和原则。

(三)搭建罕见病患者合理发声渠道

为了让罕见病患者理性发声,避免不理性行为发生,应该重视并引导患者组织的建设和发展,建立完善和患者组织的沟通机制。发挥患者组织在信息传递、情绪安抚等方面的重要作用。此外,也要加强舆情研判和引导,加大正能量传播。

(四)建立专项基金保障超高值药物

通过与主要诊治医院医生和相关患者组织了解,上海除 6 名戈谢病患者外,大约还有 55 名其他 3 种涉及超高值药物的溶酶体贮积症患者,因此总费用相对可控。而且可以与企业谈判进一步降低药价、探索联合采购、按风险支付等。建议建立以上海地方附加医保基金为主体,以专项救助、慈善基金、政策性商保等为补充的罕见病超高值药物专项保障基金。

(五)打通罕见病保障"最后一公里"

对医院开具的罕见病患者药物或耗材实施精细化管理,避免因为药占比、次均费用等考核指标,影响采购和处方。将一些使用简单、可以参照慢性病管理的罕见病药物纳入长处方、延伸处方范畴。探索将因罕见病等造成功能障碍或残疾的患者纳入长期护理保险保障范围。

(六)全面提升罕见病诊疗相关能力

一是搭建罕见病诊疗协作网络,编制上海市罕见病诊疗地图,加强各医疗机构和专家合作,加强和长三角地区及全国、全球合作。二是提升医务人员积极性,从经费、科研、职称、荣誉等多方面激励罕见病专科团队建设,推进患者诊疗、信息登记、随访和健康管理等。三是支持中医药治疗罕见病,加大相关研究和技术推广。四是争取境内未上市、境外已上市药品使用等突破性政策支持。五是加大对罕见病基础、临床和应用研究支持,支持研究者发起的临床研究,为药企开展相关药物临床试验提供更多便利。

(七)重点加强罕见病患者信息登记

罕见病患者人数极少,很难通过传统的流行病学调查收集数据,这给政府决策增加了很大挑战。上海作为直辖市,管理层级相对简单,而且卫生健康信息化基础好,有条件在罕见病患者登记方面做实做优。具体需要加强诊治中心建设、加强医务人员保障以落实罕见病患者登记。同时通过加强患者教育、规范患者组织发展,以支持罕见病患者登记。

(八)加大对罕见病患者的社会支持

应继续加大有关罕见病的社会宣传和健康教育,进一步提高相关疾病的孕前、产前筛查比例,提高社会对罕见病的关注、对罕见病患者及其照料者的关爱。加强对罕见病儿童的支持,完善患儿随班就读等政策。

参 考 文 献

［1］ Richter T，Nestler-Parr S，Babela R，et al. Rare disease terminology and definitions-a systematic global review：report of the ispor rare disease special interest group. Value Health, 2015, 18(6)：906－914.

［2］ Orphanet. https://www. orpha. net/consor/cgi-bin/index. php[2020－12－28].

［3］ The Lancet. Making rare diseases a public-health and research priority. The Lancet，2008，371 (9629)：1972.

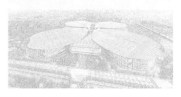

第十一章

行业党建

　　加强党的领导是健全现代医院管理制度的重要内容和基本特征，更是深化公立医院综合改革的政治保障和方向。在卫生健康领域贯彻落实党的领导，有利于健全现代医院管理制度，推动实施健康中国战略。本章介绍了上海市公立医院基层党组织标准化规范化建设现状，提出推进上海市卫生健康行业党组织标准化规范化建议；剖析公立医院在坚持公益性、服务性、专业性、技术性的前提下，积极探索基层党建与业务发展深度融合的实践；在党的建设视角下构建公立医院公益性评价体系，明确医院坚持公益性的改革发展方向，推进我国公立医院和医疗体制改革；基于疫情下医院党支部党务工作的痛点和难点，开发建设上海三级医院首个已获得9项国家软件著作权的党建云平台系统，解决疫情防控常态化背景下党支部线下工作空间和时间局限，为各级卫生行业党组织推动党建工作标准化、规范化、科学化发展提供借鉴。

新时代上海市卫生健康行业党组织
标准化规范化建设研究

丁晓宇　陈　娟　姜　宏　吴　萌　周　倩　杨新潮

【导读】　推进上海市卫生健康行业党组织标准化规范化建设,是贯彻落实习近平新时代中国特色社会主义思想,增强卫生健康行业党组织凝聚力,发挥党组织政治领导作用的重要举措。文章在界定梳理党组织标准化规范化建设的概念与内涵的基础上,深入分析新时代上海市卫生健康行业推进党组织标准化规范化建设的必要性。同时,以上海市级公立医院基层党支部为基础样本,辐射上海市卫生健康行业,重点调研上海市公立医院党支部标准化规范化建设现状,分析存在的问题,提出推进新时代上海市卫生健康行业党组织7个方面标准化规范化建设的实践方案,并提出了统筹推进的政策建议。

党组织是党在卫生健康行业中全部工作和战斗力的基础,是全面贯彻新时期党的卫生与健康工作方针,实施健康中国战略最基本、最直接、最有效的战斗堡垒。为落实新时代党建工作的新要求,本文聚焦党组织标准化规范化建设重点,以上海市级公立医院基层党支部为基础样本,通过抽样问卷调查(发出调查问卷245份,有效问卷回收率100%)、文献检索、专家访谈、典型案例等,了解公立医院推进基层党组织标准化规范化建设的现状及存在的问题,提出推进上海市卫生健康行业党组织标准化规范化建设的建议。

一、内涵界定

党组织标准化规范化建设的概念目前尚无定论,借鉴标准化的理论方法及既往研究[1]成果,本文将卫生健康行业党组织标准化规范化建设的内涵概括为:遵循《中国共产党章程》和《中国共产党支部工作条例(试行)》(以下简称《条例(试行)》)规定,运用经过调整且适用于政党建设的标准化理论与方法,在卫生健康行业构建系统化的党建工作制度、明晰化的党建工作职责、标准化的党建工作内容、规范化的党建工作程序、高效化的党建工作方法和精准化的党建工作考核机

基金项目:2020年上海市卫生健康委员会卫生健康政策研究课题"新时代上海市卫生健康行业党组织标准化规范化建设研究"(课题编号:2020HP30)。

第一作者:丁晓宇,男,上海市第一妇婴保健院党委办公室副主任。

通讯作者:杨新潮,女,研究员,上海市第一妇婴保健院党委书记。

作者单位:上海市第一妇婴保健院(丁晓宇、陈娟、周倩、杨新潮),上海市第一人民医院(姜宏、吴萌)。

制,让行业内党组织和党员行有准则、动有依据、做有规范,推动行业党组织各项建设规范落实和常态长效,从而更好地促进卫生健康行业改革发展。党组织的标准化建设与规范化建设是行为对照与效果实现的关系,两者互促互证,标准化为党组织建设确立指标体系,规范化即按照标准来推进党组织建设。

二、现状分析

上海市卫生健康行业党组织结合各单位实际,已就标准化规范化建设进行了探索和实践,形成了有益经验,也存在一些问题。

(一)基础扎实

1. 上海市加强对卫生健康行业党组织标准化规范化建设的领导

中共上海市委办公厅印发《关于加强公立医院党的建设工作的实施意见》(沪委办发〔2018〕40号),中共上海市委组织部、上海市教育卫生工作党委、上海市卫生健康委员会党组联合印发《上海公立医院党委会议事规则(试行)》和《上海公立医院院长办公会议事规则(试行)》,中共上海市委办公厅印发《中共上海市委办公厅关于认真贯彻落实〈中国共产党支部工作条例(试行)〉的通知》(沪委办发〔2019〕112号),上海市教育卫生工作党委出台《上海公立医院党建工作质量评价办法(试行)》,通过顶层设计明确了卫生健康行业各治理主体的地位、职责,规范了重要党建工作的标准、程序。

2. 行业内各单位结合实际抓好落实

不少公立医院在组织体系、支部制度、工作流程等方面细化创新,为推进卫生健康行业党组织标准化规范化建设积累了宝贵经验,如上海市第一妇婴保健院将支部建在学科上,制定了28项支部规范化建设任务清单,有效推动基层党建工作。

(二)主要问题

1. 缺乏规范,行业内各单位党建工作做法不一

认为所在单位出台的相关制度"原则要求较多,具体操作较少"的受访者占54.69%。原因是基层党组织在推进标准化规范化建设时,缺乏行业相关的指导性文件,制度设计缺乏明确的依据。

2. 缺乏保障,党组织标准化规范化建设推进不平衡

认为"支部工作缺乏有效基本保障"的受访者占32.65%。从实际情况来看,在阵地建设上,医院业务用房寸土寸金,往往一室多用,兼顾党员活动场地。在经费保障上,目前仍有部分单位未将党建经费纳入财政预算,活动经费来源于上级党组织下拨和留存的党费。在人员保障上,70.21%的受访者认为"党支部书记一般由学科带头人或科室负责人兼任,业务繁重,党务经验不够丰富,对标准化建设无暇顾及或理解不够、运用不好"。

3. 缺乏力度,党建工作制度落实不到位

62.45%的受访者认为"组织活动缺乏吸引力,形式老套、内容乏味",43.27%的受访者认为

"党建工作与医、教、研、管业务中心工作结合不紧密,存在'两张皮'现象",这表明当前行业党建工作效果还未达到相对理想的状态。

三、实践方案

推进新时代上海市卫生健康行业党组织标准化规范化建设,首要任务是根据行业特点制定一套标准鲜明的实践方案。从问卷结果来看,核心问题集中在党组织体系设置(占 58.37%)、组织生活(占 57.14%)、领导班子队伍(占 54.29%)、党员教育管理(占 46.94%)、工作运行机制(占 40.01%)、基本工作保障(占 35.92%)。从专家访谈结果来看,有专家认为党支部绩效考核、工作台账等方面有待加强。据此,实践方案重点围绕党的组织体系、领导班子、教育管理、组织生活、工作机制、基本保障、考核评价。

(一)组织体系

包括党组织设置形式、设置程序、换届管理、临时党组织设置等。鉴于行业专业性强,63.02%及以上的受访者认为组织体系应符合学科建设规律,体现应建尽建、规模适度。党支部书记和党员都认为 25~30 人的党支部有利于开展工作,但 10 人及以下的党支部开展活动困难较大,建议成立联合党支部。

(二)领导班子

包括班子组成、委员配备、委员职责、任职资格、任期时间、业务培训等。鉴于行业党组织骨干多为业务骨干,党务工作经验不足,精力有限,人员流动性强,51.12%及以上的受访者认为支部书记、委员要有明确的任职资格要求,尤其要选准配强党支部书记,结合实际,科学设置专、兼职党支部书记。

(三)教育管理

包括党员发展、组织关系转接、党费管理、党内监督、流动党员管理、党员档案管理、党员处分、党员权利保障、党员激励关怀帮扶等。鉴于行业工作繁忙、各个项目程序性强(如党员发展涉及 5 个环节、25 个程序),66.23%及以上的受访者认为应明确项目的主体、客体、内容、程序、任务、职责等,确保工作落实到位。

(四)组织生活

包括"三会一课"、民主评议、主题党日、岗位建功、领导干部双重组织生活等。鉴于行业公益性强、党员知识层次高、业务繁忙、工作压力大等特点,75.91%的受访者认为组织生活应突出计划、主题、时间、频次、内容、特色、奖惩等要求,增强活动的时代感和吸引力。

(五)工作机制

包括民主议事、报告工作、党务公开、党内情况通报、党员定期评议党支部、谈心谈话、联系服务、党群共建等。鉴于行业职业活动影响广、涉及敏感事项多,64.92%及以上的受访者认为应该通过配套的制度机制规范党组织运转,尤其要编制党组织议事清单,厘清与行政机构的决策边界,规范党组织的履职行为。

(六)基本保障

包括经费管理、活动场所、工作待遇等。鉴于行业空间一般优先解决"床位紧张""救死扶伤"等业务核心问题,会议室、党员活动室等办公空间不足,党组织生活载体不够丰富等情况,75.92%及以上的受访者认为活动阵地应"有空间、有设施、有标识、有制度",同时开发"智慧党建"APP,建好网上宣传阵地,除上级下拨和本级留存的党费外,建议行政再按每位在职党员200~300元/年的标准给予支持,另外给予党支部书记(副书记)、委员相应的专项工作津贴,在人事考核、职称晋升等工作中体现党支部书记的工作实绩,进一步调动其工作积极性。

(七)考核评价

包括总体目标、组织领导、考核指标体系构建、自查自评、书记述职、等级认定、结果运用等。调查表明,各单位都有党组织考核评价指标体系,工作导向明确。但是72.24%的受访者认为,当前考核以党支部工作为主,对党支部书记的要求高,落实到党员个人的指标较少,要进一步健全考核结果的运用机制,促进党建工作由经验型向科学化转变。

四、推进策略

(一)制定好"一个标准"

根据新时代行业党建要求,结合上海市情况,制定"上海市卫生健康行业党组织标准化规范化建设体系",重点围绕实践方案,明确建设目标、工作任务和基本要求,确保行业党组织可遵照执行、上级党委可考核监督,推动党建工作优质均衡发展。

(二)运用好"两个抓手"

1. 编撰好《上海市卫生健康行业党组织标准化规范化建设规程手册》

目前,各单位进行了许多有益探索,积累了宝贵经验。上海市教育卫生工作党委要在充分梳理、整合各单位经验的基础上,充分吸纳成熟的制度,修改完善并汇编成手册,为行业党组织建设提供借鉴,确保行业党建工作有章可循、有据可依。

2. 开展好党建"一标杆、一示范"工作

"一标杆"即在基层党组织层面开展标杆党支部创建活动,"一示范"即在党员层面开展"党员示范岗"示范践诺活动,打造一批标准执行严格、工作推进规范、作用发挥较好的标杆党组织和模范党员。

(三)构建好"三项机制"

1. 建立完善组织领导协调机制

中共上海市委、上海市教育卫生工作党委、上海市卫生健康委员会党组要把推进党组织标准

化规范化建设纳入议事日程,年初有部署,季度有检查,半年有点评,年终有考核。

2. 建立完善能力素质提升机制

围绕加强党组织标准化规范化建设,持续加强党务工作者的培训力度,组织开展集中轮训和岗位练兵竞赛。

3. 建立完善创建评价问责机制

认真落实新修订的上海市教育卫生工作党委年度党建工作考核评价办法,促进党建责任清单化、督查监督管理制度化、绩效问责长效化,增强主动性、积极性和责任心,提高行业党组织建设质量。

参 考 文 献

[1] 施铭嘉,兰婷.党建标准化研究中的概念关系辨析.标准科学,2018(9):57 - 60.

上海市三级公立医院基层党组织
标准化规范化建设现状及建议

陈　玮　朱文秀　吴蓓雯　俞郁萍

【导读】　在全面从严治党向基层延伸的新形势下，以全面提高新时代上海公立医院基层党组织建设标准化规范化的实践，研究加强新时代上海公立医院基层党组织建设，有亟待解决的问题和可供研究的空间。由于上海市公立医院组织关系隶属多样、管理主体多元，需从提高党支部标准化规范化建设工作的思想认识、完善基层党建领导体制运行机制、统筹规划基层党组织带头人队伍保障激励措施、配置好资源服务基层党建工作规范化等方面着手，促进全面从严治党向基层有效延伸，提升公立医院基层党组织建设科学化水平。

2018 年 6 月，中共中央办公厅印发《关于加强公立医院党的建设工作的意见》(中办发〔2018〕35 号)，文件根据新时代党的建设总要求，就加强公立医院党的领导和党的建设做出了全面的部署和安排，也为党建引领创新公立医院治理指明了方向。2018 年 11 月，中共中央印发《中国共产党支部工作条例(试行)》，这是对《中国共产党章程》中关于党的基层组织功能定位和职责任务的进一步具体化，也是对党的十九大报告提出的加强基层组织建设，"要以提升组织力为重点，突出政治功能"要求的进一步落实，充分体现了全面从严治党向基层延伸的要求。这些重要文件的制定和实施，不仅为新时代基层党组织建设提供了基本遵循，还对加强党的组织体系建设、全面提升党支部组织力、强化政治功能、巩固党长期执政的组织基础等具有十分重大的现实意义。

公立医院要以党支部标准化规范化建设为着力点，以"抓党建从工作出发，抓工作从党建入手"为工作主线，增强医院党委把方向、管大局、保落实的能力，持续推进并夯实基层党建，促进公立医院基层党组织标准化规范化建设不断提高。

一、新时期上海市三级公立医院基层党组织工作现状

　　通过对隶属上海市卫生健康委员会、复旦大学、交通大学等三级公立医院开展党支部建设工

基金项目：上海市卫生健康委员会 2020 年度卫生政策课题"新时代本市卫生健康行业党组织标准化规范化建设研究"(课题编号：2020HP27)。

第一作者：陈玮，女，助理研究员，上海交通大学医学院附属瑞金医院团委专职副书记。

通讯作者：俞郁萍，女，高级政工师，上海交通大学医学院附属瑞金医院党委副书记。

作者单位：上海交通大学医学院附属瑞金医院(陈玮、朱文秀、吴蓓雯、俞郁萍)。

作调查,实际回收问卷 621 份,有效问卷 613 份,主要涵盖上海 11 家医院。问卷发放对象选取公立医院党委领导、党支部书记、支部委员、普通党员等,其中"党(总)支部支委"占 45.2%,"院党委领导"占 3.3%。

调研发现,当前公立医院存在把业务当"主业",党建当"副业"的情况;支部民主评议存在"重考核、轻整改"的现象;党员队伍总体呈现年轻化、高学历、思想活跃等特征,思想教育的精准性、政治学习的有效性、党内关爱的到位率等方面存在明显不足;在激励和保障上,缺乏对党支部经费使用指导、管理和保障,尤其是对党费、党建工作经费,为了规避问题或风险,存在使用"不积极、不充分"现象;部分公立医院还未落实"关键少数"绩效待遇等激励措施,支委工作标准与考核标准的协调、配套上亟待落实;当今面对经济社会的新矛盾新常态,围绕中心、服务大局是党支部组织力建设的出发点和落脚点,也是评判其提升成效的重要标准之一。党建工作与业务工作难以互相渗透,公立医院党支部和部门业务"相脱节"在有效服务中心方面影响了党支部的"战斗堡垒"作用提升。

新时代上海市三级公立医院全面实行党委领导下的院长负责制,就是必须在体制框架下,充分融入强化党的领导的元素,将党建引领融入公立医院治理体系各个环节中,充分发挥助发展、聚人心、帮群众、促和谐的积极作用。

二、新时期上海市三级公立医院基层党组织标准化规范化建设意见

(一)提高思想认识,强化政治功能,促进深度融合

党支部书记要有标准化规范化工作重点目标,且作为思想政治工作的第一责任人,要主动掌握党员干部的思想状况,做好思想领头人。夯实"不忘初心、牢记使命"主题教育成果,用好"学习强国"、共产党员网等各类党员学习教育平台,推动广大党员坚守信念,树牢"四个意识",坚定"四个自信",坚决做到"两个维护"。

党支部书记要转变认识,主动作为,坚决摒弃基层党组织标准化建设存在的问题[1],准确把握当前"治国必先治党,治党务必从严"的新形势要求。把党支部政治功能建设作为首要任务,同时要找准党建工作与中心工作的结合点,依托党建工作,促进中心工作更科学、高效地开展。

党支部除了抓好自身建设外,管理教育监督党员也是党支部工作的前沿阵地。针对公立医院基层党组织临床工作繁忙、任务重,知识分子比例高等行业特点,建立健全主题党日长效机制,按照扩大党员参与面、提高工作实效性的原则,以增强党员党性修养为着力点,加强对党员党性分析,积极开展典型教育、案例教学等,充分利用好上海得天独厚的红色文化资源、党建新媒体优势、政治生日仪式等方式方法,增强党内政治生活的政治性、时代性、原则性、战斗性。

(二)完善标准化,发挥示范作用,当好"战斗堡垒"

随着公立医院党建工作加强,上海交通大学医学院附属瑞金医院党委对党(总)支部进行设置调整,基层党支部从原来的 50 个增加到 102 个;党总支从原来 8 个增加到 14 个;医教研一线党支部书记的"双带头人"比例由原来的 88%提升至 96%;临床党支部书记 50 人,科(副)主任担任支部书记占 70%,其中科主任担任支部书记占 28%。

抓好"关键少数"是新时期党建工作的一个显著特点,也是习近平治国理政的重要思想和抓手[2]。抓"关键少数"既是抓责任,也是要形成示范,即"头雁效应"。建议有条件的公立医院进一步完善基层党建领导体制运行机制设计,可由党员科主任担任党支部书记。同时,参照医院中层干部进行管理,在医教研各条线全面实施"双带头人"培育工程,加大培训力度,统筹做好支部书记岗前培训、分类指导培训、集中轮训。

新时代已为新时期共产党员的先锋模范作用赋予了鲜明的时代特征,无论从既往的实践经验,还是今年的这场"抗疫大考",都充分展现了公立医院党支部为医院和谐发展营造风清气正的政治生态和良好的外部氛围,为可持续性发展注入强大内生动力。

(三)提高经费投入,强化保障激励

当前,公立医院基层党组织负责人队伍激励保障政策还不够完善,部分公立医院尚未落实党支部书记、支委的绩效待遇,与新形势吸引留住优秀党务人才的新要求不相适应。新时期公立医院基层党组织标准化建设的难点就在于如何针对不同的基层党组织分类指定不同的目标标准、管理标准、评价标准,并且精准探寻数字化的相关观测点和反馈、改进方式方法,对党建工作规范化进行自我纠错和修复[3]。亟待构建起一套具有行业特征、基准统一的党支部工作评价考核指标体系,切实抓好党支部标准化建设考评结果的直接运用和延伸运用,使之成为基层党建工作中的基础性、前置性评价手段与依据,以此推进并落实党支部书记、支委的绩效待遇政策,增强基层党组织带头人队伍的责任感和使命感,提高其履职尽职能力,切实解决兼职党务工作者的后顾之忧。

须进一步提高党组织的经费投入,将党建工作经费列入医院年度预算;创新基层党建工作方式,引入项目化管理手段,探索设立党务工作专项基金,积极探索公立医院党建工作经费使用率、覆盖率、有效率;不断强化经费保障,完善公立医院基层党组织党费、党建活动经费、党建工作经费等管理办法,全面提升党建经费制度保障,确保所有经费均能落到实处。

(四)强化阵地保障,配置资源服务党建工作的规范化

新时期上海市公立医院党支部最需建立党群综合服务平台,实现党员、群众的教育、服务、管理等功能。鼓励运用互联网、大数据、5G、VR等新兴技术,开展线上三会一课、党建电子宣传区、党建VR互动学习区、党建智能阅读区等多种新型党建形式,构建线上+线下相融合的新模式。鼓励上海市公立医院党支部根据自身学科特点、特长和党员队伍实际情况,积极探索富有实效的特色做法和党建品牌,达到党内政治生活充满活力、吸引力和实效性。

此外,"智慧党建"可通过试点建设积累经验,再通过建立标准化规范化评价体系,对试点组织进行评价,尤其是"智慧党建"工作的有效性、可推广性方面,实现"智慧党建"增强党组织、群团组织网络传播的能力。

参 考 文 献

[1]郑义坤.关于基层党组织标准化建设的思考. http://www.tobaccochina.com/shidian/guanli/

20178/20178484823_755732. shtml[2017 - 08 - 21].

［2］人民日报评论员.抓住"关键少数"发挥表率作用——二论扎实推进"两学一做"学习教育常态化制度. http：//theory. people. com. cn/n1/2017/0418/c40531 - 29217194. html[2017 - 04 - 18].

［3］宁继荣.对开展党建工作标准化建设的思考.中国标准化,2017(9)：90 - 93.

新时代公立医院党建工作与
业务发展深度融合的思考

沈　艳　沙小苹

【导读】　随着健康中国战略的全面实施和医药卫生体制改革的不断深入,公立医院作为国家卫生健康服务体系的主体,在新时代背景下持续健康的发展离不开党的全面领导和医院党建工作的有力开展。在《关于加强公立医院党的建设工作的意见》(中办发〔2018〕35号)出台后,公立医院在高度重视党建工作,逐渐形成党组织标准化规范化建设的同时,要牢牢把握自身的特色专长,扎实推进公立医院党建工作与医院业务发展相融合,在坚持公立医院公益性、服务性、专业性、技术性的前提下,深度剖析问题,紧抓重点难点问题,充分发挥公立医院党组织的作用,完善党委领导下的院长负责制,提高医疗管理和医疗服务能力,不断提高人民群众的满意度和体验度,从而全面提升医院形象,提高医院竞争力,为营造新时代公立医院的可持续的健康发展提供坚实力量。

随着健康中国战略的全面实施和医药卫生体制改革的不断深入,公立医院在新时代背景下持续健康的发展离不开党建工作的坚强保障。公立医院必须高度重视党建标准化研究,以完善党建制度为核心,以党建工作与医院业务发展深度融合为依托,以坚持公立医院公益性、服务性、专业性、技术性为前提,将党的领导转化为促进医院发展的强大源动力,提高医疗管理和医疗服务能力,从而全面提升医院形象,提高医院综合竞争力,为营造新时代公立医院的持续健康发展提供坚实力量。本文以上海20余家公立医院为研究对象,积极实践公立医院基层党建与业务发展的深度融合。

一、公立医院党建工作与业务发展融合度的现状

(一)公立医院党建工作现状

本文在调研过程中共收到有效问卷2 882份,其中76.79%为在职党员(4.72%为医院党委委员,2.36%为医院党总支或党支部委员,61%为10年以上党龄的党员),23.21%为非党员。调查显示,目前公立医院党建存在以下几方面不足:

基金项目:上海市卫生健康委员会政策研究课题"新时代本市卫生健康行业党组织标准化规范化建设研究"(课题编号:2020HP29)。
第一作者:沈艳,女,副研究员。
作者单位:华东疗养院(沈艳),上海市卫生和健康发展研究中心(上海市医学科学技术情报研究所)(沙小苹)。

1. 医院党建组织体系不够完善

公立医院全面从严落实管党治党,进一步推进加强公立医院党建工作的重点内涵方面,74.6％的党员与非党员把"医院党建组织体系健全,党建工作保障措施有力"放在了首位,25.4％的党员与非党员把"党建创新有力"放在了首位。

2. 服务能力与水平有待提升

党务工作存在弱化、偏边缘化倾向,缺少专职党务工作队伍,机构设置和职能定位不够明确。医院医务人员普遍是高学历,高知人群占比高,自我主观意识强,相对管理难度大,基层党支部党务人员多为兼职,日常业务工作繁忙,无法集中精力很好地完成党建任务,以致基层党支部未能很好发挥政治引领作用。

3. 党员思想教育形式有待丰富

63.67％的受访党员认为党员的"学习教育创新意识有待加强,普通党员主动参与学习度不高",36.33％的受访党员认为"学习教育与工作实践结合不够紧密"。

4. 党建工作缺乏全面科学的评价机制

党组织决策议事机制不够完善,程序不够规范。考评指标和考评方式未能结合新形势新要求和党建工作要求同步进行更新。

(二)基层党建与业务融合现状

1. 基层党支部未能发挥党建与业务双促进作用

支部党建与业务工作未能很好结合。在公立医院繁忙的业务态势下,存在重业务、轻党建,或过于注重完成业务指标、淡化思想政治建设的现象。

对党员需求研究不够。支部组织生活存在与实际工作相脱离现象,对党员缺少吸引力,实效性差。对党支部的考核存在形式化、表象化,缺乏完善的考核指标设计和有效激励机制。

2. 党务工作人员队伍建设亟须改善

个别医院党务人员存在边缘化现象。党务人员职称职级晋升通道不通畅,难免有不愿深耕的心态,难以培养或留住高素质、精业务的党务人员。

党务人员综合素养有待提高。当党支部书记与科室负责人分设时,对党支部书记而言,不仅需要做深支部建设工作,还要思考如何与科室负责人合力引领科室业务发展,基层党务人员综合能力亟待提升。

二、公立医院党建与业务发展深度融合的方法路径思考

(一)公立医院党委通过全面加强党建工作,引领和保障各项业务的发展

公立医院为全面推进和完成公立医院改革,必须发挥医院党委的领导核心作用。以党建统领、全面融汇为目标,把党建工作与医务业务发展战略规划深度融合。

(二)公立医院党委全面加强党建与业务发展深度融合的几大抓手

1. 加强医院领导班子的思想建设

医院的高质量发展离不开医院党委的正确领导和班子成员的集体智慧。抓好班子作风建设

的同时,努力建设学习型、智慧型、开拓型、创新型的院领导班子,推进领导班子整体政治理论和决策判断能力的提升。

2. 完善医院机制建设

在医院章程中明确党建工作要求,明确党委会议、院长办公会议议事规则,重在发挥党委的作用。落实党委与基层的各项联系机制,完善党委班子成员联系党支部及业务科室机制,建立健全党委班子成员联系专家人才、青年等机制,全面掌握医务人员思想动态,提升医院管理效能。

3. 加强人才队伍建设

严把德才标准、坚持公正用人、拓宽用人视野、激发干部积极性,努力造就一支忠诚、干净、担当的高素质干部队伍,为全面推进公立医院改革以及谋求高质量发展提供坚强保证。

4. 强化党建引领精神文明和医院文化建设

发挥医院文化的导向和激励作用,增强医院凝聚力,注重医院文化的沉淀与传承,培育医院特色文化品牌,增强医院核心竞争力。

(三)基层支部全面加强党建与业务发展深度融合的思考与实践

强化党的一切工作到支部的鲜明导向作用,形成支部党建与科室业务发展双提升的良好局面。

1. 推进支部建到科室的组织工作

要把支部建到科室,或以多科室联合方式建立基层党支部,把党支部的建设与科室业务工作、学科发展相融合,凸显党支部的战斗堡垒作用。

2. 发挥党支部教育管理的主体作用

通过深入开展党员示范岗、党员承诺书等活动,在科室形成有困难党员上、有问题党员扛的氛围,大力发挥党员在科室岗位建功的示范引领作用。

3. 推进党支部"双培养"机制

重点在一线业务骨干、优秀青年、高知人群中培育和发展党员,在医院形成比学赶超的良好氛围。

4. 用新发展理念开展"三会一课"

立足实际,灵活安排"三会一课",采取 X＋形式,融案例式、情景模拟、现场答疑等多维度的教育学习模式。注重成果的转化应用,加快加深基层党支部建设与科室业务深度融合的成果。

三、巩固发展党建工作与业务发展深度融合的成果

以党建与业务深度融合的需求为导向,不断丰富和完善考评体系。

(一)充分发挥医院党委作用

为发挥医院党委的作用,把医院决策的全过程纳入党建考核,在形成有效决策监督机制的同时,严格规范决策全过程的责权利关系。

（二）丰富和完善考评内容

以党建助推提升医疗服务保障质量及能力为目标,考评医德医风的提升和医务人员专业技术实力的提高,考评医院干部人才队伍的建设发展状况,以及医院职工的幸福感、获得感、成就感的提升实效。

（三）强化结果导向

党建工作目标与任务考核评价体系中要强化结果导向,着力考核评价医院党建和医院医疗、教学、科研、行政管理各领域,基层党支部与科室业务、学科建设的融汇发展。

（四）管好用好考评数据

以坚持公立医院公益性、服务性、专业性、技术性为前提,充分运用现代化信息技术手段,确保各项考核评价数据的精准度,完善考核结果运用,完善明责、考责、问责的闭环式考核机制。

综上所述,在新时代背景要求下,公立医院亟须全面抓紧抓实党建工作,进一步丰富医院党建工作内涵。通过培养素质全面、服务能力强的党务人员工作队伍,着力培养高素质党员干部队伍,发挥党支部战斗堡垒作用,着力发挥党员的引领示范作用,真正实现公立医院党建和业务发展的深度融合,以党建为引领助推医院新一轮高质量可持续健康发展。

参 考 文 献

[1] 程立中.坚持三个素质的培养,提升新时期党支部书记能力.党史博采(理论),2007,3(5)：57－58.

[2] 陈育涵.医院党建与业务发展深度融合.中国社区医师,2020,36(5)：187－189.

[3] 中国科学院直属机关党委课题组.加强党务干部队伍能力建设破解党建与业务工作"两张皮"问题.机关党建研究,2019,1(12)：43－45.

[4] 喻先军,国家统计局柳州调查队课题组.深化党建品牌创建助推支部党建工作与统计调查业务深度融合的实践与思考//中国共产党柳州市直属机关工作委员会.2019年柳州市直机关党建理论研究征文汇编,2019：213－226.

[5] 蒋玲钰.有效破解机关党建与业务工作"两张皮"问题对策研究//中国共产党柳州市直属机关工作委员会.2019年柳州市直机关党建理论研究征文汇编,2019：287－297.

党的建设视角下公立医院公益性
评价体系的构建研究

焦岳龙　范理宏　朱　辉　陈万里　余　飞

【导读】　2018 年 6 月,中共中央办公厅印发《关于加强公立医院党的建设工作的意见》(中办发〔2018〕35 号)(以下简称"《意见》"),为我国新时期公立医院党的建设和医院发展提出新的要求。《意见》对公立医院坚持公益性、加强公立医院党委的领导作用、明确公立医院党委职责等方面的要求进一步深化明确。文章从理论方面提出公立医院将党建工作与公益性建设相结合,有利于加强党对公立医院的领导,尤其在抗击新冠肺炎特殊时期对于医院落实抗击新冠肺炎措施、健全现代医院管理制度、理清发展思路、推动实施健康中国战略具有重大意义。

一、坚持公益性是新时代对于公立医院党委的职责和要求

(一)公立医院的公益性与党委职责

公立医院是我国医疗服务体系的主体,公益性是政府举办公立医院的主要目标和重要内在要求,体现在卫生服务的可及性、实现人人享有基本卫生保健,并使用适宜技术、适宜药品、适宜成本,兼顾质量和效率[1]。

在我国经济转型发展的过程中,公立医院公益性出现了减弱现象,主要原因包括:一是政府的投入不足,补偿机制及政策落实不及时;二是医疗服务价格体系不合理,医务人员的劳动价值被严重低估;三是激励考核机制不合理,政府对医院、医院对医务人员的激励措施和考核机制容易产生诱导过度医疗收费;四是各类医疗资源大量集中在三级医院,患者的"盲从"心理和对于权威的服从会掩盖医疗机构追求利益的不合理现象。

十九大把"坚持党对一切工作的领导"作为新时代坚持和发展中国特色社会主义基本方略第一条记入党章。《意见》中将党的工作在医院发展中的站位、作用进行了重要战略规划和部署,对今后医院建设发展产生十分关键的影响和作用[2],它将"坚持公立医院公益性,确保医院改革发

基金项目:中央高校基本科研业务费专项基金学科交叉类项目"基于患者就医体验的大数据平台公益性评价体系研究"(项目编号:22120180533);上海市卫生健康委员会政策研究课题"新时代本市卫生健康行业党组织标准化规范化建设研究"(课题编号:2020HP28)。
第一作者:焦岳龙,男,助理研究员。
通讯作者:余飞,男,教授,主任医师,上海市第十人民医院党委副书记。
作者单位:上海市第十人民医院(焦岳龙、范理宏、朱辉、陈万里、余飞)。
本文已发表于《中国医院管理》2020 年第 40 卷第 5 期。

展正确方向"明确为公立医院党委的职责,要求其注重健康公平,增强卫生健康事业的惠及性,改变医院陷入的"利益补偿"怪圈,塑造医务人员救死扶伤、大爱无疆、医术精湛、医德高尚的形象。

(二)公益性评价是公立医院加强党建工作的创新举措

在医药卫生体制改革进入"深水区"的背景下,公立医院加强党建的举措应围绕核心内容,服务医院发展大局,改变以往党建工作和医院发展的业务工作融合度不高的矛盾[3],结合现代医院管理制度,通过建立以党委为核心主导的医院改革发展决策体系,深化公立医院的综合改革,真正发挥医院党委把方向、管大局、作决策、促改革、保落实的领导作用[4]。

建立符合医院发展和现代化医院管理制度的公益性评价体系是一种创新的方式。这体现了国家"人民至上"的理念;体现了医疗服务的公平性和可及性,通过提升医疗服务能力、规范业务管理、完善运行机制、加强软硬件建设等措施提供人人受益的健康服务体系;体现了政府对于医疗体系行风建设的要求。公益性评价将医院发展和党建工作有机地融合在一起,形成医院特色党建品牌。

二、坚持公益性对于公立医院改革发展和党建工作的意义

公立医院明确以坚持公益性作为医院的改革发展方向,引领公立医院树立良好的品牌口碑,指引医院的各项具体工作,尤其在抗击新冠肺炎疫情特殊时期对于公立医院建设、健全现代医院管理制度,确保医院发展的正确方向。

(一)有利于保障医院落实抗击新冠肺炎疫情的措施

2020年的新冠肺炎疫情波及范围广,感染人数多,严重威胁了人民群众的生命健康安全。我国目前所取得的抗疫成果离不开党中央全面有力的领导、组织和推动。公立医院作为抗击新冠肺炎疫情的第一线和桥头堡,在党委领导下充分发挥党的领导核心作用,并且其公益性基础属性确保在面对疫情等危难时刻,以坚定的政治引领、有强力的组织保障以及强大的抗疫凝聚力和向心力,能够发挥公立医院以"公"为先,在改善民生和提高卫生应急能力方面的制度优势。公立医院在后疫情时期应通过自身的建设和转型,总结在抗疫过程中的举措和做法,以公益性作为主导方向进行实践,落实发挥公立医院党委和基层党支部的作用。

(二)有利于确保医院改革发展的正确方向

加强公立医院党的建设、坚持党委领导能够确保公立医院的公益性落实,更好地保证国家政策的实施,是进一步深化医药卫生体制改革的迫切需要,是推动医院综合改革的坚强政治保障[5]。

目前医药卫生体制改革在全面破除以药养医、取消药品加成并试点逐步取消医疗器械、耗材收费加成的同时,在财政上对综合改革效果明显的省市公立医院予以财政补贴,这种在经济杠杆上"一升一降"的调控,要求医院通过自我变革,不再以扩大规模、体量作为发展方向,明确一切发展是以满足和解决社会民众根本的医疗需求的发展理念和改革发展方向。

（三）有利于医院及其学科理清发展思路

各省市间的经济发展水平、人口分布、健康水平等决定了医院发展的外部环境差异,公立医院及其学科应始终秉持为患者提供合适的医疗服务的核心价值理念,不能笼统地按规模、影响力、科研水平等做排名统计评价医院的优劣,摒弃"做大做强"、盲目扩张和追求经济利益最大化。将公益性作为核心评价指标凝练并与医院的发展指标融合,建立符合医院实际情况的考核评价体系更有必要。在公立医院及其学科的发展要充分调研医院所处的外部环境,分析并调整医院和学科的发展方向,根据其职能完成医疗事业的建设发展。

三、公立医院进行公益性评价的方式探析

公立医院的公益性评价是一项系统性的工作,在规划及设置中有其内在的规律,其方式应从以下思路着手。

（一）体系设计：公立医院公益性评价的构建

公立医院的公益性评价是政府监管公立医疗机构并完善绩效考核的重要工具,公立医院改革的核心就是坚持公立医院的公益性质,从而完善公立医院绩效考核制度,体现党委对医院改革发展的引领作用。

首先,需要对公益性形成思想认识上的统一,始终把以解决民众"看病难"和"看病贵"作为衡量公立医院公益性的最主要依据。其次,公益性评价可参照其社会责任,即经济责任、法律责任、道德责任和慈善责任的分类方式,结合公平性与可及性、适宜性、质量、效率的公益性内涵维度,形成评价基本框架。最后,公益性评价指标以患者就诊感受的主观测评和客观公益性数据采集相结合的形式组成,以客观数据采集为主。

（二）评价应用：将公益性评价融入公立医院考核体系

从国家层面对全国公立医院的综合考核是一项巨大的工程,2019 年,国务院办公厅公布了《关于加强三级公立医院绩效考核工作的意见》(国办发〔2019〕4 号),内容涵盖医疗质量、运营效率、持续发展、满意度四大维度 55 项评价指标。将针对公益性的评价融入公立医院的考核,试点将公立医院绩效考核及公益性评价作为对公立医院发展的综合评价,是国家对于医院考核的一个方向和侧重点。

（三）结果展示：从多角度彰显公立医院的公益性

通过公益性评价所产生的评分结果,是对公立医院公益性建设相对客观的评价,数据、图片、文字等形式相结合的公益性报告,以成绩单和报告书的形式,通过客观指标的列举和具体公益事项的公示,从多个角度向社会及人民群众彰显公立医院公益性的综合形象[6]。通过不断完善、总结、优化和持续的素材累计,医院由内而外形成一种公益文化,也是一个比较成熟的展示党委领导在公立医院建设发展作用的媒介,能够确保公立医院公益性建设的完整性、有效性和持续性。

四、结语

党的领导是党和国家的根本和命脉。党领导发展的能力决定了我国经济社会发展的水平,推动和引领行业发展的能力[7]。明确医院坚持公益性的改革发展方向,调整发展思维,以突出公益性、为民众提供更加优质的医疗服务为宗旨,通过合理的考核和评价体系将公立医院的公益性建设进行展示,为推进我国公立医院和医疗体制改革、建设真正符合现代化医疗所需要的公立医院发挥作用。

----- 参 考 文 献 -----

［1］倪明,黄伊琳,瞿超,等.公立医院公益性的研究进展.中国肿瘤,2013,22(10):821-826.

［2］王怡蓓.培植基层党建特色品牌 推动公立医院文化建设.现代医院,2018,18(10):1429-1431,1435.

［3］宋厚栋.某医院党建工作路径对医院持续发展的影响.抗感染药学,2019,16(4):733-736.

［4］姜小峰,孔婷婷,尹爱田.新时代加强公立医院党的建设的思考.中国卫生产业,2019,16(8):196-198.

［5］谢又生.建立在现代医院管理制度中加强党建工作的思考.西部中医药,2018,31(1):51-54.

［6］刘瑞华.编制年度公益性报告 构建医院新管理机制.中医药管理杂志,2016,24(15):142-144.

［7］刘先江.改革开放以来中国共产党提高领导发展能力的基本经验.湖南师范大学社会科学学报,2018,47(6):12-16.

疫情防控常态化背景下医院支部
云平台建设的实践探索

陈万里　余　飞　朱　辉　李昌斌　焦岳龙

【导读】 年初战"疫"斗争中,公立医院党支部全员学习难、信息查询烦、记录不完整等痛点和难点问题频现。因此,在疫情防控常态化背景下如何运用"制度＋科技"手段推动智慧党建工作向医院基层党支部延伸,已成为卫生系统党建工作必须面对的时代课题。文章基于医院基层党支部党务工作的现状和困境,以支部工作方式、党员工作需求等为主要研究方向,开发建设上海三级医院首个已获得9项国家软件著作权的党建云平台系统,有效解决疫情防控常态化背景下党支部线下工作空间和时间局限,也为各级卫生行业党组织推动党建工作标准化、规范化、科学化发展提供借鉴。

随着移动办公、云计算、大数据、融媒体等互联网技术的飞速发展,推进党建工作的信息化进程是"互联网＋"时代下的大势所趋[1]。公立医院作为党联系人民、服务群众的重要窗口,加强党的建设是坚持以人民为中心、确保公立医院公益性的根本保证。因此,研究如何在"互联网＋"时代运用现代化信息和智慧手段推动智慧党建工作向医院基层党支部延伸,以此来克服党建管理工作在时间、空间上的限制[2],加快基层智慧党建相关制度、评价及保障体系的建立,已成为目前卫生健康系统党建工作必须面对的疫情防控常态化背景下的时代课题。本文基于疫情下医院基层党支部党务工作的痛点和难点,依照科学性、需求性和有效性原则,建设线上党建平台,以此来打破党务工作空间和时间的局限,达到让党务人员爱用、党员受用的目标。

一、公立医院开展党建工作的难点

(一)疫情防控工作常态困扰

在年初战"疫"斗争中,党员医护人员或抽调武汉、公共卫生中心等一线支援,或坚守在发热门诊、留观病房等特殊岗位。出于隔离防护等要求,各党支部普遍出现日常学习和"三会一课"难以正常开展的情况。

基金项目:2020年度上海市社科规划一般课题"基于'制度＋科技'智慧云平台的基层党建应用研究"(课题编号:2020BDS009);上海市卫生健康委员会政策研究课题"新时代本市卫生健康行业党组织标准化规范化建设研究"(课题编号:2020HP28)。
第一作者:陈万里,女,助理研究员。
通讯作者:余飞,男,教授,主任医师,上海市第十人民医院党委副书记。
作者单位:上海市第十人民医院(陈万里、余飞、朱辉、李昌斌、焦岳龙)。

（二）党务工作开展难

公立医院党务工作者长期有相似苦恼：绝大多数党务工作者都是兼职，经常会遇到党员医护人员因急诊、手术、外出等无法集中开展组织生活的情况，还有繁重的科研、教学等任务，党务工作存在全员学习难、信息查询难、记录不完整等痛点和难点，迫切需要创新实用载体[3]。

（三）党建工作效率低

目前公立医院党建工作的开展方式主要为文件传阅和会议、党员教育线下集中学习和院内外活动，党建工作开展效率存在连续性不高、系统性较弱、时限性较差、指导力度和落实力度不强等问题，导致党建工作的作用和价值未能得到充分发挥[4]。

（四）党建数据支撑少

虽然部分公立医院已有智慧党建系统，但大多是使用医院内网，且基于电脑客户端，存在用户使用少、移动应用差、数据利用难等问题，缺少大数据平台的数据整合和分析。

二、公立医院党建工作的需求

基于医院基层党务工作的痛点和难点，本文对 783 位党员采用电子问卷（问卷星）调查方式，开展《党支部标准化、规范化建设》问卷调查，最终回收 741 份，回收率为 94.63%，剔除废卷后最终符合要求的有效问卷为 706 份。用 SPSS 软件对问卷调查对象的人口学特征进行分析；对问卷多项选择题进行多重响应频率统计分析，梳理党组织建设现状和需求明细。

（一）党务工作媒介

在对党务工作媒介的需求调研中，"手机等移动设备"选项响应率和普及率明显较高，达到57.32%，其中有 83.53%的党员希望能在现有的热门手机软件如微信、钉钉等平台直接开展党建工作，13.35%的党员希望能设计专有的党建手机软件。

（二）平台工作内容

结合当前医院基层党建工作开展要求设置问卷指标，在平台内容的需求调研中，党支部"三会一课"及主题党日、组织生活会、民主评议党员响应率较高（表 1）。

表 1　移动端党务工作内容需求

题　　目	选　项	响应率（%）
您希望在移动端开展哪些党务工作	党支部"三会一课"及主题党日	21.32
	组织生活会	20.07
	民主评议党员	18.21
	党费及党建活动经费管理	12.74

题　目	选　项	响应率(%)
您希望在移动端开展哪些党务工作	发展党员工作	9.53
	党组织关系接转	9.44
	党员教育管理	5.85
	党务公开	2.84

（三）党建数据管理

智慧医院建设对医院各项工作的信息化管理功能提出了新的要求,基于此对党务管理信息需求进行细化调研,对分析项进行高低分组,使用 T 检验对比高分和低分组别的差异情况,剔除不合理项,进行组别分析。结果发现,支部构成的数据管理信息需求响应率明显较高(表2)。

表 2　移动平台党务管理信息需求

题　目	选　项	响应率(%)
您希望在移动端获取哪些党务管理信息	支部构成(党员、群众、民主党派等)	43.17
	支部及所辖科室员工所获荣誉	20.11
	党员学习情况	17.25
	申请入党情况	5.73
	党员群众建议	4.92
	其他	8.82

三、党支部云平台生态系统方案设计

基于调查中的问题和困境,医院结合疫情期间支部工作开展实际,有针对性地以党员发展、三会一课、党费管理、在线学习等为核心模块,应用手机 APP、门户网站等交互平台,建设智慧党建云平台,打破空间和时间的局限,将党务工作辐射到医院各科室及各类人员,促进党建与业务工作有机融合,做到党建工作和业务工作两手抓、两促进[5]。

（一）党务工作全覆盖

将传统党建工作模式转移到手机端,嵌入疫情期间高频使用的云平台,开发基于钉钉平台的"支部云"医院党建智慧云平台,全面覆盖党务基础工作交互平台,一定程度上实现了智能移动办公"私人订制"[6],解决了部分基层党员"不会用网、不深用网、不善用网"的问题,将党务工作辐射到医院各科室的所有党员。

（二）发展党员全纪实

将党员发展 5 个环节 25 个步骤移到线上,通过在线一体化操作,形成入党全生命周期管理体系。从申请人申请入党开始,将入党申请书、思想汇报上传至平台,形成个人电子档案,以数据形式为党组织做决策提供依据,做到有迹可循。通过全动态监管实现党员发展流程透明化、管理规范化、数据可视化。

(三)党员信息全管理

赋能平台大数据信息搜集和运用功能,将党员、发展对象、入党积极分子等均纳入平台管理,建设党员信息库,并通过对支委、党员、群众设置分级权限,定期整理分析党支部相关情况,党支部书记第一时间掌握全院支部党建工作热点,真正实现党建"零距离"。

(四)活动开展全落实

对组织生活的全过程进行标准化、规范化、智能化管理,会前通过移动设备发起会议;会中语音录入实时转文字;会后回顾实现线上线下集体学习,进一步带动党员学习积极性。将签到表、会议记录、照片、学习内容等生成电子台账,并将党员参加党内政治生活记录自动计入个人档案,有效加强基层组织生活监督管理,减少党支部完成党务基础工作的压力。

(五)在线学习全记录

融通学习强国平台,多元化开展党建学习活动,搭建线上资料库、试题库,为党员医务人员学习提供便利,并在线记录学习情况,通过个人活跃度、支部活跃度等数据,进一步完善党员画像,为支部考核提供数据支撑。

四、小结

疫情防控的常态化背景对智慧党建平台建设与管理提出了更高的要求,支部云平台的建立紧紧贴合医院党建工作开展特点,进一步提升基层党建的管理效能。但平台还需结合党建工作及医院发展不断变化的新形势,进一步改进各子项目运行的形式,从而从根本上有效减轻疫情防控常态化背景下党支部线下工作难的问题。

参 考 文 献

[1] 李厚艳.智慧党建视野下推进高校党建工作信息化进程研究.湖北开放职业学院学报,2020,33(9):98-100.

[2] 韩旭.高校"互联网+"党建问题探究.智富时代,2018(12):34-35.

[3] 潘熙萍,陈金雅."钉钉"助推医院党建工作的实践探讨.中医药管理杂志,2020,28(5):213-214.

[4] 廖倩."微时代"现代医院管理制度中党建工作的新思考.现代医院管理,2019,17(3):80-82.

[5] 孔维鹏.公立医院加强党建工作促进管理的实践与思考.安徽卫生职业技术学院学报,2018,17(6):15-16,20.

[6] 顾海峰.基于"钉钉"开发的党校智能移动办公系统的设计与实现.电脑知识与技术,2017,13(3):74-76.

附　　录

附录一　2020 年度上海市卫生健康统计公报

一、健康三大指标情况

2020 年,上海市户籍人口期望寿命 83.67 岁,其中:男性 81.24 岁,女性 86.20 岁。上海地区婴儿死亡率为 2.66‰。上海地区孕产妇死亡率为 3.66/10 万,详见表 1。

表 1　健康三大指标情况

指　　标	2020 年
上海市户籍人口期望寿命(岁)	
男性	81.24
女性	86.20
合计	83.67
上海地区婴儿死亡率(‰)	2.66
上海地区孕产妇死亡率(/10 万)	
户籍	5.62
非户籍	1.44
合计	3.66

二、妇幼卫生情况

婚前保健,2020 年全市接受婚前保健检查人数为 2.36 万人,婚检率 13.16%。

妇女保健,2020 年全市妇女病普查受检人数为 60.85 万人,患病率 34.66%,治疗率 89.63%。

儿童保健,2020 年全市 0～6 岁儿童保健管理率为 98.84%,同比下降 0.6%。

三、防病工作情况

预防接种,2020 年全市免疫规划疫苗常规免疫接种率为 99.77%,乙肝疫苗全程接种率为

99.81％,乙肝疫苗首剂及时接种率为94.40％。

牙病防治,2020年全市学生牙病防治受检人数为34.34万人,龋齿患病率为29.16％。

四、卫生监督

卫生监督户次数,2020年全市卫生健康行政部门共监督检查12.31万户次(监督对象包括饮水卫生、职业卫生、放射卫生、传染病防治、消毒产品、场所卫生、医疗执业等单位)。

行政处罚案件数,2020年全市卫生健康行政部门行政处罚案件数6 364件,其中警告案件3 967件,罚款案件5 428件,没收违法所得案件183件,责令停产停业或(暂)停止执业案件3件,吊销证件案件11件。

许可及备案项目数,2020年全市卫生健康行政部门共完成许可及备案、内部征询意见项目101 100件,其中完成公共卫生许可项目24 257件(其中包括公共场所、集中式供水单位、消毒产品生产企业、建设项目预防性卫生审查、涉及饮水卫生安全产品卫生许可、上海市现制现售水经营单位、放射卫生技术服务机构审批、放射诊疗许可、职业病诊断医师资格审批等许可证和许可批件),完成医疗执业许可项目61 958件(其中包括母婴保健技术从业人员、医疗广告、母婴保健技术、大型医用设备、医师资格证书、医师执业证书、护士执业证书、医疗机构冠名、医疗机构设置、医疗机构执业等许可证和许可批件),完成备案等其他卫生审核项目2 208件(包括食品安全企业标准备案、消毒产品卫生安全评价报告备案、二次供水设施清洗单位卫生备案、1～2级病原微生物实验室备案、义诊备案、内部医疗机构设置等),完成政务服务事项12 677件(包括职业病危害项目申报、职业健康检查机构备案)。

投诉举报受理数,2020年全市卫生监督机构共受理投诉举报4 623件,其中医疗执业1 518件,公共卫生3 079件,公共卫生与医疗执业兼有的26件。

五、院前急救情况

2020年全市院前急救完成急救公里1 964.92万千米;急救车次92.10万车次,同比增长2.98％,急救人次83.26万人次,同比增长4.46％。

六、公民无偿献血、用血情况

2020年全市公民无偿献血33.09万人次。血液入库51.59万人份,其中全血以及红细胞类45.55万人份,单采血小板6.04万人份;血液出库51.47万人份,其中全血及红细胞类45.56万人份,单采血小板5.91万人份。

七、计划生育

计划生育行政事务办理情况,2020年计划生育行政事务办理17.7万件;再生育审批办理2033

件;生育保险计划生育审核 15.0 万件;生育登记证明出具 389 件;独生子女父母光荣证办理 20 167 件。

计划生育服务情况,2020 年生育(一、二孩)登记 12.4 万人次。医疗机构母婴设施点 449 个,使用面积 21 092 平方米。农村计划生育奖励扶助金发放 32.13 万人,发放金额 5.0 亿元。计划生育家庭特别扶助金伤残家庭发放 5.02 万人,发放金额 4.4 亿元;死亡家庭发放 3.00 万人,发放金额 3.2 亿元。独生子女伤残补助 483 人,发放金额 144.9 万元;独生子女死亡补助 449 人,发放 224.5 万元。年老退休一次性计划生育奖励参加社保对象发放 16.3 万人,发放 8.4 亿元;未参加社保对象 2.0 万人,发放 1.0 亿元。

八、医疗卫生健康资源

(一)医疗卫生机构数

2020 年,全市各级各类医疗卫生机构*总数达 5 905 所(含部队医院),比上年同期新增 295 所。其中:医院 405 所,新增 18 所;基层医疗卫生机构 5 292 所,新增 271 所;专业公共卫生机构 107 所,新增 1 所;其他卫生机构 101 所,新增 5 所。

医院中,公立医院 173 所,民营医院 232 所。三级医院 57 所,其中:市属 36 所、区属 21 所;二级医院 98 所,一级医院及未评级医院 250 所。

基层医疗卫生机构中,社区卫生服务中心(分中心)331 所,增加 10 所。其中:独立社区卫生服务中心 244 所。社区卫生服务站 783 所,门诊部 1 233 所,诊所、卫生所、医务室和护理站 1 776 所,村卫生室 1 169 所。

专业公共卫生机构中,疾病预防控制中心 19 所,卫生监督机构 17 所,妇幼保健机构 19 所,专科疾病防治机构 16 所,急救中心(站)12 所,采供血机构 8 所,健康教育机构 1 所,计划生育服务指导中心 15 所。详见表 2。

表 2 医疗卫生机构数

	机构数(所)	
	2020 年	2019 年
总计	5 905	5 610
医院	405	387
公立医院	173	181
民营医院	232	206
医院中:三级医院	57	50
市属三级	36	38
区属三级	21	12
二级医院	98	106
其他医院①	250	231

* 各级各类医疗卫生机构数:① 按照 2020 年医院等级评审后计算。② 瑞金北院、仁济南院分别并入总院后合并计算。除机构数以外的指标均按 2020 年医院等级评审前统计,如床位、人员、业务量、费用等。

	机构数（所）	
	2020 年	2019 年
基层医疗卫生机构	5 292	5 021
社区卫生服务中心（站）	1 114	1 066
其中：独立社区卫生服务中心	244	246
门诊部	1 233	1 067
诊所、卫生所、医务室、护理站	1 776	1 709
村卫生室	1 169	1 179
专业公共卫生机构	107	106
疾病预防控制中心	19	19
卫生监督所（中心）	17	17
妇幼保健机构	19	19
专科疾病防治机构	16	15
急救中心（站）	12	11
采供血机构	8	8
健康教育机构	1	1
计划生育服务指导中心	15	16
其他卫生机构②	101	96

注：① 其他医院指级别为一级和未评级的医院；② 其他卫生机构指疗养院、临床检验中心、卫生监督检验所（站）、医学科学研究机构、医学教育机构、临床检验中心、其他卫生事业机构等。下同。

（二）床位数

2020 年，全市医疗卫生机构实有床位 16.15 万张，其中：医院 14.36 万张（占 88.93%），基层医疗卫生机构 1.56 万张（占 9.67%），专业公共卫生机构及其他机构 0.14 万张（占 0.87%）。

医院中，公立医院 10.82 万张，民营医院 3.54 万张。三级医院 5.81 万张，其中：市属 4.70 万张、区属 1.11 万张；二级医院 4.63 万张，其他医院 3.92 万张。公立医院床位占全市总床位的 67.00%，同比下降 2.21%。详见表 3。

表 3　医疗卫生机构床位数

	床位数（万张）	
	2020 年	2019 年
总计	16.15	15.46
医院	14.36	13.67
公立医院	10.82	10.70
民营医院	3.54	2.97
医院中：三级医院	5.81	5.64
市属三级	4.70	4.53

续　表

	床位数（万张）	
	2020 年	2019 年
区属三级	1.11	1.11
二级医院	4.63	4.65
其他医院	3.92	3.38
基层医疗卫生机构	1.56	1.58
社区卫生服务中心（站）	1.56	1.58
其中：独立社区卫生服务中心	1.56	1.58
专业公共卫生机构	0.14	0.12
妇幼保健机构	0.12	0.12
专科疾病防治机构	0.02	0.003
计划生育服务指导中心	—	—
其他卫生机构	0.09	0.09

（三）卫生人员

2020 年末全市卫生人员总数达 27.60 万人，比上年增加 1.69 万人。

卫生人员中，卫生技术人员 22.64 万人，占卫生人员总数的 82.03%；管理人员 1.43 万人，其他技术人员 1.29 万人，工勤技能人员 2.24 万人，分别占卫生人员总数的 5.18%、4.67%、8.12%。卫生技术人员中，执业（助理）医师 8.23 万人（含全科医生 1.00 万人），其中：中医类执业（助理）医师 1.04 万人，公共卫生类执业（助理）医师 0.38 万人。注册护士 10.31 万人。详见表 4。

表 4　卫生人员情况

	2020 年（万人）	2019 年（万人）
卫生人员总数	27.60	25.91
卫生技术人员	22.64	21.33
其中：执业（助理）医师	8.23	7.77
全科医生	1.00	1.00
注册护士	10.31	9.71
药师	1.12	1.08
技师	1.30	1.26
管理人员	1.43	1.41
工勤技能人员	2.24	1.94
其他技术人员	1.29	1.23

注：卫生人员总数含 554 名乡村医生、95 名卫生员。

从卫生人员机构分布看，医院 18.50 万人（占卫生人员总数的 67.03%），基层医疗卫生机构 7.37 万人（占 26.70%），专业公共卫生机构 1.36 万人（占 4.93%）。

卫生人员机构分布情况详见表5。

表5　各医疗卫生机构卫生人员情况

	卫生人员数(万人)	
	2020 年	2019 年
总计	27.60	25.91
医院	18.50	17.53
公立医院	15.84	15.22
民营医院	2.66	2.31
医院中：三级医院	10.00	9.44
市属三级	8.18	7.65
区属三级	1.82	1.79
二级医院	5.69	5.58
其他医院	2.81	2.51
基层医疗卫生机构	7.37	6.73
社区卫生服务中心(站)	3.75	3.68
门诊部	2.22	1.83
诊所、卫生所、医务室、护理站	1.23	1.05
村卫生室	0.17	0.17
专业公共卫生机构	1.36	1.29
疾病预防控制中心	0.30	0.30
卫生监督所(中心)	0.13	0.12
妇幼保健机构	0.30	0.30
专科疾病防治机构	0.14	0.13
急救中心	0.38	0.33
采供血机构	0.08	0.08
健康教育	0.01	0.01
计划生育服务指导中心	0.02	0.02
其他机构	0.38	0.36

九、医疗服务

(一)医疗服务量

1. 门急诊服务

本年度门急诊人次达2.17亿人次,同比下降18.61%,其中急诊患者1 400.03万人次,占门急诊总量的6.46%。

医院中,公立医院门急诊服务量为12 597.57万人次,同比下降20.45%;民营医院门急诊服务量为1 072.99万人次,同比下降12.43%。按级别分,三级医院8 506.30万人次,同比下降

19.26%;二级医院 4 086.36 万人次,同比下降 22.06%。

社区卫生服务中心门急诊服务量为 6 918.04 万人次,同比下降 17.72%,占全市门急诊总量的 31.91%。详见表 6。

表 6　门急诊服务

	2020年(万人次)	构成比(%)	2019年(万人次)	构成比(%)	同比增长(%)
总计	21 681.31	100.00	26 639.93	100.00	−18.61
医院	13 670.56	63.05	17 062.29	64.05	−19.88
公立医院	12 597.57	58.10	15 836.97	59.45	−20.45
民营医院	1 072.99	4.95	1 225.32	4.60	−12.43
医院中:					
三级医院	8 506.30	39.23	10 536.06	39.55	−19.26
市属三级	6 934.72	31.98	8 581.26	32.21	−19.19
区属三级	1 571.58	7.25	1 954.80	7.34	−19.60
二级医院	4 086.36	18.85	5 243.03	19.68	−22.06
其他医院	1 077.90	4.97	1 283.20	4.82	−16.00
社区	6 918.04	31.91	8 407.78	31.56	−17.72
门诊部	745.48	3.44	747.99	2.81	−0.34
妇幼保健机构	178.37	0.82	220.45	0.83	−19.09
专科疾病防治机构	163.23	0.75	192.89	0.72	−15.38
其他	5.63	0.03	8.53	0.03	−34.00

2. 出院人数

2020 年,全市医疗卫生机构出院人数达 404.02 万人,同比下降 16.35%。

出院总人数中,医院 386.97 万人(占 95.78%),社区卫生服务中心 3.71 万人(占 0.92%),妇幼保健机构 6.11 万人(占 1.51%),专科疾病防治机构 0.001 万人,其他医疗机构 7.23 万人。

医院中,公立医院出院人数为 363.89 万人,同比下降 16.22%,占出院总人数的 90.07%;民营医院出院 23.08 万人,同比下降 9.98%,占出院总人数的 5.71%。不同级别医院中,三级医院、二级医院、其他医院出院人数分别占出院总人数的 67.13%、22.90%、5.75%。详见表 7。

表 7　出院服务

	2020年(万人次)	构成比(%)	2019年(万人次)	构成比(%)	同比增长(%)
总计	404.02	100.00	482.98	100.00	−16.35
医院	386.97	95.78	459.97	95.24	−15.87
公立医院	363.89	90.07	434.33	89.93	−16.22
民营医院	23.08	5.71	25.64	5.31	−9.98

	2020 年（万人次）	构成比（%）	2019 年（万人次）	构成比（%）	同比增长（%）
医院中：					
三级医院	271.21	67.13	316.92	65.62	−14.42
市属三级	229.01	56.68	265.95	55.07	−13.89
区属三级	42.20	10.45	50.97	10.55	−17.21
二级医院	92.53	22.90	116.51	24.12	−20.58
其他医院	23.22	5.75	26.54	5.50	−12.51
社区	3.71	0.92	6.62	1.37	−43.96
妇幼保健机构	6.11	1.51	7.62	1.58	−19.82
专科疾病防治机构	0.001	0.000 3	0.002	0.000 4	−50.00
其他	7.23	1.79	8.77	1.82	−17.56

3. 手术人次数

2020 年全市医疗卫生机构手术人次数 312.38 万人次，同比增长 2.32%。

医院手术人次 304.61 万人次，妇幼保健机构 7.77 万人次，分别占总手术人次数的 97.51%、2.49%。

医院中，公立医院手术人次数 292.75 万人次，民营医院 11.86 万人次，分别占手术总人次数的 93.72%、3.80%。三级医院手术人次数占手术总人次数的 75.39%。详见表 8。

表 8　手术服务

	2020 年（万人次）	构成比（%）	2019 年（万人次）	构成比（%）	同比增长（%）
总计	312.38	100.00	305.29	100.00	2.32
医院	304.61	97.51	296.02	96.96	2.90
公立医院	292.75	93.72	284.56	93.21	2.88
民营医院	11.86	3.80	11.46	3.75	3.49
医院中：					
三级医院	235.50	75.39	226.42	74.17	4.01
市属三级	204.35	65.42	195.63	64.08	4.46
区属三级	31.15	9.97	30.79	10.09	1.17
二级医院	57.57	18.43	58.04	19.01	−0.81
其他医院	11.54	3.69	11.56	3.79	−0.17
妇幼保健机构	7.77	2.49	9.22	3.02	−15.73

注：因数据四舍五入，导致部分数据总和不为 100%。

本市 16 个区中，各区域内的门急诊人次数与上年同期相比下降趋势明显。出院人数各区域均同比下降，仅有嘉定区同比增长 19.45%。

各区医疗服务情况详见表 9。

表 9　各区域内医疗卫生机构医疗服务情况

行政区划	门急诊人次			出院人数		
	2020 年（万人次）	2019 年（万人次）	同比增长（%）	2020 年（万人次）	2019 年（万人次）	同比增长（%）
黄浦区	2 444.88	2 933.62	−16.66	63.11	69.36	−9.01
徐汇区	2 489.80	3 029.03	−17.80	68.29	81.16	−15.86
长宁区	791.92	952.30	−16.84	17.01	20.96	−18.85
静安区	2 075.06	2 532.22	−18.05	49.03	58.17	−15.71
普陀区	1 218.67	1 570.81	−22.42	20.48	25.63	−20.09
虹口区	1 283.39	1 651.31	−22.28	22.13	28.42	−22.13
杨浦区	1 554.18	1 972.91	−21.22	39.05	51.61	−24.34
闵行区	1 543.18	1 944.49	−20.64	19.03	22.79	−16.50
宝山区	1 147.11	1 377.23	−16.71	14.11	17.10	−17.49
嘉定区	997.88	1 167.46	−14.53	14.37	12.03	19.45
浦东新区	3 231.40	4 065.71	−20.52	39.81	49.10	−18.92
金山区	655.51	763.57	−14.15	10.17	12.33	−17.52
松江区	707.75	867.21	−18.39	7.68	10.13	−24.19
青浦区	523.99	620.35	−15.53	5.34	6.06	−11.88
奉贤区	565.08	661.53	−14.58	7.56	9.83	−23.09
崇明区	451.51	530.18	−14.84	6.85	8.30	−17.47

（二）医师工作负荷

2020 年，全市医疗卫生机构医师日均担负诊疗 11.65 人次，日均担负住院床日 1.58 天；社区卫生服务中心（站）医师日均担负诊疗 23.13 人次、住院床日 0.86 天。

各级医院医师日均担负诊疗人次及住院床日情况详见表 10。

表 10　医师日均担负工作量

	日均担负诊疗（人次）		日均担负住院（床日）	
	2020 年	2019 年	2020 年	2019 年
总计	11.65	14.45	1.58	1.81
医院	10.84	14.02	2.30	2.58
公立医院	11.25	14.52	2.02	2.38
民营医院	7.70	9.76	4.45	4.27
医院中：				
三级医院	11.93	15.30	1.72	2.06
市属三级	12.14	15.56	1.74	2.08
区属三级	11.09	14.24	1.65	2.00
二级医院	10.21	13.36	2.37	2.76
其他医院	7.42	9.53	4.78	4.66
社区	23.13	25.66	0.86	0.99

（三）病床使用情况

1. 病床使用率

2020 年，全市医疗卫生机构病床使用率为 82.83%，比上年减少 10.72%。其中，三级医院病床使用率 86.36%，同比下降 15.92%；社区卫生服务中心病床使用率为 77.51%，同比下降 7.69%。

2. 病床周转次数

2020 年，全市医疗卫生机构病床平均周转次数为 25.76 次/床。其中，三级医院病床周转次数达到 47.64 次/床；社区卫生服务中心周转次数为 2.44 次/床。

3. 出院者平均住院日

2020 年，全市医疗机构出院者平均住院日 11.38 天，同比增加 0.91 天。其中：三级医院平均住院日为 6.64 天，同比下降 0.15 天；社区卫生服务中心出院者平均住院日为 133.34 天，同比增加 62.92 天。详见表 11。

表 11　病床使用效率

	病床使用率（%）		病床周转次数（次/床）		出院者平均住院日（天）	
	2020 年	2019 年	2020 年	2019 年	2020 年	2019 年
总计	82.83	93.55	25.76	32.20	11.38	10.47
医院	83.86	94.95	27.74	34.70	10.50	9.87
公立医院	85.03	98.54	34.18	41.20	8.98	8.94
民营医院	80.10	80.98	6.99	9.45	34.38	25.61
医院中：						
三级医院	86.36	102.28	47.64	57.13	6.64	6.79
市属三级	86.38	102.89	49.60	59.78	6.39	6.59
区属三级	86.26	99.80	39.25	46.39	7.99	7.86
二级医院	83.03	94.41	20.17	25.32	14.64	13.55
其他医院	81.01	82.66	6.33	8.54	39.04	30.46
社区	77.51	85.20	2.44	4.29	133.34	70.42

二、三级综合医院、中医（中西医）医院和三级专科医院等各医院病床使用情况详见表 12～表 16。

表 12　三级综合医院病床使用情况

顺位	单　位　名　称	病床使用率（%）	病床周转次数（次/床）	出院者平均住院日（天）
1	上海市第一人民医院	103.04	58.03	6.48
2	上海市第十人民医院	100.46	62.91	5.97
3	复旦大学附属金山医院	99.39	40.51	7.49
4	上海交通大学医学院附属瑞金医院	98.88	55.49	6.49

续　表

顺位	单　位　名　称	病床使用率（%）	病床周转次数（次/床）	出院者平均住院日（天）
5	上海市普陀区中心医院	95.36	39.59	8.81
6	复旦大学附属中山医院	93.51	60.33	5.63
7	上海交通大学医学院附属仁济医院南院	93.43	59.23	5.86
8	上海市第六人民医院	92.78	48.39	7.00
9	上海交通大学医学院附属新华医院崇明分院	92.43	39.97	8.51
10	上海交通大学医学院附属仁济医院	90.93	65.20	5.34
11	上海市同济医院	90.49	42.22	7.55
12	复旦大学附属华东医院	89.46	34.07	9.28
13	上海市东方医院	89.14	42.98	7.55
14	复旦大学附属中山医院青浦分院	88.01	39.38	8.25
15	上海交通大学医学院附属第九人民医院	85.75	53.96	5.88
16	上海市奉贤区中心医院	85.08	40.39	7.76
17	复旦大学附属华山医院	81.51	42.37	7.20
18	上海交通大学医学院附属新华医院	81.50	47.09	6.31
19	上海交通大学医学院附属瑞金医院北院	80.38	48.63	6.09
20	海军军医大学第二附属医院	76.55	47.27	6.02
21	上海市第五人民医院	74.83	33.97	7.95
22	上海市杨浦区中心医院	73.33	31.64	8.78
23	上海市第六人民医院东院	73.30	40.74	6.74
24	海军军医大学第一附属医院	72.85	37.07	6.90
25	复旦大学附属华山医院北院	64.69	40.62	6.49

表 13　三级中医（中西医）医院病床使用情况

顺位	单　位　名　称	病床使用率（%）	病床周转次数（次/床）	出院者平均住院日（天）
1	上海中医药大学附属岳阳中西医结合医院	91.28	38.89	8.62
2	上海市第七人民医院	86.05	36.12	8.70
3	上海市中医医院	85.49	35.61	8.94
4	上海市中西医结合医院	83.43	31.82	9.61
5	上海市宝山区中西医结合医院	83.33	48.35	6.34
6	上海中医药大学附属曙光医院	83.07	55.06	5.68
7	上海中医药大学附属龙华医院	82.02	37.40	8.05
8	上海市光华中西医结合医院	78.25	46.27	6.67

表 14　三级专科医院病床使用情况

顺位	单 位 名 称	病床使用率（%）	病床周转次数（次/床）	出院者平均住院日（天）
1	上海市精神卫生中心	103.36	2.68	121.83
2	上海市肺科医院	99.45	96.86	4.00
3	上海交通大学医学院附属上海儿童医学中心	97.78	50.28	6.20
4	复旦大学附属儿科医院	97.45	54.17	6.67
5	中国福利会国际和平妇幼保健院	95.48	93.54	3.74
6	上海市胸科医院	93.17	83.81	4.36
7	上海市公共卫生临床中心	91.51	35.97	9.59
8	上海市第一妇婴保健院	90.23	78.99	4.21
9	复旦大学附属妇产科医院	80.81	84.20	3.72
10	复旦大学附属肿瘤医院	78.62	48.46	6.02
11	上海市皮肤病医院	74.10	33.72	12.35
12	上海市眼病防治中心	72.67	265.96	1.00
13	上海市儿童医院	66.66	52.58	4.81
14	复旦大学附属眼耳鼻喉科医院	63.79	65.64	3.57
15	上海第二军医大学第三附属医院	51.97	20.63	9.86
16	上海市口腔病防治院	44.65	34.95	3.19
17	同济大学附属口腔医院	38.13	26.36	5.34

表 15　二级综合医院病床使用情况

顺位	单 位 名 称	病床使用率（%）	病床周转次数（次/床）	出院者平均住院日（天）
1	上海航道医院	107.61	11.12	35.54
2	上海市徐汇区中心医院	102.36	45.75	8.20
3	上海曲阳医院	101.56	26.07	14.10
4	上海沪东医院	101.40	29.37	12.65
5	上海市闵行区中心医院	97.20	48.22	7.33
6	上海电力医院	95.68	31.24	11.47
7	上海市同仁医院	95.61	46.70	7.59
8	上海中冶医院	94.93	24.12	14.57
9	上海长航医院	91.75	19.64	16.08
10	上海市杨浦区控江医院	91.72	30.87	10.86
11	上海市静安区北站医院	88.96	25.15	12.80
12	上海市浦东新区老年医院	86.93	2.12	142.12
13	上海市杨浦区市东医院	86.35	35.05	9.03
14	上海市第八人民医院	86.30	39.60	8.04

顺位	单 位 名 称	病床使用率（%）	病床周转次数（次/床）	出院者平均住院日（天）
15	上海市公惠医院	85.01	8.33	35.47
16	上海邮电医院	84.47	18.98	16.17
17	上海市静安区市北医院	84.30	30.45	10.05
18	上海市嘉定区安亭医院	83.11	39.50	7.79
19	上海市静安区闸北中心医院	81.99	29.48	10.28
20	上海市静安区中心医院	80.31	26.52	11.06
21	上海市宝山区吴淞中心医院	80.24	30.55	9.57
22	上海市宝山区罗店医院	80.12	29.52	9.79
23	上海市宝山区大场医院	79.86	29.70	10.09
24	上海市浦东医院	79.80	33.60	8.80
25	上海市金山区亭林医院	79.56	41.47	7.06
26	上海市嘉定区中心医院	79.41	36.42	7.98
27	上海建工医院	79.30	25.61	11.02
28	上海交通大学医学院附属瑞金医院卢湾分院	78.97	34.69	8.59
29	上海市浦东新区人民医院	78.77	31.16	9.23
30	上海交通大学医学院附属第九人民医院黄浦分院	77.18	20.13	14.09
31	上海市虹口区江湾医院	77.16	17.60	16.27
32	上海市第六人民医院金山分院	76.68	31.32	8.97
33	上海市松江区中心医院	76.18	36.80	7.83
34	上海市第十人民医院崇明分院	76.16	33.06	8.44
35	上海市奉贤区奉城医院	75.99	36.62	13.66
36	上海市浦东新区浦南医院	75.63	25.42	11.32
37	上海市普陀区利群医院	75.61	28.08	9.91
38	上海市浦东新区周浦医院	74.74	33.26	8.30
39	上海市徐汇区大华医院	74.11	24.98	10.93
40	上海市嘉定区南翔医院	73.55	29.60	9.16
41	上海市浦东新区公利医院	72.42	30.15	8.92
42	上海市宝山区仁和医院	70.70	27.21	9.49
43	上海市青浦区朱家角人民医院	70.51	17.04	14.16
44	上海市普陀区人民医院	70.28	25.47	10.12
45	上海市松江区九亭医院	68.06	27.77	9.12
46	上海市监狱总医院	67.42	3.74	65.14
47	民航上海医院	65.91	24.02	10.10
48	中国人民解放军海军特色医学中心	63.34	18.07	12.86

顺位	单　位　名　称	病床使用率 (%)	病床周转次数 (次/床)	出院者平均 住院日(天)
49	上海市第四人民医院	62.95	22.95	9.41
50	上海市松江区泗泾医院	62.92	28.00	8.15
51	上海市崇明区第三人民医院	61.77	23.60	9.66
52	中国人民武装警察部队上海市总队医院	43.54	11.27	14.30
53	中国人民解放军海军第九〇五医院	30.17	6.42	17.36
54	上海市嘉定区江桥医院	26.05	15.01	5.97

表 16　二级中医(中西医)医院病床使用情况

顺位	单　位　名　称	病床使用率 (%)	病床周转次数 (次/床)	出院者平均 住院日(天)
1	上海市闵行区中医医院	85.65	20.67	14.21
2	上海市长宁区天山中医医院	81.94	18.91	15.81
3	上海市杨浦区中医医院	81.12	22.91	12.96
4	上海市普陀区中医医院	80.01	15.46	19.09
5	上海市嘉定区中医医院	78.89	31.99	8.92
6	上海市黄浦区中西医结合医院	78.39	8.83	32.31
7	上海市静安区中医医院	75.69	21.06	13.18
8	上海市闵行区中西医结合医院	74.54	26.97	10.00
9	上海市松江区方塔中医医院	69.22	28.44	8.89
10	上海市金山区中西医结合医院	65.55	22.64	10.48
11	上海市奉贤区中医医院	62.88	24.06	9.56
12	上海市浦东新区中医医院	62.30	15.78	14.19
13	上海市黄浦区香山中医医院	57.88	21.30	10.02
14	上海市青浦区中医医院	53.57	17.48	10.10
15	上海市浦东新区光明中医医院	40.97	18.86	7.79

十、医药费用

(一)医药总费用

2020 年,全市医疗卫生机构门诊医药总费用 925.66 亿元,同比下降 2.34%。其中:医院 660.93 亿元,较去年同期减少 4.77%;社区 160.99 亿元,较去年同期增长 2.55%。

住院患者医药总费用达 878.53 亿元,同比下降 3.84%。其中:医院为 862.40 亿元,同比下降 4.86%;社区为 10.03 亿元,同比下降 11.32%。

各级别医院门诊患者医药总费用及住院患者医药总费用情况详见表 17。

表 17　医药总费用情况

	门诊医药总费用			住院医药总费用		
	2020 年(亿元)	2019 年(亿元)	同比增长(%)	2020 年(亿元)	2019 年(亿元)	同比增长(%)
总计	925.66	947.88	−2.34	878.53	913.62	−3.84
医院	660.93	694.00	−4.77	862.40	906.46	−4.86
公立医院	585.95	619.39	−5.40	777.26	830.59	−6.42
民营医院	74.98	74.61	0.50	85.14	75.87	12.22
医院中:						
三级医院	435.13	454.41	−4.24	600.77	636.94	−5.68
市属三级	372.75	388.41	−4.03	522.73	552.97	−5.47
区属三级	62.39	66.00	−5.47	78.03	83.98	−7.09
二级医院	151.62	163.48	−7.25	171.82	187.72	−8.47
其他医院	74.18	75.59	−1.87	89.81	81.80	9.79
社区	160.99	156.98	2.55	10.03	11.31	−11.32

注:因数据四舍五入,导致部分数据总和不为100%。

(二)门急诊患者医药费用

2020 年,医疗卫生机构门急诊患者次均医药费用 426.94 元,同比增长 19.99%;药占比为 47.06%,同比增长 0.95%。

医院中,公立医院门急诊次均医药费用为 465.13 元,同比增长 18.93%,但明显低于民营医院的 698.80 元。不同级别医院中,三级医院门急诊患者次均医药费用为 511.54 元,二级医院为 371.03 元,分别同比增长 18.61%、18.99%。

社区卫生服务中心(站)门急诊患者次均医药费用 232.71 元,同比增长 24.64%。详见表 18。

表 18　门急诊患者次均医药费用情况

	门急诊患者次均医药费用				
	2020 年(元)	药占比(%)	2019 年(元)	药占比(%)	同比增长(%)
总计	426.94	47.06	355.81	46.11	19.99
医院	483.47	43.11	406.74	43.13	18.86
公立医院	465.13	44.10	391.10	44.43	18.93
民营医院	698.80	35.44	608.94	32.32	14.76
医院中:					
三级医院	511.54	43.00	431.29	43.44	18.61
市属三级	537.51	42.85	452.62	43.06	18.76
区属三级	396.96	43.88	337.63	45.69	17.57
二级医院	371.03	47.25	311.81	47.10	18.99
其他医院	688.18	35.35	593.11	32.72	16.03
社区	232.71	80.55	186.70	77.32	24.64

各区属医疗机构门急诊次均医药费用高低不等,最高达 383.16 元,最低为 229.33 元;门急诊费用同比增长最高达 28.11%,最低的同比增长 7.89%。

各区社区卫生服务中心(站)门急诊患者次均医药费用最高为 303.29 元,最低为 140.60 元;门急诊费用同比增长最高达 38.48%,最低的同比下降 4.40%。详见表 19。

表 19　各区属医疗机构门急诊患者次均医药费用情况

行政区划	各区属医疗机构			其中:社区		
	2020 年(元)	2019 年(元)	同比增长(%)	2020 年(元)	2019 年(元)	同比增长(%)
黄浦区	354.94	284.46	24.78	274.55	214.25	28.15
徐汇区	324.96	272.56	19.22	266.75	212.39	25.59
长宁区	383.16	318.52	20.29	303.29	229.72	32.03
静安区	292.47	240.26	21.73	220.43	176.19	25.11
普陀区	318.50	267.82	18.92	236.66	188.72	25.40
虹口区	288.14	232.50	23.93	238.31	190.91	24.83
杨浦区	294.78	261.71	12.64	236.63	216.83	9.13
闵行区	297.58	243.29	22.32	258.22	208.13	24.07
宝山区	242.24	207.57	16.70	179.72	152.20	18.08
嘉定区	287.80	246.93	16.55	252.84	202.55	24.83
浦东新区	317.54	247.86	28.11	247.80	178.94	38.48
金山区	229.33	212.57	7.89	140.60	134.68	4.40
松江区	244.34	214.83	13.74	180.40	161.04	12.02
青浦区	287.70	246.79	16.58	215.33	169.49	27.05
奉贤区	301.53	265.44	13.60	251.57	206.73	21.69
崇明区	270.45	229.35	17.92	211.11	170.70	23.67

三级综合医院中,门急诊患者次均医药费用高低不等,最高达 689.40 元,最低为 294.06 元。门急诊药占比最高达 58.32%,最低为 22.33%。详见表 20。

表 20　三级综合医院门急诊患者次均医药费用情况

顺位	单　位　名　称	次均医药费用(元)	药占比(%)
1	复旦大学附属中山医院	689.40	40.82
2	上海交通大学医学院附属第九人民医院	685.48	22.33
3	上海交通大学医学院附属瑞金医院	632.34	38.92
4	上海交通大学医学院附属仁济医院	601.99	30.63
5	复旦大学附属华东医院	582.91	43.14
6	上海市第一人民医院	526.17	41.74
7	海军军医大学第一附属医院	521.51	58.16
8	海军军医大学第二附属医院	515.69	58.32

续 表

顺位	单 位 名 称	次均医药费用（元）	药占比（%）
9	上海市东方医院	497.72	41.75
10	上海市第六人民医院	476.51	42.13
11	上海市普陀区中心医院	467.59	55.89
12	复旦大学附属华山医院	464.31	42.64
13	上海交通大学医学院附属新华医院	463.14	39.35
14	上海交通大学医学院附属仁济医院南院	449.64	35.54
15	上海市第十人民医院	425.03	42.83
16	上海市同济医院	422.34	49.87
17	上海市第六人民医院东院	421.06	39.23
18	上海交通大学医学院附属瑞金医院北院	412.20	40.17
19	上海交通大学医学院附属新华医院崇明分院	404.76	42.73
20	复旦大学附属华山医院北院	386.35	41.77
21	上海市杨浦区中心医院	373.88	46.81
22	复旦大学附属中山医院青浦分院	369.51	39.44
23	复旦大学附属金山医院	340.98	40.54
24	上海市奉贤区中心医院	332.77	34.16
25	上海市第五人民医院	294.06	37.66

三级中医（中西医）医院中，门急诊患者次均医药费用最高为534.11元；最低为381.48元；门急诊药占比最高达38.62%，最低为15.77%。详见表21。

表21 三级中医（中西医）医院门急诊患者次均医药费用情况

顺位	单 位 名 称	次均医药费用（元）	药占比（%）
1	上海中医药大学附属曙光医院	534.11	29.20
2	上海市光华中西医结合医院	514.78	15.77
3	上海市中医医院	478.54	18.99
4	上海中医药大学附属龙华医院	461.40	19.43
5	上海市中西医结合医院	441.26	32.19
6	上海中医药大学附属岳阳中西医结合医院	420.44	21.22
7	上海市第七人民医院	388.81	31.36
8	上海市宝山区中西医结合医院	381.48	38.62

注：药占比不含中草药费。

三级专科医院门急诊患者次均医药费用情况详见表22。

表 22　三级专科医院门急诊患者次均医药费用情况

顺位	单　位　名　称	次均医药费用(元)	药占比(%)
1	复旦大学附属肿瘤医院	1 565.85	54.60
2	上海市公共卫生临床中心	913.06	57.16
3	上海市胸科医院	724.76	55.17
4	同济大学附属口腔医院	653.88	0.82
5	上海市肺科医院	607.66	52.40
6	复旦大学附属眼耳鼻喉科医院	588.96	25.91
7	上海市口腔病防治院	514.18	0.90
8	中国福利会国际和平妇幼保健院	496.17	19.80
9	上海市第一妇婴保健院	480.52	13.62
10	复旦大学附属妇产科医院	472.27	19.63
11	上海第二军医大学第三附属医院	423.20	33.57
12	复旦大学附属儿科医院	410.05	39.09
13	上海市精神卫生中心	404.92	75.41
14	上海交通大学医学院附属上海儿童医学中心	380.38	36.94
15	上海市眼病防治中心	333.75	31.01
16	上海市皮肤病医院	324.36	36.80
17	上海市儿童医院	320.63	37.45

　　二级综合性医院中,门急诊患者次均医药费用最高达 683.27 元,最低为 93.57 元。药占比最高为 77.94%,最低为 32.41%。详见表 23。

表 23　二级综合性医院门急诊患者次均医药费用情况

顺位	单　位　名　称	次均医药费用(元)	药占比(%)
1	中国人民解放军海军特色医学中心	683.27	51.87
2	上海长航医院	620.18	35.80
3	上海曲阳医院	543.55	51.58
4	上海交通大学医学院附属第九人民医院黄浦分院	535.53	63.28
5	民航上海医院	508.50	32.41
6	上海沪东医院	470.77	41.62
7	上海交通大学医学院附属瑞金医院卢湾分院	444.59	55.05
8	上海市奉贤区奉城医院	441.13	44.83
9	上海中冶医院	436.59	34.77
10	上海市徐汇区中心医院	434.93	37.31
11	上海市同仁医院	428.70	42.30
12	上海建工医院	420.94	62.94

顺位	单位名称	次均医药费用（元）	药占比（%）
13	上海市静安区北站医院	419.36	42.63
14	上海市宝山区吴淞中心医院	406.58	38.48
15	上海市普陀区人民医院	403.52	53.53
16	上海浦东新区周浦医院	398.81	41.97
17	上海市杨浦区市东医院	397.24	52.03
18	上海市公惠医院	396.13	70.29
19	上海市浦东医院	390.78	42.70
20	上海市静安区中心医院	387.97	43.64
21	上海江南造船集团职工医院	387.78	76.65
22	上海市监狱总医院	386.21	34.52
23	上海市静安区市北医院	385.87	40.35
24	上海市闵行区中心医院	382.90	34.47
25	上海市静安区闸北中心医院	380.97	47.61
26	上海市浦东新区人民医院	378.30	44.99
27	上海市松江区中心医院	365.34	37.88
28	上海市青浦区朱家角人民医院	361.42	40.78
29	上海市嘉定区中心医院	357.21	34.38
30	上海市虹口区江湾医院	355.84	55.07
31	上海邮电医院	351.63	61.93
32	上海市浦东新区浦南医院	349.24	50.34
33	上海市第六人民医院金山分院	344.86	34.03
34	上海市第八人民医院	344.20	43.61
35	上海市第四人民医院	343.62	52.16
36	上海市浦东新区公利医院	340.03	44.68
37	上海市徐汇区大华医院	339.74	42.45
38	中国人民解放军海军第九〇五医院	333.59	46.08
39	上海市杨浦区控江医院	333.24	55.95
40	上海市普陀区利群医院	325.03	48.65
41	上海市第十人民医院崇明分院	322.37	43.59
42	上海市宝山区大场医院	311.33	37.92
43	上海市金山区亭林医院	308.65	44.35
44	上海电力医院	303.90	57.46
45	上海市宝山区仁和医院	289.40	42.57
46	上海航道医院	287.65	54.38

顺位	单 位 名 称	次均医药费用(元)	药占比(%)
47	上海市宝山区罗店医院	284.52	44.04
48	中国人民武装警察部队上海市总队医院	283.83	43.23
49	上海市嘉定区南翔医院	281.81	38.26
50	上海市嘉定区江桥医院	278.15	36.06
51	上海市崇明区第三人民医院	277.98	64.37
52	上海市嘉定区安亭医院	275.79	36.79
53	上海市松江区泗泾医院	261.98	36.00
54	上海市浦东新区老年医院	224.72	77.94
55	上海市松江区九亭医院	224.57	47.78
56	上海市崇明区长兴人民医院	93.57	43.75

二级中医、中西医结合医院中,门急诊患者次均医药费用最高为 636.76 元,最低为 281.25 元。药占比(不含中草药费)最高为 43.39%,最低为 18.87%。详见表 24。

表 24　二级中医(中西医)医院门急诊患者次均医药费用情况

顺位	单 位 名 称	次均医药费用(元)	药占比(%)
1	上海市黄浦区香山中医医院	636.76	33.69
2	上海市静安区中医医院	491.40	18.87
3	上海市闵行区中医医院	460.89	25.18
4	上海市杨浦区中医医院	390.93	26.14
5	上海市黄浦区中西医结合医院	386.02	43.39
6	上海市长宁区天山中医医院	385.08	24.36
7	上海市青浦区中医医院	353.69	35.49
8	上海市奉贤区中医医院	349.02	35.84
9	上海市普陀区中医医院	338.24	38.86
10	上海市浦东新区中医医院	326.34	22.85
11	上海市嘉定区中医医院	316.31	26.25
12	上海市金山区中西医结合医院	308.34	27.46
13	上海市浦东新区光明中医医院	303.00	35.26
14	上海市松江区方塔中医医院	284.27	31.44
15	上海市闵行区中西医结合医院	281.25	32.18

注:药占比不含中草药费。

社区门急诊患者次均医药费用最高为 358.70 元,最低为 118.26 元,顺位前十和后十社区门急诊患者医药费用情况详见表 25、表 26。

表 25　社区门急诊患者次均医药费用情况（顺位前十）

顺位前十	单 位 名 称	次均医药费用(元)	药占比(%)
1	上海市静安区彭浦镇第二社区卫生服务中心	358.70	76.23
2	上海市长宁区华阳街道社区卫生服务中心	358.33	74.16
3	上海市奉贤区金汇镇泰日社区卫生服务中心	355.80	83.27
4	上海市黄浦区打浦桥街道社区卫生服务中心	353.52	90.66
5	上海市杨浦区大桥社区卫生服务中心	341.81	83.18
6	上海市浦东新区塘桥社区卫生服务中心	341.27	81.52
7	上海市奉贤区奉浦街道社区卫生服务中心	327.76	80.48
8	上海市奉贤区海湾旅游区社区卫生服务中心	325.64	76.42
9	上海市长宁区仙霞街道社区卫生服务中心	323.90	82.33
10	上海市嘉定区南翔镇社区卫生服务中心	319.74	84.88

表 26　社区门急诊患者次均医药费用情况（顺位后十）

顺位后十	单 位 名 称	次均医药费用(元)	药占比(%)
1	上海市金山区吕巷镇社区卫生服务中心	118.26	87.23
2	上海市金山区张堰镇社区卫生服务中心	118.40	89.21
3	上海市金山区亭林镇社区卫生服务中心	118.71	89.52
4	上海市金山区枫泾镇社区卫生服务中心	119.65	93.85
5	上海市松江区新浜镇社区卫生服务中心	120.76	87.07
6	上海市金山区漕泾镇社区卫生服务中心	130.29	85.38
7	上海市松江区叶榭镇社区卫生服务中心	130.62	86.74
8	上海市松江区永丰街道社区卫生服务中心	131.45	85.37
9	上海市松江区石湖荡镇社区卫生服务中心	136.06	85.90
10	上海市金山区廊下镇社区卫生服务中心	136.61	90.58

（三）出院患者医药费用

2020 年，出院患者人均医药费用 21 294.16 元，较上年同期增长 13.31%。出院患者日均医药费用 1 871.93 元，较上年同期增长 4.28%。出院药占比为 24.77%，同比增长 0.76%。

医院中，公立医院出院患者人均医药费用 20 950.15 元，较上年同期增长 11.29%，日均医药费用 2 332.43 元，较上年同期增长 10.78%；民营医院出院患者人均医药费用增长 25.22%，同比下降 6.71%。

不同级别医院中，三级医院出院患者人均、日均医药费用分别同比上涨 9.95%、12.52%。二级医院出院患者人均、日均医药费用分别同比增长 14.53%、5.97%。

社区卫生服务中心出院患者人均医药费用同比增长 67.71%，日均医药费用同比下降 11.43%，药占比为 30.53%。详见表 27。

表 27　出院患者医药费用情况

	出院患者人均医药费用(元)		出院患者日均医药费用(元)		药占比(%)
	2020 年	2019 年	2020 年	2019 年	
总计	21 294.16	18 793.38	1 871.93	1 795.11	24.77
医院	21 827.21	19 362.00	2 079.40	1 961.68	24.80
公立医院	20 950.15	18 824.10	2 332.43	2 105.42	24.95
民营医院	35 654.36	28 473.96	1 037.15	1 111.69	23.39
医院中:					
三级医院	21 861.99	19 883.60	3 293.37	2 926.92	24.14
市属三级	22 494.20	20 540.99	3 520.95	3 117.68	23.61
区属三级	18 431.56	16 453.06	2 306.23	2 092.71	27.69
二级医院	17 824.36	15 562.71	1 217.19	1 148.60	28.03
其他医院	37 373.32	29 812.84	957.26	978.82	23.17
社区	26 462.31	15 778.40	198.46	224.07	30.53

1. 各区属医疗机构出院患者医药费用

各区属医疗机构中,出院患者人均医药费用最高为 23 800.09 元,最低为 12 158.55 元;日均费用最高为 1 574.83 元,最低为 493.43 元;药占比最高为 38.60%,最低为 21.51%。

各区社区卫生服务中心(站)出院患者人均医药费用最高为 69 650 元,最低为 7 538.97 元;日均费用最高为 464.74 元,最低为 123.02 元;药占比最高为 56.39%,最低为 11.07%。

详见表 28 和表 29。

表 28　各区属医疗机构出院患者医药费用情况

行政区划	出院患者人均医药费用			出院患者日均医药费用			药占比(%)
	2020 年(元)	2019 年(元)	同比增长(%)	2020 年(元)	2019 年(元)	同比增长(%)	
黄浦区	23 800.09	18 368.03	29.57	1 002.08	1 059.43	−5.41	38.60
徐汇区	20 090.97	17 911.97	12.17	1 574.83	1 309.63	20.25	36.84
长宁区	18 601.32	17 432.78	6.70	1 483.70	1 207.24	22.90	22.73
静安区	19 909.91	17 817.24	11.75	1 105.17	1 122.52	−1.55	24.85
普陀区	17 654.18	15 848.76	11.39	1 285.71	1 200.46	7.10	26.09
虹口区	18 334.62	15 792.58	16.10	1 284.64	1 153.10	11.41	28.48
杨浦区	19 510.79	17 717.81	10.12	1 242.93	1 065.05	16.70	24.48
闵行区	17 180.46	15 611.62	10.05	1 371.76	1 184.32	15.83	29.83
宝山区	16 660.67	14 752.45	12.93	1 267.40	962.14	31.73	29.03
嘉定区	12 158.55	10 459.56	16.24	866.55	790.41	9.63	23.67
浦东新区	19 654.58	16 550.87	18.75	1 569.42	1 357.08	15.65	28.03
金山区	15 207.88	12 917.27	17.73	1 268.02	1 273.67	−0.44	24.21

续　表

行政区划	出院患者人均医药费用			出院患者日均医药费用			药占比（%）
	2020 年（元）	2019 年（元）	同比增长（%）	2020 年（元）	2019 年（元）	同比增长（%）	
松江区	15 191.85	11 000.19	38.11	493.43	774.50	−36.29	21.51
青浦区	16 308.18	14 057.55	16.01	1 263.91	1 231.67	2.62	26.97
奉贤区	16 475.78	13 680.93	20.43	761.88	1 028.29	−25.91	29.85
崇明区	13 684.36	12 387.81	10.47	1 187.96	1 109.29	7.09	35.37

表 29　各社区卫生服务中心（站）出院患者医药费用情况

行政区划	出院患者人均医药费用（元）			出院患者日均医药费用（元）			药占比（%）
	2020 年（元）	2019 年（元）	同比增长（%）	2020 年（元）	2019 年（元）	同比增长（%）	
黄浦区	46 916.76	24 120.93	94.51	278.40	318.52	−12.59	51.06
徐汇区	42 065.77	33 011.34	27.43	265.60	244.55	8.61	40.39
长宁区	28 579.80	24 068.06	18.75	464.74	443.72	4.74	26.16
静安区	51 450.09	55 715.74	−7.66	303.52	323.77	−6.25	21.80
普陀区	51 738.38	35 670.58	45.04	278.50	277.97	0.19	28.30
虹口区	47 510.42	27 704.45	71.49	445.80	462.44	−3.60	11.07
杨浦区	31 325.29	21 949.33	42.72	392.79	428.24	−8.28	34.13
闵行区	28 685.63	27 513.50	4.26	140.75	118.22	19.06	18.71
宝山区	27 262.33	23 905.35	14.04	193.62	176.21	9.88	39.34
嘉定区	69 650.00	56 134.75	24.08	161.52	152.62	5.83	27.69
浦东新区	18 426.12	10 887.82	69.24	173.36	190.34	−8.92	32.46
金山区	7 538.97	6 142.86	22.73	196.93	247.23	−20.34	30.65
松江区	39 393.20	10 529.73	274.11	133.42	182.56	−26.91	22.62
青浦区	19 885.08	7 752.07	156.51	123.02	148.49	−17.16	29.45
奉贤区	19 286.53	11 504.30	67.65	131.03	152.55	−14.11	27.66
崇明区	7 599.45	6 596.07	15.21	256.25	289.12	−11.37	56.39

2. 各医疗机构出院患者医药费用情况

三级综合医院出院患者人均医药费用最高为 31 995.10 元，最低为 15 646.48 元；日均医药费用最高为 5 549.32 元；药占比最高为 32.78%。详见表 30。

表 30　三级综合医院出院患者医药费用情况

顺位	单　位　名　称	人均医药费用（元）	日均医药费用（元）	药占比（%）
1	海军军医大学第二附属医院	31 995.10	5 310.99	24.79
2	复旦大学附属中山医院	31 261.21	5 549.32	23.79
3	海军军医大学第一附属医院	30 949.69	4 487.06	24.04
4	上海市第六人民医院	30 370.31	4 336.80	13.60

顺位	单 位 名 称	人均医药费用(元)	日均医药费用(元)	药占比(%)
5	复旦大学附属华山医院	28 550.78	3 964.80	25.40
6	上海市第六人民医院东院	27 064.15	4 014.81	18.56
7	上海交通大学医学院附属瑞金医院	24 677.37	3 803.59	25.12
8	上海交通大学医学院附属第九人民医院	24 115.58	4 104.48	22.91
9	上海市东方医院	23 564.29	3 121.26	26.04
10	复旦大学附属华东医院	23 294.10	2 511.21	28.72
11	上海市同济医院	22 689.99	3 006.85	30.29
12	上海交通大学医学院附属新华医院	22 373.99	3 546.17	19.27
13	上海市第十人民医院	22 282.59	3 731.82	22.49
14	上海市第一人民医院	22 242.72	3 434.51	18.82
15	上海交通大学医学院附属仁济医院	21 874.64	4 097.18	22.98
16	复旦大学附属华山医院北院	20 620.11	3 179.65	27.62
17	上海交通大学医学院附属瑞金医院北院	20 030.62	3 288.79	23.75
18	上海市普陀区中心医院	18 994.05	2 156.41	28.44
19	上海市第五人民医院	18 792.24	2 363.82	24.99
20	上海市杨浦区中心医院	18 558.13	2 114.77	24.85
21	上海交通大学医学院附属仁济医院南院	17 778.91	3 035.07	26.40
22	复旦大学附属金山医院	17 477.55	2 334.21	25.33
23	复旦大学附属中山医院青浦分院	17 114.16	2 073.26	26.32
24	上海市奉贤区中心医院	15 849.58	2 042.67	29.25
25	上海交通大学医学院附属新华医院崇明分院	15 646.48	1 839.48	32.78

　　三级中医(中西医)医院出院患者人均医药费用最高为 19 409.54 元,最低为 15 092.89 元;日均医药费用最高为 3 038.05 元,最低为 1 688.83 元。药占比(不含中草药费)最高为 33.18%,最低为 26.13%。详见表 31。

表 31　三级中医(中西医)医院出院患者医药费用情况

顺位	单 位 名 称	人均医药费用(元)	日均医药费用(元)	药占比(%)
1	上海市第七人民医院	19 409.54	2 232.21	26.13
2	上海中医药大学附属岳阳中西医结合医院	18 404.46	2 134.31	29.42
3	上海市中西医结合医院	17 380.74	1 807.86	31.55
4	上海中医药大学附属曙光医院	17 242.28	3 038.05	28.60
5	上海市光华中西医结合医院	16 507.36	2 474.30	31.59
6	上海市宝山区中西医结合医院	15 852.43	2 501.74	28.38
7	上海中医药大学附属龙华医院	15 641.04	1 942.61	32.37
8	上海市中医医院	15 092.89	1 688.83	33.18

注:药占比不含中草药费。

各三级专科医院出院患者人均、日均医药费用情况详见表32。

表32　三级专科医院出院患者医药费用情况

顺位	单 位 名 称	人均医药费用(元)	日均医药费用(元)	药占比(%)
1	上海市精神卫生中心	57 945.96	475.64	7.62
2	上海第二军医大学第三附属医院	27 991.18	2 839.64	32.16
3	上海市公共卫生临床中心	25 168.44	2 623.26	40.95
4	上海市胸科医院	24 885.10	5 706.89	27.18
5	上海交通大学医学院附属上海儿童医学中心	22 473.37	3 625.52	20.30
6	复旦大学附属肿瘤医院	20 940.94	3 478.73	25.15
7	上海市肺科医院	19 176.33	4 797.13	27.63
8	复旦大学附属儿科医院	17 248.42	2 585.29	18.40
9	同济大学附属口腔医院	14 544.83	2 723.93	13.69
10	复旦大学附属眼耳鼻喉科医院	13 945.45	3 900.99	11.47
11	上海市儿童医院	12 541.88	2 609.39	13.59
12	复旦大学附属妇产科医院	10 771.17	2 893.33	18.15
13	上海市口腔病防治院	9 475.32	2 973.61	8.45
14	上海市皮肤病医院	8 957.88	725.21	22.99
15	上海市第一妇婴保健院	8 505.52	2 017.93	14.84
16	中国福利会国际和平妇幼保健院	8 380.25	2 240.34	15.11
17	上海市眼病防治中心	7 578.01	7 578.01	3.16

二级综合性医院中,出院患者人均医药费用最高为 61 285.71 元,日均医药费用最高为 2 954.99 元。详见表33。

表33　二级综合医院出院患者医药费用情况

顺位	单 位 名 称	人均医药费用(元)	日均医药费用(元)	药占比(%)
1	上海市浦东新区老年医院	61 285.71	431.22	34.67
2	上海市公惠医院	29 150.30	821.94	15.56
3	上海航道医院	25 421.36	715.22	17.49
4	上海交通大学医学院附属第九人民医院黄浦分院	24 480.09	1 737.55	48.71
5	上海市徐汇区中心医院	24 227.19	2 954.99	41.67
6	中国人民解放军海军特色医学中心	24 159.54	1 878.08	32.83
7	中国人民武装警察部队上海市总队医院	21 275.05	1 488.27	31.00
8	上海市静安区中心医院	20 474.77	1 851.93	27.85
9	上海市同仁医院	19 863.68	2 617.90	22.52
10	上海市浦东新区公利医院	19 811.78	2 221.82	29.06
11	上海曲阳医院	19 351.33	1 372.67	23.57
12	上海市静安区闸北中心医院	19 185.92	1 866.10	27.33

顺位	单 位 名 称	人均医药费用(元)	日均医药费用(元)	药占比(%)
13	上海交通大学医学院附属瑞金医院卢湾分院	19 012.76	2 213.31	29.59
14	上海市宝山区吴淞中心医院	18 851.84	1 970.86	30.74
15	上海市浦东新区周浦医院	18 805.43	2 267.03	25.43
16	上海市静安区市北医院	18 661.83	1 856.57	25.03
17	上海市浦东新区浦南医院	18 459.27	1 629.96	30.76
18	上海市浦东医院	18 344.61	2 085.80	31.90
19	上海长航医院	18 161.22	1 129.42	32.61
20	上海市松江区中心医院	18 118.19	2 315.34	21.88
21	上海建工医院	18 074.91	1 640.12	21.62
22	民航上海医院	18 063.40	1 787.60	24.98
23	上海市第四人民医院	17 876.97	1 900.71	28.13
24	上海市杨浦区市东医院	17 842.96	1 976.80	25.87
25	上海中冶医院	17 441.55	1 197.36	27.41
26	上海市浦东新区人民医院	17 145.03	1 857.98	30.71
27	上海市闵行区中心医院	16 821.72	2 293.85	27.47
28	上海市普陀区人民医院	16 607.28	1 640.32	23.49
29	上海邮电医院	15 910.14	983.79	19.19
30	上海市杨浦区控江医院	15 858.13	1 459.89	26.37
31	上海市奉贤区奉城医院	15 800.47	1 156.99	33.59
32	上海市普陀区利群医院	15 560.98	1 569.51	24.79
33	上海市第六人民医院金山分院	15 553.42	1 733.34	25.14
34	上海市嘉定区中心医院	15 426.21	1 932.94	25.65
35	上海市第八人民医院	15 289.69	1 902.72	29.69
36	上海电力医院	15 221.46	1 327.40	31.86
37	上海市虹口区江湾医院	14 428.65	886.73	24.58
38	上海市宝山区仁和医院	14 370.54	1 514.50	28.52
39	上海沪东医院	14 366.21	1 135.56	22.32
40	中国人民解放军海军第九〇五医院	14 326.63	825.35	31.20
41	上海市徐汇区大华医院	13 459.63	1 231.48	30.50
42	上海市第十人民医院崇明分院	13 018.69	1 542.05	35.43
43	上海市嘉定区江桥医院	12 879.69	2 158.53	13.42
44	上海市松江区九亭医院	12 617.27	1 383.85	29.29
45	上海市宝山区大场医院	12 456.34	1 234.44	33.04
46	上海市青浦区朱家角人民医院	12 240.49	864.35	33.80
47	上海市静安区北站医院	11 702.50	914.25	30.48
48	上海市监狱总医院	11 678.54	179.27	11.07

顺位	单　位　名　称	人均医药费用(元)	日均医药费用(元)	药占比(%)
49	上海市宝山区罗店医院	10 945.33	1 118.42	28.30
50	上海市金山区亭林医院	10 121.28	1 433.33	18.91
51	上海市松江区泗泾医院	10 000.00	1 227.20	20.93
52	上海市嘉定区安亭医院	9 874.89	1 267.13	21.95
53	上海市嘉定区南翔医院	8 578.43	936.47	25.04
54	上海市崇明区第三人民医院	8 309.97	859.82	43.38

　　二级中医、中西医结合医院中,出院患者人均医药费用最高达 20 623.26 元,最低为 9 153.03元;日均医药费用最高为 1 369.56 元,最低为 638.21 元。详见表 34。

表 34　二级中医(中西医)医院出院患者医药费用情况

顺位	单　位　名　称	人均医药费用(元)	日均医药费用(元)	药占比(%)
1	上海市黄浦区中西医结合医院	20 623.26	638.21	45.64
2	上海市长宁区天山中医医院	15 765.11	997.36	18.96
3	上海市杨浦区中医医院	15 265.14	1 177.77	24.75
4	上海市普陀区中医医院	14 880.39	779.45	25.82
5	上海市闵行区中医医院	14 493.91	1 020.18	25.02
6	上海市黄浦区香山中医医院	12 576.01	1 255.54	16.83
7	上海市奉贤区中医医院	11 035.07	1 153.70	33.19
8	上海市浦东新区中医医院	10 946.93	771.45	25.78
9	上海市浦东新区光明中医医院	10 675.59	1 369.56	37.55
10	上海市金山区中西医结合医院	10 406.95	992.74	25.41
11	上海市青浦区中医医院	10 377.23	1 027.95	32.11
12	上海市闵行区中西医结合医院	10 293.81	1 029.30	17.71
13	上海市松江区方塔中医医院	10 246.13	1 152.14	27.18
14	上海市嘉定区中医医院	9 312.78	1 044.10	27.28
15	上海市静安区中医医院	9 153.03	694.41	36.04

　　注:药占比不含中草药费。

序号	文 件 名 称	文 件 文 号	发 文 单 位	发文日期
1	中共中央 国务院关于深化医疗保障制度改革的意见	中发〔2020〕5 号	中共中央、国务院	2020 年 2 月 25 日
2	国务院办公厅转发国家卫生健康委、人力资源社会保障部、财政部关于改善一线医务人员工作条件切实关心医务人员身心健康若干措施的通知	国办发〔2020〕4 号	国务院办公厅	2020 年 2 月 10 日
3	国务院办公厅关于推进医疗保障基金监管制度体系改革的指导意见	国办发〔2020〕20 号	国务院办公厅	2020 年 6 月 30 日
4	国务院办公厅关于印发深化医药卫生体制改革 2020 年下半年重点工作任务的通知	国办发〔2020〕25 号	国务院办公厅	2020 年 7 月 16 日
5	国家医疗保障局办公室关于印发医疗保障疾病诊断相关分组（CHS－DRG）细分组方案（1.0 版）的通知	医保办发〔2020〕29 号	国家医疗保障局办公室	2020 年 6 月 12 日
6	国家医疗保障局办公室关于印发医保药品中药饮片和医疗机构制剂统一编码规则和方法的通知	医保办发〔2020〕42 号	国家医疗保障局办公室	2020 年 9 月 17 日
7	国家医疗保障局办公室关于印发区域点数法总额预算和按病种分值付费试点工作方案的通知	医保办发〔2020〕45 号	国家医疗保障局办公室	2020 年 10 月 14 日
8	国家医疗保障局办公室关于印发区域点数法总额预算和按病种分值付费试点城市名单的通知	医保办发〔2020〕49 号	国家医疗保障局办公室	2020 年 11 月 3 日
9	国家医保局 财政部 国家税务总局关于加强和改进基本医疗保险参保工作的指导意见	医保发〔2020〕33 号	国家医疗保障局、财政部、国家税务总局	2020 年 8 月 24 日
10	国家医保局 财政部关于扩大长期护理保险制度试点的指导意见	医保发〔2020〕37 号	国家医疗保障局、财政部	2020 年 9 月 10 日
11	国家医疗保障局 财政部关于推进门诊费用跨省直接结算试点工作的通知	医保发〔2020〕40 号	国家医疗保障局、财政部	2020 年 9 月 28 日
12	国家医疗保障局关于印发全国医疗保障经办政务服务事项清单的通知	医保发〔2020〕18 号	国家医疗保障局	2020 年 4 月 30 日
13	国家医疗保障局关于印发《医疗保障行政执法事项指导目录》的通知	医保发〔2020〕35 号	国家医疗保障局	2020 年 8 月 27 日
14	国家医疗保障局关于建立医药价格和招采信用评价制度的指导意见	医保发〔2020〕34 号	国家医疗保障局	2020 年 8 月 28 日
15	国家医疗保障局关于积极推进"互联网＋"医疗服务医保支付工作的指导意见	医保发〔2020〕45 号	国家医疗保障局	2020 年 10 月 24 日

序号	文 件 名 称	文 件 文 号	发 文 单 位	发文日期
16	国家医保局 财政部 税务总局关于阶段性减征职工基本医疗保险费的指导意见	医保发〔2020〕6 号	国家医疗保障局、财政部、国家税务总局	2020 年 2 月 21 日
17	国家医保局 财政部 国家税务总局关于做好 2020 年城乡居民基本医疗保障工作的通知	医保发〔2020〕24 号	国家医疗保障局、财政部、国家税务总局	2020 年 6 月 10 日
18	国家医保局 国家卫生健康委 国家药监局 工业和信息化部 中央军委后勤保障部关于开展第二批国家组织药品集中采购和使用工作的通知	医保发〔2020〕2 号	国家医疗保障局、国家卫生健康委、国家药监局、工业和信息化部、中央军委后勤保障部	2020 年 1 月 13 日
19	关于印发紧密型县域医疗卫生共同体建设评判标准和监测指标体系(试行)的通知	国卫办基层发〔2020〕12 号	国家卫生健康委办公厅、国家医保局办公室、国家中医药局办公室	2020 年 8 月 31 日
20	国家卫生健康委办公厅关于进一步完善预约诊疗制度加强智慧医院建设的通知	国卫办医函〔2020〕405 号	国家卫生健康委办公厅	2020 年 5 月 21 日
21	国家卫生健康委办公厅关于做好信息化支撑常态化疫情防控工作的通知	国卫办规划函〔2020〕506 号	国家卫生健康委办公厅	2020 年 6 月 28 日
22	国家卫生健康委办公厅关于印发药事管理和护理专业医疗质量控制指标(2020 年版)的通知	国卫办医函〔2020〕654 号	国家卫生健康委办公厅	2020 年 8 月 4 日
23	卫生健康委 教育部 财政部 人力资源社会保障部 医保局 药监局关于印发加强医疗机构药事管理促进合理用药的意见的通知	国卫医发〔2020〕2 号	国家卫生健康委、教育部、财政部、人力资源社会保障部、国家医疗保障局、国家药品监督管理局	2020 年 2 月 21 日
24	关于印发医疗联合体管理办法(试行)的通知	国卫医发〔2020〕13 号	国家卫生健康委、国家中医药管理局	2020 年 7 月 9 日
25	关于做好 2020 年基本公共卫生服务项目工作的通知	国卫基层发〔2020〕9 号	国家卫生健康委、财政部、国家中医药管理局	2020 年 6 月 12 日
26	国家卫生健康委关于全面推进社区医院建设工作的通知	国卫基层发〔2020〕12 号	国家卫生健康委	2020 年 7 月 8 日
27	国家卫生健康委关于学习贯彻习近平总书记重要指示精神进一步加强护士队伍建设的通知	国卫医发〔2020〕7 号	国家卫生健康委	2020 年 5 月 1 日
28	关于印发公共卫生防控救治能力建设方案的通知	发改社会〔2020〕735 号	国家发展改革委、国家卫生健康委、国家中医药局	2020 年 5 月 9 日

附录三　2020 年度上海市主要卫生健康政策文件一览表

序号	文 件 名 称	文件文号	发 文 机 关	发文日期
1	中共上海市委、上海市人民政府关于完善重大疫情防控体制机制健全公共卫生应急管理体系的若干意见		中共上海市委、上海市人民政府	2020 年 4 月 8 日
2	中共上海市委、上海市人民政府关于促进中医药传承创新发展的实施意见		中共上海市委、上海市人民政府	2020 年 5 月 25 日
3	上海市基本医疗保险监督管理办法	沪府令 31 号	上海市人民政府	2020 年 4 月 13 日
4	上海市人民政府办公厅关于转发市卫生健康委等四部门制订的《上海市加强公共卫生体系建设三年行动计划(2020—2022 年)》的通知	沪府办〔2020〕36 号	上海市人民政府办公厅	2020 年 6 月 19 日
5	上海市人民政府办公厅关于印发《上海市医疗卫生领域市与区财政事权和支出责任划分方案(试行)》的通知	沪府办发〔2020〕7 号	上海市人民政府办公厅	2020 年 8 月 31 日
6	上海市人民政府办公厅印发《关于本市推进医疗保障基金监管制度体系改革的实施意见》的通知	沪府办发〔2020〕10 号	上海市人民政府办公厅	2020 年 9 月 18 日
7	上海市人民政府办公厅转发市医保局等三部门关于完善本市普通高等院校学生医疗保障制度实施意见的通知	沪府办规〔2020〕14 号	上海市人民政府办公厅	2020 年 9 月 28 日
8	关于印发《上海市深化医改重点行动计划（2020—2022 年）》的通知	沪卫医改〔2020〕003 号	上海市深化医药卫生体制改革领导小组办公室(上海市卫生健康委员会代章)	2020 年 7 月 10 日
9	关于印发《上海市社区卫生服务机构 功能与建设指导标准》的通知	沪卫规〔2020〕011 号	上海市卫生健康委员会、上海市发展和改革委员会、上海市住房和城乡建设管理委员会、上海市规划和自然资源局、上海市财政局、上海市民政局、上海市经济和信息化委员会、上海市人力资源和社会保障局	2020 年 8 月 6 日
10	关于深入推进本市医养结合发展的实施意见	沪卫老龄〔2020〕004 号	上海市卫生健康委员会、上海市民政局、上海市发展和改革委员会、上海市教育委员会、上海市财政局、上海市人力资源和社会保障局、上海市规划和自然资源局、上海市住房和城乡建设管理委员会、上海市市场监督管理局、上海市医疗保障局	2020 年 9 月 22 日

序号	文 件 名 称	文件文号	发 文 机 关	发文日期
11	关于建立和完善本市老年健康服务体系的实施意见	沪卫老龄〔2020〕005 号	上海市卫生健康委员会、上海市发展和改革委员会、上海市教育委员会、上海市民政局、上海市财政局、上海市人力资源和社会保障局、上海市医疗保障局、上海市中医药管理局	2020 年 9 月 22 日
12	关于进一步推动本市疫情防控和日常医疗保障的若干政策措施	沪医保医管〔2020〕16 号	上海市医疗保障局	2020 年 2 月 1 日
13	关于 2020 年阶段性降低本市职工基本医疗保险缴费费率的通知	沪医保待〔2020〕11 号	上海市医疗保障局、上海市人力资源和社会保障局、上海市财政局	2020 年 2 月 8 日
14	关于阶段性减征本市企业职工基本医疗保险费的通知	沪医保规〔2020〕1 号	上海市医疗保障局、上海市财政局、上海市人力资源和社会保障局	2020 年 3 月 5 日
15	关于社区日间照护服务纳入本市长期护理保险试点有关事项的通知	沪医保规〔2020〕2 号	上海市医疗保障局、上海市民政局、上海市发展和改革委员会、上海市财政局、上海市卫生健康委员会	2020 年 5 月 9 日
16	关于印发《上海市老年照护统一需求评估办理流程和协议管理实施细则(试行)》的通知	沪医保规〔2020〕3 号	上海市医疗保障局	2020 年 4 月 30 日
17	关于进一步调整完善本市医疗救助政策的通知	沪医保规〔2020〕4 号	上海市医疗保障局、上海市民政局、上海市财政局、上海市卫生健康委员会	2020 年 6 月 22 日
18	关于本市基本医疗保险 2020 医保年度转换有关事项的通知	沪医保规〔2020〕5 号	上海市医疗保障局	2020 年 6 月 22 日
19	关于印发《上海市基本医疗保险门急诊就诊和医疗费用异常的审核管理办法》的通知	沪医保规〔2020〕6 号	上海市医疗保障局	2020 年 7 月 30 日
20	关于构建多方联动的药品集中采购格局鼓励和推进本市药品集中议价采购工作的试行意见	沪医保价采〔2020〕77 号	上海市医疗保障局、上海市卫生健康委员会	2020 年 7 月 31 日
21	关于印发《上海市基本医疗保险行政处罚裁量基准适用规定》的通知	沪医保规〔2020〕7 号	上海市医疗保障局	2020 年 8 月 27 日
22	关于以"三网"联动为基础 促进抗菌药物临床合理应用的通知	沪卫药政〔2020〕003 号	上海市卫生健康委员会、上海市医疗保障局	2020 年 9 月 23 日